Feige/Krause
Beckenendlage

A. Feige
M. Krause

Beckenendlage

unter Mitarbeit von
R.-W. Bock, G. Eldering, S. Friese-Berg,
W. Köhler, A. Lenz, G. Martius, M. Nierhaus,
B. Ohrt, K. Riegel, J. Schulz, B. Söhne,
K. Vetter, P. A. M. Weiss und D. Wolke

Mit einem Geleitwort von
K.-H. Wulf

Mit 41 Abbildungen und 71 Tabellen

Urban & Schwarzenberg · München–Wien–Baltimore

Anschriften der Herausgeber

Prof. Dr. med. Axel Feige
Ltd. Arzt der Frauenklinik II
Klinikum Nürnberg-Süd
Breslauer Str. 201
90340 Nürnberg

Dr. med. Michael Krause
Frauenklinik II
Klinikum Nürnberg-Süd
Breslauer Str. 201
90340 Nürnberg

Planung: Dr. med. Burkhard Scheele
Lektorat: Inge Pfeifer
Herstellung: Petra Laurer
Zeichnungen: Michael Budowick
Einbandgestaltung: Dieter Vollendorf

Die Deutsche Bibliothek – CIP-Einheitsaufnahme

Beckenendlage : mit 71 Tabellen / A. Feige ... Unter Mitarb. von R.-W. Bock ... Mit einem Geleitw. von K.-H. Wulf. [Zeichn.: Michael Budowick]. - München ; Wien ; Baltimore : Urban und Schwarzenberg, 1998
ISBN 3-541-16201-5

Hinweis für den Benutzer:
Die in diesem Werk enthaltenen Angaben zu diagnostischen und therapeutischen Maßnahmen sind durch die Erfahrungen der Autoren und den aktuellen Stand der Wissenschaft bei Drucklegung begründet. Dies entbindet den Benutzer jedoch nicht von der Pflicht, die Indikation zu therapeutischen Interventionen sorgfältig abzuwägen. Die Gabe von Medikamenten erfordert in jedem Fall die Beachtung der Herstellerinformationen und die Prüfung von Zweckmäßigkeit, Dosierung und Applikation.

Alle Rechte, auch die des Nachdrucks, der Wiedergabe in jeder Form und der Übersetzung in andere Sprachen behalten sich Urheber und Verleger vor. Es ist ohne schriftliche Genehmigung des Verlages nicht erlaubt, das Buch oder Teile daraus auf fotomechanischem Weg (Fotokopie, Mikrokopie) zu vervielfältigen oder unter Verwendung elektronischer bzw. mechanischer Systeme zu speichern, systematisch auszuwerten oder zu verbreiten (mit Ausnahme der in den §§ 53, 54 URG ausdrücklich genannten Sonderfälle).

Gesamtherstellung: Kösel, Kempten
Printed in Germany
© Urban & Schwarzenberg 1998
ISBN 3-541-16201-5

Geleitwort

Richard:
For I have often heard my mother say
I came into the world with my legs forward.
Had I not reason, think ye, to make haste
and seek their ruin that usurp'd our right?

Shakespeare: The Third Part of King Henry VI, V. 6.70–6.73.
Ed. Andrew S. Cairncross (The Arden Edition), London 1964.

Das Thema Beckenendlagengeburt ist so alt wie die Geburtshilfe überhaupt und aktuell bis auf den heutigen Tag. Schon in der Medizin der Antike wird über Lageanomalien, besonders auch über „Steißgeburten" reflektiert, vorwiegend sachlich, nüchtern-vernunftorientiert. Breiteren Raum nimmt die Beckenendlageneinstellung, häufig beschrieben als Frühgeburt, in der Medizin und Entbindungskunst des Mittelalters ein. Jetzt allerdings von Religion und Magie geprägt, umgeben von Mystizismen, Aberglauben, Zauberformeln und esoterischen Heilmethoden, verstanden auch als göttliche Fügung, als Läuterung, als Prüfung und Strafe.

Das Thema Beckenendlagengeburt hat auch Eingang gefunden in die klassische schöngeistige Literatur und Dichtkunst, in Poesie und Prosa, und ist sogar im Werke Shakespeares zu finden (s.o.).

Auch in der modernen Geburtshilfe zählt die Beckenendlageneinstellung mit Recht nach wie vor zu den Risikogeburten. Die optimale Geburtsleitung wird immer noch kontrovers diskutiert – hier scheiden sich die „Geister". Auf der einen Seite stehen die Verfechter der generellen, wenn möglich primären Schnittentbindung, und gegenüber die Vertreter einer exspektativen Geburtsleitung mit der Option zur sekundären Sectio caesarea.

Die Anhänger der *generellen Schnittentbindung* vertrauen auf einen hohen operativen Standard mit großer Sicherheit für Mutter und Kind. Das mag grundsätzlich stimmen, im Bundesdurchschnitt liegt die Sectio-Letalität jedoch heute noch um den Faktor 4–5 höher als die Sterberate nach Spontangeburten. Der wesentliche Grund dafür liegt sicher in der fehlenden Routine infolge ungenügender Zentralisierung der Geburtshilfe.

Die Anhänger einer primären *exspektativen Geburtsleitung* bei Beckenendlagen dagegen vertrauen auf einen wirksamen Selektionsprozeß. Wichtige Instrumentarien hierfür sind ein eingespieltes Team (Langzeitüberwachung, routinierter Geburtsbeistand, Operationsbereitschaft). Es ist offensichtlich, daß diese Vorbedingungen nicht überall zu erfüllen sind, auch ist die konservative Geburtsleitung kostenintensiv, da zeit- und personalaufwendig.

Die derzeit hohe Sectio-Frequenz bei Beckenendlagengeburten ist sicher allein durch medizinische Indikationen nicht zu rechtfertigen. Hier spielen andere Überlegungen mit. Dabei wird nicht verkannt, daß es zahlreiche, nichtmedizinische Zwänge gibt (forensische, organisatorische, strukturelle, wirtschaftliche), die es ratsam erscheinen lassen, in die Offensive zu gehen und den operativen Weg einzuschlagen. Auch die Flucht nach vorn zu medizinisch nicht gebotenen Maßnahmen kann deutlich defensiven Charakter haben.

Die Entscheidung zur Operation mag im Einzelfall richtig sein, man sollte jedoch den Mut haben, zumindest aus der Sicht des Wissenschaftlers, das „Kind" beim Namen zu benennen und auf den Zwang zur medizinisch sachfremden Entscheidung hinzuweisen. Es ist Aufgabe der für die Gesundheitspolitik Verantwortlichen, entsprechende Veränderungen einzuleiten und einen Konsens in der Gesellschaft herzustellen. Hierfür ist viel Aufklärungsarbeit erforderlich.

Die vorliegende Monographie liefert auf der Basis umfangreicher Untersuchungen Daten und Handlungsanleitungen. Damit sollen alle Geburtshelfer motiviert werden, sich der Herausforderung „Beckenendlage" zu stellen.

Wir sind zuversichtlich!

Würzburg, im Juli 1998

K.-H. Wulf

Vorwort

Die Beckenendlagengeburtshilfe in Deutschland hat sich in den letzten 20 Jahren durch vielerlei Einflüsse nahezu ausschließlich zur reinen „Sectio-Geburtshilfe" entwickelt. Ausschlaggebend hierfür war die Kublische Überzeugung von 1975: „Die sicherste und einfachste Art, das fetale geburtsmechanische Risiko bei Beckenendlagen zu vermeiden, ist die systematische Schnittentbindung."
Parallel hierzu setzte zu Beginn der 70er Jahre die technische Aufrüstung der Kreißsäle in Form des fetalen und maternalen Monitorings ein. Was lag da näher, als das befundete fetale Geburtsrisiko Beckenendlage operativ anzugehen?
Nachdem sich fast alle deutschen Frauenkliniken der Maximalversorgung in den alten Bundesländern dazu entschlossen hatten, den vermeintlichen fetalen Risiken bei der Poleinstellungsanomalie Beckenendlage anläßlich einer vaginalen Entbindung durch die Schnittentbindung zu entgehen – nahezu ausschließlich die Würzburger Schule hat sich diesem Trend widersetzt –, bestand keine Indikation mehr, diese Risikoschwangeren den Zentren regionalisiert zuzuführen. Die Technik des Kaiserschnitts hatten alle angehenden Frauenärzte anläßlich ihrer Weiterbildung erlernt, in den 80er Jahren hielten viele von uns die „Programmierung der Geburt" – vor allem aus ökonomischen Gründen – für ein erstrebenswertes Ziel.
Die Gerichte ahndeten die „Geburtsschäden" anläßlich der nicht oder der zu spät durchgeführten Sectio, bis auf den heutigen Tag gibt es dagegen kaum Urteile im Hinblick auf die medizinisch nicht indizierte Sectio caesarea.

Jeder Facharzt wurde jedoch schon mit dem Ereignis konfrontiert, die elektive Sectio nicht mehr durchführen zu können, da das Kind zuvor vaginal gesund geboren worden war.

Es galt also, Kriterien herauszufinden, welche Feten in Beckenendlageneinstellung zur vaginalen Geburt geeignet waren und welche nicht. Diesen Fragen und ihrer Beantwortung haben wir uns zusammen mit anderen in ihrer Spezialität ausgewiesenen Kollegen zugewandt. Im einzelnen haben wir herausgefunden, daß vaginale Beckenend- bzw. Schädellagengeburtshilfe nach vorausgegangener äußerer Wendung kalkulierbare Risiken beinhaltet. Nie haben wir in unseren Überlegungen die Alternative – gesundes Kind/kranke Mutter anläßlich der Sectio-Entbindung bzw. krankes Kind/gesunde Mutter anläßlich der vaginalen Entbindung– in unsere Überlegungen einfließen lassen.
Selbstverständlich war und ist unser Denken und unser Anspruch darauf ausgerichtet, Mutter und Kind gesund aus der Frauenklinik entlassen zu können.

Derjenige, der sich gedanklich in die Beckenendlagengeburtshilfe vertieft, wird bald merken, daß das Bemühen um ein gesundes Kind und eine gesunde Mutter nicht nur dem Beckenendlagenkollektiv zugute kommt, die gesamte Geburtshilfe wird sicherer, sie bringt dem geburtshilflichen Team berufliche Zufriedenheit und ermöglicht durch das individualisierte Vorgehen den Müttern ein hohes Maß ungestörter Zuwendung an ihr Neugeborenes.

Wir halten die Zeit für gekommen, den bislang in Deutschland gültigen „Standard" für die Beckenendlagengeburt kritisch zu hinterfragen und ihn auf seine wissenschaftliche Basis hin zu untersuchen.

Mit dem vorliegenden Buch möchten wir diesen Prozeß in Gang bringen und die längst überfälligen und notwendigen Veränderungen im Denken und Handeln der Geburtshelfer induzieren.

Nürnberg, im Juli 1998

Axel Feige
Michael Krause

Inhaltsverzeichnis

1 **Einführung** 1
   A. Feige und M. Krause

2 **Häufigkeit und Ätiologie der Beckenendlage** 7
   M. Krause und A. Feige

3 **Einteilung der Beckenendlagen und Geburtsmechanismus** ... 13
   G. Martius

4 **Präpartale Betreuung und Überwachung der Schwangeren bei Beckenendlageneinstellung des Fetus** 31
   M. Krause und A. Feige

5 **Unkonventionelle Methoden zur Behandlung der Beckenendlage** 63
   G. Eldering und S. Friese-Berg

6 **Geburtsrisiko Beckenendlage** 75
   P. A. M. Weiss

7 **Die äußere Wendung des Kindes in Schädellage** 107
   K. Vetter und M. Nierhaus

8 **Geburtsleitung bei Beckenendlage** 123
   A. Feige und M. Krause

9 **Darstellung der spezifischen Erfahrungen der vaginalen Beckenendlagenentbindung** 151
   M. Krause und A. Feige
   unter Mitarbeit von G. Eldering, W. Köhler, A. Lenz und K. Vetter

10 **Die kindliche Entwicklung nach vaginaler und abdominaler Entbindung bei Beckenendlage** 185
    D. Wolke, B. Söhne, J. Schulz, B. Ohrt und K. Riegel

11 **Juristische Aspekte der Beckenendlagengeburt** 211
    R.-W. Bock

12 **Ausblick** 233
    A. Feige und M. Krause

Anhang
Die Entbindung aus Beckenendlage – Informationsblatt der
Frauenklinik Nürnberg/Schwerpunkt Geburtshilfe 237
Mutterschaftsrichtlinien 239
Zur Frage der erlaubten Zeit zwischen Indikationsstellung
und Sectio (E-E-Zeit) bei einer Notlage 252

Sachverzeichnis 255

Verzeichnis der Autoren

RA Rolf-Werner Bock
Kanzlei Dres. Weinberger, Sottung
u. Kollegen
Maximiliansplatz 12/IV
80333 München

Dr. med. Gerd Eldering
Chefarzt d. Geburtsh.-Gynäkol. Abt.
mit Hebammenschule
Zytolog. u. Zytogenetisches Labor
Vinzenz-Pallotti-Hospital
51429 Bensberg

Prof. Dr. med. Axel Feige
Ltd. Arzt d. Frauenklinik II
Klinikum Nürnberg-Süd
Breslauer Str. 201
90471 Nürnberg

Frau Sabine Friese-Berg
Geburtsh.-Gynäkol. Abt.
mit Hebammenschule
Vinzenz-Pallotti-Hospital
51429 Bensberg

Dr. med. Wolfgang Köhler
Frauenklinik II
Klinikum Nürnberg-Süd
Breslauer Str. 201
90471 Nürnberg

Dr. med. Michael Krause
Frauenklinik II
Klinikum Nürnberg-Süd
Breslauer Str. 201
90471 Nürnberg

Dr. med. Anja Lenz
Frauenklinik II
Klinikum Nürnberg-Süd
Breslauer Str. 201
90471 Nürnberg

Prof. Dr. med. Gerhard Martius†
Bünteweg 1
29308 Winsen-Bannetze

Frau Dr. med. Maria Nierhaus
Abt. f. Geburtsmedizin
Krankenhaus Neukölln
Mariendorfer Weg 28
12051 Berlin

Dr. med. Barbara Ohrt
Dr. von Haunersches Kinderspital
d. Univ. München
Lindwurmstr. 4
80337 München

Prof. Dr. med. Dr. h.c. Klaus Riegel
Dr. von Haunersches Kinderspital
d. Univ. München
Lindwurmstr. 4
80337 München

Dipl.-Psych. Jörg Schulz
University of Hertfordshire
Department of Psychology
Wolke Research Group
Hatfield Campus – College Lane
Hatfield, Herts AL 10 9AB
England

Dipl.-Math. Brigitte Söhne
Dr. von Haunersches Kinderspital
d. Univ. München
Bayerische Entwicklungsstudie
Lindwurmstr. 4
80337 München

Prof. Dr. med. Klaus Vetter
Chefarzt d. Abt. f. Geburtsmedizin
Krankenhaus Neukölln
Mariendorfer Weg 28
12051 Berlin

Prof. Dr. med. Peter A. M. Weiss
Department f. Perinatologie
Geburtsh.-gynäkolog. Univ.-Klinik
Auenbruggerplatz 14
A-8036 Graz

Prof. Dr. Dieter Wolke,
Ph.D. Dipl.-Psych. AFBPsS
University of Hertfordshire
Department of Psychology
Wolke Research Group
Hatfield Campus - College Lane
Hatfield, Herts AL 10 9AB
England

1
Einführung

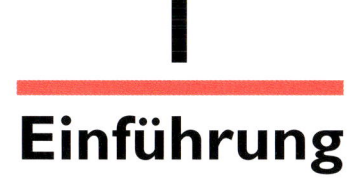

A. Feige und M. Krause

Sectio-Indikation Beckenendlage	1
Standard beinhaltet eine dynamische Komponente	4
Sectio bei Beckenendlage – ein „multifaktorielles" Geschehen	5
Literatur	6

Sectio-Indikation Beckenendlage

In den vergangenen 20 Jahren wurde in der Bundesrepublik Deutschland keine kontroverse Diskussion bezüglich des Entbindungsmodus bei Beckenendlageneinstellung des Feten geführt: Für die Erst-, aber auch für die Zweit- und Mehrgebärende wird die Sectio caesarea als Standardentbindungsverfahren propagiert und durchgeführt (Bayern 1996: 86,5%). Sogar bei 57,5% der Mehrgebärenden erfolgte 1996 in Bayern anläßlich Beckenendlageneinstellung des Feten die primäre Sectio caesarea (Bayerische Perinatalerhebung, 1996). Für die Bundesrepublik können analoge Zahlen angenommen werden.
Nachdem Kubli (1975) geschrieben hatte, „die sicherste und einfachste Art, das fetale geburtsmechanische Risiko bei Beckenendlage zu vermeiden, ist die systematische Schnittentbindung", ist es nachvollziehbar, daß 1984 die Standardkommission Beckenendlage ein Papier veröffentlichte, das dem Arzt bei Auftreten des Geburtsrisikos Beckenendlage Entscheidungshilfen geben sollte (Tab. 1-1). Nachdem Kubli das „geburtsmechanische Risiko" anläßlich des vaginalen Vorgehens angesprochen hatte, ist es im nachhinein verständlich, daß der Verringerung dieses denkbaren Risikos in dem Papier der Standardkommission Beckenendlage (erarbeitet 1983) breiter Raum gewidmet wurde (Berg et al., 1984). Ließ sich die Befürchtung der Schädigung des Kindes durch geburtsmechanische Schwierigkeiten anläßlich des vaginalen Vorgehens 1983 noch dadurch erklären, daß viele der damals meinungsbildenden und weisungsgebenden Geburtsmediziner schlecht oder gar nicht in der Ultraschalltechnik ausgebildet waren und sich deshalb kein eigenes Bild von der Größe und Lage des Feten machen konnten, verwundert es, 1993 das gleiche Statement – lediglich ins Englische übersetzt –, jetzt von der FIGO herausgegeben, wiederzufinden (Tab. 1-2).
Beispielhaft für die zweifelhafte wissenschaftliche Grundlage der Empfehlungen sei

Tab. 1-1 Bericht der Standardkommission Beckenendlage (Berg et al., 1984).

Selektionskriterien für reife Neugeborene

1. Ein Mißverhältnis ist auszuschließen. Die Größe des Kindes, insbesondere des Kopfes, ist klinisch und ultrasonographisch so exakt wie möglich zu erfassen. Es empfiehlt sich, mindestens zwei Schädelmaße und den Rumpfumfang oder mindestens zwei Rumpfdurchmesser zu ermitteln. Die Beurteilung des Beckens bleibt eines der zentralen Probleme der Beckenendlagengeburt.
Die Frage, ob die vorausgegangene Geburt eines ausgetragenen Kindes die vaginale Spontangeburt eines Kindes in Beckenendlage mit ausreichender Sicherheit vorhersagen läßt, wird kontrovers diskutiert. Alle Methoden zur Beurteilung des Beckens sind mit Ungenauigkeit behaftet. In der Literatur besteht keine Einigkeit über die Überlegenheit radiologischer oder klinischer Methoden. Es sollte daher immer das Verfahren gewählt werden, mit dem in der Klinik die ausgedehntesten Erfahrungen vorliegen. Der Geburtshelfer soll sich über die Zuverlässigkeit der von ihm benutzten Untersuchungstechniken und über seine Kompetenz in der Beurteilung der erhobenen Befunde sorgfältig Rechenschaft ablegen.
2. Bei geschätztem Kindsgewicht von deutlich mehr als 3500 g ist im allgemeinen die Sectio der vaginalen Geburt vorzuziehen.
3. Bei reinen Fußlagen ist im allgemeinen die primäre Sectio vorzuziehen.
4. Eine Hyperextension des Kopfes sollte ausgeschlossen werden (ultrasonographisch oder röntgenologisch).
5. Ist mit einer langwierigen vaginalen Geburt zu rechnen (z. B. hochstehender Steiß bei unreifer Zervix, mangelhaftes Tiefertreten des Steißes trotz ausreichender Wehentätigkeit und Muttermundseröffnung etc.), sollte die sekundäre Sectio großzügig indiziert werden.
6. Bei Zusatzrisiken (z. B. Diabetes mellitus, Plazentainsuffizienz, pathologischem CTG etc.) ist die Sectio großzügig zu indizieren.
7. Bei schweren Fehlbildungen soll eine vaginale Entbindung angestrebt werden.

die Hyperextension des Kopfes genannt. Die sog. Hyperextension des Kopfes (Punkt 4 der Richtlinien bzw. 3.1.4 der FIGO-Richtlinien) bei Beckenendlageneinstellung des Feten ist ein passageres Ereignis, der Fet beugt den Kopf sub partu, wie man durch Ultraschall-real-time-Technik leicht feststellen kann. Auch ist die absolute Kindsgröße und das Kindsgewicht kein Auswahlkriterium für den abdominalen oder vaginalen Entbindungsweg, wenn Thorax und Schädel proportioniert zueinander sind (Punkt 2 der Richtlinien bzw. 3.1.3 der FIGO-Richtlinien). Zudem ist jedem Pränataldiagnostiker bekannt, wie schlecht die biometrischen Daten zum Kindsgewicht korreliert sind. Auch in unseren Untersuchungen hat sich gezeigt, daß die pränatal gestellte Diagnose „big baby" – geschätztes Kindsgewicht über 3500 g – nur selten zutraf (s. Kap. 9).

Tatsächlich liegen die tragzeitbezogenen Gewichte für die Schädellagenkinder über denen der Beckenendlagenkinder (Abb. 1-1). Zweifellos hat die offensichtlich weithin bestehende fehlende Beherrschung der Ultraschalltechnik durch die meinungsbildenden Geburtsmediziner und Gynäkologen mit dazu beigetragen, der abdominalen Entbindung den Vorzug vor der vaginalen Entbindung anläßlich Beckenendlageneinstellung zu geben. Die kindlichen Risiken, basierend auf dem sog. Steckenbleiben infolge eines absoluten Mißverhältnisses zwischen Fet und mütterlichem Becken, wurden und werden erheblich überschätzt.

Tab. 1-2 Guidelines for the management of breech delivery. Based upon a written discussion and a workshop held in Rome, 18th September 1993, at the World Congress of Perinatal Medicine.

3	**Criteria for elective caesarean section and for trial of labor for vaginal breech delivery**
	The decision for vaginal delivery has to be evaluated as carefully as the decision for caesarean section. Primiparity usually is not an indication for caesarean section.
3.1	Pregnancy at term (37-week gestation and more). The following preconditions have to be met for vaginal delivery at term:
3.1.1	Size of the fetus should be assessed by the best available method: clinical examination, ultrasound, MRT. If used it is recommended to measure the skull diameter and the circumference and the diameter of the trunk.
3.1.2	All methods for the examination of the pelvis are difficult to interpret and, therefore, there is no consensus about superiority of radiological, MRT and clinical methods in literature. Therefore, the method with the most experience in the clinic should be chosen.
3.1.3	Caesarean section may be the method of choice in cases of an estimated birth weight above 3500–4000 g.
3.1.4	Hyperextension of the head and hydrocephalus should be ruled out by ultrasound.
3.1.5	If a protracted labor is likely, i.e. high position of the breech, immature cervix, insufficient descend of the breech inspite of adequate uterine contracions and cervical dilatation, caesarean section is indicated.
3.1.6	In cases of additional risks (i.e. diabetes, intrauterine growth retardation, pathological CTG, etc.) caesarean section should be considered.
3.1.7	In cases of total or incomplete footling breech caesarean section is recommended.
3.1.8	Severe malformations should be excluded prior to decision of delivery.
3.1.9	An obstetrician experienced in vaginal breech delivery should be present during delivery.
3.1.10	Electronic fetal monitoring (CTG) and microblood analysis should be available.

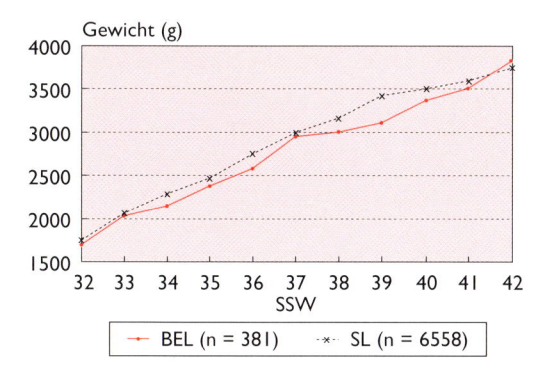

Abb. 1-1 Geburtsgewichte in Abhängigkeit von Gestationsalter und Lage. (Frauenklinik II Nürnberg, 1994 bis 1996). BEL: Beckenendlage   SL: Schädellage

Beckenendlageneinstellung ist eine **fetale** Erkrankung, über deren Ätiologie wir nicht genau Bescheid wissen. Sie hat, wie die Erfahrung gezeigt hat, nichts mit Anomalien des mütterlichen Beckens zu tun, weshalb sich aus diesen Gründen die Empfehlungen zur Beurteilung des mütterlichen Beckens (4.2 der Empfehlungen der Standardkommission bzw. 3.1.1 und 3.1.2 der FIGO-Richtlinien) erübrigen. Beckenendlageneinstellung ist Ausdruck einer „schlechten fetalen Qualität" (s. Kap. 6).

Wir glauben, daß ein Teil der primären Kaiserschnitte durch deutsche Frauenärzte vermeidbar wäre, wenn sich die Erkenntnis durchgesetzt hätte, daß Beckenendlageneinstellung eine **fetale** Erkrankung und nicht das Ergebnis mütterlicher Pathologie (Beckendeformität oder Anomalie) ist.

Nachdem wir Mitte der 80er Jahre erkannt hatten, daß einige der Empfehlungen aus den Leitlinien der Standardkommission Beckenendlage (1984) bezüglich des vaginalen Entbindungsmodus nicht haltbar waren, sind wir daran gegangen, jeden einzelnen Punkt dieser Richtlinien auf seine inhaltliche Aussage hin am eigenen Krankengut zu prüfen. Einige Punkte, wie z. B. der Ausschluß einer fetalen Fehlbildung, gelten nicht nur für Feten in Beckenendlageneinstellung, sondern natürlich für alle Feten unabhängig von der Poleinstellung und sind durch die in den Mutterschaftsrichtlinien vorgegebenen Ultraschalluntersuchungen als Screening selbstverständlich geworden. Andere Empfehlungen für das vaginale oder abdominale Vorgehen (z. B. bei unreifer Zervix, hochstehendem Kindspol, Zusatzkriterien wie Diabetes mellitus, pathologischem CTG) gelten auch für Feten in Schädellageneinstellung. In den nachfolgenden Kapiteln beschreiben wir unsere Indikationen zum vaginalen oder abdominalen Vorgehen und stellen unsere Ergebnisse im Hinblick auf die mütterliche und kindliche Mortalität und Morbidität dar.

Standard beinhaltet eine dynamische Komponente

Der Bericht der Standardkommission Beckenendlage von 1984 (s. Tab. 1-1) zeigt, daß von sog. Standards eine unheilvolle Entwicklung ausgehen kann: Standards beinhalten das Risiko einer fehlenden Weiterentwicklung. Standards können Stillstand einer Entwicklung bedeuten, wenn sie nicht aufgehoben werden und einer fortschreitenden oder fortgeschrittenen Entwicklung Platz machen. Im vorliegenden Fall sind die Richtlinien inhaltlich längst überholt, gleichwohl gelten sie noch immer als „Standard" in Deutschland. Das Anliegen unseres Buches ist es, den „Standard" in der Geburtshilfe bei Beckenendlageneinstellung neu zu definieren.

Als Beweis für die Richtigkeit des Entbindungsmodus Sectio caesarea anläßlich Beckenendlage wird unter anderem die höhere perinatale Mortalität und Morbidität anläßlich des vaginalen Vorgehens angeführt. Wichtig für den Vergleich solcher Zahlen ist es, die Daten vergleichbarer Kliniken zu analysieren: In Kliniken der Maximalversorgung können sich die perinatale Mortalität und Morbidität anläßlich vaginal durchgeführter Beckenendlagengeburten von denen in einer Belegklinik unterscheiden. Zum Beispiel kam es vor einigen Jahren zu einem schweren Perinatalschaden anläßlich einer vaginalen Beckenendlagenentbindung. Bei der anschließenden gerichtlichen Auseinandersetzung stellte sich heraus, daß in der betreffenden Klinik an diesem Wochenende wegen fehlender Anästhesiepräsenz kein notfallmäßiger operativer Eingriff – also auch keine Sectio caesarea – durchgeführt werden konnte. Ist der Perinatalschaden des Kindes ein Hinweis für die Gefährlichkeit des vaginalen Vorgehens bei Beckenendlageneinstellung oder Ausdruck einer verantwortungslosen Risikobereitschaft des Geburtshelfers? Leider war es in der Vergangenheit nicht möglich (z. B. durch Sonderauswertung der Bayerischen Perinatalerhebung), in vergleichbaren Kliniken die Risiken der abdominalen und vaginalen Beckenendlagengeburtshilfe zu validieren sowie die Früh- und Spätmorbidität der Kinder nach Ausschluß von Fehlbildungen und sonstiger nicht durch die Beckenendlageneinstellung bedingter Morbidität zu analysieren und zu vergleichen. In den Mutterschaftsrichtlinien wird Beckenendlageneinstellung des Feten als Schwangerschafts- und Geburtsrisiko definiert. Risikogeburtshilfe soll aber nach Punkt B6 der Mutterschaftsrichtlinien nur in Einrichtungen durchgeführt werden, „die über die nötigen personellen und apparativen Möglichkeiten zur Betreuung von Risikogeburten und/oder Risikokindern verfügen". Wenn bekannt ist, daß es anläßlich einer vaginalen Geburt erforderlich werden kann, unverzüglich auf die abdominale Geburt umzusteigen, ist es konsequent, Risikogeburtshilfe – also auch Beckenendlagengeburtshilfe – nur in Häusern durchführen zu lassen, die über eine 24-Stunden-Präsenz von Anästhesist und mindestens 2 Geburtshelfern im Hause verfügen. Jeder Geburtshelfer weiß, daß Beckenendlagengeburtshilfe jedoch auch in nicht für Risikogeburtshilfe geeigneten Entbindungskliniken durchgeführt wird. Auch von daher ist es verständlich, wenn der Sectio caesarea der Vorzug vor dem vaginalen Entbinden aus Beckenendlage gerade in diesen Kliniken gegeben wird.

In vielen Bundesländern wurde 1994 eine Weiterbildungsordnung verabschiedet, in der unser Fach strukturiert wurde in „Spezielle operative Gynäkologie", „Gynäkologische Endokrinologie und Reproduktionsmedizin" und „Spezielle Geburtshilfe und Perinatalmedizin". Diese Strukturierung trug dem Umstand Rechnung, daß unser Fach „Frauenheilkunde" inzwischen so umfassend geworden ist, daß es einem einzelnen unmöglich ist, sich Detailkenntnisse und Fertigkeiten in den einzelnen Spezialgebieten anzueignen. Insofern ist es nicht verwunderlich, daß auch an großen Kliniken mit einem die Subspezialitäten übergreifenden Oberarztdienst ein Reproduktionsmediziner im Nachtdienst z. B. sich nicht den gedanklichen und manuellen Anforderungen einer vaginalen Beckenendlagengeburtshilfe stellt, sondern statt dessen der Sectio caesarea den Vorrang gibt. Das gleiche gilt für den spezialisierten Gynäkologen. „Gynäkologie auf dem Kreißsaal" bedeutet eben Kaiserschnitt und nicht vaginale Geburt. Gynäkologisch orientierte Frauenärzte haben höhere Sectio-Frequenzen als geburtshilflich orientierte Frauenärzte (Weiß, 1994).

Die unter Punkt 3.1.9 der FIGO gegebenen Empfehlungen wurden und werden also unterlaufen.

Sectio bei Beckenendlage – ein „multifaktorielles" Geschehen

Im Rahmen des Gesundheitsstrukturgesetzes wurden den Frauenkliniken Pauschalvergütungen für den vaginalen oder abdominalen Entbindungsmodus zugeteilt. So beträgt an unserer Klinik z. B. die Fallpauschale für die Sectio DM 5680,01, für die Spontangeburt DM 2813,12. Ein Klinikleiter mit ausgeprägtem betriebswirtschaftlichen Denken wird also konsequent die Sectio-Frequenz – unabhängig von medizinischen Erfordernissen – erhöhen und das betriebswirtschaftliche Ergebnis für den Träger der Klinik verbessern. Der Fehler, der im Gesundheitsstrukturgesetz gemacht wurde, war der, die Vergütung nicht am Krankheitsbild (z. B. Gravidität Beckenendlage > 37 SSW) zu orientieren, um es dann dem Arzt zu überlassen, für welchen Entbindungsmodus er sich entscheidet. Bezogen auf die Beckenendlage ist daher eine Situation entstanden, daß die Vergütung für die wenig personalintensive elektive Sectio-Geburt doppelt so hoch ist wie für die personalintensive nicht planbare vaginale Geburt.

Für die hohen Sectio-Frequenzen in Deutschland bietet sich also eine Reihe von Erklärungen an. Auf Kongressen und in Veröffentlichungen haben wir in der Vergangenheit eine ehrliche Auseinandersetzung zu dem Thema vaginale versus abdominale Beckenendlagengeburtshilfe, in der auf die Problematik der fehlenden Strukturierung in vielen großen Kliniken, die fehlende Konzentration der Risikoschwangeren an geeigneten Geburtskliniken und den Einfluß betriebswirtschaftlichen Denkens des leitenden Arztes auf medizinische Entscheidungen eingegangen wird, vermißt. Orientierend an unseren österreichischen Kollegen, die dem Trend zur reinen Sectio-Geburtshilfe bei Beckenendlageneinstellung des Feten nicht gefolgt sind, war es unser Anliegen, Kollegen aus dem deutschsprachigen Raum Gelegenheit zu geben, mit uns ihre Erfahrungen und Ergebnisse zum Problem Beckenendlageneinstellung des Feten darzustellen.

Wir glauben, daß die Zeit zu differenzierter Betrachtungsweise dieses Problems gekommen ist: Die Schwangeren wenden sich an uns mit dem Wunsch nach möglichst natürlicher Geburt und kurzer stationärer Aufenthaltsdauer. Die paramedizinische Literatur hat sich dieses Themas angenommen (de Jong und Kemmler, 1997). Mehr und mehr Kollegen bekennen sich zur Strukturierung unseres Faches und haben den Anspruch, das Fach in seiner gesamten Breite kompetent vertreten zu können, aufgegeben. Die Rechtssprechung verpflichtet den Arzt nicht zur Garantie für die Geburt eines gesunden Kindes, sondern ahndet Sorgfaltsmängel und Behandlungsfehler, dies jedoch unabhängig von der Poleinstellung des Feten. In den folgenden Kapiteln wollen wir dem Frauenarzt, der mit dem Schwangerschafts- und Geburtsrisiko Beckenendlage konfrontiert wird, Entscheidungshilfen für sein Vorgehen geben.

Literatur

Bayerische Perinatalerhebung 1996. Bayerische Landesärztekammer, Kassenärztliche Vereinigung, Kommission für Perinatologie und Neonatologie, 1997.

Berg, D., H. Albrecht, M. Brand, J. W. Dudenhausen, T. K. B. Eskes, E. Hochuli, F. Kubli, G. Neuhäuser, A. Staudach, H. T. Versmold, K.-H. Wulf: Bericht der Standardkommission Beckenendlage. Z Geburtshilfe Perinatol 188 (1984) 100–103.

de Jong, M., G. Kemmler: Kaiserschnitt. Narben an Seele und Bauch. Ein Ratgeber für Kaiserschnittmütter. Fischer TB, Frankfurt/Main 1997.

FIGO committee on perinatal health: Guidelines for the management of breech delivery. Recommendation. Based upon a written discussion and a workshop held in Rome, 18th September 1993, at the World Congress of Perinatal Medicine.

Kubli, F.: Geburtsleitung bei Beckenendlagen. Gynäkologe 8 (1975) 48–97.

Weiss, P. A. M. (Hrsg.): Sectio caesarea und assoziierte Fragen. Springer, Wien–New York 1994.

2

Häufigkeit und Ätiologie der Beckenendlage

M. Krause und A. Feige

Einlingsschwangerschaft	8
Parität	9
Mehrlingsschwangerschaft	9
Weitere Faktoren, die eine Poleinstellungsanomalie begünstigen	9
Polyhydramnion	9
Oligohydramnion	9
Raumfordernde Prozesse	10
Plazentare Ursachen	10
Fetale Fehlbildungen	10
Fetale Bewegungsaktivität	10
Zusammenfassung	11
Literatur	12

Die Beckenendlage ist die häufigste geburtshilfliche Poleinstellungsanomalie. In der Literatur wird die **Häufigkeit** einer Beckenendlageneinstellung am Termin mit 3–5% beschrieben (Brown et al., 1994; Hill, 1990; Künzel und Kirschbaum, 1990; Martius, 1986; Pschyrembel, 1986; Rayl et al., 1996; Schwarz, 1987). Diese Rate ist seit vielen Jahrzehnten konstant.

Definiton. Unter dem Begriff der Beckenendlage werden alle fetalen Längslagen zusammengefaßt, bei denen sich der Kopf des Kindes im Fundus uteri befindet und im unteren Uterinsegment das Beckenende vorangeht.

Die **Ätiologie** der Beckenendlage ist zu ca. 80% ungeklärt und als idiopathisch einzustufen. Das Phänomen „Beckenendlage" muß als Ergebnis multifaktorieller Einflüsse angesehen werden, die nicht im einzelnen auszumachen sind. Warum sich die meisten Feten spontan in eine Schädellage einstellen, ist nicht genau bekannt. Nur in rund 20% läßt sich für die Beckenendlageneinstellung eine Reihe von assoziierten Faktoren feststellen, die diese Lage begünstigen können.

Einlingsschwangerschaft

Der Anteil von Beckenendlagen bei **Frühgeburten** (Tragzeit < 37 SSW) beträgt ca. 5–15% (Martius, 1986; Rayl et al., 1996; s.a. Kap. 6). Die Inzidenz der Beckenendlage hängt unmittelbar mit dem Gestationsalter zusammen. Je geringer das Gestationsalter, desto häufiger findet sich eine Poleinstellungsanomalie des Fetus. Somit werden gehäuft Beckenendlageneinstellungen bei Frühgeburten beobachtet. Tabelle 2-1 zeigt die prozentuale Häufigkeit der fetalen Lage in Abhängigkeit vom Schwangerschaftsalter.

Andererseits wird beschrieben, daß die Wahrscheinlichkeit einer spontanen Wendung in eine Schädellage mit steigendem Gestationsalter abnimmt. Das trifft besonders auf Feten zu, die sich bereits im II. Trimenon in Beckenendlage befinden (Tab. 2-2). Daraus leitet sich ab, daß ca. 40% der Feten ab der 20. SSW ihre einmal eingenommene Lage im Verlauf der Schwangerschaft nicht mehr verändern. Nach der 32. SSW findet eine Lageänderung bei aus Beckenendlage entwickelten Feten nur noch in 5% statt. Im gleichen Zeitraum drehten sich 19% der Feten aus Beckenendlage in eine Schädellage, die, retrospektiv betrachtet, aus Schädellage geboren wurden. Daraus folgt, daß sich die Geburtslage von über 90% der Feten um die 32. SSW einstellt und bis zur Geburt persistiert (Boos, 1994). Zu ähnlichen Ergebnissen gelangten auch Hill (1990) und Miller und Kouam (1981).

Tab. 2-1 Prozentuale Häufigkeit der fetalen Lage in Abhängigkeit vom Schwangerschaftsalter (nach Boos, 1994).
BEL: Beckenendlage   SL: Schädellage   QL: Querlage

SSW	BEL bei Geburt (n = 501) sonographisch		SL bei Geburt (n = 520) sonographisch	
	SL (%)	BEL/QL (%)	SL (%)	BEL/QL (%)
21–24	45	55	53	47
25–28	30	70	70	30
29–32	10	90	83	17
33–36	7	93	94	6
> 37	1	99	99,7	0,3

Tab. 2-2 Wahrscheinlichkeiten des Eintreffens der definitiven Geburtslage in Abhängigkeit von Gestationsalter und sonographischer Lagebestimmung (nach Boos, 1994).

SSW	sonographisch: BEL bei Geburt		sonographisch: SL bei Geburt	
	SL (%)	BEL (%)	SL (%)	BEL (%)
21–24	94	6	95	5
25–28	88	12	98	2
29–32	77	23	99	1
33–36	54	46	99,6	0,4
>37	5	95	99,9	0,1

Parität

Die Angaben über den Anteil der **Primiparae** bei Beckenendlagenentbindungen schwanken zwischen 50% (Phillip, 1951), 56% (Boos, 1994) und 61,3% (Krause et al., 1994). Ein Grund dafür könnte die Zunahme der alten Erstgebärenden über 30 Jahre sein. Als Ursache für das vermehrte Auftreten von Beckenendlagen werden ein nicht gedehnter Uterus sowie die straffen Bauchdecken Erstgebärender angenommen. Sie engen den Bewegungsraum des Fetus derart ein, daß eine spontane Drehung erschwert wird (Rayl et al., 1996; Schrage, 1973). Boos (1994) kam in seiner Arbeit zu dem Ergebnis, daß Primiparae signifikant häufiger in der Gruppe mit Beckenendlagenentbindungen (16%) gegenüber einer Vergleichsgruppe (Schädellagenentbindung 9,6%) gefunden wurden.

Die **Multiparität** begünstigt ebenfalls eine Beckenendlageneinstellung. In diesem Fall sind es die erniedrigte Uteruswandspannung im Zusammenwirken mit dem geringen Druck der Bauchdeckenmuskulatur. Nach der Akkomodationstheorie besitzt der Fetus eine größere „Bewegungsfreiheit" in utero. Im fehlt das entsprechende „harte" Widerlager, um seine Drehung in eine Schädellage mit seinen Extremitäten aktiv zu unterstützen.

Mehrlingsschwangerschaft

Die Mehrlingsschwangerschaft ist ein weiterer Faktor für das gehäufte Auftreten von Poleinstellungsanomalien. Im besonderen trifft das auf das Auftreten einer Beckenendlage zu. Der Anteil von Mehrlingsschwangerschaften an der Gesamtfrühgeburtenrate beträgt etwa 25% (Martius, 1986) und hat steigende Tendenz. Eine Ursache des Anstiegs ist der zunehmende Einsatz reproduktionsmedizinischer Techniken. So nahm z. B. die Inzidenz der Geminigravidität in Bayern von 0,9% im Jahre 1982 auf 1,5% im Jahre 1995 zu. Erfahrungsgemäß beträgt die durchschnittliche Tragzeit bei Geminigravidität ca. 37 kpl. SSW. Laut einer Auswertung der Bayerischen Perinatalerhebung (BPE) 1995 wurden im Zeitraum von 1987 bis 1995 in Bayern 53% aller Geminischwangerschaften unterhalb von 37 kpl. SSW entbunden. Es ist anzunehmen, daß durch die Zunahme von Mehrlingsschwangerschaften und die damit im Zusammenhang stehende Frühgeburtenrate die Häufigkeit von Beckenendlagenentbindungen steigen wird (zur Kombination der Poleinstellungen bei Geminigravidität s. a. Kap. 3, Kap. 6, Kap. 8 und 9).

Weitere Faktoren, die eine Poleinstellungsanomalie begünstigen

Polyhydramnion

Die vermehrte Fruchtwassermenge verschafft dem Fetus eine größere Beweglichkeit. Wie bei Mehrgebärenden angenommen, so findet der Fetus auch in diesem Fall kein Widerlager, um aktiv seine Drehung vorzunehmen.
Die Ursachen des Polyhydramnions können verschiedenen Ursprungs sein. Die reichen z. B. vom Diabetes mellitus über pränatale Infektionen der Schwangeren bis hin zu fetalen Fehlbildungen. Auch ein idiopathisches Auftreten wird beobachtet. Rayl und Mitarbeiter (1996) fanden dagegen keinen Zusammenhang zwischen Poleinstellungsanomalie und Polyhydramnion.

Oligohydramnion

Das Oligohydramnion wird signifikant häufiger bei Beckenendlagen als bei Schädellagen beobachtet und begünstigt die Persistenz der Poleinstellungsanomalie. Die verminderte Fruchtwassermenge schränkt den fetalen Bewegungsraum ein, so daß eine spontane, aktive Wendung erschwert wird.

Raumfordernde Prozesse

Raumfordernde Prozesse des weiblichen Genitale wie **Uterus-** oder **Zervixmyome** sowie **Uterusfehlbildungen** (z. B. Uterus subseptus, Uterus bicornis oder unicornis) können eine Beckenendlageneinstellung begünstigen.

Plazentare Ursachen

Bei Vorliegen einer **Placenta praevia** bzw. einer **tiefsitzenden Plazenta** sollen vermehrt Beckenendlagen beobachtet werden. Diese Diagnose muß spätestens bei der dritten Ultraschalluntersuchung (29.–32. SSW) gestellt und gesichert werden, da sich hieraus wesentliche geburtshilfliche Konsequenzen bezüglich der Aufklärung und weiteren Betreuung der Schwangeren ergeben. Die Angaben über Zusammenhänge sind nicht einheitlich. In der Arbeit von Rayl und Mitarbeitern (1996) wurde eine Plazenta praevia bzw. die kornual-fundale Implantation der Plazenta nicht als prädisponierender Faktor für eine Beckenendlage gefunden.

Fetale Fehlbildungen

Zu erwähnen sind weiterhin fetale Fehlbildungen, die gehäuft bei Feten in Beckenendlageneinstellung auftreten (Rayl et al., 1996). Sie können eine Drehung des Fetus in die Schädellage erschweren oder verhindern. Fetale Fehlbildungen werden heute im II. und III. Trimenon seltener beobachtet. Durch eine intensive Ultraschallüberwachung der Schwangeren in Deutschland kann die Mehrzahl der fetalen Fehlbildungen bereits sehr frühzeitig (I./II. Trimenon) erkannt werden. Allerdings geschieht das nur zu ca. 30 %. Wird eine fetale Fehlbildung zu einem frühen Zeitpunkt der Schwangerschaft erkannt, können die Eltern über die Entwicklungsprognose des Ungeborenen aufgeklärt werden und nötigenfalls entsprechende Konsequenzen bezüglich des weiteren Schwangerschaftsverlaufes ziehen. Anderenfalls kann der Schwangeren eine risikoadaptierte Betreuung angeboten werden. Hinsichtlich der Optimierung der Entbindung und des fetal outcome können entsprechende interdisziplinäre Maßnahmen getroffen werden.

Fetale Bewegungsaktivität

Die fetale Bewegungsaktivität scheint für die Poleinstellungsanomalie die bedeutendste Rolle zu spielen. Generell nimmt die fetale Gesamtaktivität von der 20. SSW an kontinuierlich zu und erreicht mit der 32. SSW ihren Höhepunkt. Damit fällt das Maximum der Bewegungsaktivität mit dem Zeitpunkt der Stabilisierung der endgültigen Geburtslage zusammen. Ab diesem Zeitpunkt bleibt die Bewegungsaktivität zunächst konstant, um in Terminnähe wieder kontinuierlich abzunehmen. Die quantitative Abnahme der fetalen Bewegungsaktivität ist nicht nur Folge eines zunehmenden intrauterinen „Platzproblems", sondern auch Ergebnis heranreifender bzw. sich entwickelnder zentralnervöser Inhibitionsmuster (Boos, 1994; Rayl et al., 1996). Eine Untersuchung des Bewegungsmusters zwischen Feten in Beckenend- bzw. Schädellage zeigte, daß Feten in Beckenendlage gegenüber denen in Schädellage längere Perioden einer generalisierten Ganzkörperbewegung, aber eine geringere Anzahl von Extremitätenbewegungen aufwiesen. Weiterhin wurde beobachtet, daß 10 % der vibroakustisch stimulierten Feten in Beckenendlage unreife und unvollständige zentralnervös synchronisierte Verhaltenszustände zeigten (Boos, 1994). Bei Feten in Schädellage fand man diese unreifen und unvollständigen zentralnervös synchronisierten Verhaltenszustände nur in 6%. Demzufolge wurde postuliert, daß die unterschiedlichen intrauterinen Reifungszustände, die bei Beckenendlagenfeten häufiger zu beobachten waren, eine Ursache für die späteren kindlichen neurologischen Entwicklungsprobleme sein könnten (zit. nach Boos, 1994).

Die gefundenen Ergebnisse lassen sich mit der von Simpson 1849 formulierten Akkomodationstheorie (zit. nach Schrage, 1973) in Einklang bringen. Sie hebt die Relation von Frucht zu Fruchthalter als Ursache für die Entstehung einer Beckenendlage heraus. Dabei erlangt die fetale Bewegungsaktivität eine zentrale Bedeutung. Ihre Wechselbeziehung zur Uteruswandbeschaffenheit, zum maternalen knöchernen Becken und zur Bauchdeckenspannung der Mutter bilden eine funktionelle Einheit.

Neben der multifaktoriellen Genese spielt eine sog. schlechte fetale Qualität (s. Kap. 6) eine bedeutende Rolle. Die Zusammenstellung der ätiologischen Risikofaktoren zeigt, daß die Beckenendlageneinstellung als „fetale Erkrankung" aufzufassen ist. Im Vergleich zu Schädellagen überwiegen bei Beckenendlagen die fetalen Risikofaktoren, wie Fehlbildungsrate, niedriges Schwangerschaftsalter, hypo- bzw. dystrophes Wachstum, verminderte fetale Bewegungsaktivität usw. (Rayl et al., 1996; Tab. 2-3; s. a. Kap. 6). Die maternalen Konditionen spielen eine eher untergeordnete Rolle und sind gleichfalls bei Schädellageneinstellungen zu finden. Es erscheint uns daher unsinnig, durch eine aufwendige maternale Beckendiagnostik zu versuchen, einen Einfluß auf die fetalen Risiken zu gewinnen und diese dadurch verbessern zu wollen. Folgerichtig trifft das in gleicher Weise für die primäre Schnittentbindung zu.

Zusammenfassung

Zusammenfassend kann festgestellt werden, daß die Einstellung des Fetus in eine Beckenendlage durch vielfältige Mechanismen zustande kommt. Die Akkomodationstheorie scheint in gewisser Weise in erweiterter Form für die Erklärung des Phänomens Gültigkeit zu besitzen.

Durch die Verlagerung der fetalen Risiken zu Lasten der mütterlichen kann kein besseres perinatologisches Ergebnis erzielt werden. Nach unserer Ansicht und Erfahrung existiert für die primäre Sectio caesarea bei Beckenendlage bei Feten am Termin ohne zusätzliche Risiken deshalb keine medizinische Indikation.

Tab. 2-3 Geburtsrisiken, die häufig mit einer Beckenendlageneinstellung assoziiert sind (modifiziert nach: Rayl et al., 1996).

Charakteristik	BEL Häufigkeit (%)	Kontrolle Häufigkeit (%)
– niedriges Gestationsalter (25–36 SSW)	23,6	13,9
– Primiparität	55,7	40,6
– späte Primipara (> 29 Jahre)	32,6	28,2
– Diabetes mellitus	0,7	0,3
– Rauchen	30,4	25,3
– niedriges Geburtsgewicht (< 2500 g)	13,9	3,8
– fetale Malformationen	6,0	2,3
– Hydrocephalus	0,2	0,03
– Placenta praevia	0,5	0,2

Literatur

Bayerische Perinatalerhebung (BPE) 1995. Bericht der Kommission für Perinatalogie und Neonatologie der Bayerischen Landesärztekammer und der Kassenärztlichen Vereinigung Bayerns 1995.

Boos, R.: Die Beckenendlage – Analyse der perinatologischen Daten, ultrasonographische Befunde und antepartales Verhalten. Habilitationsschrift, Medizinische Fakultät der Universität des Saarlandes, Homburg 1994.

Brown, L., T. Karrison, L. A. Cibils: Mode of delivery and perinatal results in breech presentation. Am J Obstet Gynecol 171 (1994) 28–34.

Hill, L. M.: Prevalence of breech presentation by gestational age. Am J Perinatol 7 (1990) 92.

Kirschbaum, M., M. Hermsteiner, W. Künzel: Beckenendlage, Quer- und Schräglage. In: Wulf, K.-H., H. Schmidt-Matthiesen (Hrsg.): Klinik der Frauenheilkunde und Geburtshilfe, 3. Aufl., Bd. 6: Künzel, W., K.-H. Wulf (Hrsg.): Geburt I. Urban & Schwarzenberg, München–Wien–Baltimore 1996.

Krause, M., A. Gerede, Th. Fischer, A. Feige: Vaginale Geburt aus Beckenendlage erhöht nicht die kindliche Frühmorbidität. Ergebnisse von 423 aus Beckenendlage geborenen Kindern aus den Jahren 1988–1992. Z Geburtshilfe Perinatol 198 (1994) 88–95.

Krause, M., Th. Fischer, A. Feige: Welchen Einfluß hat die Stellung der Beine bei der Beckenendlage auf den Entbindungsmodus und die neonatale Frühmorbidität? Z Geburtshilfe Perinatol 201 (1997) 128–135.

Künzel, W., M. Kirschbaum: Beckenendlage, Quer- und Schräglage. In: Wulf, K.-H., H. Schmidt-Matthiesen (Hrsg.): Klinik der Frauenheilkunde und Geburtshilfe, 2. Aufl., Bd. 7/I: Künzel, W., K.-H. Wulf (Hrsg.): Physiologie und Pathologie der Geburt I, S. 231–253. Urban & Schwarzenberg, München–Wien–Baltimore 1990.

Martius, G.: Geburtshilflich-perinatologische Operationen, S. 147 ff. Thieme, Stuttgart–New York 1986.

Miller, E. C., L. Kouam: Zur Häufigkeit von Beckenendlagen im Verlauf der Schwangerschaft und zum Zeitpunkt der Geburt. Zentralbl Gynäkol 103 (1981) 105–109.

Phillip, E.: Die Geburt bei regelwidriger Einstellung, Haltung und Lage des Kindes. III. Die Beckenendlage. In: Stoeckel, W (Hrsg.): Lehrbuch der Geburtshilfe, 11. Aufl., S. 383 ff. Fischer, Jena 1951.

Pschyrembel, W., J. W. Dudenhausen: Praktische Geburtshilfe, 15. Aufl., S. 328 ff. De Gruyter, Berlin–New York 1986.

Rayl, J., P. J. Gibson, D. E. Hickok: A population-based case-control study of risk factors for breech presentation. Am J Obstet Gynecol 174 (1996) 28–32.

Schrage, R.: Zur Ätiologie der Beckenendlage. Z Geburtshilfe Perinatol 177 (1973) 437–445.

Schwarz, R.: Anomalien der Lage des Kindes. In: Kyank, H., R. Schwarz, J. Frenzel (Hrsg.): Geburtshilfe, 5. Aufl., S. 270 ff. Thieme, Leipzig 1987.

3

Einteilung der Beckenendlagen und Geburtsmechanismus

G. Martius

Einleitung, Definition 13
Die verschiedenen Formen der Beckenendlagen 14
    Einfache Beckenendlage 14
    Fußlagen 16
    Steißfußlagen 20
    Knielagen 20
Beckenendlagen bei Mehrlingsgeburten 22
Geburtsmechanismus 22
    1. Geburtsphase 22
    2. Geburtsphase 23
    3. Geburtsphase 23
    4. Geburtsphase 23
    5. Geburtsphase 23
    Die Bedeutung der „extended legs"
    bei der Geburt aus einfacher Steißlage 24
    Geburtsmechanische Besonderheiten der Fuß-,
    Steißfuß- und Knielagen 26
    Die Bedeutung des relativen Tiefstandes des Nabel-
    schnuransatzes bei der Geburt aus Beckenendlage . 26
Zusammenfassung 28
Literatur 29

Einleitung, Definition

Die *Beckenendlage* stellt mit einer Frequenz von 3–5% die häufigste geburtsmechanische Anomalie dar (s. Kap. 2). Allein diese Tatsache macht deutlich, daß sich der Geburtshelfer mit den Besonderheiten des geburtsmechanischen Ablaufs und dessen Besonderheiten im Vergleich zur Schädellagengeburt vertraut machen muß. Dieser Forderung kommt heute mehr denn je klinische Bedeutung zu, nachdem die Empfehlung aus den 70er Jahren, jede Beckenlage mittels der Schnittentbindung zu beenden, heute als nicht mehr vertretbar anzusehen ist (s. Kap. 1).

Der *Begriff der Beckenendlage* faßt eine Gruppe von geburtsmechanischen Anomalien zusammen, bei denen anstelle des normalerweise bei der Geburt vorangehenden Kopfes das Beckenende die Führung im Geburtskanal übernommen hat, der Kopf des Kindes sich indessen im Fundus uteri befindet. Die **Differenzierung** der verschiedenen Beckenendlagenformen ergibt sich aus der unterschiedlichen Haltung der Beine.

Legen wir der Definition der Beckenendlage die in der Geburtsmechanik gebräuchlichen Begriffe „Haltung", „Einstellung", „Stellung" und „Lage" zugrunde, so müssen wir anerkennen, daß Haltung und Einstellung bei der Beckenendlagengeburt eigenen Gesetzen folgen (s. u.), daß die „Stellung" wie bei den Schädellagen von der Position des Rückens bestimmt wird, aber auch, *daß es sich bei den Beckenendlagen um eine normale Lage des Kindes handelt.* Es besteht eine Längslage! Diese Problematik der geburtsmechanischen Rubrizierung hat uns in den 50er Jahren veranlaßt, zur Definition der Beckenendlagen unter Berücksichtigung der länglichen Fruchtwalze mit zwei „Polen" den Begriff der **Poleinstellung** einzuführen und die Beckenendlagen zur Unterscheidung von den Schädellagen als **„Poleinstellungsanomalien"** zusammenzufassen (Martius, 1988).

Die verschiedenen Formen der Beckenendlagen

Unter Berücksichtigung der Tatsache, daß es sich bei dem Begriff Beckenendlage um einen Sammelbegriff handelt, sind in Abhängigkeit von der Haltung der Beine des Kindes die folgenden sieben Formen zu differenzieren (Tab. 3-1; Martius, 1988; Martius et al., 1996).

Einfache Beckenendlage

Bei der *„einfachen Steißlage"* – oftmals falsch als „reine Steißlage" bezeichnet – sind beide Beine in den Hüftgelenken gebeugt (Abb. 3-1). Die Oberschenkel finden sich hochgeschlagen dem fetalen Abdomen anliegend. Die Haltung der Unterschenkel ist unterschiedlich; zumeist sind die Beine jedoch vollständig gestreckt. Aus der amerikanischen Literatur ist für diese Situation der Begriff der „extended legs" übernommen worden.

Die **Haltung des Kopfes** im Fundus uteri ist zumeist indifferent. Nicht selten befindet er sich aber auch wegen der bei der Beckenendlage häufig bestehenden Hyperdolichozephalie mit flach nach dorsal abfallendem Hinterhaupt (s. Kap. 2) in Anpassung an die Form des Fruchthalters in einer leichten Streckhaltung. Diese darf bei der Entscheidung über das geburtshilfliche Vorgehen keine Überbewertung erfahren (Weinstein et al., 1983; Westergren et al., 1981; s. Hyperextension des Kopfes in Kap. 8).

Die einfache Steißlage ist mit einer **Frequenz** von 66 % an den Beckenendlagen beteiligt. Sie ist damit die weitaus häufigste Form der Poleinstellungsanomalien.

Bei der **vaginalen Untersuchung** ist das Beckenende des Kindes zu tasten. Es ist an der unregelmäßigen, weichen Oberfläche, eventuell an der Rima ani und auf der Seite des Rückens an der Crista sacralis media zu erkennen. Das Knebelsche Zeichen, die bei Schädellagen während der vaginalen Untersuchung als sog. Nickbewegungen auslösbare Beweglichkeit in der Kopf-Hals-Verbindung, ist negativ. Die Bestätigung der einfachen Steißlage erfolgt mittels der sonographischen Untersuchung.

Der **Umfang des vorangehenden Beckenendes** beträgt in Form des Hüftum-

Die verschiedenen Formen der Beckenendlagen

Tab. 3-1 Die sieben verschiedenen Beckenendlagenformen mit Beschreibung der Haltung der Beine, den wichtigsten geburtsmechanischen Daten und den Frequenzen.

1. Einfache Steißlage

- Beine an der Bauchseite des Kindes hochgeschlagen, in den Hüftgelenken gebeugt
- führender Teil: Steiß
- Umfang des vorangehenden Teiles (Hüftumfang): 28 cm
- Anteil an den Beckenendlagen: ca. 66%

2. Fußlagen

vollkommene Fußlage:
- beide Beine ausgestreckt in Führung
- geburtsmechanisch wirksamer Umfang (Hüftumfang): 25 cm
- Anteil an den Beckenendlagen: ca. 15–20%

unvollkommene Fußlage:
- zumeist das symphysenwärts stehende Bein ausgestreckt, das dorsal stehende Bein am Rumpf hochgeschlagen
- geburtsmechanisch wirksamer Umfang: ca. 27 cm
- Anteil an den Beckenendlagen: ca. 5–10%

3. Steißfußlagen

vollkommene Steißfußlage:
- beide Beine angehockt mit neben dem Steiß liegenden Füßen
- geburtsmechanisch wirksamer Umfang: ca. 33 cm
- Anteil an den Beckenendlagen: ca. 10%

unvollkommene Steißfußlage:
- vorderes Bein angehockt mit einem neben dem Steiß liegenden Fuß
- hinteres Bein am Rumpf hochgeschlagen
- geburtsmechanisch wirksamer Umfang: ca. 30 cm
- Anteil an den Beckenendlagen: ca. 5%

4. Knielagen

vollkommene Knielage:
- beide Beine in den Knien gebeugt, die Knie führen
- geburtsmechanisch wirksamer Umfang (Hüftumfang): ca. 25 cm
- Anteil an den Beckenendlagen: unter 1%

unvollkommene Knielage:
- vorderes Bein im Knie gebeugt, in Führung stehend
- hinteres Bein am Rumpf hochgeschlagen
- geburtsmechanisch wirksamer Umfang: ca. 23–25 cm

fangs – selbstverständlich in Abhängigkeit von der Kindsgröße – etwa 28 cm. Er ist damit um etwa 5 cm geringer als die den Geburtsmechanismus bei der Hinterhauptslage bestimmende Cicumferentia suboccipitobregmatica von 33–34 cm.

Es ist zu beachten, daß bei den verschiedenen Formen der Beckenendlagen im Gegensatz zur Schädellagengeburt der *größte* Umfang des vorangehenden Teils geburtsmechanisch als besonders günstig anzusehen ist, da durch ihn die Weichteile des Geburtskanals am stärksten für den nachfolgenden Kopf gedehnt werden. Daß diese

Umfangsdifferenz bei der Entscheidung über das geburtshilfliche Vorgehen über lange Zeit und bis heute eine Überbewertung erfahren hat, wird bei der „Geburtsleitung" dargelegt werden (s. Kap. 8).

Fußlagen

Bei den Fußlagen sind zu unterscheiden:
- vollkommene Fußlage,
- unvollkommene Fußlage.

Vollkommene Fußlage (Abb. 3-2): Die Beine des Kindes sind in den Hüftgelenken gestreckt. Sie haben damit im Geburtskanal die Führung übernommen.

Die *Diagnose* der vollkommenen Fußlage wird an den führenden, in der Vagina tastbaren „kleinen Teilen" gestellt. Die selten erforderliche Unterscheidung von einem einseitigen oder auch doppelseitigen Armvorfall und damit die Bestätigung der Fußlage gelingt bei der Tastuntersuchung zumeist leicht über die Erkennung der Zehen,

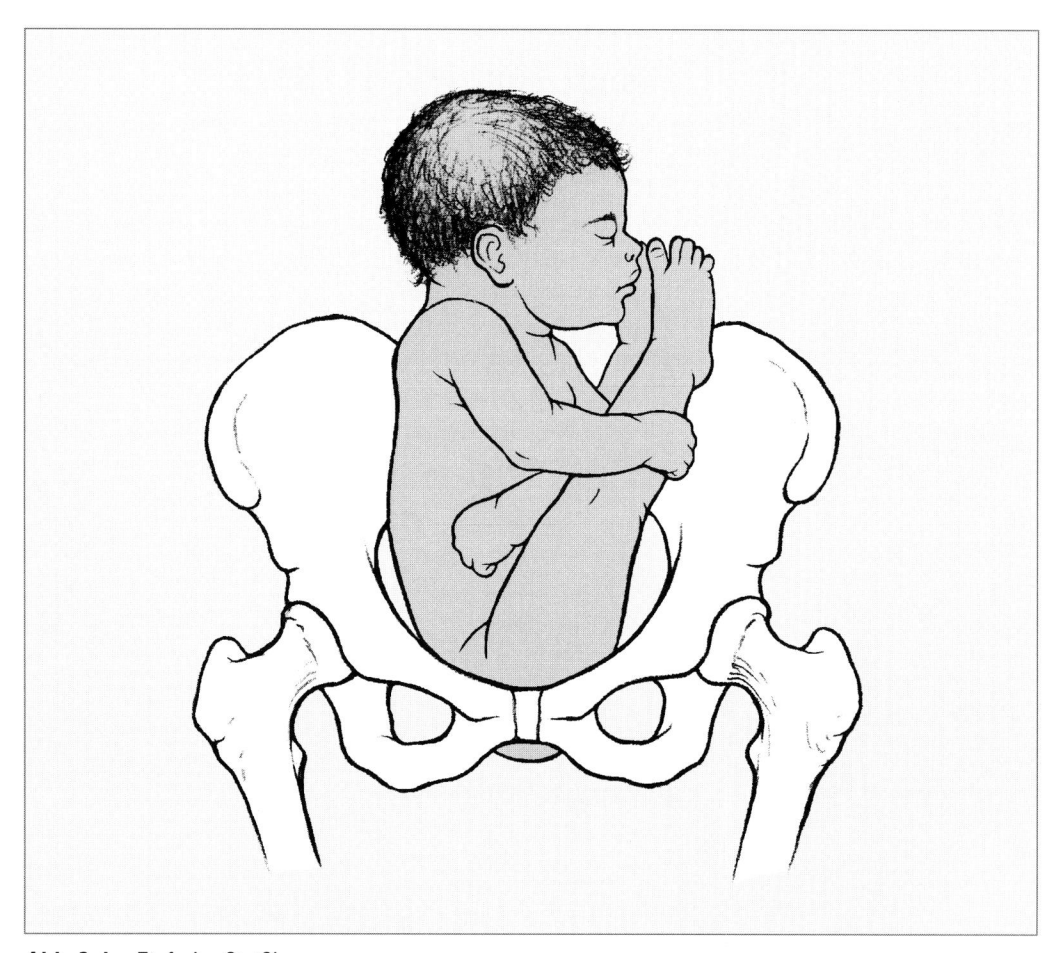

Abb. 3-1 Einfache Steißlage.
Das Beckenende führt. Die Beine sind an der ventralen Seite des Rumpfes in Form der „extended legs" hochgeschlagen. Der Kopf steht in indifferenter Haltung. Die Hüftbreite ist im ersten schrägen Durchmesser in den querovalen Beckeneingang eingetreten. Das nach dorsal abfallende Hinterhaupt ist zu erkennen. Der Rücken des Kindes steht rechts. Es besteht damit eine 2. einfache Steißlage.

der Tastbarkeit des Os calcaneus sowie an dem ggf. sonographisch geführten Nachweis des Kopfes im Fundus uteri.

Der *Umfang des vorangehenden Kindsteiles,* der den Geburtsmechanismus bestimmt (der Hüftumfang), beträgt etwa 25 cm. Er ist damit etwa 8 cm geringer als der Kopfumfang bei der Hinterhauptslage und damit auch geringer als der Umfang des nachfolgenden Kopfes.

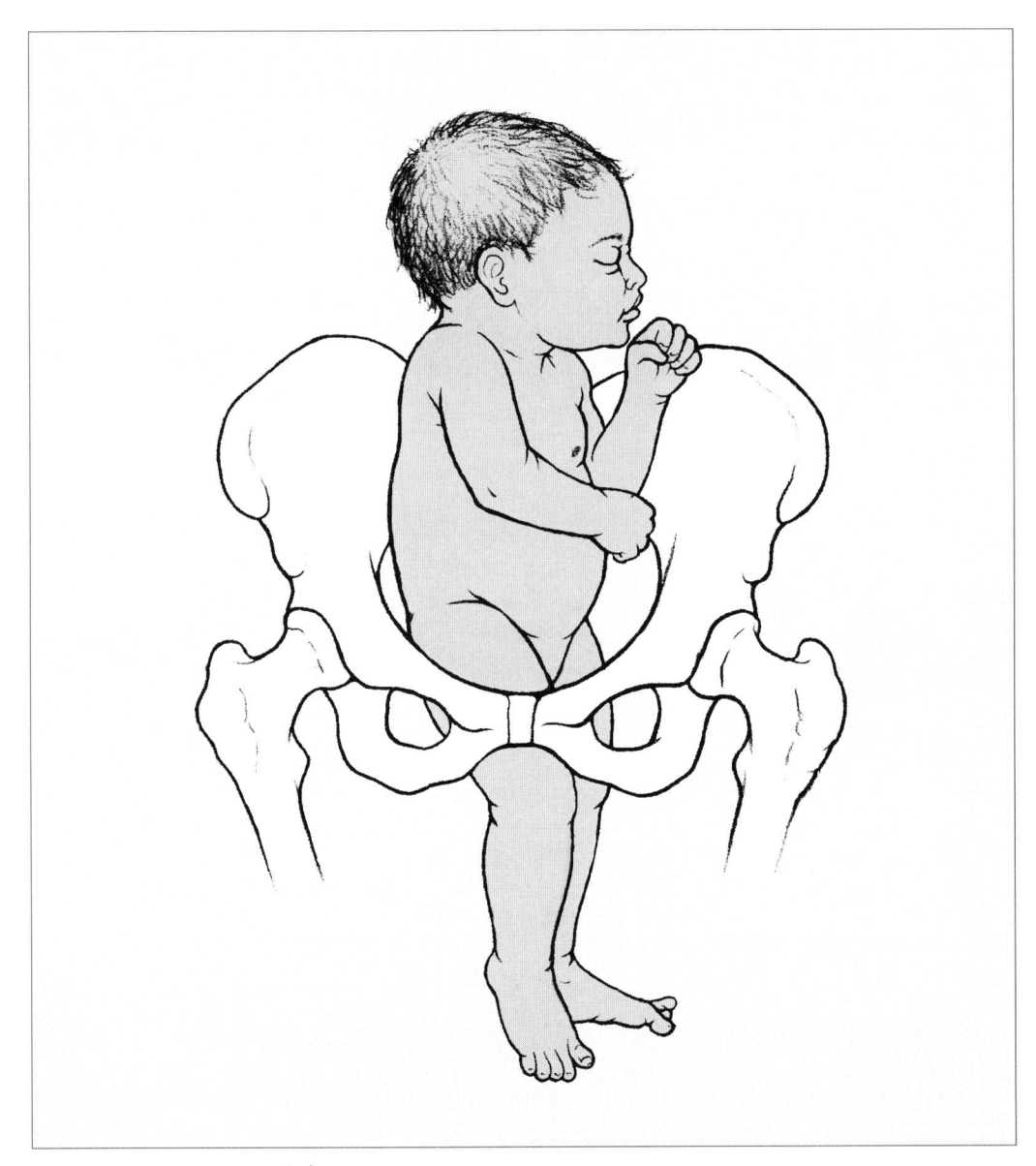

Abb. 3-2 Vollkommene Fußlage.
Beide Beine sind ausgestreckt und haben im Geburtskanal die Führung übernommen. Der Rücken steht rechts. Es handelt sich um eine 2. vollkommene Fußlage.

Die unvollkommene Fußlage (Abb. 3-3) ist durch das Vorangehen eines Fußes gekennzeichnet. Bei der vaginalen Untersuchung ist ein Fuß tastbar. Das 2. Bein befindet sich dorsal stehend hochgeschlagen an der Bauchseite des Kindes.

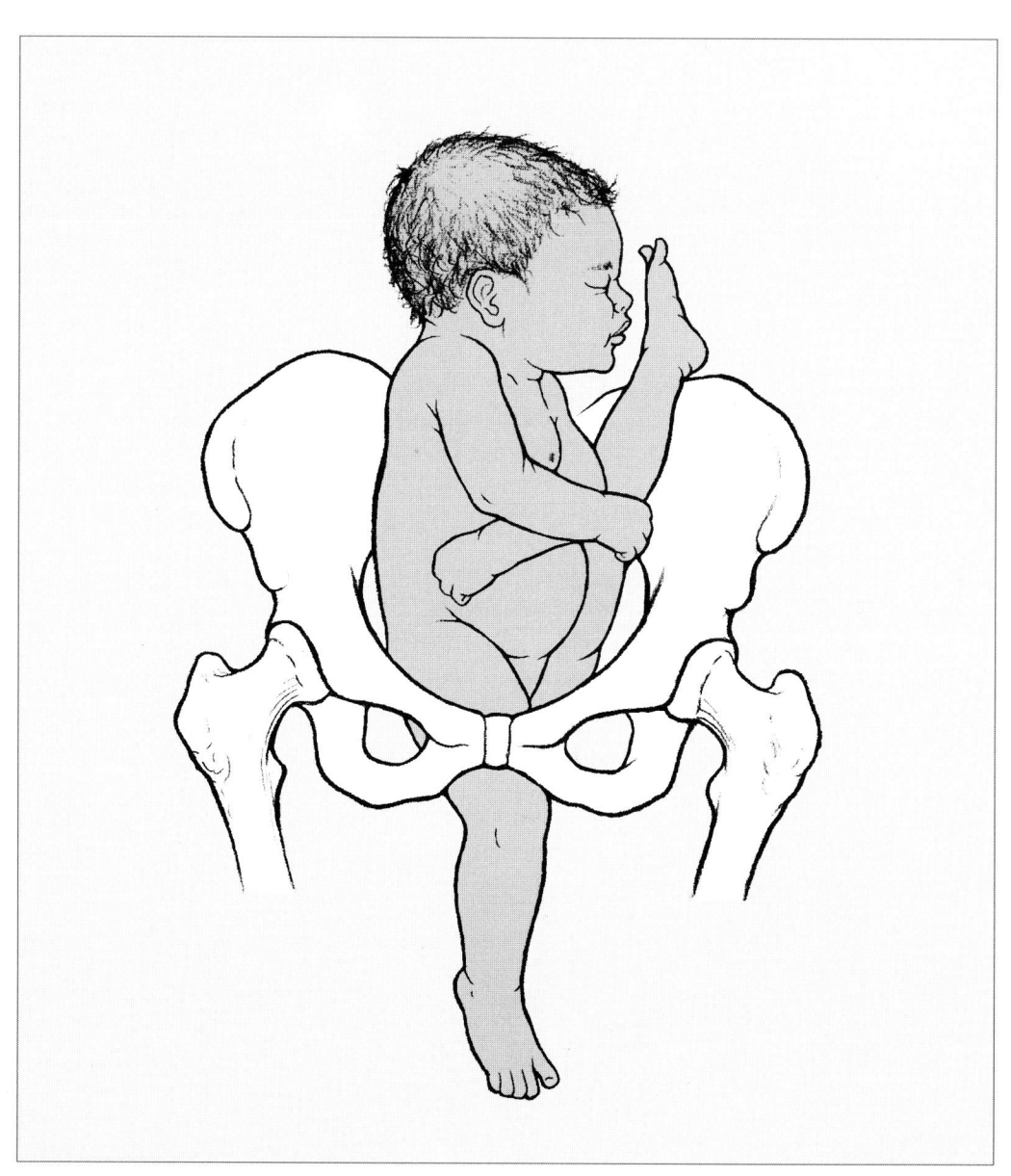

Abb. 3-3 Unvollkommene Fußlage.
Das symphysenwärts stehende, vordere Bein ist ausgestreckt und hat die Führung im Geburtskanal übernommen. Das dorsal stehende Bein ist hochgeschlagen und liegt an der Abdominalseite des Kindes. Der Rücken steht rechts. Es handelt sich um eine 2. unvollkommene Fußlage.

Der *Umfang des vorangehenden Kindsteiles* (der Umfang von Hüfte und hochgeschlagenem Bein) beträgt etwa 27 cm.

Bei der unvollkommenen Fußlage ist geburtsmechanisch zu beachten, daß bei ihr weit überwiegend das *vordere Bein ausgesteckt* die Führung übernimmt. Dieses Phänomen ist ohne weiteres mit dem Bestreben nach Abbiegungsübereinstimmung zu erklären: Die während des Tiefertretens des vorangehenden Beckenendes im Geburtskanal und insbesondere für den Austritt des Steißes erforderliche seitliche Abbiegung des Rumpfes (Abb. 3-4) gelingt leichter in die Richtung der „ungeschienten" Seite, d. h. in Richtung der Seite des vorgefallenen Beines.

Dieses Phänomen der Drehung des Rumpfes mit der ungeschienten Seite nach ventral wurde in einer Zeit besonders deutlich, in der wir noch vielfach Extraktionen an einem vorangehenden bzw. heruntergeholten Bein vorgenommen haben: Mußten wir bei der Extraktion an einem hintenstehenden (!) Bein ziehen, so drehte sich so gut wie immer spontan während des Zuges der Rumpf um 180 Grad, bis der Steiß mit dem führenden Bein symphysenwärts gerichtet war. Auf diese Weise wurde die Abbiegung des Rumpfes in Richtung der ungeschienten Seite, d. h. in

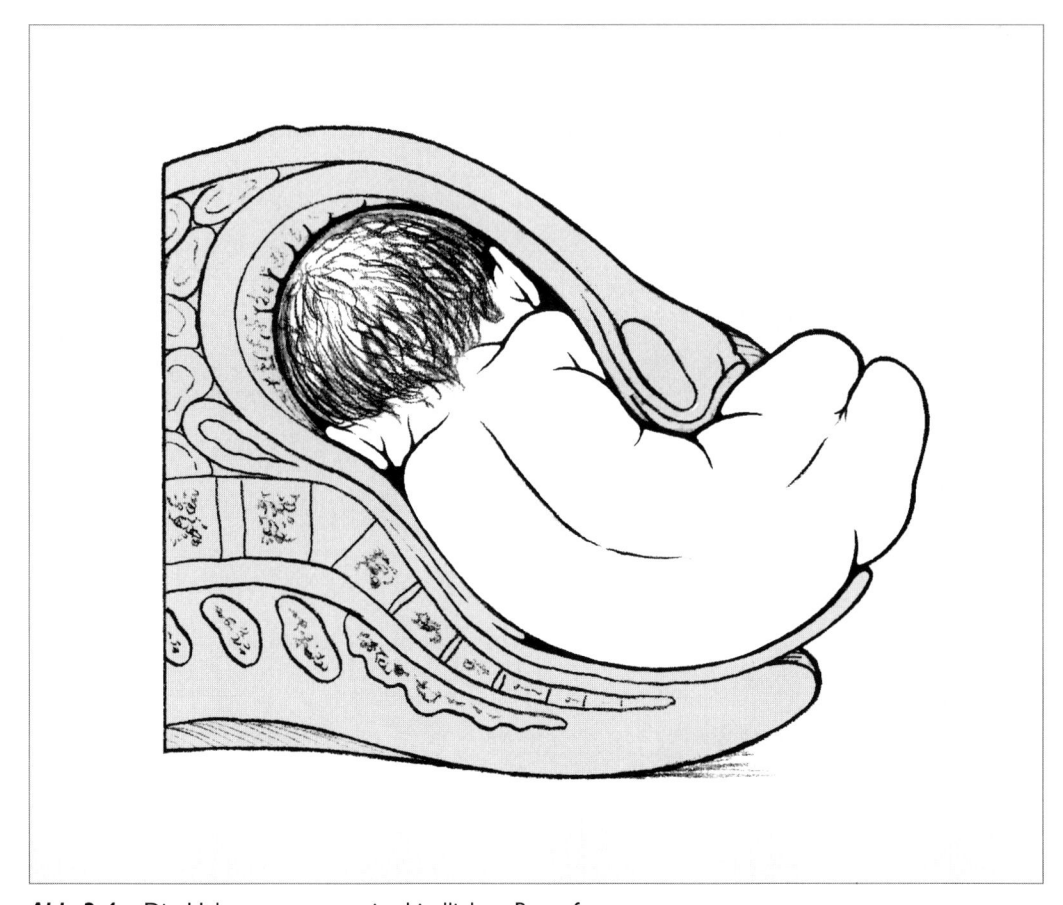

Abb. 3-4 Die Haltungsspannung im kindlichen Rumpf.
Während der Passage des Geburtskanals muß sich der Rumpf des Kindes zur Seite abbiegen. Auf diese Weise entsteht eine starke Haltungsspannung im Bereich des Rumpfes.

Richtung der leichteren Abbiegbarkeit hergestellt. Aber auch heute wird uns die Bedeutung der Abbiegungsübereinstimmung bei der unvollkommenen Fußlage immer wieder bei einer Mehrlingsgeburt deutlich, bei der sich das zweite Kind in Beckenendlage befindet und zur Abkürzung des Geburtsintervalls nach dem Herunterholen eines Beines durch Extraktion gewonnen werden soll. Wird bei diesem operativen Vorgehen – vielleicht versehentlich – das hintere Bein gewonnen und an ihm die Extraktion vorgenommen, so erleben wir es auch dann mit überraschender Präzision so gut wie immer, daß sich der Rumpf während des Zuges spontan mit dem Zugbein symphysenwärts dreht (Martius, 1986).

Die **Frequenzangaben** für die Fußlagen schwanken in der Literatur z. T. erheblich. Es ist wohl von einem Anteil an den Beckenendlagen von 20–25% auszugehen.

Steißfußlagen

Entsprechend der Nomenklatur der Fußlagen haben wir bei den Steißfußlagen wiederum zu unterscheiden zwischen:
- vollkommener Steißfußlage,
- unvollkommener Steißfußlage.

Vollkommene Steißfußlage: Dabei sind beide Beine angehockt, d. h. in den Hüften und Knien gebeugt. Damit bildet das Beckenende mit den neben ihm liegenden Füßen den vorangehenden Teil.
Die *Diagnose* wird mit Hilfe der vaginalen Tastuntersuchung gestellt. Dabei ist zu beachten, daß sich die Haltung der Beine, die zu Geburtsbeginn bei noch hochstehendem Steiß palpiert wurde, im weiteren Verlauf der Geburt ändern und sich z. B. zu einer unvollkommenen Steißfußlage bzw. zur einfachen Steißlage umwandeln kann.
Der *Umfang des vorangehenden Teiles* beträgt etwa 33 cm – ein Wert, der dem der Circumferentia suboccipito-bregmatica entspricht. Für die Geburt des nachfolgenden Kopfes ist damit die vollkommene Steißfußlage als geburtsmechanisch günstig anzusehen.

Unvollkommene Steißfußlage (Abb. 3-5): Neben dem führenden Becken liegt ein Fuß; das entsprechende Bein ist wiederum in der Hüfte und im Knie gebeugt, das andere Bein am Rumpf gesteckt hochgeschlagen. Überwiegend handelt es sich bei dem neben dem Steiß liegenden Fuß um den Fuß des symphysenwärts gerichteten, also vorn stehenden Beines (s. Abbiegungsübereinstimmung bei der unvollkommenen Fußlage).
Der *Umfang des vorangehenden Teiles* beträgt etwa 30 cm.

Die **Frequenz** der Steißfußlagen beträgt anteilig an den Beckenendlagen etwa 15%.

Knielagen

Vollkommene Knielage: Es sind beide Beine in den Knien gebeugt. Die Knie bilden damit den vorangehenden Teil. Die Unterschenkel beider Beine liegen nach dorsal gebeugt über dem Kreuzbein des Kindes.
Die *Diagnosestellung* kann palpatorische Schwierigkeiten bereiten, da die Identifizierung der Knie zunächst nicht ohne weiteres gelingt. Bei tiefergetretenen Knien kann evantuell die Kniekehle palpatorisch erreicht und so die Lage ausgemacht werden.
Der *Umfang der vorangehenden Teile,* der die Dehnung der Weichteile bestimmt, ist mit 25 cm als ungünstig anzusehen.

Unvollkommene Knielage: Das vorangehende Bein ist im Knie nach dorsal gebeugt. Das 2. Bein ist ventral am Rumpf hochgeschlagen. Es führt zumeist das vornstehende Knie, während das an der ventralen Seite des Kindes gesteckte Knie dorsal zu finden ist. Auch für diese Drehung des Rumpfes mit dem führenden Knie nach vorn ist wie bei der unvollkommenen Fußlage die sich mit dem Tiefertreten verstärkende Gewebsspannung im fetalen Rumpf verantwortlich zu machen: Sie intendiert die Drehung des Rumpfes zur Herstellung des Abbiegungs-

Die verschiedenen Formen der Beckenendlagen

facillimum. Der *Umfang des führenden Teiles* beträgt nur etwa 23–25 cm.

Die **Frequenz** der Knielagen ist bei einem Überwiegen der unvollkommenen Knielage mit symphysenwärts gerichtetem gebeugtem Knie mit einem Anteil von unter 1 % an den Beckenendlagen sehr niedrig. Die Einstellung eines Kindes bei Beckenendlage mit einem oder beiden führenden Knien ist daher als geburtsmechanische Ausnahme zu werten.

Die Tab. 3-1 gibt eine Übersicht über die verschiedenen Haltungen der Beine bei den Beckenendlagen mit den wichtigsten geburtsmechanischen Daten.

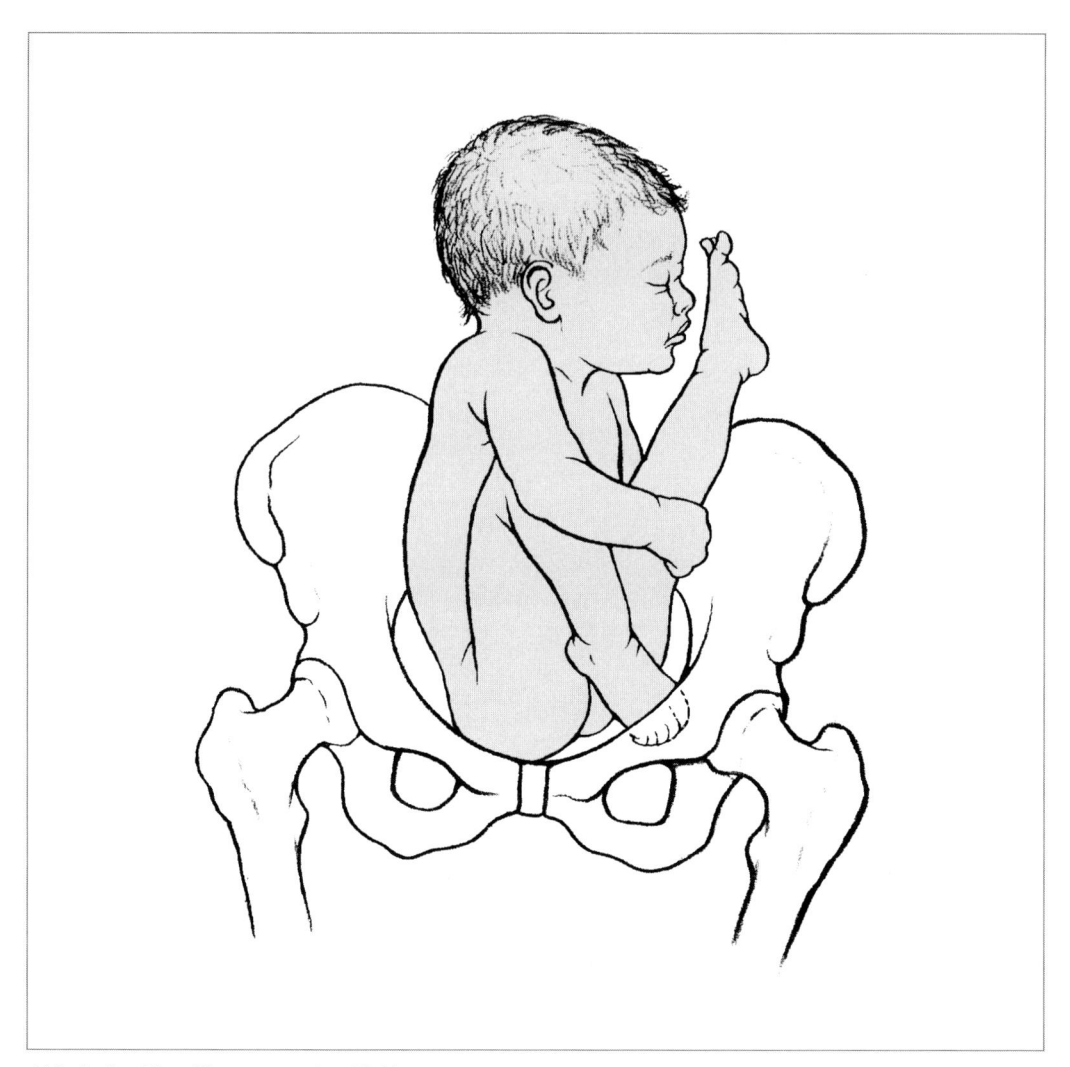

Abb. 3-5 Unvollkommene Steißfußlage.
Der vornstehende Fuß liegt bei Beugung des Knie- und Hüftgelenks neben dem Steiß. Das dorsal stehende Bein ist am Rumpf hochgeschlagen. Der Rücken steht rechts. Es handelt sich um eine 2. unvollkommene Steißfußlage.

Beckenendlagen bei Mehrlingsgeburten

Die Mehrlingsgeburt ist schon aus Gründen der günstigen intrauterinen Raumausnutzung, aber auch infolge der deutlich erhöhten Frühgeburtenfrequenz durch eine *Häufung geburtsmechanischer Anomalien* gekennzeichnet (Martius, 1986; Martius, 1988; Wernicke, 1987):
- *Schädellagen beider Kinder* werden nur in 45–50% aller Mehrlingsgeburten beobachtet.
- *Beckenendlagen* finden sich bei einem Kind in 38–40%.
- *Beckenendlagen beider Kinder* werden mit einer Frequenz von 7–8% angegeben.
- *Querlagen* des einen oder beider Kinder sind bei 6–8% der Geburten vorhanden.

Für die **Geburtsleitung** ist zu beachten, daß eine *Spontangeburt* der Kinder bei der Mehrlingsentbindung nur in etwa 35% erwartet werden kann. Insbesondere durch den sehr niedrigen Erwartungswert für eine Spontangeburt des 2. Zwillings muß die geburtshilflich-operative Planung im Geburtsintervall beeinflußt werden (Martius, 1986).

Die verschiedenen *Formen der Beckenendlagen* sind bei den Mehrlingsgeburten abweichend von denen bei der Einlingsgeburt aus Beckenendlage verteilt. So kommen die Fußlagen deutlich häufiger vor als bei der Beckenendlage eines Einlings. Weiterhin ist zu beachten, daß sich eine zuvor sonographisch festgestellte Haltung der Beine nach der Geburt des 1. Kindes, d. h. im Geburtsintervall, häufig verändert. So tritt ein Vorfall eines Beines und damit die Umwandlung einer einfachen Beckenendlage in eine Fußlage gehäuft in dieser Entbindungsphase auf.

Die Frage nach dem geburtshilflichen Vorgehen bei dem Bestehen einer Beckenendlage beim 1. oder 2. Kind oder auch bei beiden Kindern, insbesondere auch die Frage, ob und unter welchen Umständen eine Schnittentbindung angezeigt ist, wird in Kapitel 8 beantwortet.

Geburtsmechanismus

Der Geburtsmechanismus wird bei der Beckenendlage durch die Hüftbreite bestimmt!

Es ist weiterhin zu beachten, daß sich das Kind im Verlauf der Passage des Geburtskanals im Gegensatz zur Schädellagengeburt *dreimal* der Formanpassung unterziehen muß. Diese Notwendigkeit ergibt sich für die Hüftbreite, die Schulterbreite und für den nachfolgenden Kopf.

Die drei Formanpassungen und die fünf geburtsmechanischen Phasen der Beckenendlagengeburt werden im Folgenden am Beispiel der einfachen Steißlage dargestellt.

1. Geburtsphase

Die Hüftbreite tritt entsprechend der erforderlichen Formanpassung an den knöchernen Geburtskanal im *hohen Querstand*, vielfach aber auch wegen des ausreichend zur Verfügung stehenden Raumes im hohen Schrägstand in den querovalen Beckeneingang ein (s. Abb. 3-1). Das führende Beckenende wurde durch das querovale untere Uterinsegment in entsprechender Einstellung dem Beckeneingang zugeleitet. Der Eintritt des Beckenendes erfolgt nach Wehenbeginn allerdings im Vergleich zur Schädellagengeburt oftmals verzögert bzw. verspätet, da für das Tiefertreten bereits eine leichte Abbiegung des Rumpfs nach ventral erforderlich wird; es entsteht so schon in dieser Geburtsphase eine erhöhte Gewebsspannung im Bereich des Rumpfs (siehe Abb. 3-4).

> Ein Hochstand des vorangehenden Teiles auch nach Wehenbeginn, oftmals bis weit in die Eröffnungsperiode hinein, ist deshalb bei der Beckenendlagengeburt als physiologisch und damit anders als bei der Schädellagengeburt zu bewerten!

2. Geburtsphase

Nach dem Eintritt des Beckenendes in den Beckeneingang erfolgen unter dem Einfluß der Wehen als *Adaptationsvorgänge*:
– das (verzögerte) Tiefertreten des Beckenendes;
– die Drehung der Hüftbreite vom hohen Querstand in den Beckenmittenschrägstand mit nach ventral gerichtetem Rücken; dorso-posteriore Einstellungen werden in dieser Phase der Beckenendlagengeburt extrem selten beobachtet;
– die Herstellung des tiefen Geradstandes der Hüftbreite.

3. Geburtsphase

Unter dem Einfluß der Preßwehen tritt das führende Beckenende im Weichteilansatzrohr tiefer, und zwar mit der Hüftbreite im geraden Durchmesser, und tritt in dieser Einstellung aus (s. Abb. 3-4). Hierzu ist eine starke Lateralflexion des Rumpfes erforderlich. Die im Bereich des Rumpfes entstehende starke Gewebsspannung erklärt zweierlei:
– den verzögert verlaufenden Austritt der Hüftbreite,
– das immer wieder zu beobachtende Zurückweichen des Beckenendes in der Wehenpause: Der Steiß wird nach Beendigung der Wehe durch die Auflösung der Gewebsspannung gleichsam nach oben „zurückgezogen". Eine für die Beckenendlagengeburt typische und klinisch bedeutsame Erscheinung. Sie wird auch als „Aufzugphänomen" bezeichnet. Auf die hierdurch in unterschiedlicher Weise gegebene Erhöhung der Gefährdung des Kindes in der Austreibungsperiode sowie auf deren Vermeidung wird bei der Geburtsleitung eingegangen (s. Kap. 8).

4. Geburtsphase

Ist das Beckenende ausgetreten, so müssen die Anpassungsvorgänge zur *Geburt der Schulterbreite* in Gang gesetzt werden.
Der *Eintritt der Schulterbreite* in das mütterliche Becken muß ebenfalls aus Gründen der Formanpassung im hohen Schulterquerstand erfolgen. Um dies zu erreichen, muß sich der Rumpf des Kindes drehen, ein Vorgang, der an der *äußeren Drehung der Hüftbreite* zu erkennen ist.
Hat die Schulterbreite im hohen Querstand den querovalen Beckeneingang überwunden, so erfolgt unter gleichzeitigem Tiefertreten eine *Rumpf-* bzw. *Schulterrückdrehung*. Auf diese Weise wird der *tiefe Schultergeradstand* und damit die Anpassung der Schulterbreite an den längsovalen Beckenausgang hergestellt (Abb. 3-6).
Der *Austritt der Schultern* erfolgt im tiefen Geradstand. Wegen des kürzeren Weges wird die vordere Schulter unter der Symphyse geboren. Es folgt die hintere Schulter über den Damm.

5. Geburtsphase

Sie hat das Ziel der *Geburt des nachfolgenden Kopfes*.
Der Kopf tritt mit der Geburt der Schultern im hohen Querstand in den Beckeneingang ein (s. Abb. 3-6). Während der Passage des Beckens beugt sich der Kopf und dreht sich mit dem Nacken nach ventral. Als Hypomochlion dient nach dem Erreichen des tiefen Kopfgeradstandes der Nacken des Kindes, der sich an der Unterkante der Symphyse anstemmt (Abb. 3-7). Beim Kopfaustritt wird zuerst das Kinn über dem Damm sichtbar. Beim Austritt des gebeug-

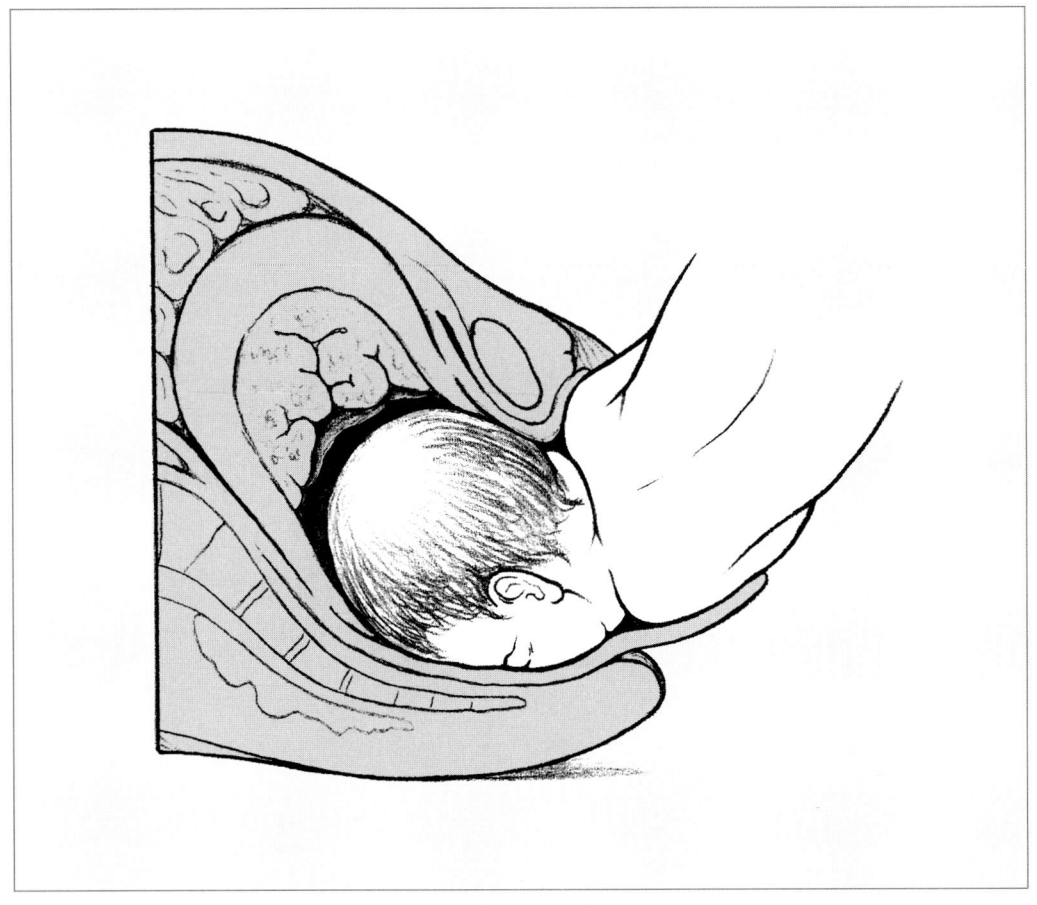

Abb. 3-6 Beginn der Schultergeburt bei der Beckenendlage.
Nach dem Austritt des Rumpfes hat sich die Schulterbreite im kleinen Becken in den tiefen Schultergeradstand gedreht. So kann die Schulterbreite den längsovalen Beckenausgang überwinden. Der nachfolgende Kopf ist in das kleine Becken eingetreten und hat mit der Beugung und Drehung begonnen.

ten Kopfes wird die Circumferentia suboccipito-bregmatica geburtsmechanisch wirksam. Die Kopfgeburt ist mit dem Austritt des Hinterhaupts beendet.

Die Bedeutung der „extended legs" bei der Geburt aus einfacher Steißlage

Bei der einfachen Steißlage liegen die Beine des Kindes – wie dargestellt – hochgeschlagen an der Bauchseite des Rumpfes (s. Abb. 3-1). Dieses führt zu einer *Schienung des Rumpfes* durch die Beine und damit zu einer Einschränkung der Beweglichkeit bzw. zu einer Behinderung der erforderlichen Haltungsänderungen. Es ergeben sich durch die hochgeschlagenen Beine die folgenden, klinisch zu beachtenden geburtsmechanischen Besonderheiten mit zusätzlicher Gefährdung des Kindes (Martius, 1968; Martius, 1986):

– der im Verlauf der Eröffnungsperiode verspätet erfolgende Eintritt des führenden

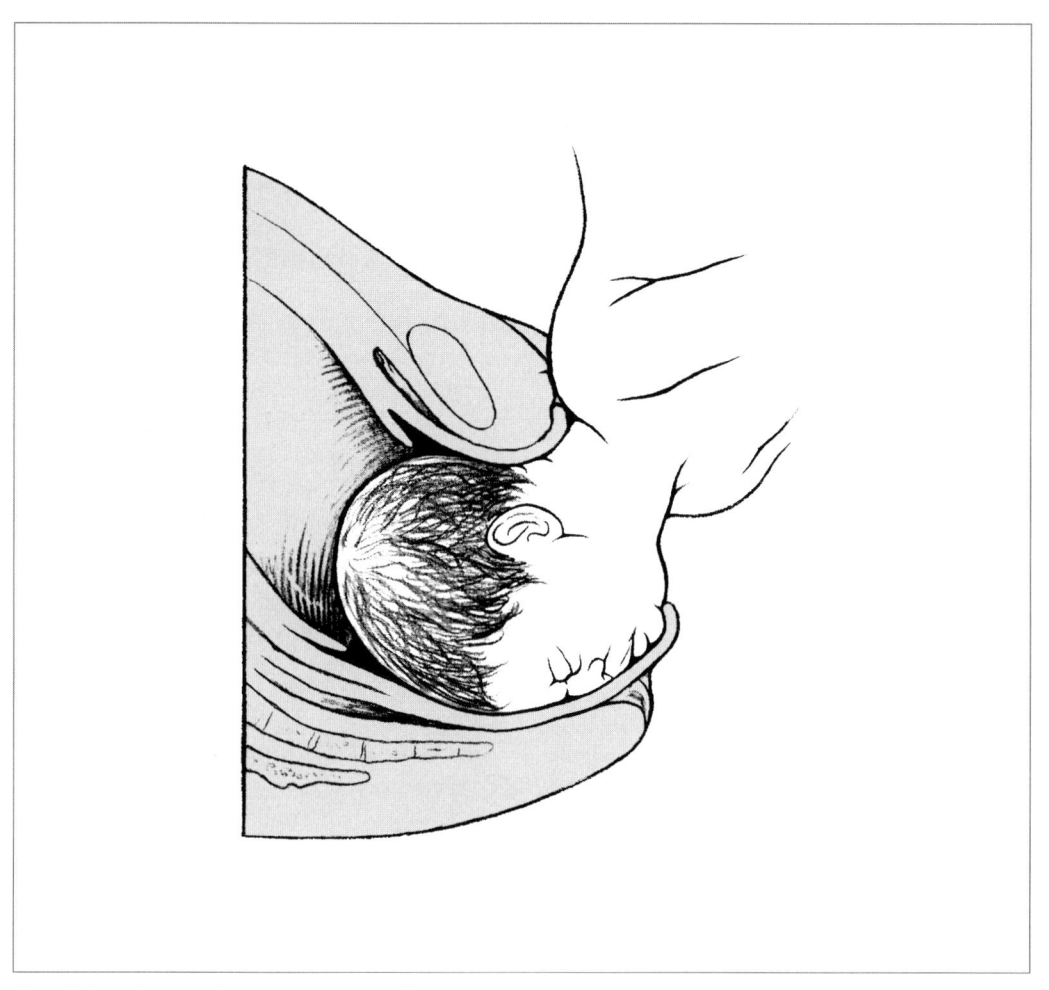

Abb. 3-7 Geburt des nachfolgenden Kopfes.
Nach dem Austritt der Schultern hat sich der Rücken des Kindes symphysenwärts gedreht. Der nachfolgende Kopf hat den Beckenboden erreicht. Er stemmt sich mit dem Nacken an der Symphysenunterkante an. Nacheinander werden Kinn, Gesicht, Stirn und Hinterhaupt über den Damm geboren.

Beckenendes in den Beckeneingang, der oftmals zu einer frühzeitigen, unnötigen Schnittentbindung Anlaß gibt,
– das verzögert verlaufende Tiefertreten des Beckenendes im Verlauf der Eröffnungsperiode, aber auch nach vollständiger Erweiterung des Muttermundes,
– die erschwerte und damit ebenfalls verzögert verlaufende Passage des Weichteilansatzrohres in der Preßperiode (Künzel und Kirschbaum, 1987; Martius, 1968; Martius, 1986),
– eine erhöhte hypoxische Gefährdung des Kindes in der Austreibungsperiode, sofern deren Dauer nicht in Grenzen gehalten wird.

Geburtsmechanische Besonderheiten der Fuß-, Steißfuß- und Knielagen

Besonderheiten der Fußlagen: Bei den Fußlagen beträgt der Umfang der geburtsmechanisch wirksamen Hüfte im Vergleich zur einfachen Steißlage mit etwa 28 cm nur 25–27 cm. Dies bedeutet, daß die Weichteile durch den führenden Kindsteil für den nachfolgenden Kopf geringer ausgeweitet werden als bei der einfachen Steißlage.

Es besteht indessen kein Zweifel daran, daß die daraus abgeleitete erhöhte Gefährdung des Kindes in Form einer erschwerten Kopfentwicklung sicherlich überschätzt wurde. Dies haben auch und gerade in letzter Zeit klinisch-statistische Untersuchungen der II. Frauenklinik in Nürnberg gezeigt (Krause et al., 1994; s. a. Geburtsleitung bei den Fußlagen in Kap. 8).

Als die für die unvollkommene Fußlage typische Besonderheit fand die *Drehung* bzw. *Einstellung des Rumpfes mit symphysenwärts gerichtetem vorangehendem Bein* bereits Erwähnung, aber auch ihre geburtsmechanische Erklärung (s. Abschnitt „Fußlagen").

Eine weitere geburtsmechanische Besonderheit ist bei einer indizierten *Extraktion bei unvollkommener Fußlage mit dorsal stehendem führendem Bein* zu beachten. Bei dieser seltenen Form der unvollkommenen Fußlage (s. Abschnitt „Fußlagen"; s. a. Kap. 8 und Kap. 9) ergibt sich die Möglichkeit, daß die vornstehende Hüfte bzw. Gesäßhälfte von der Symphysenoberkante arretiert wird. Eine erforderliche Extraktion muß deshalb primär nach dorsal geführt werden, bis die Hüftbreite die Symphysenoberkante passiert hat.

Besonderheiten der Steißfußlagen: Unter alleiniger Berücksichtigung der Tatsache, daß diese Form der Beckenendlagen mit 30 cm bzw. 33 cm den größten Umfang besitzt und so die Weichteile für den nachfolgenden Kopf ausreichend dehnt, sind die Steißfußlagen als geburtsmechanisch günstig anzusehen.

Bei einer *unvollkommenen Steißfußlage mit hochgeschlagenem vorderem Fuß* ist bei der unvollkommenen Fußlage wiederum die Möglichkeit des Aufsitzens der vorderen Hüfte auf der Symphyse zu beachten.

Besonderheiten der Knielagen: Die seltenen Knielagen sind als geburtsmechanisch ungünstige Beckenendlagenform anzusehen. Neben dem geringen Umfang des führenden Kindsteiles ist besonders bei ihnen wie auch bei den Fußlagen wegen der Unregelmäßigkeit des vorangehenden Teiles, der den Geburtskanal oftmals ungenügend abdichtet, das gehäufte Vorkommen von *Nabelschnurkomplikationen* (s. a. Kap. 8) zu beachten.

Die Bedeutung des relativen Tiefstandes des Nabelschnuransatzes bei der Geburt aus Beckenendlage

Vor allem die Gießener Klinik hat darauf hingewiesen, daß der Nabelschnuransatz bei dem Kind in Beckenendlage im Vergleich zur Schädellagengeburt relativ tief angesiedelt ist (Künzel und Kirschbaum, 1987; Kurz und Künzel, 1977; Abb. 3-8a und b). Die Distanz des Nabelschnuransatzes bis zum tiefsten Punkt des vorangehenden Teiles beträgt bei der Schädellage 28 cm, bei der Beckenendlage indessen nur etwa 10 cm. Damit ist es zu erklären, daß der Nabelschnuransatz beim Tiefertreten des Steißes infolge des früh einsetzenden Weichteildrucks aus der Umgebung relativ früh und in stärkerem Maße der Gefahr der Kompression mit verminderter umbilikaler Perfusion ausgesetzt ist. Das gehäufte Auftreten von **Hypoxien** in der späten Eröffnungsperiode und der Austreibungsperiode ist zumindest partiell auf diese Weise erklärbar.

Als weitere *Ursachen der erhöhten hypoxischen Gefährdung des Beckenendlagenkindes* sind hier die relativ früh einsetzende Verminderung der uterinen und damit der plazentaren Perfusion zu nennen. Diese Besonderheit der vaginalen Beckenendlagengeburt findet ihre Erklärung durch unterschiedliche Faktoren:

Geburtsmechanismus 27

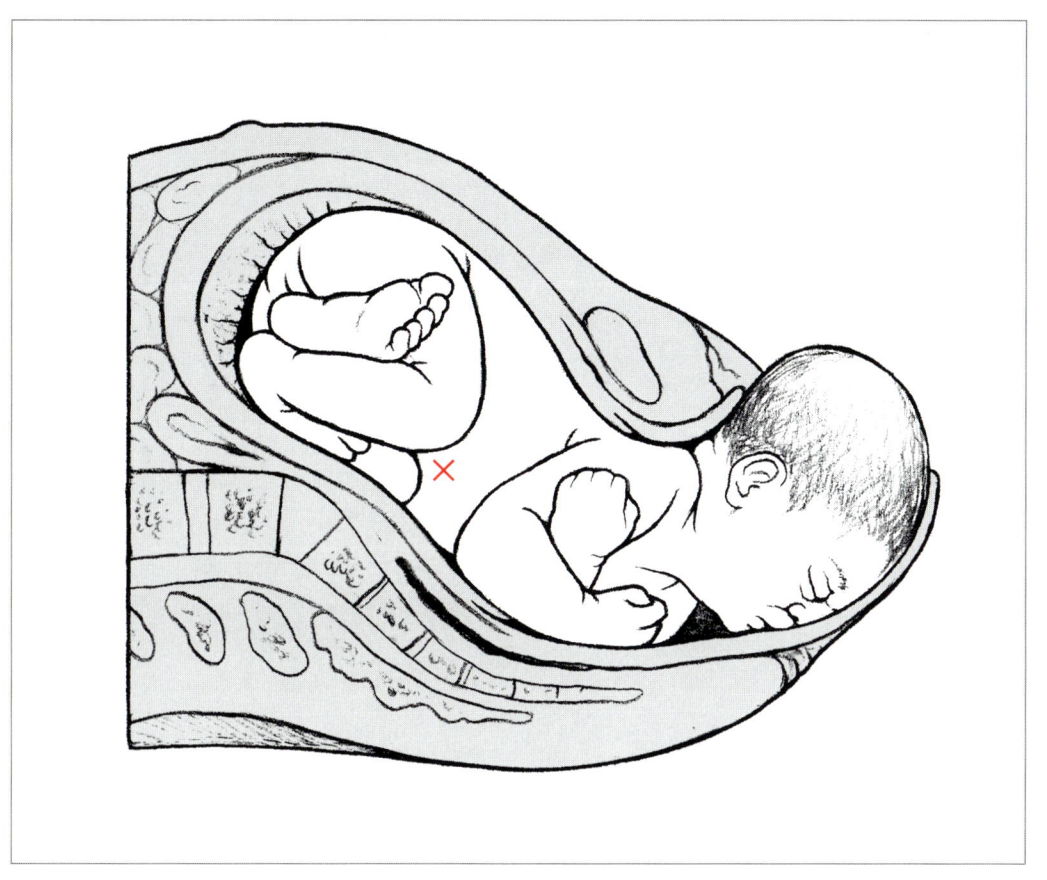

Abb. 3-8a Der relative Tiefstand des Nabelschnuransatzes bei der Beckenendlagengeburt (nach Künzel).
Bei der Geburt des Kindes in Schädellage ist der Nabelschnuransatz vom tiefsten Punkt des vorangehenden Teiles etwa 28 cm entfernt (x). Eine Kompression durch den umgebenden Geburtskanal ist damit im Verlauf der Preßperiode nicht zu erwarten.

– Gehäuftes Vorkommen protrahierter Geburtsverläufe, insbesondere eines verzögerten Verlaufes der Austreibungs- bzw. Preßperiode mit einer zeitabhängigen uterinen Perfusionsminderung.
– Die unterschiedlich erfolgende intrauterine Volumenverminderung bei der Schädellagen- und Beckenendlagengeburt: Während bei der Schädellage nach dem Austritt des Kopfes die Inhaltsverminderung des Uterus erst etwa ein Drittel beträgt und die vollständige Entwicklung des Kindes danach in kurzer Zeit zu erreichen ist, ist es mit der Geburt des Rumpfes bei der Beckenendlage bereits zu einer intrauterinen Volumenverminderung um zwei Drittel gekommen. Setzen in dieser Geburtsphase erneut Wehen ein oder werden diese – wie dies in dieser Geburtsphase vielfach geschieht – durch die Gabe von Wehenmitteln angeregt, so kommt es zu einer deutlichen, oft akuten uterinen Perfusionsminderung, die zugleich die plazentare Versorgung des Kindes erheblich beeinträchtigt.
– Die genannte frühe und im Vergleich zur Schädellagengeburt verstärkte uterine Volumenverminderung beinhaltet zusätzlich im Verlauf der Austreibungsperiode die Gefahr der vorzeitigen Plazentalösung. Diese akute hypoxische Gefährdung des Kindes durch die in dieser Geburtsphase auftretende Abruptio placentae

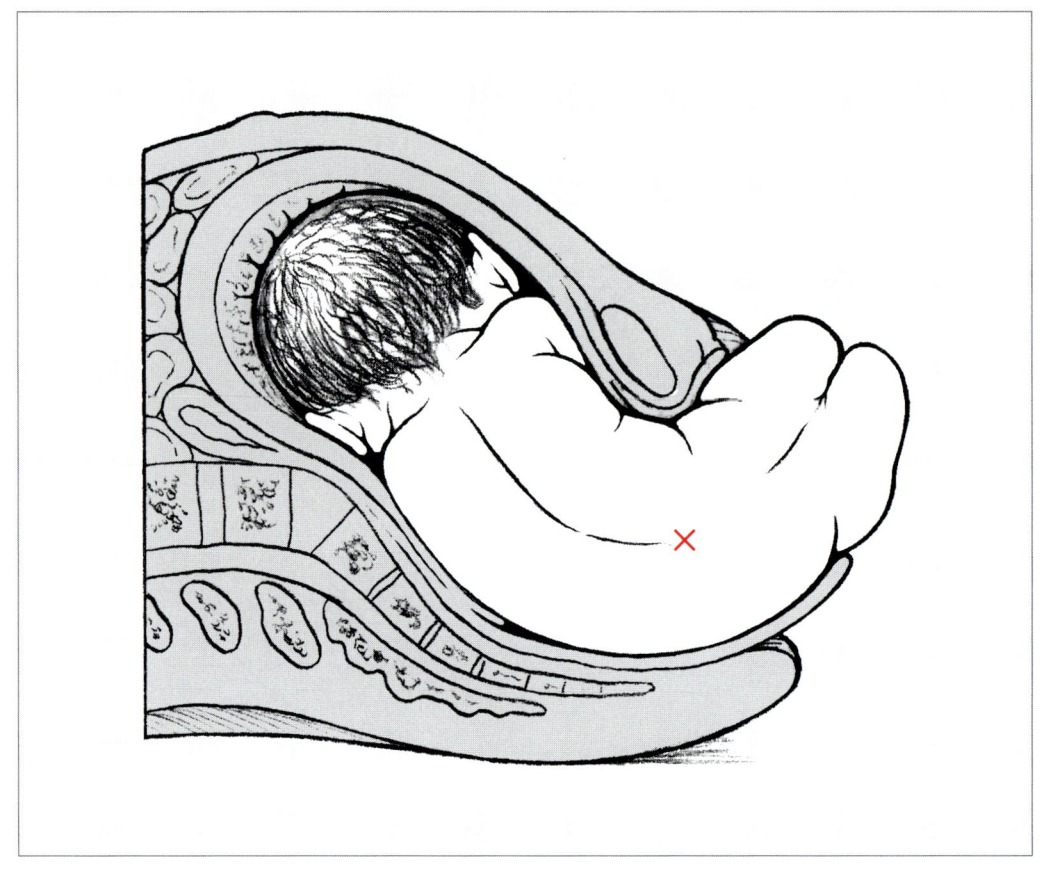

Abb. 3-8b Der relative Tiefstand des Nabelschnuransatzes bei der Beckenendlagengeburt (nach Künzel).
Bei der Beckenendlagengeburt beträgt die Distanz des Nabelschnuransatzes (x) vom führenden Steiß nur etwa 10 cm. Damit ist die Gefahr der frühen Kompression mit Verminderung der umbilikalen Perfusion frühzeitig gegeben.

ist bei verzögert verlaufender Austreibungsperiode und bei aufmerksamer Beobachtung durch den Geburtshelfer in etwa 20% zu erkennen: Die Plazenta wird in diesen Fällen vollständig abgelöst unmittelbar nach der Entwicklung des Kindes ausgestoßen!

Über die klinischen Konsequenzen der vorstehend genannten Ursachen der erhöhten hypoxischen Gefährdung des Beckenendlagenkindes wird bei der Geburtsleitung berichtet (s. Kap. 8 bzw. auch Kap. 9).

Zusammenfassung

Da die Beckenendlagen als Sammelbegriff für die unterschiedlichen Formen der Poleinstellungsanomalien zu verstehen sind, hat der Geburtshelfer für die prognostische Beurteilung und insbesondere bei seinen Entscheidungen über das geburtshilfliche Vorgehen eine Vielzahl geburtsmechanischer Besonderheiten zu beachten.

Die vorstehende Darstellung der sieben Beckenendlagenformen und deren geburtsmechanische Besonderheiten hat vor allem das Ziel, im Einzelfall in Abhängigkeit vom palpatorisch und sonographisch erhobenen Befund die prognostische Bewertung zu erleichtern und damit bei den zu treffenden geburtshilflichen und insbesondere operativen Entscheidungen zur Hilfe zu werden.

Literatur

Berg, D.: Bericht der Standardkommission „Beckenendlage". Mitteilungen Dtsch Ges Gynäkol Geburtshilfe 8 (1984) 12.
Hespe, A., G. Martius, U. Menneking: Geburtsleitung bei Beckenendlage unter Verzicht auf die Manualhilfe nach Bracht. Geburtshilfe Frauenheilkd 32 (1972) 821.
Krause, M., A. Geredé, Th. Fischer, A. Feige: Vaginale Geburt aus Beckenendlage erhöht nicht die kindliche Frühmorbidität – Ergebnisse von 423 aus Beckenendlage geborenen Kindern aus den Jahren 1988–1992. Z. Geburtshilfe Perinatol 198 (1994) 88–95.
Kubli, F.: Geburtsleitung bei Beckenendlage. Gynäkologe 8 (1975) 48.
Künzel, W., M. Kirschbaum: Beckenendlage, Quer- und Schräglage. In: Wulf, K.-H., H. Schmidt-Matthiesen (Hrsg.): Klinik der Frauenheilkunde und Geburtshilfe, 2. Aufl., Bd. 7/I: Künzel, W., K.-H. Wulf (Hrsg.): Physiologie und Pathologie der Geburt I, S. 231. Urban & Schwarzenberg, München–Wien–Baltimore 1990.
Kurz, C. S., W. Künzel: Fetale Herzfrequenz, Dezelerationsfläche und Säure-Basen-Status bei Entbindung aus Beckenendlage und Schädellage. Z Geburtshilfe Perinatol 181 (1977) 9.
Martius, G.: Zur Überwindung des Abbiegungsschwierigkeiten bei den „extended legs" der einfachen Steißlage. Zentralbl Gynäkol 90 (1968) 1056.
Martius, G.: Geburtshilflich-perinatologische Operation. Thieme, Stuttgart–New York 1986.
Martius, G.: Lehrbuch der Geburtshilfe, 12. Aufl. Thieme, Stuttgart–New York 1988.
Martius, G.: Regelwidrigkeiten des Geburtsmechanismus. Enke, Stuttgart 1994.
Martius, G., M. Breckwoldt, A. Pfleiderer: Lehrbuch der Gynäkologie und Geburtshilfe, 2. Aufl. Thieme, Stuttgart–New York 1996.
Thiessen, P.: Die eigene Geburtsleitung bei Beckenendlage und ihr Gegensatz zur Schul- und Lehrauffassung. Geburtshilfe Frauenheilkd 24 (1944) 661.
Weinstein, D., E. J. Margalioth, D. Navot: Neonatal fetal death following cesarean secondary to hyperextended head in breech presentation. Acta Obstet Gynecol Scand 62 (1983) 629.
Wernicke, K.: Mehrlingsgeburt. In: Wulf, K.-H., H. Schmidt-Matthiesen (Hrsg.): Klinik der Frauenheilkunde und Geburtshilfe, Bd. 6: Halberstadt, E. (Hrsg.), S. 332. Urban & Schwarzenberg, München–Wien–Baltimore 1987.
Westergren, M., H. Grundsell, I. Ingermarsson: Hyperextension of the fetal head in breech presentation. A study with long-term follow-up. Br J Obstet Gynaecol 88 (1981) 101.

4

Präpartale Betreuung und Überwachung der Schwangeren bei Beckenendlageneinstellung des Fetus

M. Krause und A. Feige

Vorbemerkungen 32
Klinische Untersuchung und Bedeutung der
bildgebenden Beckendiagnostik bzw. Beckenmessung ... 33
Bedeutung der Fetometrie für die Schwangeren-
überwachung und den Entbindungsmodus 35
Deflektionshaltung des fetalen Schädels bei Becken-
endlage 37
Organisationsstruktur der Schwangerenberatung
und -betreuung 37
    Vorstellung zur Geburt 38
    Aufgaben der Hebamme 38
    Ärztliche Maßnahmen 38
    Inhalt des Informations- und Aufklärungsgesprächs .. 39
Umfrage unter den niedergelassenen Frauenärzten
bezüglich der Aufklärung von Schwangeren mit einer
Beckenendlage 42
    Bedeutung von Aufklärung und
    risikoadaptierter Betreuung 43
    Ergebnisse 45
    Diskussion 45
    Zusammenfassung 51
Umfrage unter schwangeren Frauen mit einer
Beckenendlage 52
    Ergebnisse 52
    Diskussion 57
Schlußfolgerungen aus den Umfragen 58
Literatur 59

Vorbemerkungen

Unterhalb von 24 SSW besitzt die Poleinstellung des Fetus keine klinische Bedeutung. Ab 24 SSW erlangt die Aussage über die Poleinstellung des Fetus eine zunehmende klinische Relevanz. Treten in dieser Zeit bei der Schwangeren z. B. Blutungen, eine vorzeitige Wehentätigkeit oder ein vorzeitiger Blasensprung auf, so sollte sie unbedingt in eine Klinik mit Zentrumscharakter (Perinatalzentrum) eingewiesen, dort klinisch und sonographisch untersucht und die fetale Poleinstellung bestimmt werden. Zu diesem Zeitpunkt, d. h. bei einem durchschnittlichen fetalen Gewicht von mehr als 500 g, sind Überlegungen über die fetale Prognose hinsichtlich der perinatalen Mortalität und Morbidität sinnvoll. Daraus leiten sich die Entscheidungen über das weitere Vorgehen ab.

Die Diagnose einer Beckenendlage wird zwischen der 24. und 30. SSW eher zufällig und im Rahmen von Schwangerschaftskomplikationen gestellt. Dabei findet man bei der Ultraschall-Untersuchung häufig eine Beckenendlage (s. Kap. 2).
Üblicherweise wird die Diagnose einer Beckenendlage des Fetus anläßlich des 3. Ultraschall-Screenings (29. bis 32. SSW) diagnostiziert. Verläuft die Schwangerschaft unkompliziert, sollte die Schwangere über die Poleinstellung ihres Kindes erst zu diesem Zeitpunkt informiert werden, um sie nicht vorher unnötig zu verunsichern.

> Dieses Informationsgespräch sollte sie über die möglichen Alternativen und Risiken der vaginalen wie auch der abdominal-operativen Entbindung aufklären. Das schließt den Hinweis auf die Möglichkeiten der äußeren Wendung genauso mit ein wie die unkonventionellen Methoden.

Darüber hinaus sollten der Schwangeren Hinweise gegeben werden, die ihr bei der Auswahl der Entbindungsklinik helfen. Eine dafür in Frage kommende Klinik sollte über die notwendige Erfahrung bei der Beckenendlagen-Geburtshilfe sowie über die entsprechenden personellen, apparativen und baulichen Voraussetzungen verfügen (Mutterschaftsrichtlinien Teil B, Abs. 6). Dazu gehören auch eine „Rund-um-die-Uhr"-Präsenz eines Anästhesisten sowie eines Neonatologen.

Für die Betreuung und Beratung der Schwangeren ist in jedem Fall auch die Unterstützung durch eine in der Beckenendlagen-Geburtshilfe erfahrene Hebamme wichtig, die der Schwangeren im Rahmen von Vortragsabenden bzw. Geburtsvorbereitungskursen viele detaillierte Informationen über die einzelnen Geburtsphasen vermitteln kann. Ausgerüstet mit diesen Informationen wird sich die Schwangere gezielt auf die Entbindung vorbereiten können.
Auch die Rolle der Anästhesie im Geburtsverlauf ist zu erläutern. Nach unseren Erfahrungen spielt die Anlage eines Periduralkatheters zur subpartalen Schmerzausschaltung bei der vaginalen Entbindung besonders bei Erstgebärenden eine bedeutende Rolle. Darüber hinaus ist das anästhesiologische Team selbstverständlich bei jeder Entbindung aus Beckenendlage im „stand by" im Kreißsaal und kann gegebenenfalls sofort aktiv werden.
Der Neonatologe hält sich ebenfalls bei jeder vaginalen Entbindung aus Beckenendlage im Reanimationszimmer des Kreißsaales in Bereitschaft. Auch er kann notwendigerweise sofort Maßnahmen einleiten, die der Stabilisierung des Zustandes des Neonaten dienen. Somit können ein vorher nicht erkennbares Risiko bzw. plötzlich auftretende Komplikationen innerhalb kürzester Zeit beherrscht werden. Diese Informationen sollen der Schwangeren das Gefühl der Sicher-

heit und Geborgenheit vermitteln. Das Gespräch soll ihr zeigen, daß die ins Auge gefaßte Entbindungsklinik über alle Voraussetzungen zur Durchführung von Risikogeburten verfügt.

Klinische Untersuchung und Bedeutung der bildgebenden Beckendiagnostik bzw. Beckenmessung

In älteren Lehrbüchern wurden Berichte über die auftretenden Komplikationen bei der Beckenendlagengeburt aufgelistet. Unter anderem spielte die Beschreibung des Steckenbleibens des nachfolgenden fetalen Kopfes im kleinen Becken der Mutter und die entsprechenden Manipulationen zur Befreiung des Kindes aus dieser mißlichen Lage eine nicht unwesentliche Rolle. Ursächlich für das Auftreten dieser Komplikation wurde ein Mißverhältnis zwischen mütterlichem knöchernem Becken und Schädel des Fetus angenommen.

Einen Eindruck von der Größe des Beckens der Schwangeren erhält man bei der **Beckenaustastung.** Dabei wird zunächst der Schambeinbogenwinkel bestimmt. Beträgt er mehr als 90 Grad, so ist die Wahrscheinlichkeit eines verengten Beckens sehr gering. Bei einem normal gebauten Becken sind das Promontorium und die Linea terminalis mit der bimanuellen Untersuchungstechnik nicht zu erreichen. Kann das Promontorium erreicht werden, besteht der Verdacht auf eine Verkürzung der Conjugata vera obstetrica, d. h. eine Verringerung des geraden Durchmessers im Beckeneingang. Eine Verengung des queren Durchmessers im Beckeneingang kann angenommen werden, wenn die Linea terminalis palpiert werden kann.

Diese einfach durchzuführenden Untersuchungen geben dem klinisch erfahrenen und geübten Geburtshelfer die notwendigen Informationen, anhand derer er die Wahrscheinlichkeit eines zephalo-pelvinen Mißverhältnisses gut abschätzen kann. Wir führen diese Untersuchung bei der Schwangeren im Rahmen der Vorstellung zur Geburt durch.

Einen rückläufigen und eher historischen Stellenwert besitzt die radiologische Pelvimetrie aufgrund der ihr immanenten Strahlenbelastung für Mutter und Fetus. Je nach angewandter Methode erreicht die Strahlungsdosis die zulässige Maximaldosis für den Fetus. Angewandt wurden die Aufnahme- und Meßverfahren nach Colcher-Sussmann, Guthmann, Borell und Fernström.

Mit der Entwicklung leistungsfähiger Sonden für die Vaginalsonographie erschien es möglich, diese Technik zur Messung des weiblichen Beckens heranzuziehen. So fanden Deutinger und Bernaschek (1987) eine gute Korrelation zwischen sonographisch und radiologisch bestimmten Beckenmaßen. Sie empfahlen den Einsatz der Vaginalsonographie zur Beckenmessung bei dem Verdacht auf eine zephalo-pelvine Disproportion. Sie hoben die einfache und schnelle Anwendbarkeit, die gute Akzeptanz seitens der Schwangeren sowie die Unschädlichkeit der Methode besonders hervor.

Die **Pelvimetrie** konnte aufgrund der Entwicklung der Computertomographie (CT) bzw. des „magnetic resonance imaging" (MRI) in der letzten Zeit deutlich verbessert und strahlungsärmer gestaltet werden. Es erschienen zahlreiche Arbeiten, die sich mit dem Wert der bildgebenden Diagnostikverfahren (CT-, MRI-Pelvimetrie) bezüglich des Nachweises bzw. Ausschlusses eines zephalo-pelvinen Mißverhältnisses beschäftigen. Besondere Bedeutung erlangt diese Fragestellung bei Beckenendlagenentbindungen. Dabei sollen die gemessenen Parameter bzw. berechneten Indices als Entscheidungshilfen für den Geburtshelfer dienen.

Diese Parameter sollte er für die Entscheidung zum primär vaginalen bzw. abdominaloperativen Vorgehen heranziehen.

Die durch CT bzw. MRI gewonnenen maternalen Beckenmaße bzw. fetalen Maße stimmen exakt mit den tatsächlichen Maßen überein (Berger et al., 1994; Spätling et al., 1990; Wentz et al., 1994; Wischnik et al., 1993a; Wischnik et al., 1993b).

Arbeitsgruppen (wie z. B. Bauer et al., 1992; Berger et al., 1994; Gimowsky et al., 1994) kamen aufgrund ihrer Ergebnisse zu der Schlußfolgerung, daß die pränatale Anfertigung eines Computertomogramms bzw. eines Kernspintomogramms geeignet sei, ein zephalo-pelvines Mißverhältnis auszuschließen. Bei normalen Beckenmaßen bzw. -indices kann eine unkomplizierte vaginale Entbindung erwartet werden. Andersherum ausgedrückt: Bei sog. pelvimetrisch bestimmten „Borderline"-Indices sei eine primäre Schnittentbindung indiziert.

Sie empfahlen den konsequenten Einsatz dieser Methoden, da sie dem Geburtshelfer eine wichtige Entscheidungshilfe bezüglich der Vermeidung einer protrahierten Geburt bzw. eines Geburtsstillstands auf dem Boden eines zephalo-pelvinen Mißverhältnisses seien. Damit könne man die Gefahren und Belastungen einer Geburt für Mutter und Kind vermindern (Wischnik, 1993a). Diese Untersuchungsmethoden seien medizinisch unbedenklich und lieferten exakte Meßergebnisse. Einschränkend weisen sie jedoch darauf hin, daß der Einsatz dieser Methoden sehr hohe Kosten verursache. Zum anderen stünden diese Untersuchungsmethoden nur Universitätskliniken oder anderen größeren Einrichtungen zur Verfügung und entziehen sich so einer breiten Anwendung. Die von Wischnik (1992) vermutete Zunahme der zephalo-pelvinen Mißverhältnisse konnten wir nicht nachvollziehen. Aus unseren perinatologischen Klinikdaten der Jahre 1988 bis 1996 läßt sich keine Zunahme erkennen.

> Die Anzahl der sekundären Sectiones wegen „Geburtsstillstand" bzw. „Verdacht auf Mißverhältnis" ist in unserer Klinik seit Jahren relativ konstant und beträgt zwischen 1 und 2% bezogen auf alle Sectiones.

Die Schwankungen der Sectio-Frequenz lassen eher auf personelle Veränderungen des Oberarztdienstes im Kreißsaal schließen. Vom Oberarzt und seinem „geburtshilflichen Temperament", seiner Erfahrung und seinem geburtshilflichen Geschick wird die Indikationsstellung zur Sectio caesarea maßgeblich beeinflußt (Weiß, 1994).

Andererseits scheinen neue Erkenntnisse über die Synchronisation der uterinen Wehenaktivität zu belegen, daß ein „Geburtsstillstand" kein rein mechanisches Problem darstellt. Die Zusammenhänge zwischen elektrischer Erregungsbildung und -ausbreitung in der Uterusmuskulatur unter der Geburt lassen ein funktionelles Geschehen vermuten (Häger et al., 1995). Bestimmte desynchrone Erregungs- und Ausbreitungsmuster führen zu einer ineffektiven uterinen Aktivität, die letztlich einen Fortgang der Geburt begrenzen könnte. Auf diesem Gebiet sind noch viele Fragen offen, so daß noch weitere Untersuchungen notwendig sind.

Die Arbeitsgruppe um Spörri und Mitarbeiter (1994) setzte sich kritisch mit der klinischen Relevanz und Aussagefähigkeit der Pelvimetrie bezüglich der Prognose einer zephalo-pelvinen Disproportion auseinander. Sie kam zu der Feststellung, daß „...die Validität der ermittelten Beckenmaße bezüglich der Diagnose eines Kopf-Becken-Mißverhältnisses indessen gering (bleibt)". Sie hob hervor, daß „unabhängig von den verwendeten bildgebenden Verfahren ... und von den verwendeten Kriterien zur Beurteilung der zephalo-pelvinen Proportionen jedoch die Aussagekraft dadurch eingeschränkt (wird), daß die Dynamik des

Geburtsvorganges mit der möglichen Verformung sowohl des Geburtsweges als auch des Geburtsobjektes unberücksichtigt bleibt... Die alleinige Beurteilung des knöchernen Beckens und die daraus ermittelten Beckengrößen erlauben keine Aussage über das Vorliegen eines Kopf-Becken-Mißverhältnisses und stellen eine ungenügende Entscheidungshilfe bei der Wahl des Geburtsmodus dar ... Indikationen für die bildgebende Pelvimetrie sind selten, da der erfahrene Geburtshelfer aufgrund der klinischen Beckenaustastung und sonographischen Kindsgrößenbestimmung in den meisten Fällen in der Lage ist, ein Kopf-Becken-Mißverhältnis zu diagnostizieren und den Geburtsmodus entsprechend zu wählen." Dem ist aus unserer Sicht nichts hinzuzufügen.

Ein weiterer Aspekt, den wir aus unserer klinischen Erfahrung gewonnen haben, spricht für das Überwiegen von prädisponierenden Faktoren des Fetus. Wir beobachteten nur sehr selten den Fall, daß eine Schwangere, bei der sich der Fetus in der ersten Gravidität in Beckenendlage befand, sich bei der folgenden Gravidität wieder in eine Beckenendlage einstellte. Da wir davon ausgehen können, daß sich die mütterlichen Konditionen nicht geändert haben, müssen letztlich fetale Gründe für die Beckenendlageneinstellung vorgelegen haben.

Diskussion: Wir verzichten in unserer Klinik bewußt auf die bildgebenden Verfahren, da sie nach unserer Auffassung eine zu unsichere Prognose über eine vaginale Entbindungsmöglichkeit geben. Aus unserer Sicht scheinen solche Untersuchungen keinen nennenswerten Effekt auf das geburtshilfliche Management auszuüben. Der Faktor „Dynamik der Geburt", d.h. sowohl die Veränderung der Fruchtwalze unter der Geburt als auch die Veränderungen des mütterlichen Beckens, bleibt bei dieser Betrachtungsweise weitestgehend unberücksichtigt. Wir sind der Auffassung, daß die dynamischen Anpassungsvorgänge unter der Geburt mittels der Computersimulation nicht exakt vorausgesagt werden können. Die konsequente Forderung nach Durchführung der präparatalen Diagnostik mittels bildgebender Verfahren würde lediglich zu einer immensen und nicht gerechtfertigten Erhöhung der Kosten führen, ohne eine Auswirkung auf die fetale Morbidität zu erlangen. Wie unsere Untersuchungsergebnisse zeigen (s. Kap. 9), konnten über 40 % der Feten mit einem Gewicht über 4000 g komplikationslos vaginal entwickelt werden. Somit stellt sich für uns die Frage, ob der Einsatz solcher aufwendiger und kostenintensiver Verfahren überhaupt sinnvoll ist. Vielmehr scheinen sie sich nahtlos in das Konzept einer defensiven Geburtsmedizin einzureihen.

> Aufwendige radiologische oder magnetresonanztomographische Untersuchungen zur Beurteilung der mütterlichen Beckenverhältnisse sollten unterbleiben. Die bimanuelle Untersuchung zur Beurteilung der Geburtsverhältnisse im kleinen Becken ist ausreichend.

Bedeutung der Fetometrie für die Schwangerenüberwachung und den Entbindungsmodus

Gemäß den Mutterschaftsrichtlinien sind drei Ultraschall-Screening-Untersuchungen im Verlauf der Schwangerschaft vorgeschrieben (Teil A, Abs. 5). Neben den klinischen Untersuchungen ist die Ultraschall-Diagnostik zur exakten Bestimmung der fetalen Lage und Größe unerläßlich.

Der Zeitraum der 3. Screening-Untersuchung erstreckt sich von der 29. bis zur 32. SSW. Bei dieser Untersuchung sollten die fetale Lage und das fetale Wachstum kontrolliert sowie eine intrauterine Wachstumsretardierung und andere Abnormitäten (z. B. Oligo-/Polyhydramnion, Plazenta praevia etc.) ausgeschlossen werden.

Die **sonographische Fetometrie** besitzt in unserer Klinik einen hohen Stellenwert. Die exakte Messung der allgemein anerkannten fetalen Maße (Tab. 4-1) soll ein disproportionales Wachstum des Fetus ausschließen. Dabei erlangen die Kopf- bzw. Abdomen-Umfangsbestimmungen eine besondere Bedeutung. Bekanntermaßen findet man bei Feten in Beckenendlage häufig eine hyperdolichozephale Kopfkonfiguration. Fälschlicherweise entsteht aus der alleinigen sonographischen Biometrie des biparietalen Kopfdurchmessers (BPD) der Eindruck einer Wachstumsverzögerung. Gleiches gilt auch bei der Biometrie des fetalen Abdomens (ATD), wenn er sich nicht exakt „rund" einstellen läßt. Da die meisten Ultraschallgeräte mit einem integrierten Rechenprogramm zur Berechnung des Gestationsalters und des fetalen Gewichts aus BPD- und ATD-Durchmesser ausgestattet sind, entstehen so z. T. erhebliche Fehler bezüglich der Gestationsalterbestimmung bzw. Gewichtsschätzung. Um diesen Fehler zu minimieren, benutzen wir die gestationsalterabhängigen Umfangsmaßtabellen, wie sie von Merz (UFK Mainz) erstellt wurden. Sie geben ein zeitgerechtes, eutrophes Wachstum des Fetus besser wieder.

> Die Beurteilung der fetalen Proportionen hat für den vaginalen Entbindungsmodus einen höheren Vorhersagewert als die Absolutmessung der fetalen Distanzen.

Zum Zeitpunkt des 3. Ultraschall-Screenings gewinnt die fetale Lage klinische Relevanz, da ab der 32. SSW 90% der Feten ihre zu erwartende Geburtslage eingenommen haben und sie nicht mehr ändern (Boos, 1994; s. a. Kap. 6). Eine Information über die klinische Lage in utero unterhalb von 30 SSW sollte nicht nur aus psychologischen Gründen unterbleiben. Mit hoher Wahrscheinlichkeit kann sich die Poleinstellung des Fetus noch ändern. Die Schwangere sollte daher nicht zu frühzeitig mit der Diagnose konfrontiert und verunsichert werden.

Bei einer Tragzeit von 24 bis 28 SSW spielt die Bestimmung der fetalen Lage klinisch eher eine untergeordnete Rolle, da das kindliche Risiko bezüglich der neonatalen Morbidität und Mortalität unabhängig von Entbindungsmodus und Poleinstellung gleich ist (Dietl und Rythström zit. nach Feige, 1997; Feige und Douros, 1996; Frenzel, 1984).

Die Kenntnis der fetalen Lage, v. a. aber der Haltung der Beine bei reifen Feten (> 37 SSW) erlangt spätestens mit dem Geburtsbeginn eine besondere klinische Be-

Tab. 4-1 Anforderungen an den Untersucher für die Ultraschall-Diagnostik der 3. Screening-Untersuchung (29. bis 32. SSW).

Empfohlene Ultraschall-Untersuchung bei Beckenendlageneinstellung:

- Fetometrie
  - *Kopf:* Kopfumfang (KU)
    biparietaler Kopfdurchmesser (BPD)
    fronto-okzipitaler Kopfdurchmesser (FOD)
  - *Abdomen:* Abdomen/Thorax-Umfang (AU)
    Abdomen/Thorax-Querdurchmesser (ATD)
    Abdomen-Sagittaldurchmesser (ASD)
  - *Femur:* Femurlänge (FL)
- Beurteilung der fetalen Proportion Kopf/Adomen
- exakte Beschreibung der Lage, Einstellung und Haltung:
  einfache Steißlage, „extended legs", un- bzw. vollkommene Steißfußlage
- Fruchtwassermenge
- Plazentalokalisation
- Zervixlänge

deutung. Anhand der Haltung der Beine kann der Geburtshelfer, aufbauend auf das bereits durchgeführte Informations- und Aufklärungsgespräch mit der Schwangeren, die Prognose für den vaginalen Entbindungsmodus abschätzen und die weitere Vorgehensweise mit der Kreißenden gemeinsam festlegen.

Deflektionshaltung des fetalen Schädels bei Beckenendlage

In der Literatur finden sich einige Mitteilungen, die über die Auswirkungen der Hyperextension des fetalen Schädels hinsichtlich der neonatalen Morbidität und Mortalität berichten (Ballas et al., 1978; Gimovsky und Schifrin, 1992; Rojansky et al., 1994; Westgren et al., 1981). Die Diagnostik wurde teils ante und teils intra partum durchgeführt. Wie bei der maternalen Beckenmessung fand bis vor einigen Jahren ausschließlich die Röntgendiagnostik Anwendung. Rojansky und Mitarbeiter beschrieben 1994 die Zuverlässigkeit der sonographischen Diagnostik im Vergleich zur Röntgendiagnostik hinsichtlich der Graduierung der Deflektionshaltung und der Beckenmaße.

Die Häufigkeit einer Deflektion des fetalen Schädels bei Beckenendlage wird mit ca. 5–16% angegeben, wobei eine extreme Hyperextension (Grad IV bzw. Winkel > 90°) in 0,8–3,6% der Fälle beobachtet wurde (Ballas et al., 1978; Westgren et al., 1981). Übereinstimmend kamen die o. g. Autoren zu dem Ergebnis, daß die vaginal entwickelten Neonaten mit deflektiertem Kopf gegenüber den abdominal-operativ entwickelten Neugeborenen mit Deflektionshaltung eine erhöhte Morbidität besaßen. Bei genauerer Betrachtung fällt allerdings auf, daß in einigen Fällen eine Extraktion des Fetus, z. B. bei Nabelschnurvorfall, durchgeführt bzw. eine schwere Kopfentwicklung beschrieben wurde (Westgren et al., 1981). Die in den Mitteilungen angegebene neonatale Morbidität ist möglicherweise nicht Folge der fetalen Deflektionshaltung des Schädels. Sie könnte einerseits auf pränatal erworbene neurologische Schädigungen zurückzuführen sein. Dafür sprechen die durchweg unauffälligen Apgar-Werte der Neugeborenen in der Studie von Westgren und Mitarbeitern (1981). Andererseits wäre ein heute medizinisch nicht mehr vertretbarer Entbindungsmodus denkbar, wie z. B. eine partielle oder ganze Extraktion des Fetus bei Nabelschnurvorfall.

Wir konnten bei unseren Untersuchungen keinen Zusammenhang zwischen fetaler Deflektionshaltung des Schädels und neurologischen Schäden des Kindes beobachten. Wir meinen, daß die Deflektionshaltung des fetalen Schädels ein physiologisch passagerer Zustand ist, der sich im Verlauf der Geburt ändern kann. Wir beobachteten jedenfalls keine extreme Hyperextension (Grad IV) unter der Geburt.

> Die pränatale bzw. intrapartale Diagnostik einer Hyperextension des fetalen Schädels bei Beckenendlageneinstellung ist aus unserer Sicht unnötig und keine Indikation für eine Entbindung per sectionem.

Organisationsstruktur der Schwangerenberatung und -betreuung

Gemäß den Mutterschaftsrichtlinien sollte jede Schwangere rechtzeitig vor dem errechneten Geburtstermin in der Klinik, in der sie entbunden werden möchte, vorgestellt werden (Teil A, Abs. 7). Diese allgemeine Aussage gilt insbesondere für Schwangere mit befundeten Schwangerschaftsrisiken. Zu diesen Risiken zählt auch die Beckenendlage. Eine rechtzeitige Vorstellung in der Klinik bedeutet 4–6 Wochen vor dem Geburtstermin. Dieser Zeitraum erscheint uns sinnvoll, da über 90% der Feten ihre endgültige Geburtslage (SL, BEL) bereits zu diesem Zeitpunkt eingenommen haben.

Durch das Informations- und Aufklärungsgespräch in der Geburtsklinik anläßlich ihrer Beckenendlagengeburt soll die Schwangere in die Lage versetzt werden, Vertrauen in die Empfehlung der Klinik bezüglich des Entbindungsmodus zu gewinnen. Danach hat sie genügend Zeit, sich andere Meinungen und Ratschläge einzuholen. Sie kann sich dadurch – nach entsprechender Abwägung der Risiken der vaginalen bzw. Schnittentbindung – für die entsprechende Entbindungsklinik entscheiden.

Von ihrem behandelnden Frauenarzt sollte die Schwangere „bei der Wahl der Entbindungsklinik unter dem Gesichtspunkt" beraten werden, daß diese Klinik „über die nötigen personellen und apparativen Möglichkeiten zur Betreuung von Risikogeburten und/oder Risikokindern verfügt" (Teil B II, Abs. 6). Konsequenterweise muß das zu einer Regionalisierung der Betreuung und Entbindung der Schwangeren führen. Voraussetzung dafür ist die Einhaltung der in den Mutterschaftsrichtlinien niedergelegten Empfehlungen zur Überweisung von Schwangeren mit befundeten Risiken in eine spezialisierte Entbindungsklinik.

Diese geburtshilflichen Zentren sollten aufgrund ihrer Erfahrung, ihrer personellen und apparativen Ausstattung in der Lage sein, Schwangere mit befundeten Risiken entsprechend risikoadaptiert zu betreuen und zu entbinden. Ziel dieser Regionalisierung sollte es sein, daß Risikogeburten nicht mehr in Einrichtungen der Grund- und Regelversorgung bzw. in Belegarztkliniken stattfinden.

Der Trend zur Regionalisierung konnte in der Nürnberger Frauenklinik seit 1987 eingeleitet werden. Ursache für die Zentralisierung der Schwangeren mit Beckenendlage war und ist unsere Auffassung, daß eine vaginale Entbindung bei Beckenendlageneinstellung ohne Risikoerhöhung für Mutter und Kind möglich ist. Die intensive Beratung der Schwangeren und die detaillierte Aufklärung über die Risiken sowohl der vaginalen Entbindung als auch der Schnittentbindung hat dazu geführt, daß viele Schwangere uns ihr Vertrauen entgegenbrachten. Die positiven Erfahrungen und Ergebnisse sprechen sich in der Bevölkerung herum. Andererseits führten die Ergebnisse auch zu einem Umdenken bei den niedergelassenen Frauenärzten, die immer häufiger ihre Patientinnen mit Beckenendlageneinstellung zu uns überweisen (s. Kap. 8).

Im Folgenden wird die Organisationsstruktur der Schwangerenberatung und -betreuung der Frauenklinik II Nürnberg dargestellt.

Vorstellung zur Geburt

Die überwiegende Mehrzahl der Schwangeren mit einer Beckenendlage stellt sich in unserer Schwangerenberatung zwischen der 34. und 38. SSW vor.

Aufgaben der Hebamme

Eine Hebamme nimmt die Schwangere mit Beckenendlage auf.
Sie hat folgende Aufgaben:
– Anlage eines Krankenblatts,
– Erhebung der allgemeinen und geburtshilflichen Anamnese,
– informelles Gespräch über den Ablauf der einzelnen Geburtsphasen bzw. Hinweise für die Betreuung im Wochenbett.
– die üblichen Schwangerenvorsorgeuntersuchungen.

Ärztliche Maßnahmen

Die ärztliche Vorstellung findet im Anschluß statt. Durch einen Facharzt wird die bimanuelle Untersuchung vorgenommen. Dabei wird das mütterliche Becken beurteilt sowie der Zervixstatus erhoben.

Als nächstes erfolgt eine Ultraschall-Untersuchung. Sie dient einer exakten Biometrie des Fetus, der Bestimmung von Lage, Stellung und Haltung des Fetus sowie der Beurteilung der Fruchtwassermenge und Plazentalokalisation.

Es folgt ein ausführliches Informations- und Aufklärungsgespräch. Als Unterstützung wird der Schwangeren vorher ein von uns entwickeltes Informationsblatt ausgehändigt (Informationsblatt im Anhang).

Inhalt des Informations- und Aufklärungsgesprächs

In der Literatur wird der Entbindungsmodus bei Beckenendlage kontrovers diskutiert. Welchen Entbindungsmodus der Geburtshelfer einer Schwangeren mit Beckenendlage empfiehlt, hängt von den eigenen Fähigkeiten und Erfahrungen, der Lehrmeinung des Hauses sowie von den Voraussetzungen der geburtshilflichen Abteilung bezüglich der personellen und apparativen Ausstattung ab.

Ein ganz wesentlicher Gesichtspunkt in bezug auf den Entbindungsmodus bei Beckenendlage stellt die Aufklärung der Schwangeren dar (s. a. Kap. 11).

In den zurückliegenden Jahren stieg die Anzahl juristischer Auseinandersetzungen im geburtshilflichen Bereich. Generelle Streitpunkte sind vermeintliche ärztliche Behandlungsfehler, verbunden mit dem Vorwurf der Verletzung der Aufklärungspflicht (Hickl, 1994; Jaisle, 1995; Ulsenheimer, 1995; Ulsenheimer und Bock, 1996).

Um diesen Vorwurf zu vermeiden, ist die *rechtzeitige* und *objektive* Aufklärung der Schwangeren über die mit der vaginalen und abdominal-operativen Entbindung verbundenen Risiken einschließlich des Hinweises auf andere Alternativen eine conditio sine qua non. Dazu bedarf es einer exakten Dokumentation über den Inhalt des Gesprächs.

Nach gängiger Rechtsprechung wird eine zeitliche Distanz zwischen dem Aufklärungsgespräch und der Geburt von mindestens 24 Stunden empfohlen. Vor diesem Hintergrund ist die Vorstellung der Schwangeren in der von ihr ausgewählten Geburtsklinik in dem Zeitraum von 4 bis 6 Wochen vor dem errechneten Termin notwendig.

Unsere Aufgabe als Geburtshelfer ist es, der Schwangeren und ihrem Ungeborenen eine möglichst komplikationslose Entbindung zu ermöglichen. Die Gesundheit von Mutter und Kind steht dabei im Vordergrund. Für diesen Auftrag stehen uns verschiedene Methoden der Geburtsüberwachung (CTG-Registrierung, fetale Blutgasanalyse, Sonographie, Doppler-Sonographie, fetale Pulsoxymetrie) zur Verfügung. Der Einsatz dieser Methoden sollte unter dem Gesichtspunkt erfolgen, daß eine unkomplizierte Geburt durch ihren Einsatz in ihrem Verlauf nicht gestört wird. Das heißt, Anwendung der vorhandenen Technik und Methoden nur da, wo sie unbedingt erforderlich erscheint.

Dieses Grundprinzip versuchen wir auch bei einer Beckenendlagenentbindung umzusetzen. Dabei ist die Motivation der Schwangeren zur Mitarbeit von wesentlicher Bedeutung. Gerade bei dem sensiblen Thema „Beckenendlagenentbindung" ist ein vertrauensvolles Patientin-Arzt-Verhältnis Grundvoraussetzung für eine komplikationslose vaginale Geburt. Dabei muß berücksichtigt werden, daß sich in einer großen geburtshilflichen Abteilung das Patientin-Arzt-Verhältnis nicht auf einen Arzt beschränkt. Für *den* Arzt steht das gesamte geburtshilfliche Team. Dieses setzt sich aus den Geburtshelfern, den Hebammen, den

Anästhesisten, dem OP-Personal und den Neonatologen zusammen. Erst wenn diese Personengruppe ein „Wir-Gefühl" entwickelt hat, kann es die Schwangere unter der Geburt motivieren und gibt ihr das notwendige Gefühl der Geborgenheit und Sicherheit.

Um bei der Schwangeren diese Motivation zu erreichen, ist ein ausführliches Informations- und Aufklärungsgespräch notwendig und von großer Bedeutung. Im Gespräch schenken wir der Darstellung unserer Ergebnisse bei der vaginalen Entbindung und den dabei gesammelten Erfahrungen besonderes Augenmerk. Wir versuchen der Schwangeren zu erläutern, daß die „Steißlagengeburt" ebenso natürlich verlaufen kann wie eine Schädellagengeburt. Die größten Ängste bestehen bei der Schwangeren bezüglich der Erstickungsgefahr des Kindes aufgrund der Nabelschnurkompression und des Steckenbleibens des nachfolgenden kindlichen Kopfes. Ihr werden deshalb die Phasen des Geburtsverlaufs und der Entwicklung des Kindes einschließlich der Komplikationsmöglichkeiten detailliert geschildert, zugleich aber auch die entsprechenden Maßnahmen zu ihrer Behebung. Allein schon die Tatsache, daß in unserer Klinik alle 2–3 Tage eine Entbindung aus Beckenendlage stattfindet, läßt der Schwangeren einen routinierten Umgang mit der Entbindungstechnik unsererseits plausibel erscheinen. Wir überblicken mittlerweile über 600 vaginale Entbindungen aus Beckenendlage. Dabei beobachten wir nicht ein einziges Mal einen „steckengebliebenen Kopf". Daraus schlußfolgern wir, daß nach einer gewissenhaften Risikoselektion die Wahrscheinlichkeit dieses Ereignisses äußerst gering ist. Der Schwangeren wird diese Auffassung vermittelt, um ihr die Angst vor dieser Situation zu nehmen.

Im weiteren Gesprächsverlauf gehen wir auf die Risiken einer Schnittentbindung ein.

Wir verweisen darauf, daß eine relativ hohe mütterliche Sectio-Morbidität existiert. Sie betraf in Bayern im Jahr 1996 immerhin jede 5. durch primäre und jede 4. durch sekundäre Sectio entbundene Wöchnerin (Bayerische Perinatalerhebung, 1996). Das bedeutet, jede von ihnen war von einer mit der Sectio in Zusammenhang stehenden Komplikation betroffen. In diesem Zusammenhang gehen wir auf die allgemeinen Operationsrisiken ein und nennen sie der Schwangeren:
– anästhesiologische Komplikationen,
– intraoperative Organverletzungen,
– größere Blutverluste, die ggf. eine Transfusion nach sich ziehen können,
– Wundinfektionen und Wundheilungsstörungen,
– Relaparotomien,
– Embolien sowie
– letztlich die Hysterektomie aus vitaler Indikation.

Letztere kann auch zeitlich versetzt zur Sectio notwendig werden, z. B. bei konservativ nicht zu beeinflussender Puerperalsepsis. In den Jahren 1995/1996 waren an unserer Frauenklinik insgesamt fünf Hysterektomien bei oder nach Sectio caesarea notwendig (Sectio-Rate: 9,9%; 500 Sectiones bei 5149 Geburten).

Hingewiesen wird auch auf eine mögliche Traumatisierung des Kindes, die durch eine erschwerte Entwicklung intra operationem auftreten kann. Nicht zuletzt geben wir der Schwangeren zu bedenken, daß für sie durch eine nicht indizierte Schnittentbindung unnötige Gefahren bei nachfolgenden Geburten entstehen können (Kolben, 1993). Wir halten diese Auffassung für eine weitsichtige geburtshilfliche Entscheidung.

Außerdem werden der Schwangeren einige medizinische und organisatorische Maßnahmen erläutert. Nach unserer Auffassung und Erfahrung sollte z. B. jeder Primipara die Anlage einer Katheter-Periduralanästhesie empfohlen werden. Wichtig ist die Erläute-

rung der Notwendigkeit des anästhesiologischen und neonatologischen „stand by" bei der Entwicklung des Kindes.
Abschließend empfehlen wir der Schwangeren die vaginale Entbindung ihres Kindes aus Beckenendlage, wenn keine Kontraindikationen bestehen.

Hat die Schwangere im Verlauf des Gesprächs den Eindruck erweckt, in die Lage versetzt worden zu sein, selbständig eine Entscheidung zu treffen, dokumentiert sie ihr Einverständnis im Krankenjournal. Auf diesem Blatt ist in Kurzform der Inhalt der Aufklärung zusammengefaßt.
Einige Schwangere können oder wollen diese Entscheidung nicht gleich fällen und bitten um Bedenkzeit. In diesem Fall dokumentieren sie im Krankenjournal das erfolgte Gespräch. Wir verweisen sie aber auf die Möglichkeit der Entbindung in einer anderen geburtshilflichen Abteilung, in der die Beckenendlageneinstellung des Fetus eine Indikation zur Schnittentbindung darstellt und die Schwangere die Wahrung ihrer Interessen vertreten sieht. Das Erscheinen der Schwangeren in unserer Klinik zur Entbindung setzt dann ihr Einverständnis zur vaginalen Geburt voraus.
Selten tritt bei uns der Fall ein, daß eine Schwangere kategorisch auf der Durchführung einer Schnittentbindung besteht. Beharrt sie trotz des Informations- und Aufklärungsgesprächs auf ihrer Meinung, geben wir ihr zu verstehen, darüber nachzudenken, ob unsere Klinik aufgrund des offensichtlich bestehenden Vertrauensdefizits von ihrer Seite für sie der geeignete Ort zur Entbindung ist. Somit hat die Schwangere noch genug Zeit, nach anderen Alternativen zu suchen.
Wir legen auf dieses ausführliche Gespräch mit der Schwangeren sehr großen Wert. Wir versuchen auf keinen Fall, die Schwangere zu etwas zu überreden, wovon sie möglicherweise nicht überzeugt ist. Auch für uns muß am Ende des Gesprächs der Eindruck bestehen, daß die Schwangere unsere Informationen verstanden hat und sie von der Richtigkeit ihrer Entscheidung zum Einverständnis in den von uns vorgeschlagenen Entbindungsmodus überzeugt ist. Wir alle wissen, daß unabhängig von der Poleinstellung des Fetus unter der Geburt ein Restrisiko verbleibt. Sollte eine solche Schädigung unkalkulierbar und nicht vorhersehbar eingetreten sein, muß das antepartal gebildete Patientin-Arzt-Vertrauensverhältnis so stabil sein, daß alle Entscheidungen und Maßnahmen, die den Schaden dann letztendlich doch nicht verhindern konnten, gemeinsam getragen werden. Wir haben es nie erlebt, daß Schwangere bei Eintritt eines Schadens später den Arzt oder die Klinik mit Schuldvorwürfen konfrontiert hätten, wenn mit ihnen ausführlich präpartal gesprochen wurde und sich im Gespräch zwischen dem Arzt und der Schwangeren eine Vertrauensbasis gebildet hatte. Auch aus unserer gutachterlichen Tätigkeit haben wir den Eindruck gewonnen, daß Schadenersatzforderungen von seiten der Patienten überwiegend damit begründet wurden, daß Informations- und Aufklärungsgespräche entweder gar nicht oder unzureichend durchgeführt wurden.

> Anonymität und fehlende Vertrautheit zwischen Patientin und Arzt vergrößert im Schadensfall das Risiko einer juristischen Auseinandersetzung.

Anders stellt sich die Situation dar, wenn die Schwangere unter der Geburt stehend erstmals die Klinik betritt. Der Geburtshelfer ist in dieser Situation nach gängiger Rechtsprechung verpflichtet, dem Wunsch der Schwangeren nach Durchführung einer Schnittentbindung nachzukommen, auch wenn dafür aus seiner Sicht keine medizinische Indikation besteht. Er muß davon ausgehen, daß die Schwangere ausschließlich über eine Schnittentbindung aufgeklärt wurde und sie für diesen Eingriff ihr Einverständnis gegeben hat.

Dieses Vorgehen praktizieren wir seit 1988. Damit kommen wir dem Wunsch vieler Schwangerer nach möglichst natürlicher Geburt nach, ohne daß das Kind einem höheren Risiko ausgesetzt würde. Nach unserer Auffassung stellt dieser Weg eine vernünftige Alternative zur elektiven Schnittentbindung bei Beckenendlage dar.

Umfrage unter den niedergelassenen Frauenärzten bezüglich der Aufklärung von Schwangeren mit einer Beckenendlage

Der Entbindungsmodus bei einer Beckenendlage des Fetus am Termin wird in Deutschland nach wie vor kontrovers diskutiert. Mehrheitlich wird die Sectio caesarea als Entbindungsmodus bevorzugt. Betrachtet man die Statistik, so wird deutlich, daß die Sectio-Frequenz in den letzten 30 Jahren einen Anstieg erfahren hat. Betrug sie in Bayern 1979 noch 11,5%, erreichte sie 1996 18,5%. Das entspricht einer Zunahme von 61% innerhalb von 17 Jahren!

Dies gilt besonders für die Sectio-Frequenz bei Beckenendlageneinstellung des Fetus. Sie erreichte 1996 in Bayern 85%. Von 5392 Schwangeren mit einer Beckenendlageneinstellung wurden nur 811 (15%) vaginal entbunden!

Bei 3741 Schwangeren (69,4%) wurde eine primäre und bei 840 (15,6%) eine sekundäre Sectio caesarea indiziert (Bayerische Perinatalerhebung 1996).

Unter der Annahme, daß durch die Vermeidung der vaginalen Entbindung ein geburtstraumatischer bzw. ein hypoxisch bedingter Schaden beim Neugeborenen abgewendet werden könne, wird die Sectio caesarea durchgeführt. Im Hintergrund steht die Angst vor einer juristischen Auseinandersetzung wegen eines eventuellen sub partu erworbenen „hypoxisch bedingten Hirnschadens" (Zerebralparese) des Kindes. In den letzten Jahren sind jedoch etliche Arbeiten erschienen, die zu dem Ergebnis kommen, daß ein hypoxischer Hirnschaden nur mit einer Wahrscheinlichkeit von ca. 10% mit der Geburt in Zusammenhang gebracht werden kann. In ungefähr 70% wurde die kindliche Hirnschädigung durch verschiedene Störungen in der Schwangerschaft bereits antenatal erworben. Die verbleibenden 10–20% hängen mit Störungen in der postnatalen Anpassungsphase zusammen (Ackermann-Liebrich et al., 1996; Jaisle, 1996; Schneider, 1993, 1996; Schneider und Beller, 1995; s. a. Kap. 11).

Daß die Sorge von juristischen Auseinandersetzungen für viele Geburtshelfer durchaus relevant ist, zeigt die in den letzten Jahren stark gestiegene Zahl von Zivil- und Strafrechtsprozessen, die sich mit angenommenen Fehlern bei der Geburtsleitung beschäftigen. In diesen Prozessen spielt der sog. Kunst- bzw. Behandlungsfehler, verbunden mit dem Vorwurf der Verletzung der Aufklärungspflicht, die größte Rolle (Hickl, 1994; Jaisle, 1996; Ulsenheimer, 1995; Ulsenheimer und Bock 1996; s. a. Kap. 11).

Gegenüber der vaginalen Entbindung bedingt die oben genannte Sectio-Frequenz einen Anstieg der mütterlichen Morbidität und verursacht unnötige Kosten. Nicht nur aus diesen Gründen sollte versucht werden, die vaginale Entbindung bei Beckenendlage wieder in das Leistungsspektrum größerer geburtshilflicher Kliniken zu integrieren.

Es sollte unser Ziel sein, die folgenden Generationen von Geburtshelfern wieder in die Lage zu versetzen, die vaginale Entbindungstechnik bei Beckenendlage sicher zu beherrschen und anzuwenden.

Das kann nur durch die ständige Übung dieser Entbindungstechnik unter der Anleitung entsprechend weitergebildeter Geburtshelfer sichergestellt werden. Der Schwangeren kann dann dadurch eine risikoarme Entbindung per vias naturales ermöglicht werden, ohne daß die neonatale Früh- oder Spätmorbidität ansteigt. Das belegen eigene Ergebnisse (Krause et al., 1994; Feige et al. 1997a und b) sowie die von anderen (Croughan-Mimihane et al. 1990; Perl et al., 1996; Roumen und Luyben, 1991; Sevelda et al., 1993 etc.). Voraussetzung ist eine Regionalisierung der Geburtshilfe nach erfolgter Risikoselektion. Sie muß in der Grundbetreuung der Schwangeren durch den niedergelassenen Frauenarzt sichergestellt werden, wie es die Mutterschaftsrichtlinien fordern. Folge davon sollte eine frühzeitige Vorstellung der Schwangeren in einer Klinik mit Zentrumscharakter sein. Diese regionalisierten Einrichtungen (Perinatalzentren) müssen in der Lage sein, die entsprechenden Anforderungen in personeller, apparativer und baulicher Hinsicht zu erfüllen (Teil B, Abs. 5 und 6).

Die **Aufklärung über die möglichen Risiken** bei der Beckenendlagengeburt, sowohl bei der vaginalen als auch bei der abdominal-operativen Entbindung, ist ein wesentlicher Faktor zur Motivation der Schwangeren zur vaginalen Geburt. Dabei kommt dem betreuenden Frauenarzt eine Schlüsselrolle zu. Von seinen Beratungsgesprächen und Empfehlungen hängt im entscheidendem Maße die Einstellung der Schwangeren zum Entbindungsmodus ab.

Bedeutung von Aufklärung und risikoadaptierter Betreuung

Aus unserer täglichen Erfahrung wissen wir, wie mühsam es ist, eine Schwangere am Termin mit einer Beckenendlageneinstellung des Fetus zur vaginalen Entbindung zu motivieren, wenn sie von ihrem Frauenarzt langfristig und einseitig auf eine Sectio caesarea vorbereitet wurde. Überraschenderweise stellen wir in diesem Zusammenhang immer wieder fest, daß ein großer Teil der Schwangeren von ihrem Frauenarzt nur unzureichend oder gar nicht über die Risiken einer Schnittentbindung aufgeklärt wurde. Dabei sollte berücksichtigt werden, daß in Bayern 1996 die mütterliche Sectio-Morbidität 45,1% (Bayerische Perinatalerhebung 1996) betrug.

Für uns stellt sich, bezogen auf die Sicht der Schwangeren, die Situation so dar, als ob es für sie zur Entbindung eines gesunden Neugeborenen nur die „Entscheidung Kaiserschnitt" gibt. Eine Spontangeburt wird häufig mit einem hypoxisch geschädigten Kind in Verbindung gebracht. Es ist nur allzu verständlich, daß deshalb viele Schwangere, im besonderen Primiparae, die „Alternative Spontangeburt" für sich überhaupt nicht in Erwägung ziehen.

> Dem Frauenarzt obliegt neben der medizinischen Betreuung und Risikoselektion die Führung und objektive Aufklärung über Risiken.
> Konsequenterweise muß er eine Schwangere mit Beckenendlage frühzeitig in einer Klinik mit Zentrumscharakter zur Mitbetreuung und Geburt vorstellen.

Im Gespräch mit der Schwangeren im Rahmen unserer Schwangerenberatung, das wir im allgemeinen zwischen der 34. und 38. SSW durchführen, gehen wir ausführlich sowohl auf die Risiken der vaginalen als auch der abdominal-operativen Entbindung ein. Außerdem wird auf die vorhandenen apparativen und logistischen Voraussetzungen in unserer Klinik hingewiesen. Das beinhaltet eine risikoadaptierte Betreuung der Schwangeren vor und während der Geburt (Tab. 4-2). Nach unserer Auffassung und Erfahrung ist unter diesen Voraussetzungen der Versuch einer vaginalen Entbindung aus

Tab. 4-2 Risikoadaptierte Betreuung der Schwangeren vor und während der Geburt.

- Risikoselektion in unserer Schwangerschaftsberatung durch einen Facharzt
- ständige Anwesenheit eines Assistenten in Weiterbildung im Kreißsaal sowie eines geburtshilflichen Oberarztes in der Klinik
- die Möglichkeit der kontinuierlichen CTG-Registrierung sub partu, inklusive Telemetrie/Unterwassertelemetrie
- die Durchführung von Fetalblutgasanalysen je nach Notwendigkeit und Interpretation der Parameter: pH, BE, pO_2, pCO_2, SaO_2
- Ultraschall bzw. Doppler-Sonographie sub partu
- jederzeit bestehende Möglichkeit des Einsatzes der Katheter-Periduralanästhesie
- ein anästhesiologisches sowie neonatologisches „stand by" bei jeder Beckenendlagenentbindung
- ein in den Kreißsaalbereich integrierter Sectio-OP: Somit beträgt die EE-Zeit (Zeit zwischen **E**ntschluß zur Sectio und **E**ntwicklung des Kindes) bei Eintritt eines geburtshilflichen Notfalls unabhängig von der Tageszeit kaum mehr als 10 Minuten
- die Anwendung der fetalen Pulsoxymetrie zur kontinuierlichen Messung der fetalen Sauerstoffsättigung (z. Z. in Erprobung)

Beckenendlage nach erfolgter Risikoselektion ohne weiteres möglich.

Im Rahmen der Schwangerenvorbereitungskurse beziehen Schwangere von den Hebammen zusätzliche Informationen über die bevorstehende Geburt. Sie erfahren viele Details über die einzelnen Geburtsphasen bei einer vaginalen Entbindung und können zu dieser motiviert werden. Diese wichtige Rolle wird von den Hebammen übernommen und muß weiter ausgebaut werden.

> Vorrangige Aufgabe der Hebammen ist die intensive Betreuung und Führung der Kreißenden unter der Geburt. Auch im Rahmen der Geburtsvorbereitung unterstützen sie die Motivation zur vaginalen Entbindung.

Eine nicht zu unterschätzende Quelle zum Bezug von Informationen über die Geburt eines Kindes aus Beckenendlage ist die „Flüsterpropaganda". Von Freundinnen und Bekannten, die mit einem Kind aus Beckenendlage entbunden wurden, werden die Eindrücke und Erfahrungen z. T. übernommen und sind in vielen Fällen wegweisend für die Wahl der Entbindungsklinik der Schwangeren. Der überproportionale Anteil von Beckenendlagenentbindungen in unserer Klinik ist nicht zuletzt darauf zurückzuführen, daß wir den Versuch der vaginalen Entbindung empfehlen. Die dabei gesammelten Erfahrungen werden von ehemals „betroffenen" Müttern weitergegeben (s. a. Abschnitt „Umfrage unter schwangeren Frauen mit einer Beckenendlage"). Viele Schwangere, die sich letztlich für eine Entbindung in unserer Klinik entscheiden, haben vorher einen Konflikt zu lösen:

- Welche Empfehlung zum Entbindungsmodus ist für mich die richtige? Die meines Frauenarztes (häufig mit dem Rat zum Kaiserschnitt verbunden) oder die der Klinik (mit der Empfehlung zur vaginalen Entbindung).
- Für welchen Entbindungsmodus entscheide ich mich? Kaiserschnitt oder Versuch einer vaginalen Entbindung.
- In welcher Entbindungsklinik bekomme ich mein Kind?

Unter diesen Bedingungen erschien es uns sinnvoll, eine Bestandsaufnahme der derzeitigen Situation unter den niedergelassenen Frauenärzten und Schwangeren mit einer Beckenendlage in unserer Region zu machen. Die Untersuchung sollte die Aufklärung der niedergelassenen Frauenärzte bezüglich der Risiken der Beckenendlagentbindung und ihre Einstellungen und Empfehlungen zum Entbindungsmodus erfassen. Zu diesem Zweck wurde von uns ein Fragebogen entwickelt. Diesen sandten wir 130 niedergelassenen Frauenärzten der Region Nürnberg–Fürth–Erlangen sowie deren Landkreisen zu und baten sie, ihn zu beantworten und anonym zurückzusenden. Tabelle 4-3 zeigt die Fragen bzw. die vorgegebenen Antwortmöglichkeiten des Fragebogens.

Tab. 4-3 Fragebogen für die Umfrage bei den niedergelassenen Frauenärzten.

1. Zu welchem Entbindungsmodus raten Sie einer Schwangeren über 37 SSW mit Beckenendlage?
   a) I.-Para: Sectio oder vaginales Vorgehen
   b) II.- und Mehrpara: Sectio oder vaginales Vorgehen
2. Welche Gründe sprechen für die elektive Sectio?
   a) Planbarkeit der Geburt
   b) schmerzarme Geburt
   c) geringes fetales Morbiditätsrisiko (z. B. Zerebralparese, Erbsche Plexuslähmung, Klavikulafraktur usw.)
   d) sonstige (Begründung)
3. Welche Gründe sprechen für die vaginale Entbindung?
   a) Trend zur natürlichen Geburt
   b) geringere mütterliche Morbidität
   c) kürzerer stationärer Aufenthalt
   d) vertrebares fetales Risiko unter entsprechenden apparativen und personellen Voraussetzungen
   e) sonstige (Begründung)

Ergebnisse

80 Frauenärzte (61,5%) sandten uns den beantworteten Fragebogen anonym zurück und versahen ihn z.T. mit unterschiedlichen Bemerkungen und Empfehlungen.
Bezüglich des Entbindungsmodus bei *Primiparae* sprachen sich 57 Frauenärzte für die Durchführung einer (primären) Sectio caesarea aus. Die Empfehlung zum vaginalen Entbindungsversuch gaben dagegen nur 11 Frauenärzte. Bei Vorhandensein von bestimmten Voraussetzungen und Bedingungen, die von den Kollegen im Freitext beschrieben wurden, hätten 8 Kollegen keine Entscheidung getroffen und die Empfehlung zum Entbindungsmodus dem Geburtshelfer in der Klinik überlassen. Viermal blieb die Frage unbeantwortet.
Im Unterschied dazu hätten unter dem Aspekt der *Multiparität* nur 7 Frauenärzte einer Schwangeren mit einer Beckenendlage zur (primären) Sectio caesarea geraten. Mehrheitlich, d. h. 64 Kollegen, würden einer Schwangeren mit Beckenendlage den vaginalen Entbindungsversuch empfehlen. Vier Frauenärzte überließen die Empfehlung zum Entbindungsmodus wiederum dem Geburtshelfer in der Klinik, fünf Frauenärzte beantworteten die Frage nicht. Tabelle 4-4 stellt die Ergebnisse der Befragung hinsichtlich der Empfehlung zum Entbindungsmodus dar.

Diskussion

Die Untersuchungsergebnisse zeigen, daß in bezug auf den Entbindungsmodus bei Schwangeren mit einem Gestationsalter jenseits von 37 SSW und einer Beckenendlage eine ausgesprochen defensive Einstellung vorherrscht. Ausdruck dessen ist die sehr hohe Rate der Empfehlung zur Sectio caesarea.
Bezogen auf Beckenendlagenentbindungen erreichte sie in Bayern 85% (Bayerische Perinatalerhebung 1996). Demgegenüber schwankte die Sectio-Frequenz in unserer Klinik in den Jahren 1988 bis 1996 zwischen 35% und 50% (Tab. 4-5).

Tab. 4-4 Empfehlungen der befragten Frauenärzte zum Entbindungsmodus einer Primipara und einer Mehrgebärenden mit Beckenendlage.

Geburtsmodus	Primiparae		Multiparae	
	n	%	n	%
Sectio	57	71,2	7	8,8
vaginal	11	13,8	64	80,0
beides*	8	10,0	4	5,0
ohne Angaben	4	5,0	5	6,2
gesamt	80	100,0	80	100,0

* Die Empfehlung zum Entbindungsmodus wird dem Geburtshelfer überlassen.

Tab. 4-5 Gesamtgeburtszahl, Anteil der Einlingsentbindungen mit Beckenendlage (BEL) über 32 SSW und Entbindungsmodus (1988 bis 1996; Frauenklinik Nürnberg).

Jahr	Geburten	Anteil BEL > 32 SSW		Entbindungsmodus bei BEL > 32 SSW					
				vaginal		sekundäre Sectio		primäre Sectio	
	n	n	%	n	%	n	%	n	%
1988	2286	83	3,6	43	51,8	29	34,9	11	13,3
1989	2260	85	3,8	42	49,4	30	35,3	13	15,3
1990	2058	76	3,7	36	47,4	26	34,2	14	18,4
1991	1990	84	4,2	55	65,5	17	20,2	12	14,3
1992	2104	95	4,0	63	66,3	28	29,5	4	4,2
1993	2037	108	5,3	69	63,9	34	31,5	5	4,6
1994	2209	118	5,3	63	53,4	45	38,1	10	8,5
1995	2473	116	4,7	75	64,6	38	32,8	3	2,6
1996	2676	147	5,5	94	64,0	44	29,9	9	6,1
	20093	912	4,5	540	59,2	291	31,9	81	8,9

Die Beantwortung der Frage 2 des Fragebogens nach den Gründen für die Empfehlung zur Schnittentbindung skizziert die derzeitig vorherrschende Auffassung zur Beckenendlagenentbindung. Fast 90% der befragten Frauenärzte (n = 72) würden die (primäre) Sectio caesarea zur Verringerung der neonatalen Morbidität empfehlen. Das beinhaltet die Vermeidung geburtstraumatischer Schäden, wie z. B. einer Erbschen Plexuslähmung, vor allem aber eines perinatalen, hypoxisch-bedingten Hirnschadens des Neugeborenen. Die Erfahrungen anderer Arbeitsgruppen (Croughan-Minihane et al., 1990; Perl et al., 1996; Roumen und Luyben 1991; Sevelda et al., 1993) sowie eigene Ergebnisse (Krause et al., 1994) belegen, daß dieses Vorgehen nicht in jedem Fall erforderlich ist. Vielmehr konnte gezeigt werden, daß unter bestimmten personellen und apparativen Voraussetzungen und nach gewissenhafter Risikoselektion eine vaginale Entbindung ohne Erhöhung der Früh- und Spätmorbidität möglich ist. Das Auftreten einer kurzzeitigen Azidose sub partu oder post natum ist keine Ursache für schwere hirnorganische Veränderungen beim Neugeborenen (Jaisle, 1995 und 1996; Schneider und Beller, 1995; Schneider, 1993 und 1996).

> Durch eine gewissenhafte antepartale Risikoselektion wird die Wahrscheinlichkeit einer unkomplizierten vaginalen Entbindung aus Beckenendlage erhöht.

Die Planbarkeit der Geburt ist immerhin für 26,3% der befragten Frauenärzte ein wichtiger Grund für die Indikationsstellung zur Sectio caesarea. Die Koordination von Praxisarbeit und belegärztlicher Tätigkeit spielt mit Sicherheit eine entscheidende Rolle. In diesem Zusammenhang ist der kommerzielle Aspekt zu erwähnen. Durch die Budgetierung der finanziellen Ressourcen der Praxen und Krankenhäuser verstärkt sich zunehmend der Konkurrenzdruck. Die vom Gesetzgeber beabsichtigte Führung der Praxen und Krankenhäuser unter betriebswirtschaftlichen Gesichtspunkten könnte dazu führen, daß die Bevorzugung der Sectio-Entbindung auch unter finanziellen Aspekten erfolgt.

Die Empfehlung zur Sectio caesarea wegen „sonstiger Gründe" ließ Freiraum für eine detaillierte Schilderung der persönlichen Beweggründe der befragten Frauenärzte. Dazu gaben 27 Frauenärzte (33%) Kommentare ab: 14 von 27 Kollegen würden insbesondere die allgemeine und geburtshilfliche Anamnese mit in ihre Entscheidung einbeziehen, wie z. B. Alter, Parität, soziales Umfeld sowie „Verdacht auf ein relatives Mißverhältnis" aufgrund der sonographischen Gewichtsschätzung bzw. der Messung eines relativ großen biparietalen Kopfdurchmessers des Fetus. Jedem klinisch tätigen Kollegen ist jedoch die z. T. große Differenz zwischen der sonographischen Gewichtsschätzung und dem tatsächlichen Kindsgewicht bewußt. Ursache dieser Differenz ist in den meisten Fällen ein geringerer sonographisch gemessener biparietaler Kopfdurchmesser aufgrund der hyperdolichozephalen Kopfkonfiguration bei Feten in Beckenendlage. Damit wird die Gewichtsschätzung ungenau und ist klinisch schlecht verwertbar. Besser ist in diesem Fall die sonographische Bestimmung des fetalen Kopf- und Abdomenumfangs. Befinden sich diese innerhalb der von E. Merz (UFK Mainz) entwickelten gestationsabhängigen Normwerte, kann von einer eutrophen Entwicklung des Fetus ausgegangen werden. Aus diesen Gründen verzichten wir schon seit Jahren auf eine fetale Gewichtsschätzung. Für die Einschätzung einer eutrophen fetalen Entwicklung ziehen wir die **Umfangswerte von Kopf und Abdomen** heran und achten auf deren **Proportion**. Selbstverständlich werden die anderen üblichen biometrischen Meßparameter (biparietaler [BPD] und fronto-okzipitaler Kopfdurchmesser [FOD], Abdomen/Thorax-Querdurchmesser [ATD] und Abdomen-Sagittaldurchmesser [ASD], Femurlänge [FL]) bestimmt.

> Die sonographische Gewichtsschätzung des Fetus auf der Grundlage der Messung des BPD und des ATD ist ungenau und deshalb für klinische Entscheidungen ungeeignet. Für die Einschätzung der fetalen Entwicklung sollten hauptsächlich die Umfänge von Kopf und Abdomen und deren Proportionalität herangezogen werden.

Weiterhin spielt der forensische Aspekt eine nicht unbedeutende Rolle. Von 27 Frauenärzten glauben 7 (25,9%), durch die primär durchgeführte Sectio caesarea einen kindlichen Schaden vermeiden zu können und so einer möglichen juristischen Auseinandersetzung aus dem Wege zu gehen. Dieses Vorgehen ist jedoch nicht notwendig. Mit dem heutigen Erkenntnisstand über die Zusammenhänge zwischen „pathologischen" fetalen Herzfrequenzmustern, fetaler Azidität bzw. Hypoxie sub partu und neurologischen Spätschäden wissen wir, daß nur in einem geringen Prozentsatz (ca. 10%) eine Kausalität gefunden werden kann. Die An-

zahl schwerer zerebraler Leiden (z. B. Zerebralparese) ist trotz Vervielfachung der Sectio-Frequenz praktisch unbeeinflußt geblieben (2–3 pro 1000 Lebendgeborene; Jaisle, 1996).
Außerdem wissen wir heute, daß die zu euphorische, wissenschaftlich unkritische Anwendung und Überbewertung der intrapartalen Überwachungsmethoden (CTG) in der Vergangenheit zu falschen Schlußfolgerungen führte. Infolgedessen wurden durch geburtshilfliche Sachverständige Gutachten erstellt, die sog. pathologische CTG-Muster mit einem eingetretenen neurologischen Schaden eines Kindes in Zusammenhang brachten. Im Laufe der Jahre entwickelte sich zwangsläufig ein lawinenartiger Anstieg von angestrebten Schadens-Haftpflichtprozessen, in denen Geburtshelfer zu Unrecht wegen angeblichem Fehlverhalten sub partu rechtskräftig verurteilt wurden. (Schneider und Beller, 1995).
Die defensive Geburtsleitung bei Beckenendlage entwickelte sich, wie oben ausgeführt, aus der Überschätzung der Anfang der 70er Jahre eingeführten Überwachungsmethode der subpartalen Kardiotokographie. Die entscheidende Arbeit zu diesem Thema erschien 1975. Kubli formulierte und begründete darin die Notwendigkeit der „systematischen Schnittentbindung" bei einer Beckenendlagenentbindung am Termin: „Die vaginale Beckenendlagengeburt ist grundsätzlich mit einer hohen traumatischen und asphyktischen Gefährdung des Fetus verbunden. Durch sorgfältige selektive Indikationsstellung zur Schnittentbindung und Anwendung moderner Überwachungsmethoden lassen sich die primäre traumatische Gefährdung und das Risiko deletärer langandauernder Hypoxiezustände weitgehend eliminieren... Die sicherste und einfachste Art, das fetale geburtsmechanische Risiko bei Beckenendlagen zu vermeiden, ist die systematische Schnittentbindung vor oder bei Geburtsbeginn bei allen reifen Kindern. Der Autor befürwortet das Vorgehen" (Kubli, 1975).
Kubli's Worte prägen noch heute nachhaltig die Auffassung vieler Geburtshelfer, obwohl er seine Aussage 1987 relativierte. „Während die Zusammenhänge zwischen schwerer und langandauernder intrapartaler Hypoxie einerseits und Zerebralparese andererseits unbestritten, im Einzelfall aber schwer vorhersehbar sind, gibt es für reife Kinder bisher keine Hinweise auf Zusammenhänge zwischen kurzdauernden oder leichten Hypoxieperioden und leichteren Schäden etwa im Sinne der ‚minimal brain dysfunction'. Dies dürfte den Spielraum für die Geburtsleitung bei reifen Kindern zumindest nicht weiter einengen; die Erfahrungen der letzten 10 Jahre bei Beckenendlagen haben gezeigt, daß in einem sorgfältig selektierten Teilkollektiv das Risiko der Morbidität bei vaginaler Entbindung nicht wesentlich größer zu sein scheint als bei abdominaler" (Kubli, 1987).
Durch ein besseres Verständnis der Physiologie bzw. Pathophysiologie des Fetus sub partu sowie durch eine kritische Bewertung der subpartalen Überwachungsmethoden (CTG) unter Einbeziehung weiterer fetaler biochemischer Parameter, wie der Fetalblutanalyse (pH, base excess, pO_2, CO_2, SaO_2) und eventuell der fetalen Pulsoxymetrie, kann die Zustandsdiagnostik des Fetus verbessert werden. Die Ängste vor einer hypoxischen Schädigung des Fetus sollten deshalb überwunden werden. Nach entsprechender Risikoselektion sollte unter Beachtung einiger weniger Kontraindikationen (s. Kap. 8) die generelle Empfehlung zur primären Sectio caesarea unterbleiben. Die Anwendung der vaginalen Entbindungstechnik bei Beckenendlage sollte wieder zunehmend zum Alltag der Geburtshelfer gehören.

In der Untersuchung beklagten 6 Frauenärzte (22,2%) die mangelnde Risikobereitschaft seitens der werdenden Eltern. Viele sind nicht mehr bereit, in gewissem Umfang Verantwortung zu übernehmen. Die sich daraus entwickelnden überzogenen Erwartungen der Eltern an den Geburtshelfer können nicht in jedem Fall verwirklicht werden. Obwohl die deutsche Geburtshilfe heute einen sehr hohen Sicherheitsstandard erreicht hat, nimmt paradoxerweise die Flut von Schadensersatz- und Schmerzensgeldansprüchen sowie die Anzahl von Strafanzeigen und staatsanwaltlichen Ermittlungsverfahren wegen angeblicher Behandlungs-, Aufklärungs- und Organisationsfehler gegen Geburtshelfer zu (Hickl, 1994; Ulsenheimer, 1995). Das Streben nach absoluter Perfektion in unserer Gesellschaft läßt keinen Platz für schicksalhafte Ereignisse. Tritt ein Schaden oder Behandlungsmißerfolg ein, so wird dieser von den Eltern nicht mehr als schicksalhaft akzeptiert. „Statt dessen wird ein Schuldiger gesucht, und den glaubt man – allzu leicht und allzu oft – im Arzt zu finden" (Ulsenheimer und Bock, 1996).

Die wenig sachdienlichen Diskussionen in den Medien, wie z. B. in verschiedenen Zeitschriften und Journalen, tragen zu einer weiteren Verunsicherung der Bevölkerung bei.

Ein Kollege gab bei der Fragebogenaktion zu, nicht mehr die nötige Erfahrung in der vaginalen Entbindungstechnik bei Beckenendlage zu besitzen. Gerade diese Feststellung ist dazu angetan, die Bedenklichkeit dieser Entwicklung zu demonstrieren. Die Erkenntnis der eigenen fehlenden Qualifikation führt leider nicht immer zu der Konsequenz, die betroffene Schwangere objektiv und in vollem Umfang über bestehende Möglichkeiten aufzuklären und sie in ein entsprechendes Zentrum zu überweisen. Diese Zentren (Perinatalzentren) müssen über die Möglichkeiten einer risikoadaptierten Betreuung und Entbindung verfügen (Mutterschaftsrichtlinien Teil B, Abs. 5 und 6). Vielmehr wird an dem Prinzip der dezentralisierten Geburtshilfe in Bayern festgehalten, deren Suffizienz und Qualität aber generell kritisch überprüft werden müssen (Berg und Ratzel, 1995; Ehlers, 1995; Roemer, 1994, 1995, 1997; Roemer und Ramb, 1996). Abbildung 4-1 stellt die Gründe der niedergelassenen Frauenärzte aus der Befragung für die Empfehlung zur Sectio dar.

Neben der maternalen Sectio-Morbidität und -Mortalität sind die Auswirkungen

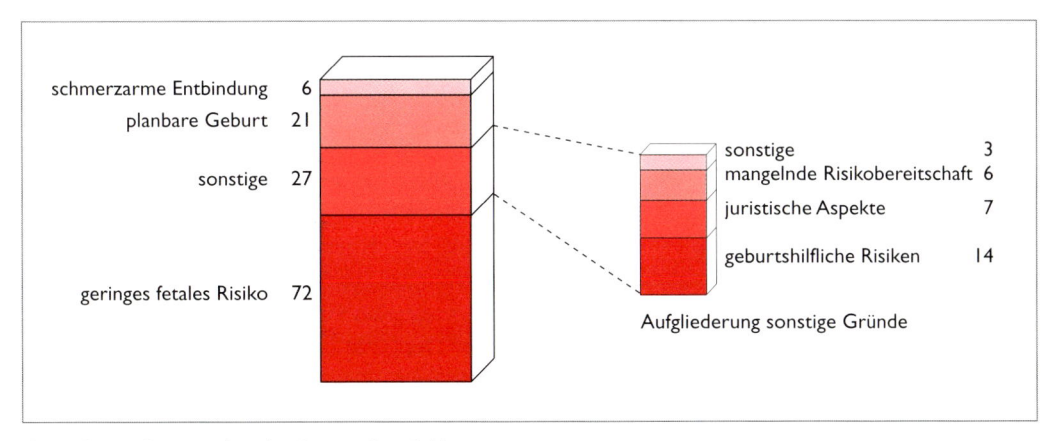

Abb. 4-1 Gründe für die Sectio-Empfehlung (Anzahl der Antworten/Mehrfachnennungen).

des operativen Eingriffs bei nachfolgenden Schwangerschaften bzw. Geburten zu beachten. In der Arbeit von Kolben (1993) macht der Autor darauf aufmerksam, daß eine Zunahme der Anzahl von Schwangeren mit einer oder mehreren Sectiones zu verzeichnen ist. Weil ein Anstieg der intra- und postpartalen Komplikationen dabei zu erwarten ist, sind damit unweigerlich Veränderungen im geburtshilflichen Management verbunden. Die Geburtsleitung im Zustand nach Sectio unterliegt in bezug auf den Geburtsmodus der gleichen kontroversen Diskussion wie die Geburtsleitung bei Beckenendlage. Aus diesem Grund ist eine sorgfältige Risikoabwägung unerläßlich und generell eine strenge Indikationsstellung zur abdominal-operativen Geburtsbeendigung zu fordern.

> Eine generell strenge Indikationsstellung zur Sectio caesarea entspricht einer weitsichtigen geburtshilflichen Auffassung. Sie vermeidet die iatrogen bedingte Zunahme relevanter Geburtsrisiken und ist auf eine weitere Senkung anzunehmender intrapartaler Komplikationen und letztlich der Sectio-Frequenz ausgerichtet.

Für einen Kollegen wäre, laut Umfrage, die Sectio caesarea eine prophylaktische Maßnahme zur Verhütung eines Descensus genitalis bzw. einer Harninkontinenz.

Eine nur unwesentlich längere stationäre Verweildauer als Empfehlung für die Sectio caesarea wurde ebenfalls nur einmal im Fragebogen aufgezählt. Sechsmal (7,5%) wurde der Aspekt „schmerzarme Geburt" erwähnt. Hierbei ist kritisch zu fragen, ob die betroffenen Frauen diesen Sachverhalt ebenso empfinden wie ihre behandelnden Ärzte. Ob die postoperativen Mißempfindungen im OP-Gebiet weniger schmerzhaft sind als die Wehentätigkeit, bleibt dahingestellt. Letztere kann man jedenfalls mittels geeigneter Analgetika bzw. mit der Katheter-Periduralanästhesie in den meisten Fällen gut behandeln.

Die Antworten auf die Frage 3, Gründe für die Empfehlung zur vaginalen Entbindung bei Beckenendlage, sind hauptsächlich für *Mehrgebärende* zutreffend. Wir konnten feststellen, daß die Beantwortung keine überraschenden Ergebnisse lieferte. Die vaginale Entbindung beinhaltet, zumindest bei *Mehrgebärenden,* ein vertretbares fetales Risiko. Das meinten 58 Kollegen (72,5%) und würden den Versuch einer vaginalen Entbindung empfehlen.

Weiterhin würden 53 Frauenärzte (66,3%) eine geringere maternale Morbidität gegenüber der Sectio caesarea erwarten. Tatsächlich ist die Sectio-Morbidität um den Faktor 2 höher als die mütterliche Morbidität nach einer Spontangeburt. In der Bayerischen Perinatalerhebung 1996 wurde die Sectio-Morbidität mit 45,1% angegeben, die der Spontangeburt mit 22,1%.

Der Wunsch der schwangeren Frau nach einer „natürlichen Geburt", auch bei einer Beckenendlage, würde bei 32 Kollegen (40%) Berücksichtigung finden. Dieser Trend wird weiter anhalten.

Schließlich spielt die kurze stationäre Verweildauer der Wöchnerin nach einer vaginalen Entbindung für 30 Frauenärzte (37,5%) eine nicht geringe Rolle. Diese Auffassung wird zukünftig noch mehr in den Vordergrund rücken. Gerade unter dem Druck der Gesundheitsreform, d. h. Führung bzw. Leitung einer geburtshilflichen Einrichtung unter wirtschaftlichen Gesichtspunkten, wird die Verkürzung der stationären Verweildauer einer gesunden Wöchnerin ein Faktor zur Kostensenkung sein. Die oben angeführten Gründe für die Empfehlung zum vaginalen Entbindungsmodus bei Beckenendlage sind in Abbildung 4-2 aufgeführt.

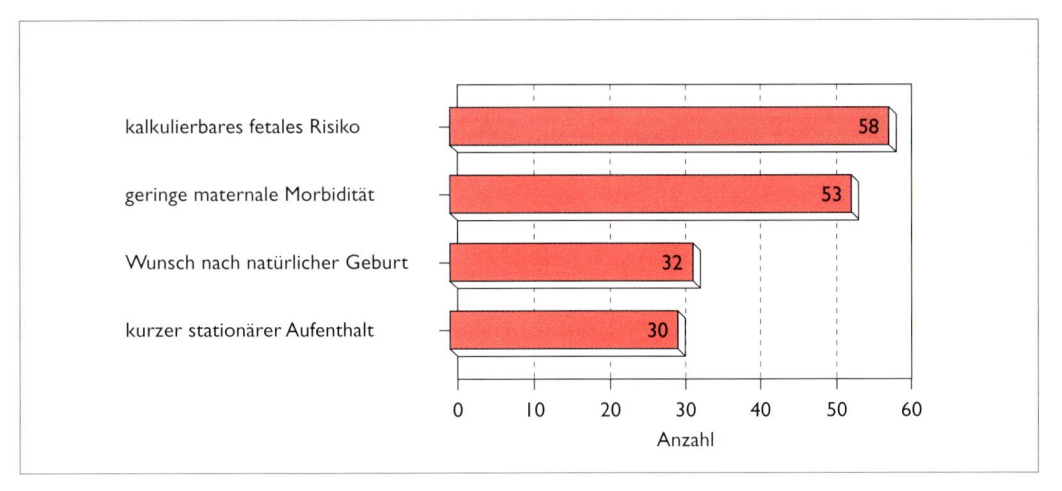

Abb. 4-2 Gründe für die Empfehlung zur vaginalen Entbindung (Anzahl der Antworten/Mehrfachnennungen).

Zusammenfassung

Wir konnten feststellen, daß entsprechend der Auswertung unserer Untersuchungsergebnisse (Krause et al., 1994) die Mehrzahl der befragten Frauenärzte die Risiken der vaginalen Beckenendlagenentbindung überschätzt dies nicht zuletzt wegen der noch immer vorherrschenden Auffassung, daß die Sectio caesarea im Gegensatz zur vaginalen Entbindung aus Beckenendlage sowohl geburtstraumatische als auch perinatal erworbene hypoxische Schäden des Neugeborenen verhindern kann.

Ziel der Fort- und Weiterbildung der klinisch tätigen Kollegen muß es sein, die vaginale Entbindungstechnik unter der Anleitung erfahrener Geburtshelfer durch Training so zu etablieren, daß sie selbst die Methode jederzeit sicher beherrschen und anwenden können. Das bedeutet auch, daß ein Geburtshelfer so flexibel sein muß, daß er situationsgerecht den einmal eingeschlagenen Weg der vaginalen Entbindung bei Erkennen von Komplikationen sofort beendet und auf eine Sectio caesarea umschalten kann. Dies setzt allerdings die Bereitstellung entsprechender logistischer Ressourcen seitens des Trägers voraus.

Für die praktisch tätigen Frauenärzte muß die Fortbildung darauf ausgerichtet sein, daß sie die Schwangere mit einer Beckenendlage objektiv über die Risiken und Entbindungsmöglichkeiten beraten, wie es in den geltenden Richtlinien des Bundesausschusses der Ärzte und Krankenkassen über die ärztliche Betreuung während der Schwangerschaft festgelegt ist.

> Die Aufklärung über eine Beckenendlagengeburt am Termin muß die Möglichkeit der vaginalen und/oder der abdominal-operativen Entbindung beinhalten. Weiterhin ist auf die äußere Wendung mit dem Ziel einer Spontanentbindung aus Schädellage hinzuweisen.

Dabei muß auf die niedrige kindliche Morbidität einer vaginalen Entbindung hingewiesen werden, wenn die Entbindung in einer Klinik mit Zentrumscharakter stattfindet. Dort müssen die dazu notwendigen personellen und apparativen Voraussetzungen erfüllt sein. Nicht unerwähnt darf die erhöhte mütterliche Morbidität und Mortalität nach einer Sectio caesarea gegenüber einer vaginalen Entbindung bleiben.

Erforderlich ist eine verstärkte Qualitätskontrolle in der Grundbetreuung der Schwangeren hinsichtlich der Risikoselektion. Konsequenterweise sollte das zu einer Regionalisierung der Schwangeren mit befundeten Risiken führen, wie es in anderen europäischen Staaten mit Erfolg praktiziert wird (z. B. Österreich, Großbritannien, Finnland). Eine Schwangere mit bestehender Poleinstellungsanomalie sollte in einer geburtshilflichen Klinik entbunden werden, die über die notwendigen technischen Voraussetzungen und Erfahrungen verfügt. Damit könnte der Anteil von unnötigen Schnittentbindungen deutlich vermindert werden. Der Versuch einer vaginalen Entbindung ist im Interesse der schwangeren Frau, die immer häufiger den Wunsch nach möglichst natürlicher Geburt äußert. Darüber hinaus wäre dieses Vorgehen im Rahmen des Gesundheitsstrukturgesetzes ein Beitrag zur Kostensenkung im stationären Bereich.

Umfrage unter schwangeren Frauen mit einer Beckenendlage

Im vorangegangenen Abschnitt wurden die Ergebnisse einer Umfrage unter den niedergelassenen Frauenärzten bezüglich Information und Aufklärung über die Risiken der Beckenendlagenentbindung dargestellt und diskutiert. Im folgenden soll über die Probleme berichtet werden, die schwangere Frauen vor einer Geburt aus Beckenendlage beschäftigten. Erfaßt wurden der Informationsgrad der Schwangeren über die Geburtsrisiken sowie deren Ängste und Erwartungen.

Zu diesem Zweck wurde an der Nürnberger Frauenklinik im Rahmen der Schwangerenberatung eine randomisiert-prospektive Studie initiiert. Befragt wurden 100 Schwangere, die sich anläßlich der bevorstehenden Geburt ihres Kindes aus Beckenendlage in unserer Klinik vorstellten. Einschlußkriterien für die Teilnahme an der Umfrage waren ein Gestationsalter > 36 kpl. SSW sowie die Tatsache, daß bei der Schwangeren noch kein Beratungsgespräch über eine Beckenendlagenentbindung in unserer Klinik stattgefunden hatte. Die Schwangeren wurden vor dem Erstkontakt mit dem Arzt gebeten, einen standardisierten Fragebogen anonym auszufüllen und die Fragen der Reihe nach zu beantworten. Eine Zeitbegrenzung für das Ausfüllen des Fragebogens war nicht vorgesehen. Er enthielt insgeamt 38 Fragen, von denen 7 eine freie Formulierung der Antwort vorsahen. Die Möglichkeit der Nicht-Beantwortung einzelner Fragen war zugelassen. Somit wurde die Summe von 100 % nicht bei jeder Fragestellung erreicht. Den Schwangeren gaben wir die Möglichkeit, Fragen zu formulieren, die sie im Zusammenhang mit der Information über die bevorstehende Entbindung für wichtig erachten würden. Nachdem die Schwangere den Fragebogen ausgefüllt zurückgegeben hatte, wurde sie entsprechend über die Risiken der Beckenendlagenentbindung unsererseits informiert und aufgeklärt.
Auf eine Unterteilung der Umfrageergebnisse nach der Parität wurde bewußt verzichtet, da unser Interesse hauptsächlich dem allgemeinen Meinungsprofil der Schwangeren galt.

Ergebnisse

In die Untersuchung nahmen wir jene Schwangeren auf, die ein Gestationsalter von > 36 kompletten SSW aufwiesen und die noch kein Beratungsgespräch in unserer Klinik hatten.
Von 100 befragten Schwangeren mit einer Beckenendlage des Fetus hatten 85 den

Wunsch, in unserer Klinik entbunden zu werden. Im Durchschnitt wußten die Schwangeren seit ca. 7 Wochen von der Beckenendlage ihres Kindes.

Als Selbsteinschätzung gaben sie an, daß sie sich in der überwiegenden Mehrzahl über Schwangerschaft (n = 76) und Geburt (n = 60) gut informiert hätten. Nur 35 holten vorher spezielle Informationen über eine Beckenendlagenentbindung ein.

Im vorangegangenen Abschnitt wurde die gängige Aufklärungspraxis der niedergelassenen Frauenärzte in unserer Region beschrieben. So ist es nicht verwunderlich, daß etwas mehr als die Hälfte der Schwangeren (n = 54) mit konkreten Vorstellungen über den Entbindungsmodus zu uns kam. Bei 31 Schwangeren riet der niedergelassene Frauenarzt zur primären Schnittentbindung. Lediglich 23 Frauenärzte gaben den Schwangeren die Empfehlung zur vaginalen Entbindung. Diese Tatsache, eine Empfehlung zum Entbindungsmodus bekommen zu haben, schloß aber bei 35 Schwangeren die Aufklärung über die Risiken der vaginalen bzw. abdominal-operativen Entbindung nicht mit ein. So gaben 36 Schwangere an, weder eine Empfehlung noch eine Aufklärung über Vor- und Nachteile des vaginalen bzw. abdominal-operativen Entbindungsmodus bekommen zu haben.

Die Wertigkeit der Empfehlung von niedergelassenen Frauenärzten bezüglich des Entbindungsmodus schätzten 59 Schwangere höher ein als die der Klinikärzte (n = 5). Allerdings waren 20 von den 100 befragten Schwangeren der Meinung, ausreichend von ihrem betreuenden Frauenarzt über die Entbindung aus Beckenendlage aufgeklärt worden zu sein.

Die Einstellung der Schwangeren zum Geburtsmodus ist von verschiedenen Faktoren, wie z. B. ihrer Risikobereitschaft, ihren persönlichen Erfahrungen und denen anderer Mütter sowie dem Bekanntheitsgrad der Entbindungsmethoden, abhängig. In einem nur geringen Maße wurde ihre Meinung von medizinischen Sachinformationen geprägt. Vielmehr trugen die Einflüsse sowie Erfahrungen von Familienangehörigen und Freundeskreis zu ihrer Meinungsbildung bei.

Von 100 gaben 73 Schwangere an, persönlich Frauen zu kennen, die eine Schnittentbindung erlebt hatten; 23 kannten Frauen, die vaginal von ihrem Kind aus Beckenendlage entbunden wurden; ebenfalls 23 verfügten über keine Erfahrungsberichte entbundener Frauen mit Beckenendlage.

Die Aussage, „eine spontane Geburt aus Beckenendlage ist heutzutage eine völlig komplikationsfreie Entbindungstechnik", bejahten 7 der 100 befragten Frauen. Demgegenüber äußerten 41, daß diese Aussagen nicht zutreffen würde; ebenso viele waren in ihrer Aussage unsicher. Andererseits befürchteten 46 Schwangere Komplikationen bei der spontanen Geburt.

Der Aussage „Ein Kaiserschnitt ist heutzutage eine völlig komplikationslose Entbindungstechnik" stimmten 25 Frauen in der Umfrage zu; 31 verneinten die Aussage; wiederum 41 gaben eine indifferente Antwort. Befürchtungen vor Komplikationen bei der Kaiserschnittoperation äußerten 21 Schwangere.

In Tabelle 4-6 sind die Befragungsergebnisse bezüglich des Informations- und Meinungsprofils zusammengestellt.

Aus den sieben frei zu formulierenden Antworten versuchten wir den Informationsgrad der Schwangeren mit einer Beckenendlage des Fetus sowie deren Wissen über die Risiken und die Vor- und Nachteile der beiden Entbindungsmethoden abzulesen.

Bei einer Schnittentbindung wurden folgende Risiken von den Schwangeren besonders hervorgehoben:
– mütterliches Narkoserisiko (n = 28),
– allgemeines Operationsrisiko (n = 20),

Tab. 4-6 Antwortspiegel des Fragebogens über das Informations- und Meinungsprofil bei 100 Schwangeren mit einer Beckenendlage (n = 100; modifiziert nach Fischer).

	– –	–	±	+	++
1 Ich kenne Freunde bzw. Verwandte, die einen Kaiserschnitt hatten.	20	2	5	6	67
2 Ich kenne Freunde bzw. Verwandte, die eine spontane Beckenendlagengeburt hatten.	72	2	3	2	21
3 Meine Schwangerschaft belastet mich sehr.	67	10	23	–	–
4 Der Gedanke an meine Entbindung belastet mich.	17	16	43	14	10
5 Ich kann mir nicht so richtig vorstellen, was auf mich zukommt	15	7	31	25	21
6 Mir ist es gleich, ob das Kind in Schädel- oder Beckenendlage (BEL) liegt.	69	16	12	–	–
7 Eine Schädellage wäre mir viel lieber.	2	–	8	23	62
8 Ich habe mich über Schwangerschaften gut informiert.	1	–	23	33	43
9 Ich habe mich über Entbindungen gut informiert.	6	8	26	30	30
10 Ich habe mich über Beckenendlagen speziell informiert.	21	23	21	20	15
11 Mein Frauenarzt hat mich über die Möglichkeiten einer Entbindung aus BEL gut informiert.	51	21	8	5	15
12 Der Rat meines Frauenarztes ist mir wichtiger als der Rat der Krankenhausärzte.	39	20	30	3	2
13 Ein Kaiserschnitt ist heutzutage eine völlig komplikationsfreie Entbindungstechnik.	10	21	41	18	7
14 Eine spontane Geburt aus BEL ist heutzutage eine völlig komplikationsfreie Entbindungstechnik.	5	36	44	5	2
15 Das Risiko für die Mutter ist beim Kaiserschnitt genauso groß wie bei einer spontanen BEL-Geburt.	21	31	18	13	5
16 Bei einem Kaiserschnitt ist das Risiko für die Mutter größer als für das Kind.	7	7	21	36	16
17 Bei einer spontanen Geburt aus BEL ist das Risiko für die Mutter größer als für das Kind.	33	33	15	7	–
18 Eine Geburt aus BEL ist schmerzhafter als aus Schädellage.	7	5	18	30	23
19 Eine Geburt aus BEL dauert länger als aus SL.	2	7	10	38	30
20 Eine Kinderklinik in der Entbindungsklinik ist nur dann wichtig, wenn in der Schwangerschaft Risiken bemerkt wurden.	51	16	12	5	15
21 Eine Kinderklinik in der Entbindungsklinik ist immer wichtig.	2	7	5	13	71
22 Eine Kinderklinik in der Entbindungsklinik ist bei Geburten aus BEL besonders wichtig.	–	5	13	30	51
23 Ich fürchte, daß es beim Kaiserschnitt Komplikationen geben könnte.	30	23	28	13	8
24 Ich fürchte, daß es bei einer spontanen Geburt aus BEL Komplikationen geben könnte.	5	12	31	28	18

Bewertung: – – trifft nicht zu, – trifft eher nicht zu, +/– teils, teils, + trifft eher zu, ++ trifft genau zu

- gestörte Wundheilung (n = 13),
- erhöhtes Infektionsrisiko (n = 12).

Intraoperativer Blutverlust, Emboliegefahr, Narkosewirkungen auf den Fetus, Traumatisierung des Fetus sowie operationsbedingte mütterliche Organverletzungen wurden als Risiken mit niedriger Wahrscheinlichkeit angesehen.

38 Schwangere meinten, daß die primäre Sectio caesarea gegenüber der vaginalen Entbindung vorteilhafter sei. Sie nahmen an, daß diese Methode das schonendere Entbindungsverfahren für das Kind sei. Für 30 Schwangere würde gemäß Auswertung des Fragebogens die primäre Sectio caesarea eine gefahrlose, schmerzfreie und schnelle Entbindungstechnik darstellen.

Die Angst vor einer fetalen intrapartalen Hypoxie bei einer vaginalen Entbindung beschrieben 44 Schwangere sowie 31 die des „Steckenbleibens des nachfolgenden Kopfes". Den Risiken Nabelschnurvorfall, Dammriß und Frakturen/Traumata beim Neugeborenen wurde eine geringere Bedeutung beigemessen.

Für 16 Schwangere wäre die vaginale Entbindung der „natürlichere Weg" und für 25 mit dem „aktiven Geburtserlebnis" verbunden. Deshalb würden sie diesen Weg bevorzugen. Außerdem erwarteten 16 Schwangere eine Förderung der Mutter-Kind-Beziehung durch den unmittelbaren Kontakt mit ihrem Kind nach der Geburt. Die kurze stationäre Verweildauer nach der Entbindung (n = 12), die Möglichkeit der ambulanten Geburt (n = 5) und der Verzicht auf eine Narkose bei der vaginalen Geburt wurde von 10 Schwangeren als vorteilhaft angesehen.

Von 52 Frauen wurde eingeschätzt, daß das mütterliche Risiko gegenüber dem fetalen bei einer Schnittentbindung erhöht sei, von diesen würden 21 mit maternalen operationsbedingten Komplikationen rechnen. Dagegen nahmen 7 Schwangere an, daß bei der vaginalen Entbindung das mütterliche Risiko höher als das fetale sei. Darüber hinaus erwarteten 46 Schwangere das Auftreten von Komplikationen bei der vaginalen Entbindung. In Tabelle 4-7 sind aus der Sicht der 100 Schwangeren mit Beckenendlage Pro und Contra einer vaginalen Entbindung mit Häufigkeitsangaben aufgelistet.

Unabhängig von der Kindslage wurde dem Vorhandensein einer Kinderklinik eine besondere Bedeutung beigemessen (n = 84). Daß sie bei der Beckenendlagenentbindung wichtig ist, meinten 81 Schwangere.

Welche Ängste und Erwartungen beschäftigen die Schwangeren mit einer Beckenendlage ihres Kindes vor der Geburt?

25 Schwangere gaben an, daß die Ungewißheit vor dem bevorstehenden Geburtsereignis für sie eine Belastung darstellt. Die

Tab. 4-7 Pro und Contra der vaginalen Entbindung aus der Sicht der Schwangeren.

Pro:		**Contra:**	
• „natürlicher Weg"	16%	Angst vor:	
• „aktiveres Geburtserlebnis"	25%	• kindlicher Hirnschädigung	44%
• Förderung der Mutter-Kind-Beziehung	16%	• „Steckenbleiben des nachfolgenden Kopfes"	31%
• kurze stationäre Verweildauer	12%	• Nabelschnurvorfall, Dammriß u.a.	3%
• Möglichkeit der ambulanten Geburt	5%	• allgemeine Komplikationen	46%
• Vermeidung einer Narkose	10%		
• geringeres mütterliches Risiko als bei Sectio	52%		

Schwangerschaft an sich wurde aber bei der überwiegenden Mehrzahl der Schwangeren (n = 77) nicht als Belastung empfunden. Die kindliche Lage war 85 Schwangeren nicht gleichgültig, und mit gleicher Häufigkeit wäre ihnen eine Schädellage ihres Kindes lieber gewesen.

Außerdem interessierte uns die bestehende Konfliktsituation der Schwangeren, die an den unterschiedlichen Gefühlsäußerungen bezüglich der Beckenendlage ihres Kindes und der bevorstehenden Geburt abgelesen werden konnte.

Etwas mehr als die Hälfte aller befragten Schwangeren (n = 51) gab erwartungsgemäß eine überwiegend abwägende und zurückhaltende Gefühlslage an. Sie zeichnete sich besonders aus durch:
– „Unsicherheit" (n = 51),
– „Nervosität" (n = 43),
– „Angst" (n = 32).

Bei den Gefühlen „Optimismus" (n = 39) und „Vertrauen" (n = 57) fanden wir eine positive Einstellung in bezug auf die Stimmungslage. Die Tabelle 4-8 stellt die Stimmungslage der Schwangeren dar, die sie bei dem Gedanken an die bevorstehende Beckenendlagenentbindung hatten.

Die Analyse der frei formulierbaren Fragen gab uns wichtige Aufschlüsse über das Informationsbedürfnis der Schwangeren mit einer Beckenendlageneinstellung des Fetus. Sie zeigte uns, welche Schwerpunktthemen wir in unseren Informations- und Aufklärungsgesprächen mit der Schwangeren in den Mittelpunkt stellen müssen, um ihrem Informationsbedürfnis gerecht zu werden. Am meisten interessierten die Risiken (n = 39) und der Ablauf der einzelnen Geburtsphasen (n = 21) bei der vaginalen Entbindung. Über die allgemeinen Komplikationen bei der Schnittentbindung wollten 15 Schwangere speziell informiert werden. Hinsichtlich des Einsatzes der Katheter-Periduralanästhesie bestand bei 10 Schwangeren Informationsbedarf. Letztlich interessierten sich viele Schwangere für die Erfolgsquote der vaginalen Entbindung, die Chancen einer spontanen bzw. äußeren Wendung, die Dauer der Geburt, die Möglichkeiten der ambulanten Geburt sowie bezüglich der Möglichkeiten ihrerseits, auf einer Schnittentbindung zu bestehen.

Von den 100 befragten Schwangeren mit einer Beckenendlage wurden bei ihrer Klinikwahl die in Tabelle 4-9 aufgeführten

Tab. 4-8 Stimmungslage der Schwangeren bei dem Gedanken an die bevorstehende Beckenendlagenentbindung (n = 100; modifiziert nach Fischer).

Gefühl	Bewertung				
	– –	–	±	+	++
• Optimismus	13	15	23	31	8
• Angst	7	16	30	20	12
• Neugierde	26	16	22	20	6
• Gelassenheit	30	23	20	15	2
• Nervosität	5	12	43	15	25
• Mißtrauen	30	21	20	13	8
• Vertrauen	7	10	25	43	12
• Unsicherheit	–	13	28	26	25
• Freude	31	13	26	7	8
• Gleichgültigkeit	72	12	5	–	–

Bewertung: – – trifft nicht zu, – trifft eher nicht zu,
 +/– teils, teils, + trifft eher zu, ++ trifft genau zu

Gründe als wichtig bezeichnet. Die Tabelle gibt die Antworten in der Reihenfolge ihrer Häufigkeit wieder.

Diskussion

Die Umfrageergebnisse spiegeln auch aus der Sicht der Schwangeren mit Beckenendlage den defensiven Charakter der Geburtshilfe bezüglich der Einstellung zum Entbindungsmodus dieser Kindslage wider. Diese vermehrt defensive Haltung wird durch die Zunahme der Sectio-Frequenz deutlich und wurde in den letzten 20 Jahren von der Annahme geprägt, damit das Schädigungsrisiko des Kindes zu senken. Jedoch konnte trotz der hohen Sectio-Frequenz bei Beckenendlagenentbindungen die Rate der schweren neurologischen Schäden (Zerebralparesen) von Kindern nicht vermindert werden (Schneider und Beller, 1997). Sicherlich trug die Zunahme der Sectio-Frequenz zu einer Senkung der neonatalen Mortalität und Morbidität bei, sie dürfte aber nur ein assoziierter Faktor dafür gewesen sein, kein kausaler. Es ist unumstritten, daß vor allem die qualitative Verbesserung der Schwangerenvorsorge (Risikoselektion, Regionalisierung der Risiko-Entbindungen), die Fortschritte in der neonatologischen Betreuung sowie die sich entwickelnde pränatale Diagnostik einen entscheidenden Beitrag zur Senkung der neonatalen Mortalität und Morbidität leisten.

Die strittige Frage, welcher der bessere Geburtsweg sei, muß immer mit der Frage „Für wen?" gekoppelt werden. Unserer Meinung nach wurde und wird das angenommene fetale Risiko zu Lasten einer deutlich erhöhten maternalen Morbidität verlagert.

Die oben dargestellte Umfrage ergab, daß die Grundeinstellung der Schwangeren hinsichtlich des Entbindungsmodus nicht allein von den Empfehlungen des Frauenarztes abhängt. Dennoch soll das Gewicht seiner Empfehlung nicht unterschätzt werden: 59 Schwangere werteten die Empfehlung ihres Frauenarztes gegenüber der des Klinikarztes höher. Das zeigt, welche hohe Verantwortung der niedergelassene Frauenarzt bei der Beratung seiner Patientinnen besitzt.

Die Meinungsbildung der Schwangeren unterliegt außerdem den Einflüssen ihrer unmittelbaren Umgebung. Da in Deutschland überwiegend die primäre Schnittentbindung bei Beckenendlage durchgeführt wird, ist es kein Wunder, daß sich im Bekanntenkreis der Schwangeren viele Frauen befinden, die Erfahrungen mit einer Schnittentbindung haben. Der Anteil von Frauen, der Erfah-

Tab. 4-9 Gründe für die Auswahl der Entbindungsklinik bei Schwangeren mit einer Beckenendlage (n = 100; Mehrfachantworten waren zugelassen; modifiziert nach Fischer).

• Kinderklinik mit Neonatologie im Haus	69%
• ständige Präsenz eines Geburtshelfers im Haus	51%
• Lage bzw. verkehrstechnische Anbindung der Klinik	48%
• ständige Präsenz eines Anästhesisten im Haus	44%
• Überweisung durch Facharzt	31%
• Möglichkeit der Periduralanästhesie	31%
• Rat durch Familie bzw. Freunde	15%
• vaginale Beckenendlagengeburten möglich	12%
• Empfehlung durch Hebamme	7%
• Klinik von vorheriger Entbindung bekannt	5%
• andere Kliniken nicht bekannt	2%

rungen mit dem vaginalen Entbindungsmodus bei Beckenendlage besitzt, ist demzufolge eher gering. Diese Tatsache spiegelte sich in den Umfrageergebnissen wider. Darüber hinaus können wir davon ausgehen, daß die Meinungsbildung der Schwangeren über die Entbindungsmethoden und ihre innewohnenden Risiken durch eine unsachliche Darstellung in den Medien stark beeinflußt werden kann. Wenn es gelänge, in den Medien das komplexe Thema „Beckenendlage" in seiner Vielschichtigkeit objektiv zu diskutieren, würde sich der Prozeß des Umdenkens in der Bevölkerung beschleunigen lassen.

Schlußfolgerungen aus den Umfragen

Eine unabdingbare Voraussetzung für den Wandel der Einstellung zum Geburtsmodus ist eine erneute Auseinandersetzung in der Fachgesellschaft (Standard-Kommission Beckenendlage) mit dem Problem der „Beckenendlagengeburt". Die gültige Fassung der Empfehlung von 1984 bedarf unserer Auffassung nach aufgrund der heutigen wissenschaftlichen Erkenntnisse einer Überarbeitung. Unsere Studienergebnisse sollten in die Verabschiedung einer modifizierten Empfehlung einfließen (s. a. Kap. 9). Zudem ist eine verbesserte Öffentlichkeitsarbeit zu diesem Thema erforderlich. Damit verbunden sollte die Fortbildung der niedergelassenen Frauenärzte darauf ausgerichtet werden, die neuen wissenschaftlichen Erkenntnisse in die Praxis umzusetzen. Somit könnte der Frauenarzt die Beratung der interessierten Schwangeren mit einer Beckenendlage objektiver gestalten.
Eine weitere Konsequenz, die sich aus unseren Untersuchungen ergibt, ist die stärkere Einbeziehung von Hebammen bei der Beratung einer Schwangeren mit Beckenendlage. Im Rahmen der Geburtsvorbereitungskurse können sie gezielt Informationen vermitteln und die Motivation der Schwangeren zur vaginalen Geburt z. B. durch ausführliche Erklärung der einzelnen Geburtsphasen unterstützen.

Letztlich obliegt es dem Klinikarzt, der Schwangeren mit Beckenendlage die notwendigen Informationen zu geben. Nur er kann sie hinsichtlich der klinikeigenen Erfahrungen und Ergebnisse aufklären und ihr aufgrund dessen eine Empfehlung geben. Zu diesem Zweck entwickelten wir ein Informationsblatt (s. Anhang), dessen Inhalt maßgeblich von den Informationswünschen der befragten Schwangeren beeinflußt wurde.

Die unterschiedlichen mütterlichen Risiken im Vergleich zwischen einer Schnittentbindung und einer vaginalen Geburt wurden von den Schwangeren, wie sich bei der Fragebogenaktion erwies, überwiegend richtig eingeschätzt. Mehr als die Hälfte vertrat die Ansicht, daß eine Schnittentbindung risikoreicher als die vaginale Entbindung sei. Dabei wurden allerdings die angenommenen maternalen Risiken bzw. Komplikationen der vaginalen Geburt überschätzt.

Knapp die Hälfte der befragten Schwangeren sah in der möglichen intrapartalen Hypoxie einen wesentlichen kindlichen Risikofaktor für die vaginale Entbindung aus Beckenendlage. Die Furcht vor einer hypoxischen Schädigung des Kindes unter der Geburt ist jedoch kein spezielles Phänomen der Beckenendlagengeburt. In einer Untersuchung von Neuhaus und Scharkus (1994) fanden die Autoren, daß 89% der Schwangeren ebenfalls diese Furcht äußerten. Bei ihnen befanden sich die Kinder jedoch in Schädellage.

Auch das „Steckenbleiben des nachfolgenden Kopfes" stellte bei der Befragung der Schwangeren ein besonderes Risiko dar. Seit 1988 fanden in unserer Klinik mehr als 1000 Geburten aus Beckenendlage

> 32 SSW (Einlinge) statt. Davon wurden bei über 600 Schwangeren vaginale Entbindungen durchgeführt. Ein „Steckenbleiben des nachfolgenden Kopfes" wurde im genannten Zeitraum nicht beobachtet. Somit kommen wir zu der Auffassung, daß dieses Ereignis heutzutage wohl eher Seltenheitswert besitzt. Zudem kann die Kopfentwicklung bei einer Sectio caesarea ähnlich „schwierig" wie bei einer vaginalen Entbindung verlaufen.

Die Sorge um die Gesundheit ihres Kindes ist laut Befragung der Schwangeren ausschlaggebend für die Wahl der Geburtsklinik. Dabei maßen 69 Schwangere dem Vorhandensein einer Kinderklinik eine sehr hohe Bedeutung bei, für 51 war die ständige Anwesenheit eines Geburtshelfers das wichtige Kriterium. Diese Einstellung zeigt wahrscheinlich die Unsicherheit der Schwangeren vor der bevorstehenden Beckenendlagengeburt.

Des weiteren ist die Nähe zum Wohnort bzw. die verkehrstechnische Anbindung einer Klinik für 48 Schwangere ein Grund für deren Wahl. Diese Aussage scheint uns im Widerspruch mit ihrer Sorge um eine risikoarme Entbindung zu stehen. Tatsache ist, daß nicht jede Entbindungsklinik, die sich in der Nähe des Wohnorts einer Schwangeren befindet, in der Lage ist, Risikoentbindungen mit entsprechendem personellem und apparativem Aufwand durchzuführen. Auf diese Problematik weist ein Urteil des Pfälzischen Oberlandesgerichts Zweibrücken vom 16. Mai 1994 hin. Krankenhauseinrichtungen der Grund- und Regelversorgung sind verpflichtet, Schwangere mit befundeten Risiken – hier eine Schwangere mit vorzeitigem Blasensprung und Beckenendlage in der 31. SSW – in eine Einrichtung mit höherer Versorgungsstufe (Schwerpunktkrankenhaus bzw. Perinalzentrum, Anm. d. Autors) zu verlegen (Ehlers, 1995).

Die Empfehlung der Hebammen war nur in 7% ausschlaggebend für die Klinikwahl. Wie bereits dargestellt, sollte unserer Meinung nach die gezielte Informationsarbeit durch die Hebammen gefördert werden. Dieser Möglichkeit wurde bisher zu wenig Aufmerksamkeit geschenkt.

Die fetalen Risiken bei der vaginalen Entbindung aus Beckenendlage wurden von den Schwangeren laut Umfrageergebnis überschätzt. Das führt bei ihnen zwangsläufig zu einer eher ängstlichen und unsicheren Gefühlslage. Diese kann durch vertrauensvolle Zusammenarbeit hinsichtlich Information und Beratung der Schwangeren mit Beckenendlage zwischen Entbindungsklinik, niedergelassenem Frauenarzt und Hebamme zum Positiven verändert werden. Das dem Umstand nicht in ausreichendem Maße Rechnung getragen wird, fanden 1989 bereits Kropp und Mitarbeiter in ihrer Untersuchung.

Ziel sollte sein, den Schwangeren die Angst vor der vaginalen Entbindung aus Beckenendlage zu nehmen. Wenn das gelingt, wird sich der Wunsch nach natürlicher Entbindung bei Schwangeren mit Beckenendlage immer stärker ausprägen und durchsetzen.

Literatur

Ackermann-Liebrich, U., et al.: The epidemiology of cerebral paralysis. Perinatal Epidemiology Meeting, held in Berne, Switzerland, 14th–15th March 1996. Paediatr Perinat Epidemiol 10 (1996) 355–357.

Ballas, S., R. Toaff, A. J. Jaffa: Deflection of the fetal head in breech presentation – incidence, management, and outcome. Obstet Gynecol 52 (1978) 653–655.

Bauer, M., R. Schulz-Wendtland, G. De Gregorio, G. Sigmund: Geburtshilfliche Beckenmessung mittels Kernspintomographie (MRI): Klinische Erfahrungen bei 150 Patientinnen. Geburtshilfe Frauenheilkd 52 (1992) 322–326.

Bayerische Perinatalerhebung (BPE) 1986, 1992, 1995, 1996. Bericht der Kommission für Perinatologie und Neonatologie der Bayerischen Landesärztekammer und der Kassenärztlichen Vereinigung Bayerns.

Berg, D., R. Ratzel: Mindestanforderungen an prozessuale, strukturelle und organisatorische Voraussetzungen für geburtshilfliche Abteilungen. Frauenarzt 36 (1995) 1237.

Berger, R., E. Sawodny, G. Bachmann, S. Herrmann, W. Künzel: The prognostic value of magnetic resonance imaging for the management of breech delivery. Eur J Obstet Gynaecol Reprod Biol 55 (1994) 97–103.

Boos, R.: Die Beckenendlage – Analyse der perinatologischen Daten, ultrasonographische Befunde und antepartales Verhalten. Habilitationsschrift, Medizinische Fakultät der Universität des Saarlandes, Homburg 1994.

Croughan-Minihane, M. S., D. B. Petitti, L. Gordis, I. Golditch: Morbidity among breech infants according to method of delivery. Obstet Gynecol 75 (1990) 821–825.

Deutinger, J., G. Bernaschek; Vaginosonographical determination of the true conjugate and the transverse diameter of the pelvic inlet. Arch Gynecol Obstet 240 (1987) 241–246.

Ehlers, A. P. F.: Urteil des Pfälzischen Oberlandesgerichts Zweibrücken vom 16. 5. 1994, Az.: 7 U 211/91 (LG Landau in der Pfalz 2 O 498/87). Z Geburtshilfe Neonatol 199 (1995) 262–264.

Feige, A., A. Douros: Mortalität und Morbidität kleiner Frühgeborener (< 1500 g) in Abhängigkeit von Poleinstellung und Entbindungsmodus. Z Geburtshilfe Neonatol 200 (1996) 49–56.

Feige, A., M. Krause, A. Lenz: Entscheidungskriterien zur vaginalen Beckenendlagengeburt – Einfluß auf die kindliche Früh- und Spätmorbidität. Z Geburtshilfe Neonatol 201 (1997), Suppl. 1, 35–42.

Feige, A., A. Rempen, W. Würfel, H. Caffier, J. Jawny: Frauenheilkunde, Kap. 20: Beckenendlage, S. 325ff. Urban & Schwarzenberg, München–Wien–Baltimore 1997.

Fischer, Th., M. Krause, A. Feige: Beckenendlage – Informations-, Angst- und Erwartungsmuster von niedergelassenen Frauenärzten und Schwangeren. Teil 2: Ergebnisse einer Umfrage unter Frauen mit einer BEL-Schwangerschaft. Z Geburtshilfe Neonatol 200 (1996) 61–65.

Frenzel, J., M. Krause, I. Sander, W. Michels: Zur Früh- und Spätmorbidität mindergewichtiger Neugeborener (LBWI) nach Beckenendlagen in Abhängigkeit vom Entbindungsmodus. Z Geburtshilfe Perinatol 188 (1984) 261–268.

Gimovsky, M. L., B. S. Schifrin: Breech management. J Perinat 12 (1992) 143–151.

Gimovski, M. L., J. P. O'Grady, P. Morris: Assessment of computed tomographic pelvimetry within a selective breech presentation management protocol. J Reprod Med 39 (1994) 489–491.

Häger, G., A. Hasenburg, C. Behrens, F. Fallenstein, L. Spätling: Geburtsfortschritt und Vierkanaltokographie unter der Geburt. Vortrag auf der 5. Jahrestagung der Arbeitsgemeinschaft für Informationsverarbeitung in der Gynäkologie und Geburtshilfe. Universität Bochum, 29./30. 9. 1995.

Hickl, E. J.: Geburtshilfe aus forensischer Sicht am Beispiel der Beckenendlage. Gynäkologe 27 (1994) 184–190.

Jaisle, F.: Schnittentbindung in den Akten der Justiz. G. Fischer, Stuttgart–Jena–New York 1995.

Jaisle, F.: Zur Ätiologie der Zerebralparese. Z Geburtshilfe Neonatol 200 (1996) 169–175.

Kirschbaum, M., M. Hermsteiner, W. Künzel: Beckenendlage, Quer- und Schräglage. In: Wulf, K.-H., H. Schmidt-Matthiesen (Hrsg.): Klinik der Frauenheilkunde und Geburtshilfe, 3. Aufl., Bd. 6: Künzel, W., K.-H. Wulf (Hrsg.): Geburt I, S. 191ff. Urban & Schwarzenberg, München–Wien–Baltimore 1996.

Kolben, M.: Geburtshilfliche Aspekte bei Zustand nach Sectio caesarea. Geburtshilfe Frauenheilkd 53 (1993) 829–834

Krause, M., Th. Fischer, A. Feige: Beckenendlage – Informations-, Angst- und Erwartungsmuster von niedergelassenen Frauenärzten und Schwangeren. Teil I: Umfrage unter den niedergelassenen Frauenärzten. Z Geburtshilfe Perinatol 198 (1994) 113–116.

Krause, M., A. Gerede, Th. Fischer, A. Feige: Vaginale Geburt aus Beckenendlage erhöht nicht die kindliche Frühmorbidität – Ergebnisse von 423 aus Beckenendlage geborenen Kindern aus den Jahren 1988–1992. Z Geburtshilfe Perinatol 198 (1994) 85–95.

Kropp, S., S. Schmidt, E. Saling: Einflüsse auf Entscheidungen von Schwangeren mit BEL zur äußeren Wendung oder zur Schnittentbindung – Aufklärungsstatus und Angstmuster. Z Geburtshilfe Perinatol 193 (1989) 84–91.

Kubli, F.: Geburtsleitung bei Beckenendlage. Gynäkologe 8 (1975) 48–57.

Kubli, F.: Wandlungen in der operativen Geburtshilfe. In: Dudenhausen, J. W.: Das Kind im Bereich der Geburts- und Perinatalmedizin, S. 35ff. De Gruyter, Berlin–New York 1987.

Künzel, W., M. Kirschbaum: Beckenendlage, Quer- und Schräglage. In: Wulf, K.-H., H. Schmidt-Matthiesen (Hrsg.): Klinik der Frauenheilkunde und Geburtshilfe, 2. Aufl., Bd. 7/I: Künzel, W., K.-H. Wulf (Hrsg.): Physiologie und Pathologie der Geburt I, S. 231–253. Urban & Schwarzenberg, München–Wien–Baltimore 1990.

Neuhaus, W., S. Scharkus: Wünsche, Erwartungen, Ängste – schwangere Frauen vor der Geburt. Z Geburtshilfe Perinatol 198 (1994) 88–95.

Perl, F. M., W. Friedrichs-Vieten, F.-K. Klöck: Der Geburtsverlauf und die neonatale Morbidität bei Erstgebärenden mit Beckenendlage. Z. Geburtshilfe Neonatol 200 (1996) 56–60.

Richtlinien des Bundesausschusses der Ärzte und Krankenkassen über die ärztliche Betreuung während der Schwangerschaft und nach der Entbindung (Mutterschaftsrichtlinien), geänderte Fassung vom 14. Dezember 1995.

Roemer, V. M.: Die Regionalisierung in der Geburtshilfe aus forensischer Sicht. Gynäkologe 27 (1994) 229.

Roemer, V. M.: Anmerkungen zur Struktur der Geburtshilfe in Deutschland (Teil 1). Frauenarzt 36 (1995) 991.

Roemer, V. M.: Anmerkungen zur Struktur der Geburtshilfe in Deutschland (Teil 2). Frauenarzt 38 (1997) 580.

Roemer, V., M., S. Ramb: Zentralisierung in der Geburtshilfe: Pro und Contra. Z Geburtshilfe Neonatol 200 (1996) 2.

Rojansky, N., V. Tanos, A. Lewin, D. Weinstein: Sonographic evaluation of fetal head extension and maternal pelvis in cases of breech presentation. Acta Obstet Gynecol Scand 73 (1994) 607–611.

Roumen, F. J., A. G. Luyben: Safety of term vaginal breech delivery. Eur J Obstet Gynaecol Reprod Biol 40 (1991) 171–177.

Schneider, H.: Bedeutung der intrapartalen Asphyxie für die Entstehung von kindlichen Hirnschäden. Geburtshilfe Frauenheilkd 53 (1993) 369.

Schneider, H.: Bedeutung der intrapartalen Hypoxie für die cerebrale Langzeitmorbidität. Z Geburtshilfe Neonatol 200 (1996) 43–49.

Schneider, H., F. K. Beller: Geburtsasphyxie und kindlicher Hirnschaden – eine Bestandsaufnahme. Fortbildungsreihe des Berufsverbandes der Frauenärzte e. V.; Medical-Jurisprudenz-Congress-Management SA. Nr. 2 (1995).

Schneider, H., F. K. Beller: Die Bedeutung des Hypoxierisikos bei der Geburt – eine Neubeurteilung. Frauenarzt 38 (1997) 324–330.

Sevelda, P., M. Stiglbauer, N. Varna, W. Sterniste, P. Wagenbichler: Die Beckenendlage bei Erstgebärenden – vaginale Geburt oder Indikation zur primären Sectio? Geburtshilfe Frauenheilkd 53 (1993) 400.

Spätling, L., H. Hötzinger, A. Wischnik: Kernspintomographische Untersuchungen zur Beckendiagnostik. Gynäkologe 23 (1990) 279–283.

Spörri, St., Th. Gyr, A. Schollerer, St. Werlen, H. Schneider: Methoden, Techniken und Beurteilungskriterien der geburtshilflichen Pelvimetrie. Z Geburtshilfe Perinatol 198 (1994) 37–46.

Ulsenheimer, K.: Risikoaufklärung im Rahmen der Geburtshilfe. Geburtshilfe Frauenheilkd 55 (1995) M68–M72.

Ulsenheimer, K., R.-W. Bock: Verhalten nach einem Zwischenfall – Was kann, was soll, was muß man aus rechtlicher Sicht tun? Anästh Intensivmed 37 (1996) 141.

Weiss, P. A. M.: Sectio caesarea und assoziierte Fragen. Springer, Wien–New York 1994.

Welsch, H.: Das gestationsbedingte materne Mortalitätsrisiko – gestern und heute. Frauenarzt 33 (1992) 727–740.

Wentz, K. U., K. J. Lehmann, A. Wischnik, S. Lange, R. Suchalla, D. H. W. Grönemeyer, R. M. M. Seibel: Pelvimetrie mittels verschiedener kernspintomographischer Techniken vs. digitale Bildverstärkerradiographie: Genauigkeit, Zeitbedarf und Energiebelastung. Geburtshilfe Frauenheilkd 54 (1994) 204–212.

Westgren, M., H. Grundsell, I. Ingemarsson, H. Mühlow, N. W. Svenningsen: Hyperextension of the fetal head in breech presentation – a study with long-term follow-up. Br J Obstet Gynaecol 88 (1981) 101–104.

Wischnik, A., K. J. Lehmann, K. Zahn, M. Georgi, F. Melchert: Veränderungen der pelvinen Anatomie in 8 Jahrzehnten – Computertomographische Untersuchungen zu geburtshilflich relevanten Beckenmaßen. Z Geburtshilfe Perinatol 196 (1992) 49.

Wischnik, A., K. J. Lehmann, D. Labeit, T. Werner, H. Gerlach-Schmidt, W. D. Hiltmann, F. Melchert: Ein wissensbasiertes System zur Interpretation pelvimetrischer Befunde. Z Geburtshilfe Perinatol 197 (1993) 266–274.

Wischnik, A., E. Nalepa, K. J. Lehmann, K. U. Wentz, M. Georgi, F. Melchert: Zur Prävention des menschlichen Geburtstraumas I. Mitteilung: Die computergestützte Simulation des Geburtsvorganges mit Hilfe der Kernspintomographie und der Finiten-Element-Analyse. Geburtshilfe Frauenheilkd 53 (1993) 35–41.

5

Unkonventionelle Methoden zur Behandlung der Beckenendlage

G. Eldering und S. Friese-Berg

Vorbemerkungen	63
Haptonomie	64
Bonding-Arbeit	65
Musiktherapie	65
Indische Kehre	66
Akupunktur und Moxibustion	67
Akupunkt-Massage	68
Lichttherapie	69
Knie-Ellenbogen-Lage	69
Weitere körpertherapeutische Methoden	69
Zusammenfassung	72
Literatur	72

Vorbemerkungen

Die wertvolle Arbeit der Hebammensprechstunde ist besonders bei den Schwangeren mit Beckenendlage in den Vordergrund zu stellen. Hier finden die schwangeren Frauen ganzheitliche Betreuung und Raum für Fragen. Die hebammenspezifische, ganzheitliche Geburtshilfe vereint den organbezogenen, eher objektiven Teil und den erfahrungsbezogenen, eher subjektiven Teil des Menschen und berücksichtigt dies in der Betreuung.

Die frühzeitige Überweisung an die mitbetreuende Hebamme ist ein zusätzliches Parallelangebot zur ärztlichen Betreuung, um Probleme wie die Beckenendlage frühzeitig zu behandeln (Abb. 5-1).

Von den nachfolgenden Faktoren wird das Erleben der Schwangerschaft für die Frau stark beeinflußt. Das Verständnis dafür beeinflußt vor allem die Arbeit mit Schwangeren bei Beckenendlageneinstellung des Fetus.

Es sollen im folgenden die verschiedenen Möglichkeiten zur Unterstützung der spontanen Wendung vorgestellt werden. Fehleinstellungen sollten ganzheitlich als ein Problem sowohl der inneren als auch der körperlichen Einstellung der schwangeren

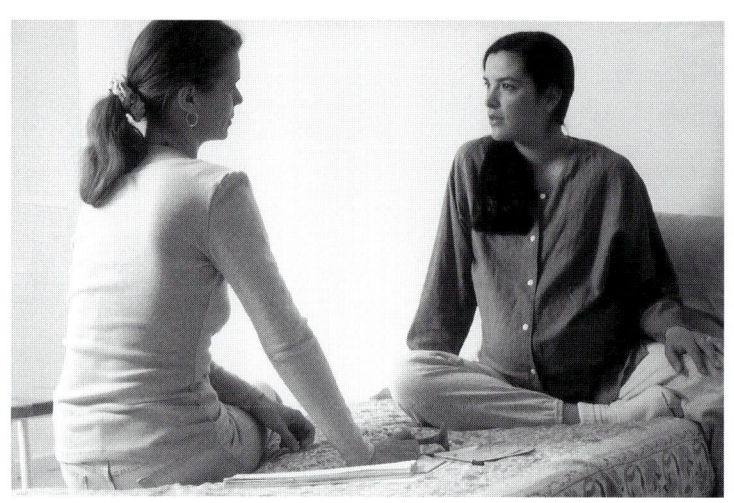

Abb. 5-1 Hebamme im Zweier-Gespräch mit der Schwangeren.

Frau betrachtet werden. In der ganzheitlichen Sicht ist die Fehleinstellung oder die Einstellung des Kindes mit dem Steiß voran ein Ausdruck oder eine Botschaft, die es für die Betreuer der Schwangerschaft zu erkennen heißt. Sehr gut eignet sich Hebammenarbeit als Kontaktarbeit mit ganzheitlichem Ansatz.

Haptonomie

Die Haptonomie ist hier ganz besonders in den Vordergrund zu stellen. Sie ist ein junger Wissenschaftsbereich, der sich mit dem Berührungskontakt von Menschen beschäftigt. Der Begriff Haptonomie ist abgeleitet von den Worten „haptein" und „nomos". „Haptein" bedeutet „berühren, Verbindungen herstellen, Kontakt herstellen"; „nomos" bedeutet „das Gesetz, die Regel". Die Haptonomie geht zurück auf den Holländer Frans Veldman, der mit der Körperwahrnehmungsarbeit in der Schwangerenbetreuung über psychotaktile Wege die Eltern-Kind-Beziehung zu verbessern lehrt. So wird die emotionale Mutter-Kind-Beziehung so früh wie möglich etabliert und dadurch auch die Geburt erleichtert.

> Die haptonomische Eltern-Kind-Begleitung bewirkt eine Kontaktverbesserung von Vater und Mutter zueinander und einen intensiven gemütvollen Kontakt zum Kind.

In der Haptonomie sollen eine Weichheit der Gebärmutter erzielt und gestörte Eltern-Kind-Beziehungen verbessert werden. Vorhandene Fähigkeiten der Eltern zur Kontaktaufnahme mit ihrem Kind sollen sich entfalten. Ungefähr 6–9 Übungstermine vor der Geburt gelten als optimal für eine haptonomische Begleitung, wobei der günstigste Zeitraum zur Unterstützung der spontanen Wendung bei Beckenendlagen zwischen der 32. und 37. SSW liegt.

In der Haptonomie nehmen Mutter und Vater eine spezielle halbsitzende Position ein. Das Kind wird aus der Beckenschale hinauf in Richtung Herz der Mutter hin eingeladen, sich zu bewegen, indem die Mutter oder der Vater durch Auflegen der Hände auf den mütterlichen Bauch in einen einladenden Berührungskontakt tritt. Es wird kein Druck ausgeübt wie beispielsweise bei der äußeren Wendung, sondern lediglich

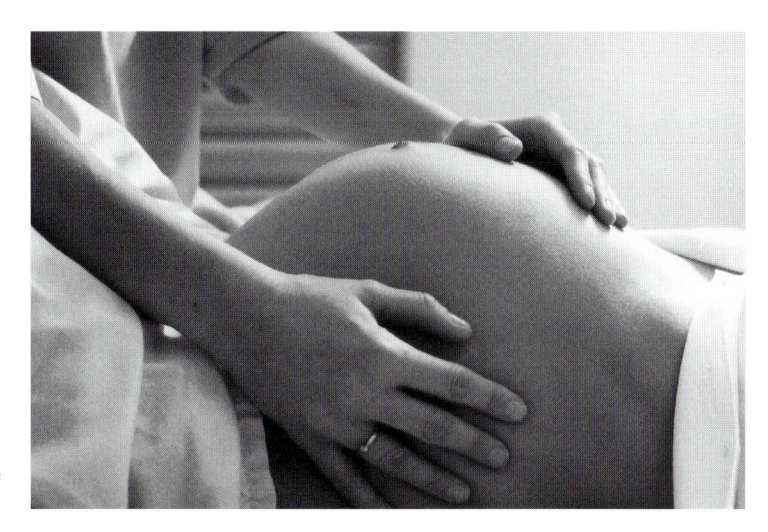

Abb. 5-2 Haptonomische Annäherung.

eine taktile, empathische Kommunikation mit dem Kind hergestellt. Kinder reagieren nur auf diese Einladung, wenn es ihnen möglich ist, Kontakt zu ihrer Mutter bzw. Kontakt zu ihrem Vater aufzunehmen. Dem Kind wird der Impuls gegeben, mit dem Kopf voran „hinunterzurutschen".
Gerade Kommunikation über die Haut und über den Tastsinn ist bei Ungeborenen möglich, da v. a. dieser Sinn bei Kindern in ihrem vorgeburtlichen Leben besonders ausgeprägt ist. Diesen Kontakt kann das Kind annehmen, es kann sich bestärken lassen und sich aus seiner Fehlstellung befreien.
Die Haptonomie hat einen besonderen Stellenwert in der Schwangerenbegleitung und wird besonders bei der Behandlung und Betreuung von Beckenendlagen eingesetzt (Abb. 5-2).

Bonding-Arbeit

Bei der Bonding-Arbeit sollen die Mütter die Möglichkeit haben, sich von dem rationalisierenden Kontakt zu ihrem Kind, wie zum Beispiel durch den Ultraschall, zu lösen. Auch von der ultimativen Diagnose „Beckenendlage" sollten sie sich befreien und sich so auf eine Phantasiereise zu ihrem Kind einladen lassen.
Der Sinn von Bonding ist das Finden von grundsätzlichen, emotionalen Lösungsmustern mit der Entwicklung neuer Denkmuster im Dialog zwischen Mutter und Kind (Abb. 5-3).

Musiktherapie

Eine weitere Möglichkeit der kindlichen Beeinflussung ist die Musiktherapie. Der französische Wissenschaftler A. Tomatis hat bereits 1955 in Untersuchungen herausgefunden, daß die Töne über Knochenvibration der Mutter an das Ohr des Kindes gelangen. Sie werden hier als Töne entschlüsselt und etwa ab der 18. SSW registriert.
Durch Beschallung der Bauchdecke sowie der umgebenden Knochen bei der Mutter und akustisches Aufnehmen der Klänge durch das Kind wird versucht, daß sich dieses stabilisiert und eigenständig in die physiologische Lage, nämlich die Schädellage, bewegt – ohne eine Druckanwendung von außen.

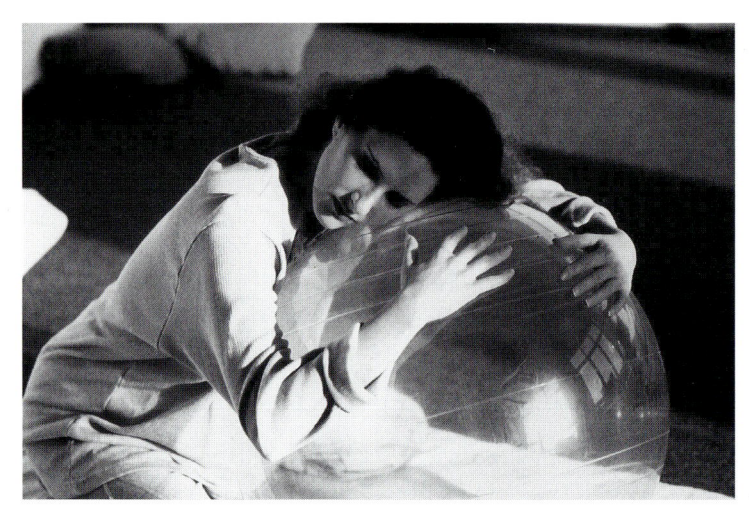

Abb. 5-3 Bonding.

Mit der Tomatis-Therapie arbeitende Frauen können schon frühzeitig eingeladen werden, Musik zu hören und beispielsweise gregorianische Gesänge oder Musik von Mozart, die in einer bestimmten Art und Weise aufbereitet ist, ihrem Kind zu vermitteln. In begleitenden Gesprächen entwickeln sich für die Frauen dann häufig Möglichkeiten, über Ängste zu sprechen.

> Diesen Ängsten sollte immer Raum gegeben werden, so daß Frauen zum Thema Schwangerschaft und zum Leben mit dem Kind mehr und mehr Sicherheit entwickeln können.

Steißlagen sollen bei Kindern, die nach der Tomatis-Methode in der Schwangerschaft betreut wurden, selten sein. Tomatis-Institute gibt es in Deutschland nur sehr wenige.

Indische Kehre

Das „Hinaufholen" des Kindes zum Herzen der Mutter kann durch Schräglage unterstützt werden. Die klassische Methode ist die sog. Indische Brücke. Hierbei ist die Frau in Rückenlage auf dem Oberschenkel ihres knienden Partners gelagert, die Beine sind auf seinen Schultern abgelegt, und beide zusammen nehmen über die Hände Kontakt zum Kind auf, laden es ein, sich zu drehen (Abb. 5-4).

Besser geeignet für die Rückenschräglage ist das Wendekissen, das von der Schweizerin L. Kuntner entwickelt worden ist. Hierbei handelt es sich um ein festes keilförmiges Kissen, das der Schwangeren so unter Gesäß und Rücken gelegt wird, daß sie leicht schräg liegt. Die Beine werden auf einen höheren Stuhl gelagert. Die extreme Schräglage entfällt, die Schwangere kann besser entspannen. Es empfiehlt sich hierbei eine Kombination mit der Kontaktaufnahme über die Hände, die das Kind zu einem Purzelbaum einladen.

Das Vena-cava-Kompressionssyndrom ist bei dieser Lagerung nicht zu erwarten.

Für diese Übung sollte man sich zweimal täglich 20 Minuten Zeit nehmen.

> Niemals dürfen in einem vollgepfropften Terminkalender „Wendungszeiten" als Pflichterfüllungsteil für das Kind eingebaut werden. Zeit und Ruhe sind eine wichtige Voraussetzung für den Erfolg dieser Arbeit.

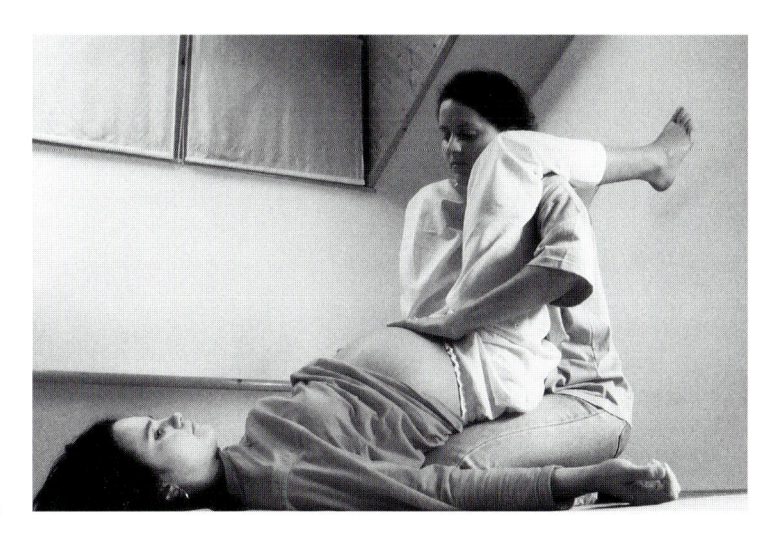

Abb. 5-4 Indische Kehre.

Akupunktur und Moxibustion

Die Akupunktur ist seit ca. 5000 Jahren die älteste Heilmethode, die wir auf der Erde kennen; sie ist eine immer noch aktuelle Heilmethode, welche auf dem Schatz der Erfahrungsmedizin basiert und zu der Gruppe der Ordnungs- und Regulationstherapien zählt. Verwendet werden sterile Einmal-Akupunkturnadeln aus Stahl, die so fein wie Haare und dadurch sehr flexibel sind. Sie werden an festgelegten Hautpunkten plaziert (Abb. 5-5).
Die Technik der Akupunktur und das wichtige Grundlagenwissen zur Anwendung der Methode können von Hebammen und Ärzten leicht erlernt werden. Hebammen dürfen nach entsprechender Ausbildung die Akupunktur im Rahmen von Schwangerschaft, Geburt und Wochenbettbetreuung anwenden.
Die Anzahl der dafür erforderlichen Akupunkturpunkte ist gering. So wird beispielsweise ab der 33. SSW Akupunktur zur spontanen Wendung des Kindes angewandt.

Beim spontanen „Wendungsversuch" aus Beckenendlage hat die Akupunktur auch in Form der **Moxibustion** Bedeutung erlangt. Das als Moxibustion bezeichnete Verfahren ist eine aus China stammende Behandlungsmethode der Beckenendlage, die gleiche oder ähnliche Grundlagen besitzt wie die Akupunktur. „Moxa" wird insgesamt drei- bis viermal im Abstand von 2 Tagen jeweils für die Dauer von 5 Minuten am rechten und linken Punkt des Blasenmeridians 67 durchgeführt. Über diesem Punkt, welcher außen, neben dem Zehennagel der 5. Zehe liegt, wird die glimmende „Moxa"-Zigarre angenähert, so daß eine deutliche Wärmeentwicklung auftritt, ohne die Haut anzusengen (Abb. 5-6). Dieses Verfahren ist während 7–10 Tagen anzuwenden.
Die Moxibustion soll in China in 58–90% der Fälle zu einer spontanen Wendung aus Beckenendlage in Schädellage führen. Überprüfungen der chinesischen Ergebnisse in Europa weisen niedrigere Erfolgsraten auf (ca. 40%). Bei zusätzlicher Durchführung der Knie-Ellenbogen-Lage sind die Erfolgschancen besser (ca. 55%).
Als günstigen Termin für einen Wendungsversuch durch „Moxa" ist die 32.–37. SSW angegeben. Man nimmt an, daß die Wirkung von Moxibustion zu einer Entspannung des Uterus führt. Die Kindsbewe-

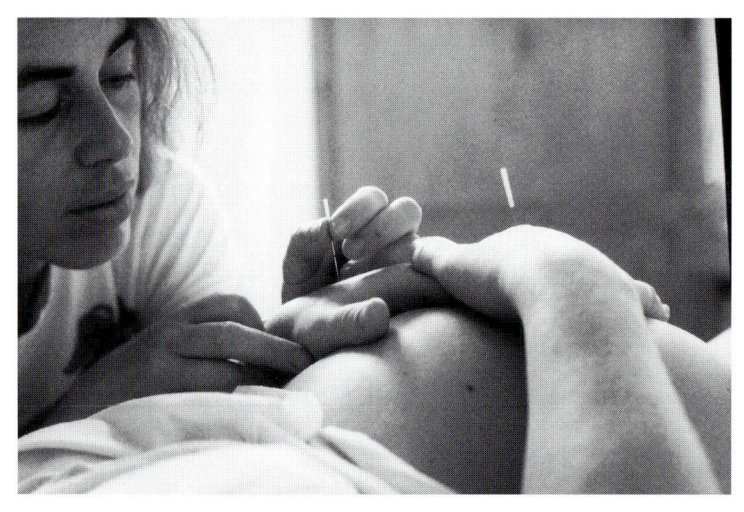

Abb. 5-5 Akupunktur.

gungen nehmen zu. Gleichzeitig kommt es zu einer asymmetrischen Uteruskontraktion über dem Ort der stärksten Kindsbewegungen, was schlußendlich das Kind zum Drehen bewegt.

> Selbstverständlich muß auch bei Moxibustion der Sicherheitskatalog für Akupunkturtherapie beachtet werden.

Die Schwangere muß sorgfältig gelagert werden, d. h., es wird v. a. in der ersten Sitzung die Patientin gut beobachtet, um unerwünschten Reaktionen wie dem Vena-cava-Kompressionssyndrom rechtzeitig begegnen zu können.
Kontraindikationen für Akupunkturtherapie bzw. Moxibustion:
– eindeutige Indikation zur Sectio (z. B. Mißverhältnis),
– akute Infektion der Mutter,
– erhöhte Blutungsneigung.

Vor der ersten Sitzung empfehlen wir immer eine vorherige CTG-Registrierung, eine Behandlung unter CTG-Kontrolle sowie eine CTG-Aufzeichnung über 30 Minuten danach. Kubisra erklärt, daß die während der Therapie beobachtete Zunahme der Kindsbewegungen, der Anstieg der fetalen Herzfrequenz und die vermehrte Ausschüttung der Katecholamine die Bedingungen für eine Wendung begünstigen. Nach der 37. SSW ist eine „Moxa"-Behandlung wegen des sehr geringen Erfolges nicht mehr ratsam.

Akupunkt-Massage

Ähnlich arbeitet im ganzheitlichen Sinne die Akupunkt-Massage (APM) nach Penzel. Die APM nach Penzel läßt sich mit dem Grundgedanken der chinesischen Akupunktur vergleichen. In der chinesischen Medizin gibt es außer den uns bekannten Körpersystemen (Herz-Kreislauf-, Nerven-, Lymphsystem usw.) noch ein weiteres, allen übergeordnetes System, den Energiekreislauf (EKL). Dieser läuft in vorgegebenen Bahnen (Meridianen) im Körper entlang und teilt sich vorne/innen in Yin-Energie, und hinten/außen in Yang-Energie. Yin und Yang haben die gleiche Wertigkeit. Das harmonische Fließen zwischen Yin und Yang ist die Voraussetzung für einen gesunden Körper.

Findet sich das Ungeborene bis zur 30. SSW nicht in der Schädellage ein, wird entlang von Meridianen massiert.

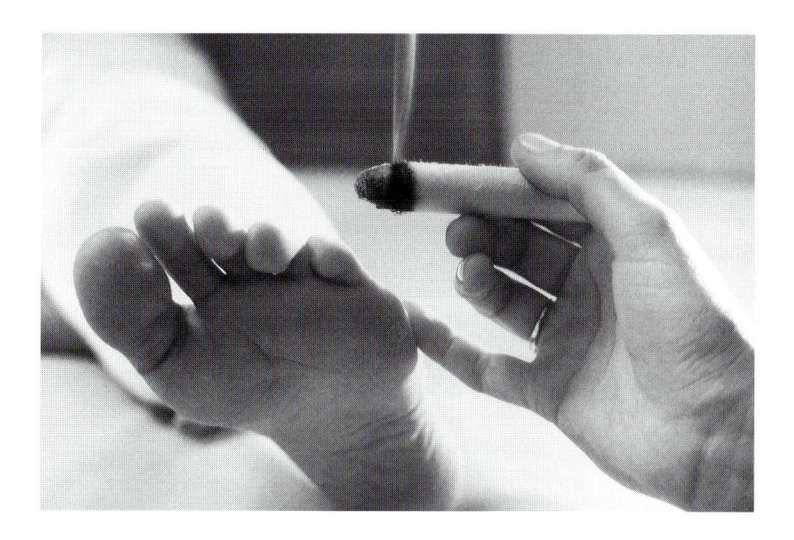

Abb. 5-6 Moxibustion.

Lichttherapie

Die Lichttherapie ist eine weitere Möglichkeit, Kinder zur Drehung zu bewegen. Hierbei wird der Schwangeren gezeigt, an welcher Bauchseite sie dem Kind den Weg leuchten soll. Die Frau liegt entspannt, vorzugsweise in Seitenlage (cave: Vena-cava-Kompressionssyndrom). Mit einer Taschenlampe fährt sie langsam während 5–15 Minuten vom kindlichen Kopf ausgehend hinunter zur Symphyse (in Purzelbaumrichtung).
Man nimmt an, daß die ungeborenen Kinder, von Natur aus neugierig, dem Lichtstrahl (er wird im Körper als rotes Licht wiedergegeben) folgen. Die Erfolgsquote dieser Methode soll bei 75% liegen (Sute-Person, 1996). In der geburtshilflich-gynäkologischen Abteilung Bensberg haben wir mit der Lichttherapie wenig Erfahrung.

Knie-Ellenbogen-Lage

Eine weitere Position zur spontanen Wendung ist die Knie-Ellenbogen-Lage. Die Hängelage des Bauches ist gut für die Entspannung, der Rücken ist im Lendenwirbelsäulenbereich entlastet, das Kind kann besser zur spontanen Drehung eingeladen werden. Dies ist eine sehr einfache, praktikable Methode. Sie sollte in das Begleitungsprogramm für Frauen mit Beckenendlage stets aufgenommen werden.

Weitere körpertherapeutische Methoden

Neben den speziell auf Beckenendlagen ausgerichteten Therapien haben sich auch andere körpertherapeutische Arbeiten bewährt wie Zilgrei, Yoga, Watsu und Wassergymnastik.
Auch das Wasser spielt eine wichtige Rolle zur Förderung der mütterlichen Entspannung, um so durch die veränderte Körpersensorik einen guten Kontakt zum Kind herzustellen.

Das **Wasser-Shiatsu** basiert auf der Vertrauensbildung zum Wasser, zum therapeutischen Partner, zum eigenen Körper. In der Schwangerschaft fördert es insbesondere die Kontaktaufnahme zum Kind. Die Schwangere wird von ihrem Partner auf den Armen getragen und tänzerisch bewegt. Spiralen,

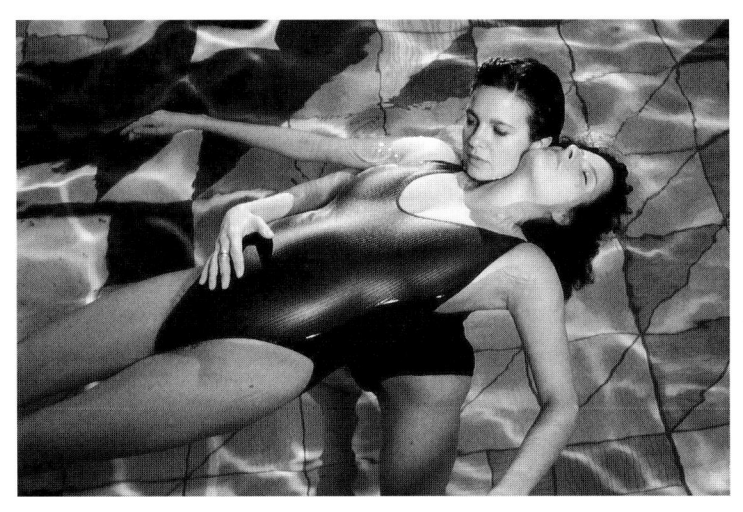

Abb. 5-7 Wasser-Shiatsu.

Halbmonde, Pendel und Wellenbewegungen lockern Gelenke und Muskeln. Durch harmonisch fließende Bewegungen werden alte, versteifte Halte- und Bewegungsmuster aufgelöst. Das Liegen vertieft den Atemrhythmus. Mit Dehnung und Streckung des Körpers wie bei einer Ziehharmonika wird die Atmung noch intensiver. Große körperliche und emotionale Nähe zwischen den miteinander arbeitenden Partnern kann entstehen.

Auch das Kind spürt die Entspannung und Ausdehnung seines intrauterinen Raumes und schwingt mit den Bewegungen von Becken und Wirbelsäule seiner Mutter mit. Es entsteht ein Gespür für das Strömen und Pulsieren des Körpers, für Lebensfreude und ein gutes Körpergefühl. Die wichtigsten Voraussetzungen für eine gute Schwangerschaft und Geburt können sich somit entwickeln und ggf. Störungen positiv beeinflussen (Abb. 5-7).

Eine andere Möglichkeit der Arbeit im Wasser ist die **Babymeditation.** Hierbei steht die Frau im Nichtschwimmerbecken mit dem Rücken gegen die Wand gelehnt (die Füße sollen knapp einen halben Meter auseinanderstehen und parallel mit leicht gebeugten Knien aufgesetzt sein). Zur Entspannung des Nackens läßt sie ihr Kinn auf die Brust fallen. Sie legt die Hände auf den Unterbauch, als wollte sie ihr Baby wiegen. In dieser Haltung schließt die Schwangere die Augen und lenkt ihre Aufmerksamkeit auf ihr Kind. Sie visualisiert, wie es für ihr Kind sein muß, in ihrer Gebärmutter im Fruchtwasser zu schweben, und stellt sich das weiche, seidige Gefühl des Wassers auf seiner Haut vor. Diese Atementspannung bzw. Babymeditation kann auch gemeinsam mit dem Partner durchgeführt werden, indem dieser hinter der Partnerin steht und seine Hände auf ihren Bauch legt.

Auch bei der **Wassertherapie** werden Übungen wie Armkreisen, Atemübungen, Flügelschlag, Dehnungen im Wasser, Beinarbeiten, Dehnung der Oberschenkel, Balance, Dehnung des Rückens, Hocke, Schneidersitz im Wasser, Radfahren, entspannendes Treiben, Beckenbodenübungen angeboten, die das Kind dazu bringen, sich zu drehen.

Yoga ist eine weitere Möglichkeit, sich positiv auf die körperliche Situation zu konzentrieren. Es kann helfen, das gesamte menschliche Wesen ins Gleichgewicht zu bringen. In der Schwangerschaft kann es ein wirksames Mittel sein, auf Geist und Körper positiv einzugehen und eine gute Einstellung zur Geburt und Mutterschaft zu erlangen. Yoga ist für den Körper in der Schwangerschaft ideal, da es auf völlig sanfte und mühelose Weise Entspannung, Flexibilität und Kraft fördert, die dem Kind Freiräume verschafft, um beispielsweise auch die richtige Geburtsposition einzunehmen.

Die **Reflexzonentherapie am Fuß nach Hanne Marquardt** erzielt ebenfalls eine Lösung von Symptomen. Durch diese Behandlung wird das knöcherne und muskuläre Becken „entfaltet" und gleichmäßig gedehnt. Das Kind bekommt seinen natürlichen Raum, den es zur Entfaltung und Bewegung braucht. Die Reflexzonentherapie hat ihren festen Platz in der Beeinflussung von Beckenendlagen.

Neben diesen speziell auf die Therapie von Schwangeren mit Beckenendlage ausgerichteten Methoden haben sich auch andere Körperarbeiten bewährt:
Ähnlich ganzheitlich arbeiten **Feldenkrais-Therapeuten.** Hier können Frauen durch eine feine sensible Spürarbeit eingeladen werden, ihre Körperlichkeit besser in die ganzheitliche Funktion und in ihre gesunde Schwangerschaft einzubringen und nutzbar zu machen.
Eine wertvolle therapeutische Arbeit ist die **Lösungstherapie von Alice Scharschuch,** die eine Lösung von alten Verspannungsmustern beinhaltet.
Mit intensiver Körperarbeit, die immer ein inneres „Sich-Einlassen" voraussetzt, kann das Becken erweitert und somit der Grund für ein Festhalten in Steißlage aufgelöst werden.
Bei der Lösungstherapie nach Scharschuch sind neben der Kopfarbeit auch alle Dehnlagen, die Beckenschaukel, die Querbeindehnung der Knie-Fersen-Sitz und die Brust- und Rückendrehlage gute Grundlagen für die Arbeit mit schwangeren Frauen und somit eine Möglichkeit, der Beckenendlage entgegenzuwirken.

Die **Zilgrei-Methode** beinhaltet ähnliche Übungen, wobei die Lendenwirbelsäule und das Becken mobilisiert werden und so entspannend auf die ganze Rückenmuskulatur wirken. Es wird durch synchronisierte Atemtechnik und Entspannungsübungen eine positive Einflußnahme auf Körperfunktionen bzw. pathophysiologische Prozesse genommen.

Die **F.-M.-Alexander-Technik** ist eine ganzheitliche Körperarbeit. Durch Sensibilisierung der kinästhetischen Wahrnehmung belastender Haltungs- und Bewegungsmuster und durch eine mental bewußte Ausrichtung entsteht in der Einzelarbeit mit einem Alexander-Lehrer ein koordinierter, ausgewogener Körpergebrauch. Der Kontakt zum Kind wird bewußter, und das Kind kann einen harmonischen Platz finden, um sich spontan in Schädellage zu drehen.

Bach-Blütentherapie oder **Homöopathie:** Beides sind Möglichkeiten, an der körperlichen und seelischen Ganzheit der Frau zu arbeiten, ausgleichend zu wirken und Gleichgewichte auszulösen. Durch Homöopathie ist es möglich, vor und während der Geburt das Mittel zu finden, welches dem Wesen der Frau und ihrer Befindlichkeit entspricht. Es sollte ein Mittel gefunden werden, das die schwangere Frau als Person unterstützt bzw. die Selbstaktivierung der Gebärmutter und die des Kindes fördert. Eine homöopathische Arznei kann also als Unterstützung dienen, auch ein Kind zum Drehen zu bewegen.

Zusammenfassung

In der Elternschule Bensberg arbeiten Fachkräfte der einzelnen körpertherapeutischen Richtungen, die sich bemühen, diese Grundsätze in Schwangerschaftsgymnastik und Geburtsvorbereitung einfließen zu lassen. Diese Arbeit soll die Selbstregulationsmechanismen unterstützen und als Prophylaxe dienen.

Wir gehen in der Arbeit mit schwangeren Frauen, bei denen eine Beckenendlageneinstellung des Kindes vorliegt, grundsätzlich mehrgleisig vor:

Vor allem die haptonomische Schwangerenbegleitung ist uns wichtig. Bei der Diagnose Beckenendlage in der 32. SSW bevorzugen wir die haptonomische Betreuung, die Knie-Ellenbogen-Lage und die Moxibustion bis zur 37. SSW. Die geschätzte Rate der dadurch induzierten Drehungen liegt bei 50–60%.

Durch die vielen Betreuungs- und Therapiekonzepte, die häufig besonders bei der Behandlung von Beckenendlagen auch parallel zur Anwendung kommen, läßt sich deren einzelne Erfolgsquote nicht exakt definieren.

Ganzheitliche Arbeit macht deutlich, daß der menschliche Körper und sein Anspruch auf verstandene Ganzheit der Mittelpunkt der Arbeit ist. Man sollte als Betreuer allerdings bemüht sein, eine Methode zu empfehlen, die bei den Schwangeren eine hohe Akzeptanz hat, um dadurch den Eltern-Kind-Kontakt zu fördern. Gleichwohl sollten die Therapeuten aber auch das „Anderssein" und eine durch viele Therapien versuchte und nicht erfolgte spontane Wendung akzeptieren. Gründe dafür werden manchmal erst bei einem Kaiserschnitt deutlich, oder sie werden nie gefunden.

Schwangere müssen befreit werden vom zwanghaften „Arbeiten" an einer Fehleinstellung. Sie sollen Mut finden, eine Beckenendlage als eine andere Form der kindlichen Lage anzuerkennen, und sich eigenverantwortlich mit medizinischem, fachkompetentem Rat auseinandersetzen.

Niemals dürfen Frauen mit ihrem Kind in Beckenendlage das Gefühl entwickeln, sie hätten in der Schwangerschaft versagt oder nicht genug daran gearbeitet, daß sich das Kind dreht. Hier sind Hebammen und Ärzte als partnerschaftliche Ratgeber gefragt.

Literatur

Alexander, F. M.: Einführung in die F. M. Alexander-Technik. Ponto, Dudenhofen 1995.
Balaskas, J.: Yoga. Kösel, München 1994.
Balaskas, J.: Alles über Wassergeburt. Kösel, München 1996.
Brooks, Ch. W.: Erleben durch die Sinne. Jungfermann, Paderborn 1991.
Drake, J.: Die Alexander-Technik im Alltag. Kösel, München 1993.
Drake, J.: The Alexander Technic Birth Book. Sterling Publishing, New York 1993.
Fuchs, M.: Funktionelle Entspannung. Hippokrates, Stuttgart 1989.
Geist, Ch. (Hrsg.): Hebammenkunde. De Gruyter, Berlin 1995.
Gelis, J.: Das Geheimnis der Geburt. Herder, Freiburg 1992.
Greisinger, H., A. Zille: Neue Hoffnung Zilgrei. Mosaik, München 1994.
Haase, H.: Lösungstherapie, Pflaum, München 1985.
Jacobs, D.: Die menschliche Bewegung. Kallmeyer/SVK, Seelze 1983.
Keusch, R.: Beckenendlage, Kaderschule für Krankenpflege Aarau. Eigenverlag, Aarau 1995/1996.
Mändle, Ch. (Hrsg.): Das Hebammenbuch. Schattauer, Stuttgart 1995.
Marquard, H., I. Machover: Reflexzonentherapie am Fuß. Hippokrates, Stuttgart 1993.
Milz, H.: Der wiederentdeckte Körper. Deutscher Taschenbuch-Verlag, München 1994.
Puls, R.: Sanfte Töne. Nymphenburger Verlagshandlung, München 1994.
Rogers, Ch.: Zilgrei. Mosaik, München 1994.
Rolf, I.: Rolfing, 2. Aufl. Irisiana/Hugendubel, München 1996.
Saint-Pierre, G., D. Shapiro: Die metamorphische Methode. Ryvellus Medienverlag, München 1991.
Scheffer, M.: Bach Blüten Therapie. Hugendubel, München 1989.
Stadelmann, I.: Hebammensprechstunde. Kösel, München 1994.
Tomatis, A.: Der Klang des Lebens. Rowohlt, Reinbek 1987.
Tomatis, A.: Klangwelt Mutterleib. Kösel, München 1994.

Veldman, F.: Haptonomie – Wissenschaft der Affektivität. De Presses Universitaires de France, 1989.

Vogel, L.: Der dreigliedrige Mensch. Rudolf Steiner Verlag, Dornach 1992.

Wilberg, G. M., K. Hujber: Natürliche Geburtsvorbereitung. Kösel, München 1991.

Zimmer, K.: Das Leben vor dem Leben. Kösel, München 1992.

Abbildungsnachweis:

Alle Abbildungen wurden uns freundlicherweise von dem Verlag ELTERN zur Verfügung gestellt.

6

Geburtsrisiko Beckenendlage

P. A. M. Weiss

Mütterliches Risiko bei Beckenendlagengeburt 75
    Vaginale Geburt 75
    Abdominale Geburt 76
    Minimierung der mütterlichen Sectio-Risiken 77
Das kindliche Risiko bei Beckenendlagengeburt 82
    Geburtsmodus und Risiken 86
    Spezielle kindliche Risiken 88
        Azidose des Kindes 88
        Postpartale Depression (Asphyxie) 90
        Zervixdystokie („head entrapment") 92
        Hirnblutungen 94
        Geburtsverletzungen des Kindes 94
        Langzeitfolgen, Entwicklungsstörungen
        des Kindes 95
    Kindliche Sectio-Risiken 96
Resümee 98
Literatur 99

Mütterliches Risiko bei Beckenendlagengeburt

Vaginale Geburt

Morbiditätsrisiko. Die vaginale Geburt von Kindern in Beckenendlage oder Schädellage hat identische mütterliche Morbiditätsrisiken. Beim Vergleich der Wochenbettkomplikationen von 190 vaginalen Beckenendlagengeburten zu 9333 vaginalen Schädellagengeburten waren keine Unterschiede der Raten an Subinvolutionen, Fieber im Wochenbett, Endometritiden, symptomatischen und asymptomatischen Harnwegsinfekten, Thrombosen, Nachblutungen oder Heilungen p. s. nachzuweisen (Giuliani, 1997).

Letalitätsrisiko. Das mütterliche Letalitätsrisiko bei vaginaler Geburt von Beckenendlagen ist ebenfalls so hoch wie bei Schädellagen. Peri- und postpartale mütterliche Todesfälle treten nahezu ausschließlich bei schweren Begleiterkrankungen, wie dekompensierten Herzleiden etc., auf. Die schwangerschaftsassoziierte Letalität ist in den letzten Dezennien drastisch zurückgegangen (Picket et al., 1981; Beck und Vutuc, 1984; Shanklin et al., 1991). Sie beträgt heute nur mehr zwischen 0,4 und 1,8 pro 10 000 Geburten (Weiss, 1994).

Abdominale Geburt

Morbiditätsrisiko. Im Vergleich zur vaginalen Geburt sind die Morbidität und die stationäre Verweildauer nach Sectio signifikant erhöht (Schiff et al., 1996). Rund 13% der Frauen benötigen Fremdblutkonserven, 10% leiden an einer Anämie, 8% an Wundheilungsstörungen (Beck et al., 1992) und 9–40% an einer Endometritis (Duff, 1987). Mit einer Schnittentbindung erhöhen sich Komplikationen wie Endometritis, Harnwegsinfekte, Koagulopathien, Thrombosen, Embolien etc. im Vergleich zur Spontangeburt auf ein Vielfaches (Duff, 1987; Miller, 1988; Stedmann, 1988).

Ein besonders hohes Morbiditätsrisiko und ein verlängerter Spitalaufenthalt sind bei einer Sectio vor der 28. SSW und bei vertikaler Eröffnung der Gebärmutter zu erwarten. Im Vergleich zur Sectio am Geburtstermin ist das Risiko einer Endomyometritis 3,5fach (9% vs. 32%), die Rate Sectio-assoziierter Komplikationen 3fach (14% vs. 45%), die Kombination mehrerer Komplikationen 11fach (1% vs. 11%) und die Wahrscheinlichkeit einer Bluttransfusion 14fach (1% vs. 14%) erhöht (Evans und Combs, 1993).

Eine wenig bekannte Folge der Sectio ist eine konsekutive Sterilität. Eine Literaturübersicht von 22 Publikationen über mehr als 8000 Fälle ergab eine Rate von 21–84%, im Mittel 49% (Geller und Herlyn, 1964). Der Hauptgrund scheint die Furcht vor einer Wiederholung des Eingriffes zu sein. Husstedt (1976) fand in 48,9% als Ursache der Sterilität die Angst vor einer neuerlichen Geburt und in 29,2% eine ungewollte Sterilität.

Eine New Yorker Studie aus dem Jahr 1987 an 502 Frauen mit Kaiserschnittanamnese ergab gegenüber einer nach Alter und Parität vergleichbaren Kontrollgruppe ein relatives Infertilitätsrisiko von 3,2 (LaSala und Berkeley, 1987). Dabei scheint die Sectio per se ein Risiko darzustellen, da Sectio-assoziierte Komplikationen, wie Endometritis etc., keinen additiven Einfluß auf die Infertilitätsraten hatten (LaSala und Berkeley, 1987; Valenzuela, 1984; Hurry et al., 1984).

Nach vorangegangenen Kaiserschnitten kommt es häufiger zu Plazentationsstörungen als nach vorangegangenen Spontangeburten (Weiss, 1994). Nach 1, 2, 3 und 4 oder mehr Kaiserschnitten beträgt das relative Risiko für eine Plazenta praevia das 2,5-, 7-, 11- und 38fache (10%). Das entsprechende relative Risiko einer Plazenta accreta beträgt das 4,8-, 9,4-, 8- und 13,4fache (67%; Bender, 1954; Read et al., 1980; Singh et al., 1981; Clark et al., 1985). Damit steigt das Risiko einer postpartalen Hysterektomie drastisch an (Clark et al., 1984; Thonet, 1986; Zelop et al., 1993).

Letalitätsrisiko. Im Vergleich zur vaginalen Entbindung ist die Sectio-Entbindung auch heute noch mit einer signifikant höheren mütterlichen Letalität behaftet (Evrard und Gold, 1977; NIH, 1980; Minkoff und Schwarz, 1980; Amirikia et al., 1981; Beck und Vutuc, 1984; Högberg, 1986; Sachs et al., 1987; Moses et al., 1987; Varner, 1989; Lilford et al., 1990; Beck et al., 1992; Remy et al., 1993).

Nach verschiedenen Berechnungen beträgt die mütterliche Mortalität bei Schnittentbindungen das 4- bis 12fache der Mortalität nach vaginaler Entbindung (Hickl, 1988; Schürholz und Scholz, 1989).

In den USA beträgt die Sectio-assoziierte mütterliche Mortalität zwischen 2,2 und 10,5/10 000 Kaiserschnitte und die ausschließlich dem Kaiserschnitt zuzuschreibende mütterliche Todesrate (Sectio-Letalität) bei Schwangeren ohne zusätzliche Risiken, wie Placenta praevia, Plazentalösung, Präeklampsie etc., zwischen 0,6 und 5,9 pro 10 000 Kaiserschnitte. Die Zahl mag zwar klein erscheinen, bedeutet aber immerhin, daß in den USA entsprechend Schätzungen durch jährlich 475 000 unnötig vorgenommene Kaiserschnitte bis zu 100 Frauen sinnlos sterben (Silver und Wolfe, 1989)!

An der Grazer Klinik betrug die Sectio-Letalität bei 43 355 Geburten in einem Zeitraum von 10 Jahren (1982–1991) 1/5229, das entspricht 0,2 Promille oder 1,9/10 000. Damit betrug die Letalität zwar nur mehr ein Zehntel der Letalität von 1963–1978 (Pickel et al., 1981), war aber immer noch rund 2fach höher als bei vaginalen Entbindungen.

In Bayern betrug die Sectio-assoziierte und -bedingte mütterliche Letalität 0,5 und 0,2 Promille (Welsch und Krone, 1987), in Berlin 0,75 und 0,41 Promille (Remy et al., 1993). Damit war die Letalität nach abdominaler Schnittentbindung zumindest 3fach höher als nach vaginaler Entbindung. Als Todesursachen stehen die Blutung (Pickel et al., 1981), die Peritonitis mit Ileus (Amirikia et al., 1981), die Lungenembolie und das Herz-Kreislauf-Versagen im Vordergrund. Das Herz-Kreislauf-Versagen ist in erster Linie eine narkosebedingte Todesursache, die für rund 10 % der Sectio-Todesfälle verantwortlich ist (Dick und Traub, 1985; Morgan, 1987; Welsch, 1989).

Minimierung der mütterlichen Sectio-Risiken

Die Minimierung der Sectio-Risiken kann nur durch die Senkung überhöhter Sectio-Raten erfolgen. Dies setzt die Kenntnis der Ursachen für die unverhältnismäßig hohen Sectio-Raten bei Beckenendlagen voraus. Der drastische Anstieg der Sectio-Raten in den 70er und frühen 80er Jahren war mit einem Sinken der neonatalen Letalität, besonders bei Frühgeborenen, verbunden. Es handelte sich dabei jedoch um eine Assoziation und keine Kausalkette (O'Driscoll und Foley, 1983; Nilsen et al., 1983; Albrecht und Siekmann, 1989; Weiss, 1994). Die Sectio-Raten stiegen dem Zeittrend folgend, während die permanente Rückläufigkeit der Neugeborenensterblichkeit durch Fortschritte in der Neonatologie bedingt war (s. a. Abb. 6-3). Zur Zeit sind die Sectio-Raten bei Beckenendlagen weltweit wieder rückläufig (Weiss, 1994).

In der Bundesrepublik Deutschland wurden nach einer Umfrage in den 80er Jahren an Universitätskliniken 84 %, an zentralen Krankenhäusern 94 % und in Regel-Krankenhäusern 91 % der Beckenendlagen per sectionem entbunden (Albrecht und Siekmann, 1989). Die Ursachen für die hohen Sectio-Raten sind vielfältig und häufig nicht-medizinisch begründet (Tab. 6-1).

Wegen der schlechteren geburtshilflichen Ergebnisse bei Beckenendlagengeburt folgte eine zunehmende Anzahl von Geburtshelfern dem **medizinischen Diktat** von

Tab. 6-1 Hauptgründe für hohe Sectio-Raten bei Beckenendlage.

- medizinisches Diktat
- Bias bei der Risikoeinschätzung
- Überschätzung geburtsmechanischer Kräfte
- falsche Risikogewichtung
- individuelle Sectio-Raten verschiedener Geburtshelfer
- kleine geburtshilfliche Abteilungen, mangelnde Erfahrung
- unklar definierte Indikationen
- defensive Geburtshilfe
- voreilige Indikation

Wright (1982), der vorschlug, Beckenendlagengeburten routinemäßig per sectionem zu beenden. Resultate von Publikationen in Top-Journals finden einen weiten Kreis an Nachahmern. Entgegnungen, die publizierte Daten widerrufen, verfehlen meist ihre Wirkung. Ein klassisches Beispiel dafür war die Empfehlung zur primären Sectio bei Beckenendlagen durch Kubli (1975). Seine spätere Publikation mit dem Inhalt, diese Empfehlung wissenschaftlich nicht mehr aufrechthalten zu können (Kubli, 1987), fand bis heute nicht dieselbe Beachtung wie die erste Publikation zu diesem Thema.

> Die einzige Möglichkeit, überhöhte Sectio-Raten zu senken, besteht darin, die Sectio-Indikationen bei Beckenendlagen auf eine streng rationale Basis zu stellen.

Bei der Gegenüberstellung der geburtshilflichen Ergebnisse nach vaginaler oder abdominaler Entbindung kleiner Frühgeborener ergeben sich **Trugschlüsse (Bias),** die in einer großen Anzahl von Publikationen nicht beachtet werden. Dies gilt insbesondere für Frühgeborene < 1000 g. In der Gruppe extrem kleiner Frühgeborener werden die Ergebnisse der vaginal geborenen in hohem Maße durch jene Fälle verzerrt, die ohne vorangegangene Geburtsüberwachung bereits gebärend aufgenommen werden, insbesondere jedoch durch jene Fälle, die zu Recht oder zu Unrecht als zu klein oder zu krank für eine Intervention und somit als sog. Fehlgeburt eingestuft werden, während sich das Kind nach der Geburt als lebensfähig erweist. Die präpartale Einschätzung der Lebensfähigkeit wirkt sich signifikant auf die postnatale Mortalität der extrem kleinen Frühgeborenen aus. Wird der Fetus hinsichtlich seines Gewichts unterschätzt, so ist die neonatale Letalität verdoppelt (Paul, et al., 1979; Eden et al., 1983; Keirse, 1990). In dieser Gruppe erfolgt in der Regel auch kein Versuch einer möglichst schonenden Entbindung, keine intensive Überwachung und folglich auch keine Intervention bei fetalen Notsituationen, da diese nicht diagnostiziert werden (Keirse, 1990).

Bei der Gegenüberstellung der Ergebnisse nach vaginaler und abdominaler Geburt von unreifen Beckenendlagen wird, schon wegen der geringen Fallzahlen, zumeist keine ausreichende Gewichtsstratifikation durchgeführt. Diese ist jedoch wegen der asymmetrischen Verteilung der Gestationszeit bei Beckenendlagen für eine korrekte Beurteilung unerläßlich (s. u.). Beim Vergleich von Gruppen mit niedrigen und hohen Sectio-Raten handelt es sich häufig um Untersuchungen über einen längeren Zeitraum, wobei frühere Fälle mit geringer Sectio-Frequenz späteren Fällen mit höherer Sectio-Frequenz gegenübergestellt werden. Die besseren Ergebnisse hat zwangsläufig die spätere Gruppe. Dieser Unterschied schwindet, wenn der Zeittrend der perinatalen Mortalität und die Managementverbesserungen (etwa Präsenz des Neonatologen anstatt Frühgeborenentransport, Surfactantsubstitution etc.) berücksichtigt werden. Darüber hinaus müssen zum Nachweis eines Vorteils der Sectio bei chronologischen Gruppen stets jene Fälle ausgeschieden werden, bei denen sowohl in der ersten Periode als auch in der zweiten Periode ein Kaiserschnitt gemacht worden wäre.

Die **Überschätzung geburtsmechanischer Kräfte** der vaginalen Geburt ist verbreitet. Schmerzäußerungen der Kreißenden vermitteln den Eindruck des Auftretens grob mechanischer Kräfte. Es sei jedoch darauf hingewiesen, daß bei Tenesmen, die mit starken Schmerzen einhergehen, wie etwa bei Steinkoliken, die rein mechanischen Kräfte für die Schmerzintensität ohne Bedeutung sind. Auch starke Schmerzäußerungen der Gebärenden sind kein Hinweis auf das Auftreten grob mechanischer Kräfte. Der Druck einer Wehe beträgt je nach Stadium der Geburt 20–60 mmHg (Schulman und Romney, 1970), das entspricht 55–166 cm Wassersäule. Die Wehenkraft entwickelt somit einen Druck auf das Geburtsobjekt, der in der Eröffnung dem Druck in 80 cm Wassertiefe und bei der Austreibung dem Druck in 160 cm Wassertiefe entspricht. Das ist in etwa der Druck, der einem Erwachsenen auf den Waden lastet, wenn er bis zu den Schultern im Wasser steht. Der Druck bei Bauchlage der Schwangeren kann vorübergehend 120–140 mmHg entsprechend 330–385 cm Wassersäule betragen. Ob ein walzenförmiges Geburtsobjekt mit dem einen oder anderen Ende voraus den Geburtskanal passiert, hat – vorbehaltlich einer Zervixdystokie – keine besondere mechanische Bedeutung. Zudem ist im Geburtskanal, der für reife Kinder angelegt ist, für kleine Frühgeborene ausreichend Platz vorhanden.

Für die Auswahl des Geburtsmodus muß eine **Risikogewichtung** von mütterlichen und kindlichen Komplikationen erfolgen. So ist etwa eine mögliche Grünholz-Fraktur der kindlichen Clavicula, die komplikations- und folgenlos ausheilt, geringer zu gewichten als die sichere Verletzung der Mutter durch die Sectio und deren mögliche Komplikationen und Folgen für weitere Schwangerschaften.

Die subjektive Beurteilung einer geburtshilflichen Situation unterliegt großen Unterschieden, woraus verschiedene **individuelle Sectio-Raten** einzelner Ärzte innerhalb einer Klinik resultieren (Weiss, 1994; Tab. 6-2). Dies gilt auch für die Sectio-Raten bei Beckenendlagen, die innerhalb einer Klinik je nach indikationsstellendem Arzt um einen Faktor von 2 bis 7 variieren können (Goyert et al., 1989; DeMott und Sandmire, 1990, 1992). Die Variationen der Sectio-Raten treten ebenfalls von Klinik zu Klinik desselben Einzugsgebietes auf (Schumacher et al., 1992), wobei mehr geburtshilflich orientierte Fachärzte niedrigere Sectio-Raten haben als mehr gynäkologisch orientierte Fachärzte (Weiss, 1994).

Aber auch andere, nichtmedizinische Einflüsse wirken sich auf die Sectio-Raten aus. So sind etwa die Sectio-Raten generell und bei Beckenendlagen in der Nacht niedriger als bei Tag (Weiss, 1994) und bei Privatpatientinnen höher als bei Klinikpatientinnen (Neuhoff et al., 1989; De Regt et al., 1986; Taylor, 1990). Durch die statistische Erfassung und durch permanente klinikinterne Diskussionen können individuelle Unterschiede vermindert und die Sectio-Raten gesenkt werden (Weiss, 1994).

Eine der wesentlichsten Ursachen für hohe Sectio-Raten resultiert aus dem Zeittrend des letzten Dezenniums zur Teilung größerer Gebärkliniken in **kleine Abteilungen** mit niedrigen Geburtenzahlen, wodurch nicht mehr ausreichend Erfahrung für das

Tab. 6-2 Individuelle Sectio-Raten. Extremwerte der Mitglieder der Belegschaft von Kliniken mit 5 und mehr indikationsstellenden Ärzten (nach Weiss, 1994).

Quelle	Anzahl der Ärzte	individuelle Sectio-Rate Minimum	individuelle Sectio-Rate Maximum
Weiss, 1994	9	5,7%	19,1%
Demott und Sandmire, 1990, 1992	11	5,6%	19,7%
Goyert et al., 1989	11	19,1%	42,3%
Guillemette und Fraser, 1992	5	6,0%	15,0%

Management der Beckenendlagengeburt auf vaginalem Weg erworben werden kann. Die Sectio-Raten sind daher bei den Problemgeburten, wie Beckenendlagen, Mehrlingen oder Zustand nach Kaiserschnitt, im Mittel um so höher, je kleiner die geburtshilfliche Abteilung ist. Zentren, die über große Zahlen verfügen, sind offenbar auch in der Lage, eine suffiziente Selektion und die nötige operative Übung zu garantieren, die beispielsweise für eine vaginale Entbindung von Beckenendlagen Voraussetzung ist (Watson und Benson, 1984; Petitti und Golditch, 1984; Rosen und Chik, 1984; Schutte et al., 1985; Tatum et al., 1985; Winter und Hofmann, 1985; Myers und Gleicher, 1988; Westgren und Ingemarsson, 1988; Ophir et al., 1989).

Die operative Übung wird in Zukunft jedoch besonders an kleinen geburtshilflichen Abteilungen noch abnehmen, da immer mehr Kinder in Beckenendlage einer erfolgreichen äußeren Wendung unterzogen werden (Van Dorsten et al., 1981; Hofmeyr, 1983; Brocks et al., 1984; Van Veelen et al., 1989; Mahomed et al., 1991).

> Es ist unethisch, aufgrund äußerer organisatorischer und politischer Mängel nicht indizierte Operationen in Kauf zu nehmen. Das Ziel kann nur sein, geburtshilfliche Abteilungen vernünftiger Größe anzustreben und/oder Risikogeburten wie die aus Beckenendlage zu regionalisieren. In kleineren Abteilungen müssen die vaginal-operativen Fertigkeiten der Steißentwicklung durch regelmäßige Übungen am Phantom aufrechterhalten werden.

Der Geburtshelfer ist in seiner Tätigkeit in besonders hohem Maße einem psychischen Druck von Kollegen, Laien und Medien ausgesetzt und in eine **defensive Geburtshilfe** gedrängt. Somit trägt eine oft unsachgemäße medizinische und öffentliche Meinung beträchtlich zu den unverhältnismäßig hohen Sectio-Raten bei. Dies wird heute auch kaum mehr bestritten (Bottoms et al., 1980; Anderson und Lomas, 1984; Shino et al., 1987; Goyert et al., 1989). Während das Risiko für Mutter und Kind so niedrig ist wie nie zuvor, ist das Risiko für einen Geburtshelfer, in einen Schadensprozeß mit hohen Forderungen verwickelt zu werden, noch nie so groß gewesen wie heute (Hickl, 1992).

In den USA ist zur Zeit das Berufsrisiko des Geburtshelfers mehr als 6mal so hoch wie das eines Neurologen oder Pädiaters, wobei Kunstfehlerprozesse um so häufiger sind, je niedriger die individuelle Sectio-Rate ist (Carpenter et al., 1987). Es finden sich in zunehmendem Maße „Berater", die aus unterschiedlichen Motiven zu Schadensersatzforderungen gegenüber den Geburtshelfern raten. Es ist in diesem Zusammenhang interessant zu wissen, daß die Patientin von dem Betrag, der ihr vom Gericht zugesprochen wird, nur 18% bekommt, den Rest teilen sich Rechtsanwälte und Gericht (Kolk, 1985).

Eventuelle Regreßansprüche und Kunstfehlerprozesse werden zwar bei Lege-artis-Vorgehen des Geburtshelfers in der überwiegenden Mehrzahl der Fälle zu einem Freispruch führen, bedeuten aber dennoch einen großen persönlichen Zeitaufwand und eine beträchtliche psychische Belastung des Betroffenen.

Jeder dritte Geburtshelfer, der befragt wird, gibt offen zu, die Indikation zum Kaiserschnitt aufgrund der Angst vor Kunstfehlerprozessen großzügiger zu stellen, als es seiner Überzeugung und seinem fachlichen Wissen entspricht (Albrecht und Siekmann, 1989).

Der Anteil der abdominalen Schnittentbindungen auf der Basis einer defensiven Geburtshilfe ist aber sicher höher als angenommen, da sich der „defensive Kaiserschnitt" zumeist hinter subjektiven Scheinindikationen wie pathologisches CTG, mangelnder Geburtsfortschritt etc. verbirgt (Hickl, 1988). Der einzige Ausweg liegt in einer permanenten Aufklärung der Öffentlichkeit, der Medien und insbesondere auch der medizinischen Gutachter, deren Beurteilung auf falscher Basis erfolgen kann (Beller, 1994).

Voreilige Sectio-Indikationen sollten strikt vermieden werden. Bei Beckenendlage verlangt jede sechste Schwangere von sich aus eine Schnittentbindung (Spichtig und Huber, 1992), in erster Linie wegen vager Andeutungen möglicher Gefahren durch den betreuenden Arzt, aber auch wegen subjektiver Informationen aus dem Bekanntenkreis. Die häufigste Ursache einer Fixation auf die Schnittentbindung ist ein Präjudiz des Geburtshelfers im Verlauf der Schwangerenbetreuung.

> Um weder den Geburtshelfer noch die Schwangere auf eine Schnittentbindung zu fixieren, sollte daher die Indikation einer elektiven Sectio nach Möglichkeit erst nach spontanem (oder provoziertem) Wehenbeginn gestellt werden, da sich eine augenblickliche geburtshilfliche Situation zu jedem Zeitpunkt grundlegend ändern kann.

Die Schwangere muß diesbezüglich belehrt werden.
Spontane Wendungen sind insbesondere bei Zwillingen bekannt (s. a. Tab. 6-7), wobei sich in den meisten Fällen jener Fetus wendet, der sich in Beckenendlage oder Querlage befindet. Zwischen der 28. und 30. SSW kommt es in 60% und am Termin noch immer in 25–30% zu spontanen Wendungen (Divon et al., 1993). Bei Zwillingen in Schädel-/Schädellage treten nur in 7% spontane Wendungen auf. Alle anderen Kombinationen hingegen sind relativ labil. So kommt es etwa bei Schädel-/Beckenendlage in 93% und bei Beckenend-/Schädellage in 66% zu spontanen Wendungen eines Zwillings, vornehmlich jedoch jenes Zwillings, der sich in Beckenendlage befindet.

Durch die zunehmende Anwendung der aktiven äußeren Wendung von Feten in Beckenendlage können rund 50–80% der Beckenendlagen in Schädellagen umgewandelt werden (Dyson et al., 1986; Morrison et al., 1986, Stine et al., 1985; Savona-Ventura, 1986; Gifford et al., 1995). Entgegen früherer Meinung ist dieses Verfahren auch nach vorangegangenem Kaiserschnitt mit der gleichen Erfolgsrate anwendbar (Flamm et al., 1991).

Der Wunsch des Geburtshelfers nach einer Sectio bei Beckenendlage zieht häufig eine Schnittentbindung ohne klar definierte Indikationen nach sich. Die Tabelle 6-3 zeigt jene Zusatzindikationen bei Beckenendlage, die bei der Grazer Sectio-Analyse einer zweiten kritischen Prüfung nicht standhalten konnten (Weiss, 1994).

Die Diagnose Beckenendlage und großes Kind ist eine häufige Sectio-Indikation. Die sonographische Schätzung des fetalen Gewichts ist jedoch problematisch, da die Zuverlässigkeit bei Beckenendlage mit den verschiedensten Schätzformeln deutlich hinter jener bei Schädellage zurückbleibt (Kirschbaum et al., 1992). Die Zusatzdiagnose „großes Kind" entspringt daher bei Becken-

Tab. 6-3 Grazer Sectio-Analyse. Strittige Zusatzdiagnosen bei Beckenendlage (nach Weiss, 1994).

Beckenendlage und	Diagnose strittig	%
• großes Kind	4/22	18,2
• protrahierte Geburt	6/16	37,5
• CTG-Alterationen	11/16	68,7
• Varia	2/8	25,0
• Wehenschwäche	4/6	66,7
insgesamt	27/68	39,7

endlage häufig einem Zweckpessimismus. Die Grazer Sectio-Analyse ergab in 75% die Zusatzdiagnose „großes Kind", während Kinder > 4000 g in der Realität bei der Beckenendlage mit 5,1% unterrepräsentiert waren (Weiss, 1994). Auch bei der Grazer Beckenendlagen-Analyse (1996) war das Geburtsgewicht der Kinder eher im unteren Perzentilenbereich (s. a. Tab. 6-5). Kinder > 4000 g waren mit 2,9% gegenüber 8,5% im gesamten Geburtengut unterrepräsentiert. Bei Feten über 4000 g und Beckenendlage kommt es in den meisten Fällen zu einer Wehenschwäche und schließlich zum Geburtsstillstand. „Das Kind stellt sich gewissermaßen die Sectio-Indikation selbst" (Winter und Hofmann, 1985).

Insgesamt können durch die Anwendung objektiver Kriterien, die innerhalb einer Klinik durch Konsens gewonnen werden, rund 40% der Kaiserschnitte bei Beckenendlage eingespart werden.

Das kindliche Risiko bei Beckenendlagengeburt

Neugeborene aus Beckenendlage haben eine signifikant erhöhte perinatale Morbidität und Mortalität (Schutte et al., 1985; Brown et al., 1994; Cibils et al., 1994).

Eine Analyse von 57819 konsekutiven Einlingsschwangerschaften eines Jahres zeigte, daß bei Beckenendlagen Frühgeburten, Fehlbildungen und perinatale Verluste signifikant häufiger auftreten als bei Schädellagen (Schutte et al., 1985). Diese höhere perinatale Morbidität und Mortalität war *unabhängig vom Gestationsalter und Geburtsmodus* und auch nach Ausschluß nicht lebensfähiger Fehlbildungen nachzuweisen. Eine Beckenendlage liegt demnach nicht zufällig vor, sondern ist die Konsequenz einer „schlechteren fetalen Qualität". Diese schlechtere fetale Qualität beruht auf einem niedrigeren mittleren Gestationsalter,

einer fetalen Bewegungsarmut, Disproportion, Fehlbildung oder schlechtestenfalls auf einem präpartalen Fruchttod (Cibils et al., 1994; Rayl et al., 1996). Aber auch andere ungünstige Vorbedingungen, wie verminderter Uterustonus, Hydramnion, Uterusanomalien einschließlich Myomen und Störungen der Plazentalokalisation, ziehen gehäuft Beckenendlagen nach sich (Hickok et al., 1992). Die erhöhte perinatale Mortalität und Morbidität ist demnach nicht auf die Beckenendlage per se zurückzuführen, sondern auf jene Risikofaktoren, die der Beckenendlage zugrundeliegen.

Das bedeutendste Beckenendlage-assoziierte kindliche Risiko resultiert zweifellos aus der Frühgeburt. Beckenendlagen haben im Vergleich zu Schädellagen eine ausgeprägte Asymmetrie in der Verteilung der Gestationszeit in Richtung Frühgeburtlichkeit. Während sich vor der 25. SSW rund 40% der Feten in Beckenendlage befinden, sind in der 30. SSW nur mehr 15% und nach der 38. SSW weniger als 5% in Beckenend-

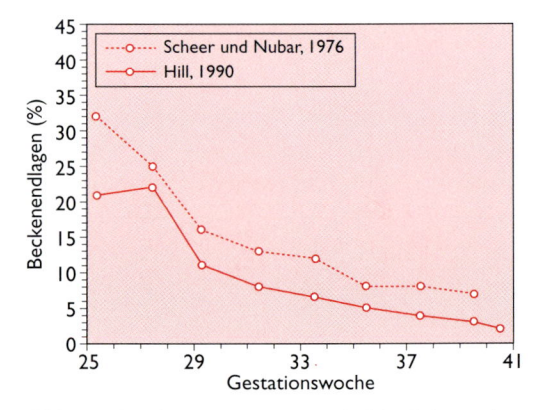

Abb. 6-1 Gestationszeit und Häufigkeit der Beckenendlagen.
Bei den Untersuchungen von Scheer und Nubar (gestrichelte Kurve) handelt es sich um ultrasonographische Lagebestimmungen vor Geburtsbeginn, während sich die Analyse von Hill (durchgezogene Kurve) auf tatsächliche Beckenendlagengeburten bezieht.

lage (Henner et al., 1975; Scheer und Nubar, 1976; Hill, 1990; Hickok et al., 1992; Abb. 6-1).

Bei eigenen Untersuchungen an rund 1400 Frühgeburten unserer Klinik in den 80er Jahren nahm die Anzahl der Frühgeburten aus Schädellage zwischen der 26. und 32. SSW kontinuierlich zu, während die Frühgeburtenzahlen aus Beckenendlage gleichblieben (Abb. 6-2). Der Anteil der Beckenendlagen bei Frühgeborenen betrug folglich in der 26. SSW 21%, in der 32. SSW hingegen nur mehr 8%. Die Schlußfolgerung, daß Frühgeborene in Beckenendlage ein höheres Letalitätsrisiko als Schädellagen haben, ist daher irreführend.

Beim Risikovergleich von Beckenendlagen- und Schädellagengeburten unseres Geburtengutes „vor der 32. SSW" ohne feinere Stratifikation würde die Gruppe der Beckenendlagen mit einem mittleren Gestationsalter von 29,1 SSW (ca. 1100 g) der Gruppe von Schädellagen mit einem Gestationsalter von 31,3 SSW (ca. 1500 g) gegenübergestellt werden (s. Abb. 6-2). In dieser Gestationszeit bedeutet jedoch ein Unterschied von mehr als 2 SSW (bzw. > 400 g) einen beträchtlichen Unterschied hinsichtlich der natürlichen Überlebenschancen. Die Erwartungswerte der neonatalen Letalität betragen für die 29. SSW ca. 17%, für die 31. SSW hingegen nur mehr ca. 8% (Abb. 6-3).

Eine unkritische Interpretation würde den Schluß nach sich ziehen, daß Frühgeborene aus Beckenendlage vor der 32. SSW im Vergleich zur Schädellage ein mehr als 2fach höheres Letalitätsrisiko haben. Die Untersuchung von Bodmer und Mitarbeitern (1986) an mehr als 3000 Frühgeborenen zeigten analoge Ergebnisse. Wurden die Daten aller Frühgeborenen gemeinsam ausgewertet, war die Letalität der Beckenendlagen zwar scheinbar 3,2fach erhöht, wurde hingegen das Gestationsalter der Schädellagen jenem der Beckenendlagen angepaßt, bestand unabhängig vom Geburtsmodus kein Unterschied der Letalität. Miller und Mitarbeiter (1980) analysierten rund 1000 Frühgeburten

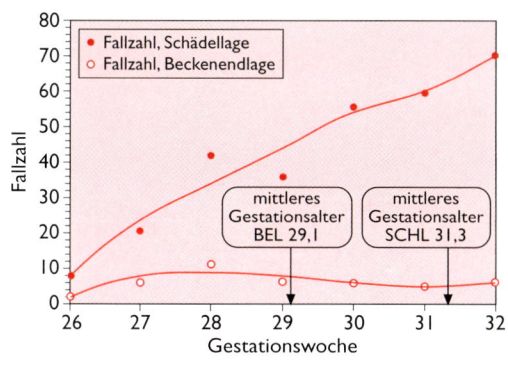

Abb. 6-2 Grazer Frühgeborenen-Analyse. Verteilung der Schädellagen und der Beckenendlagen bei Frühgeborenen zwischen der 26. und 32. Gestationswoche. Wegen der Abnahme des Anteils an Beckenendlagen mit zunehmender Gestationszeit kommt es zu einer asymmetrischen Verteilung. Aus diesem Grund ist das mittlere Gestationsalter von Beckenendlagen (BEL) vor der 32. Woche um > 2 Wochen kleiner als jenes der Schädellagen (SCHL).

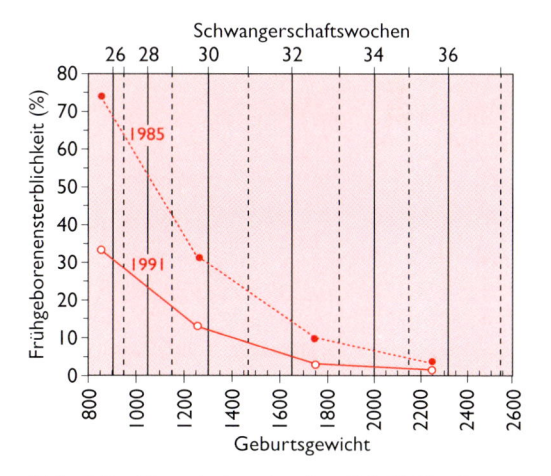

Abb. 6-3 Korrelation der Letalität Frühgeborener mit dem Geburtsgewicht bzw. mit dem Gestationsalter und Zeittrend der Frühgeborenenletalität. Die Raten haben sich innerhalb von 5 Jahren halbiert. Beim Risikovergleich Beckenendlage vs. Schädellage oder vaginale Geburt vs. Sectio-Geburt müssen diese unabhängigen Zeittrends berücksichtigt werden.

und verglichen die Ergebnisse von Schädellagen und Beckenendlagen nach unterschiedlicher Gewichtsstratifikation (Tab. 6-4).
Bei gemeinsamer Auswertung aller Frühgeborenen <2500 g hatten Beckenendlagen eine 2,9fach höhere perinatale Mortalität als Schädellagen. Der Unterschied war hochsignifikant. Das mittlere Geburtsgewicht betrug jedoch wegen der asymmetrischen Verteilung der Gestationszeit bei Schädellagen 2135 g und bei Beckenendlagen 1817 g. Wurden dieselben Frühgeborenen in Gewichtsgruppen von 500 g unterteilt, war ein statistisch gesicherter Unterschied nur mehr in der Gruppe 1500–2000 g feststellbar (s. Tab. 6-4). Bei einer Stratifikation in 100-g-Schritten hingegen war die perinatale Mortalität von Schädellagen und Beckenendlagen unabhängig vom Geburtsmodus identisch (s. Tab. 6-4). Gleiche Gesetzmäßigkeiten wurden bei Frühgeborenen zwischen 500 g und 1500 g beschrieben (Cibils et al., 1994).
Eine Unterteilung in Gewichtsgruppen mit Intervallen von 500 g, entsprechend WHO-Empfehlungen, kann somit nur grob orientierende Angaben über mögliche exogene Einflüsse auf die Mortalität von Beckenendlagen liefern. Die natürlichen gewichtsbedingten Differenzen der perinatalen Mortalität variieren innerhalb der Grenzen von 500-g-Gruppen um zumindest 20%, bei Frühgeborenen <1500 g sogar bis zu 60%!
Aber auch eine engmaschige Stratifikation nach dem Geburtsgewicht kann Fehler in der Beurteilung des fetalen Risikos in sich bergen, da die Überlebenschancen der Neugeborenen von deren Reife und nicht von deren Gewicht abhängen. Bei Frühgeborenen <1000 g kann ein Gewichtsunterschied von 100 g einem Unterschied von 2 SSW entsprechen, während bei Frühgeborenen >1500 g der Unterschied von 100 g nur mehr einer halben SSW entspricht (s. Abb. 6-3). Darüber hinaus beträgt die physiologische Streuung des Geburtsgewichts in der 25. bis 26. SSW bis zu 700 g (Brenner et al., 1976; Haas et al., 1987; Allen et al., 1993; Abb. 6-4). Der Vergleich der Risiken inhomogener Gruppen wie etwa Schädellagen gegenüber Beckenendlagen oder vaginale Entbindungen gegenüber abdominalen Ent-

Tab. 6-4 Frühgeborenenletalität von Schädellagen und Beckenendlagen insgesamt sowie nach Stratifikation in Gewichtsgruppen von 500 g und 100 g (nach Miller et al., 1980).

(g)	Frühgeborenenletalität (%)	
	Schädellage	Beckenendlage
<1000–2500	12,7	**40,2
500-g-Gruppen		
≤1000	90,9	100,0
1001–1500	42,5	54,5
1501–2000	17,2	*33,3
2001–2500	2,4	6,5
100-g-Gruppen		
<1000	92,2	100,0
1400–1500	40,0	37,0
1900–2000	19,0	22,0
2400–2500	2,0	1,0

** pp <,001; * p <,05

Das kindliche Risiko bei Beckenendlagengeburt

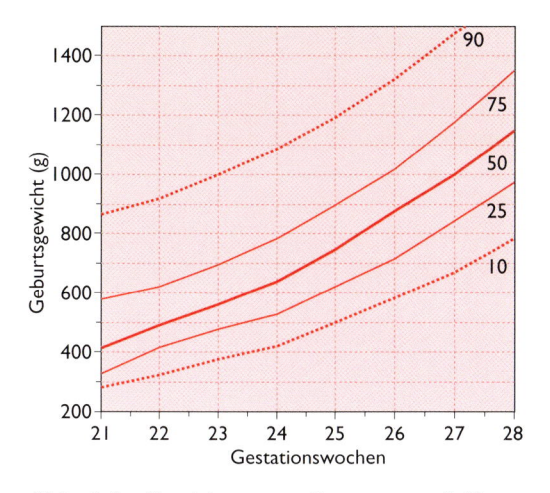

Abb. 6-4 Gewichtsperzentilen extrem Frühgeborener (n = 558).
Die Streuung zwischen der 10. und 90. Perzentile kann bis zu 700 g betragen (nach Zahlen von Brenner et al., 1976).

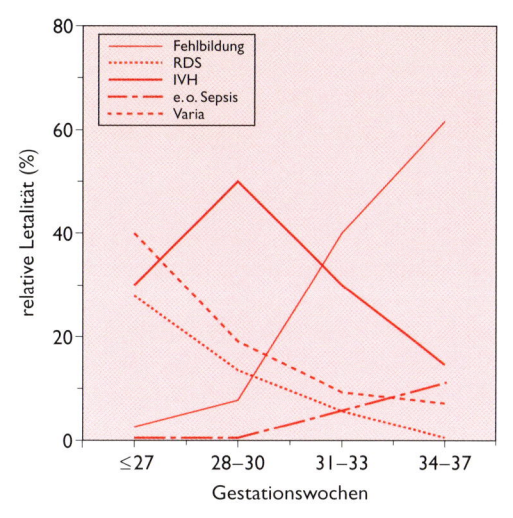

Abb. 6-5 Hauptsächliche Todesursachen von 151 neonatal verstorbenen Frühgeborenen im Verlauf der Gestationszeit (Grazer Frühgeborenen-Analyse 1989, unpublizierte Daten).

bindungen erfordert daher eine Stratifikation nach Gestationswochen. Zusätzlich muß wegen der permanenten Fortschritte in der Neonatologie das Geburtsjahr (Zeittrend) stets berücksichtigt werden (Cibils et al., 1994).

Frühgeborene sind unabhängig von der Poleinstellung oder dem Geburtmodus unterschiedlichen Risiken ausgesetzt. Die Todesursachen vor der 27. SSW bestehen zu einem Drittel aus Hirnblutungen (IVH), einem Drittel aus Atemstörungen (RDS) und einem weiteren Drittel aus Varia (extreme Unreife, Multiorganversagen, Elektrolytentgleisungen, Anurie etc.). In der 28. bis 30. SSW gehen rund 50% der neonatalen Todesfälle auf Hirnblutungen zurück, während nur mehr 20% der Todesfälle auf Atemstörungen beruhen. Ab der 32. SSW sind Fehlbildungen die häufigste primäre Todesursache, während Hirnblutungen an Bedeutung verlieren und letale Atemnotsyndrome kaum mehr auftreten (Abb. 6-5).

Neben der Frühgeburtlichkeit (Tab. 6-5) führen andere eingangs erwähnte „Quali-

Tab. 6-5 Grazer Beckenendlagen-Analyse (1993–1995): Vergleich von Beckenendlagengeburten mit dem generellen Geburtengut.

	alle Geburten	Beckenendlagen
• Fallzahl	10426	432 (4,1 %)
• mittlere SSW (±SD)	39,3 (±2,9)	38,7 (±2,7)
• < 37 SSW	7,1 %	15,7 %
• < 38 SSW		23,3 %
• Geburtsgewicht	3285 g	2944
• Mittelwert	(50. Perzentile)	(25. Perzentile)
• Fehlbildungen	0,72 %	4,97 %
• Sectio-Rate	9,9 %	53,6 %

tätsmängel" des Fetus bei Beckenendlage zur erhöhten perinatalen Mortalität und Morbidität. In fünf einschlägigen Publikationen wurden bei Beckenendlagen Fehlbildungsraten zwischen 6,3% und 12,5% angegeben. Eine Analyse von 2019 Beckenendlagengeburten unserer Klinik (1974 bis 1983) ergab 8,3% lebensfähige und 1,1% nicht-lebensfähige Fehlbildungen (Winter und Hofmann, 1985). Die Fehlbildungsrate der 90er Jahre war mit 5% insgesamt niedriger. Der Tabelle 6-5 kann jedoch entnommen werden, daß Fehlbildungen bei Beckenendlagen etwa 7mal so häufig auftraten wie bei Schädellagen und daß das mittlere Geburtsgewicht der Beckenendlagenkinder an der 25. Gewichtsperzentile lag.

Geburtsmodus und Risiken

Während die Nachteile einer Sectio für die Mutter unumstritten sind, gibt es hinsichtlich der Vorteile für das Kind keine einhellige Meinung (Westgren et al., 1985; Bennebroek Gravenhorst et al., 1993: Übersicht bei Weiss, 1994; Schiff et al., 1996). Dabei herrscht bei den Befürwortern der Schnittentbindung im angloamerikanischen Sprachraum die Auffassung vor, daß eher reife Beckenendlagenkinder von einer Sectio profitieren, während im deutschen Sprachraum der Standpunkt vertreten wird, daß eher Frühgeburten in Beckenendlage von einer Sectio profitieren. Die Frage, bis zu welcher Gestationszeit bzw. bis zu welchem Geburtsgewicht ein Frühgeborenes von der Sectio profitieren kann, wird allerdings uneinheitlich beantwortet. Die Angaben reichen von:
– mutmaßlich in keiner Gewichtsgruppe (Effer et al., 1983; Rosen und Chik, 1984),
– in der Gewichtsgruppe bis ≤1000 g (Bodmer et al., 1986),
– bis ≤1500 g (Bowes et al., 1979; Kauppila et al., 1981),
– bis ≤2000 g (De Crespigny und Pepperell, 1979; Hickl, 1988) oder
– bis ≤2500 g (Winter und Hofmann, 1985).

Eine Empfehlung der Deutschen Gesellschaft für perinatale Medizin (Bericht der Standardkommission „Beckenendlage", 1984) plädiert für eine Sectio zwischen der 28. und 34. SSW (ca. 1000 g), während bei Feten <28. SSW (<1000 g) die Sinnhaftigkeit in Frage gestellt wird.

Neuere Untersuchungen mit sorgfältiger Anpassung der Fälle entsprechend der Gestationszeit und der Chronologie der Geburten ergaben keine Vorteile der Sectio im Vergleich zur vaginalen Geburt.

Eine kalifornische Studie (Croughan-Minihane et al., 1990) verglich das Outcome der Kinder bei 1240 Beckenendlagen aller Gewichtsklassen nach Sectio (65%) und nach vaginaler Entbindung (35%). Dabei wurden neben Geburtskomplikationen und mütterlichen Verletzungen auch kindliche Komplikationen wie Asphyxie, Schädel-Hirn-Trauma, Krämpfe der Neugeborenen, Hirnschäden und Entwicklungsstörungen bis zum 4. Lebensjahr analysiert.

Bei gemeinsamer Auswertung aller Parameter waren die geburtshilflichen Ergebnisse nach Spontangeburt sogar besser als nach Sectio. Nach Anpassung des Geburtsgewichts in 250-g-Stufen, des Gestationsalters und der Schwangerschaftskomplikationen betrug das relative Risiko für vaginal entbundene Beckenendlagenkinder 0,9. Andere Studien kommen zu ähnlichen Ergebnissen (Hochuli, 1980; Miller et al., 1980; Huchcroft et al., 1981; Jaffa et al., 1981; Winter und Hofmann, 1985; Barlov und Larsson, 1986).

Das kleine Frühgeborene ist von besonderem Interesse, da es die perinatale Mortalität am höchsten belastet. Werden die Vergleichskollektive sorgfältig ausgewählt, ist auch für kleine Frühgeborene in Beckenendlage kein Vorteil durch eine Schnittentbindung nachzuweisen (Cox et al., 1982; Effer et al., 1983; Yu et al., 1984; Olshan et al., 1984; Rosen

und Chik, 1984; Westgren et al., 1985; Weisbach et al., 1986; Bodmer et al., 1986; Kitchen et al., 1985; 1992; Malloy et al., 1991; Brown et al., 1994; Cibils et al., 1994; Robertson et al., 1996; Tab. 6-6).
Bei Zwillingen sind rund 45% der Feten zumindest vorübergehend in Beckenendlage (Tab. 6-7). Auch bei der Zwillingsschwangerschaft wurde die Bedeutung der Sectio mit dem beginnenden Sectio-Boom kontrovers diskutiert. Dies galt besonders für die Sectio-Indikation bei Beckenendlage des ersten Zwillings, des zweiten Zwillings oder sehr kleiner Zwillinge (Übersicht bei Weiss, 1994). Es wird jedoch auch zunehmend die Sinnhaftigkeit der Sectio bei Beckenendlage irgendeines Zwillings jeglicher Gestationszeit angezweifelt (McCarthy et al., 1981;

Tab. 6-6 Einfluß der Schnittentbindung auf das Outcome kleiner Frühgeborener in Beckenendlage. IVH: intraventrikuläre Blutung; NNM: neonatale Mortalität; 2a: bis zum 2. Lebensjahr; RDS: respiratory distress syndrome; BEL: Beckenendlage; NEC: nekrotisierende Enterokolitis.

Quelle	n	SSW Gewicht (g)	Sectio-Rate	Schnittentbindung kein Vorteil der Sectio hinsichtlich	Nachteil für das Frühgeborene
Olshan et al., 1984	345	700–1500	31%	NNM	
Rosen und Chik, 1984	403	a) 500–999 b) 1000–2499	66%	NNM neurol. Schäden	
Kitchen et al., 1985	326	24–28 958	18%	IVH Hirnschäden Entwicklung (2a) Handicaps (2a) NNM BEL	Beatmungsdauer 1,5fach
Kitchen et al., 1992	557	500–999	20%	Entwicklung (2a) Handicaps (2a)	
Bodmer et al., 1986	3053 565	≤ 36 25–32	32%	Trauma NNM Krämpfe	Beatmungsdauer 2fach
Malloy et al., 1991	1765	< 1500	~50%	NNM IVH	Intubation 1,3fach
Brown et al., 1994	843	≥ 1500 2225	56%	RDS Apgar IVH neurol. Schäden NNM	
Cibils et al., 1994	262	500–1500 912	40%	Intubation RDS IVH I–II IVH III–IV	neurol. Schäden leicht: 1,8fach schwer: 4fach
Robertson et al., 1996	321	28–36	84%	NNM IVH NEC Krämpfe Sepsis	Beatmungsdauer 11fach; stationärer Aufenthalt um 14 Tage länger

Tab. 6-7 Kombination der Poleinstellung und Lage bei der Geburt von 362 Zwillingspaaren und spontane Wendungen bei 119 Zwillingspaaren bei sonographischer Lagediagnose vor der Geburt.

Zwilling A	Zwilling B	Chervenak et al., 1985	Casperson, 1988	spontane Wendungen* Divon et al., 1993
Schädellage	Schädellage	42,5%	42,9%	6,8%
Schädellage	Beckenendlage	26,0%	24,1%	92,8%
Schädellage	Querlage	11,3%	9,4%	32,3%
Beckenendlage	Schädellage	6,9%	6,7%	66,7%
Beckenendlage	Beckenendlage	6,1%	8,0%	66,7%
Beckenendlage	Querlage	4,7%	2,2%	75,0%
Schädellage	Schräglage	1,1%	4,5%	
Querlage	Schädellage	0,6%	1,8%	
Querlage	Querlage	0,6%	0,4%	100,0%
Beckenendlage	Schräglage	0,3%	0,4%	

* irgendeines Zwillings

Medearis et al., 1979; Kelsick und Minkoff, 1982; Chervenak et al., 1984; Hawrylyshyn et al., 1982; Acker et al., 1982; Hartikainen-Sorri et al., 1983). Insbesondere bei Beckenendlage des zweiten Zwillings hat der Geburtsmodus keinen Einfluß auf das fetal outcome (Chervenak et al., 1985; Rabinovici et al., 1987; Rydhstrom et al., 1990; Adam et al., 1991; Rydhstrom und Ingemarsson, 1991; Greig et al., 1992; Davison, 1992). Die äußere Wendung des zweiten Zwillings nach der Geburt des ersten Zwillings bringt daher ebenfalls keine Vorteile (Chauhan et al., 1996). In den USA beträgt die generelle Sectio-Rate bei Zwillingen 45% bei einer mittleren postnatalen Mortalität von 10%. Spezialkliniken für Zwillinge hingegen erreichen bei einer Sectio-Rate von 33% eine postnatale Mortalität von 1% (Ellings et al., 1993)!

Spezielle kindliche Risiken

Azidose des Kindes

Eine fetale Hypoxie führt mit zunehmender Dauer von einer respiratorischen Azidose (Stadium I, CO_2-bedingt) über eine kombinierte Azidose (Stadium II, CO_2 und Milchsäure) zu einer metabolischen Azidose (Stadium III, vorweigend Milchsäure). Die kurz bestehende **respiratorische Azidose** präsentiert sich durch Neugeborene mit azidotischen pH-Werten des Nabelarterienblutes (NApH) und normalen Apgar-Werten. Die **postpartale Depression** resultiert aus einer länger bestehenden Hypoxie und zeigt azidotische NApH-Werte (Stadium III) und niedrige Apgar-Werte.

Da die Apgar-Werte jedoch auch aus anderen Gründen als denen einer fetalen Azidose niedrig sein können, empfiehlt sich eine Zustandsbeschreibung des Neugeborenen mit einem kombinierten Apgar-Umbilikal-Aziditäts-Score (Saling, 1961; 1965; Saling und Wulf, 1971; Boenisch und Saling, 1974). Ab welchem NApH-Wert eine **klinisch relevante Azidose** angenommen werden muß, ist bis heute nicht klar definiert (Hull und Dodd, 1991). Ein Grenzwert von pH 7,20 in der Nabelarterie (Gilstrap et al., 1987) ist willkürlich zu hoch angesetzt, da sich die Verteilungskurve der pH-Werte nach völlig normalen Geburten ohne Risikofaktoren mit vitalen Neugeborenen bis pH 7,10 erstreckt (Yeomans et al., 1985; Thorp et al., 1989). Nach einer Reihe von Autoren (Freeman und Nelson, 1988; Thorp et al., 1988; Gilstrap et al., 1989; Winkler et al., 1991; Gregg und Weiner, 1993) ist ein pH-Wert von 7,00–7,05 ein realistischer Grenzwert, um eine klinisch signifikante Azidose zu definieren. Die eigenen Analysen sprechen ebenfalls dafür. Nach Beckenendlagengeburten mit vitalen Kindern (Apgar-Werte nach 1 Minute 9–10) und ohne Reanimationsbedarf lagen die NApH-Werte zwischen 7,00 und 7,50 (Abb. 6-6).

Nach neuesten Analysen wurde die Bedeutung peripartaler Azidosen bisher fehleingeschätzt (Schneider und Beller, 1995). Für die perinatale Mortalität von Frühgeburten hat die Azidose keine Bedeutung. Bei einer Analyse von rund 1400 Frühgeborenen unserer Klinik war der mittlere NApH-Wert bei überlebenden und neonatal verstorbenen Frühgeborenen ähnlich und betrug nach Vaginalgeburt 7,27 vs. 7,28 und nach Sectio 7,26 vs. 7,25.

Spätfolgen sind nach kurzfristigen peripartalen Azidosen (Stadium II und III) nicht zu erwarten (Beller, 1994; Schneider und Beller, 1995; Roemer, 1996). Eine akute Hypoxie per se mit einer Dauer bis zu 30 Minuten – wahrscheinlich sogar bis zu 60 Minuten – verursacht mit hoher Wahrscheinlichkeit keine neurologischen Schäden (Scott, 1976; Thomson et al., 1977; Fenichel, 1983; Murphy und MacKenzie, 1995). Schwere und lang andauernde Azidosen im Stadium III (metabolische Azidosen) können jedoch besonders bei Frühgeborenen mit neurologischen Spätschäden assoziiert sein. Eine metabolische Azidose tritt aber in der Regel bereits vor Wehenbeginn auf.

Die NApH-Werte nach vaginaler oder abdominaler Geburt bei Beckenendlage zeigen keine klinisch relevanten Unterschiede (Tab. 6-8). Ein signifikanter Unterschied ist nur beim pH-Wert des Fersenblutes nachweisbar, was durch die Stauung der unteren Extremitäten bei vaginaler Entbindung erklärlich ist. Die Gestationszeit hingegen hatte unabhängig vom Geburtsmodus eine inverse Korrelation zum NApH ($p = 0,002$; Abb. 6-7). Das spricht gegen die Befürch-

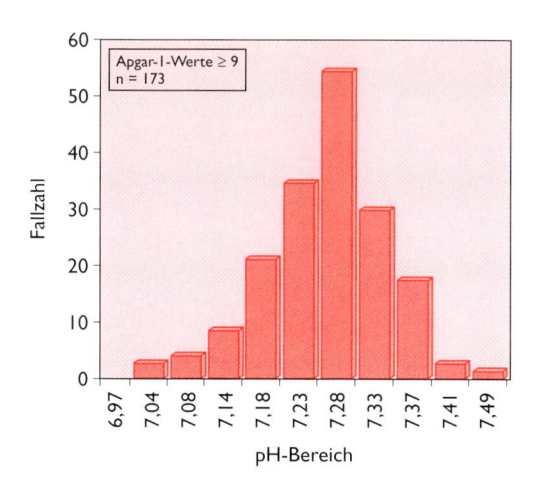

Abb. 6-6 Grazer Beckenendlagen-Analyse (1996):
Verteilung der NApH-Werte nach Beckenendlagengeburt von Kindern mit einem 1-Minuten-Apgar-Wert ≥ 9 und ohne Reanimationsbedarf (unabhängig vom Geburtsmodus).

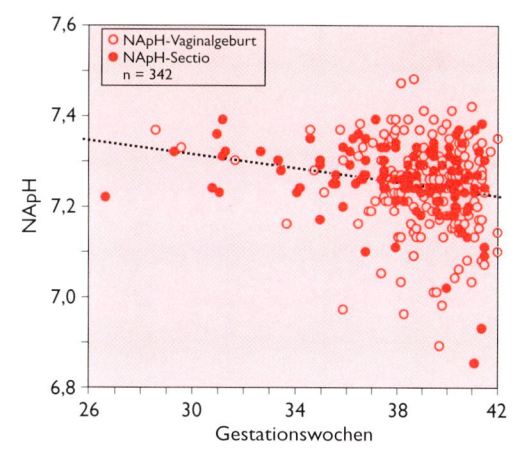

Abb. 6-7 Grazer Beckenendlagen-Analyse (1996):
Korrelation zwischen NApH-Werten und der Gestationszeit bei 342 Beckenendlagengeburten. Die Regressionsgeraden bei vaginaler und abdominaler Geburt decken sich.

Tab. 6-8 Grazer Beckenendlage-Analyse (1993–1995); Säure-Basen-Haushalt bei Beckenendlage nach vaginaler Geburt und nach Sectio (Mittelwerte ± SD; MBU = Mikroblutuntersuchung).

	Vaginal	Sectio	p
• Fallzahl	198 (58%)	144 (42%)	
• Woche	39,1 ± 2,3	38,2 ± 3,1*	< 0,02
• Geburtsgewicht (g)	2965 ± 498	2916 ± 784	
• MBU		7,23 ± 0,08	
• NApH	7,24 ± 0,09	7,25 ± 0,08	
• NVpH	7,30 ± 0,08	7,30 ± 0,08	
• Fersen-pH	7,13 ± 0,09	7,19 ± 0,08 *	< 0,0001
• Apgar (1)	7,7 ± 1,9	8,0 ± 1,8	
• Apgar (5)	9,7 ± 0,9	9,6 ± 0,9	
• stationäre Aufnahmen	41 (20,7%)	39 (27,1%)	

NApH vs. Fersen-pH p < 0,0001 (t-test).   * statistisch signifikanter Unterschied

tung, daß Beckenendlagekinder zur Azidose neigen.
Bei der Grazer Beckenendlagen-Analyse (1996) hatten 7 Neugeborene (2,0%) (2 Sectio- und 5 vaginal Geborene) einen NApH < 7,00. Zwei der Neugeborenen hatten eine Fehlbildung. Die Neugeborenen ohne Fehlbildungen wurden nach einer mittleren Beobachtungszeit von 6,6 Tagen neurologisch unauffällig entlassen.

Postpartale Depression (Asphyxie)

Der Apgar-Score (1953) ermöglicht den Vergleich geburtshilflicher Ergebnisse und – in einem gewissen Ausmaß – die Einschätzung der Vitalität von Neugeborenen. Da jedoch 4 von 5 Kategorien des Apgar-Scores (Herzfrequenz, Atemfrequenz, Reflexe und Muskeltonus) von der Reife des ZNS und des muskuloskelettalen Systems des Neugeborenen abhängen (Amiel-Tison, 1968; Chernik et al., 1964; Koenigsberger, 1966; Dubowitz et al., 1970; Paramelee et al., 1972), sind Apgar-Werte zur Beurteilung der Asphyxie Frühgeborener wenig geeignet (Drage et al., 1964; Bowes et al., 1980; Catlin et al., 1986; Stevenson et al., 1988; Tejani und Verma, 1988; Stark et al., 1990; Dickinson et al., 1992).

Bei Kindern < 2500 g besteht daher zwischen den Apgar-Werten und dem Geburtsgewicht eine lineare Korrelation. In den Gewichtsgruppen zwischen 500 g und 1500 g ist in 35–70% und bei Neugeborenen mit 1500 g bis 2500 g in 2,5–18% trotz normaler pH-Werte mit Apgar-Werten < 7 zu rechnen (Drage et al., 1964; Bowes et al., 1980; Catlin et al., 1986; Stark et al., 1990; s. a. Abb. 6-9). Demgegenüber haben gleich schwere retardierte Kinder trotz niedriger NApH-Werte signifikant höhere Apgar-Werte (Stark et al., 1990), während das Risiko einer Hirnblutung retardierter Kinder höher zu sein scheint (Jensen et al., 1992). Die Apgar-Werte korrelieren nur schlecht mit dem Säure-Basen-Haushalt des Neugeborenen (Josten et al., 1987).
Niedrige Apgar-Werte sind nur in 15% der Fälle durch eine fetale Azidose verursacht. Bei 85% müssen andere Ursachen wie etwa Unreife, Narkosewirkung, Geburtsstreß etc. vermutet werden (Abb. 6-8).
Apgar-Werte sind für die Prognose neurologischer Schäden wenig geeignet (Gilstrap et al., 1987; Paneth und Stark, 1983; Sykes et al., 1982; Nelson und Ellenberg, 1981). Kontinuierliche Untersuchungen an 40 000 Kindern bis zum 7. Lebensjahr zeigten

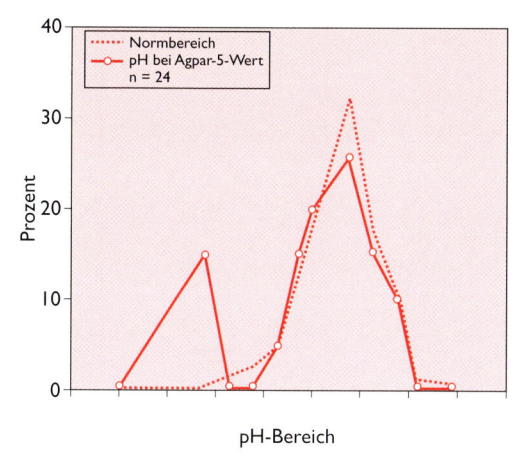

Abb. 6-8 Grazer Beckenendlagen-Analyse (1996): Verteilung der pH-Werte bei Beckenendlagengeburten mit einem 5-Minuten-Apgar-Wert ≤ 8.

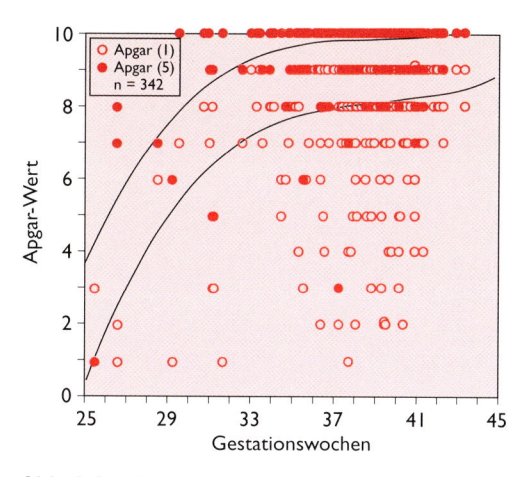

Abb. 6-9 Grazer Beckenendlagen-Analyse (1996): Korrelation der 1- und 5-Minuten-Apgar-Werte mit der Gestationszeit (polynomische Kurven). Während die Apgar-Werte bei unreifen Kindern unabhängig vom Säure-Basen-Status niedrig sind, beträgt der mittlere Apgar-Wert reifer Beckenendlagen nach 1 Minute und nach 5 Minuten 8 und 10.

keine signifikante Korrelation zwischen Apgar-Werten und neurologischer Behinderung (Nelson und Ellenberg, 1979, 1981). Zwar hatten Kinder mit einem Apgar-Score von ≤ 3 nach 5 Minuten eine Wahrscheinlichkeit zerebraler Schäden von 5%; bei 75% der Kinder mit bleibendem Hirnschaden betrug der Apgar-Wert jedoch ≥ 7.
Der Einfluß des Geburtsmodus auf die Apgar-Werte wird kontrovers beurteilt (Brown et al., 1994; Cibils et al., 1994). Bei einer Metaanalyse reifer Beckenendlagenkinder wurden jedoch nach primärer Sectio doppelt so häufig 5-Minuten-Apgar-Werte < 7 beschrieben wie nach vaginalem Geburtsmodus. Bei Zwillingen sind nach Sectio ebenfalls niedrigere Apgar-Werte nachweisbar (Bell et al., 1986; Tab. 6-9).
Die Grazer Beckenendlagen-Analyse (1996) ergab hingegen keine Unterschiede der Apgar-Werte nach vaginaler Geburt oder Sectio (s. Tab. 6-8). Es bestand jedoch eine signifikante Korrelation (p < 0,0001) zwischen der Gestationszeit und dem Apgar-Wert nach 1 und 5 Minuten (Abb. 6-9).

Tab. 6-9 Postnatale Depression von Zwillingen in Abhängigkeit vom Geburtsmodus und von der Lage der Zwillinge (nach Bell et al., 1986).

	Depression nach	
	Sectio*	vaginaler Geburt
Beckenendlage 1. Zwilling	34,8 %	18,2 %
Beckenendlage 2. Zwilling	41,7 %	38,0 %
Schädellage 1. Zwilling	38,5 %	14,1 %
Schädellage 2. Zwilling	32,1 %	18,2 %

* unabhängig, ob in Vollnarkose oder epiduraler Anästhesie

Zervixdystokie („head entrapment")
Bei Frühgeborenen < 1500 g muß eine besonders atraumatische Entwicklung der fragilen Kinder angestrebt werden. Dies gilt vor allem für Frühgeborene in Beckenendlage. Da Frühgeborene und retardierte Feten im Vergleich zum kleinen Körper einen verhältnismäßig großen Schädel haben, wird häufig befürchtet, daß der vorangehende Steiß die Zervix bei vaginaler Geburt nicht ausreichend aufdehnen kann, um eine zügige Passage des Schädels zu garantieren („head entrapment"). Es wird ferner befürchtet, daß sich, neben mechanischen Schwierigkeiten bei der Manualhilfe, die Zeit der Nabelschnurkompression über Gebühr verlängert, wenn die Entwicklung des Schädels verzögert ist.

Werden Fußlagen nicht berücksichtigt, so ist ein „head entrapment" bei reifen Kindern unwahrscheinlich. Aber auch bei der Frühgeburt ist diese Komplikation ein seltenes Ereignis, da die spontane Frühgeburt in der Regel mit einer vorzeitig geburtsreifen Zervix assoziiert ist. Eine systematische Untersuchung von Robertson und Mitarbeitern (1996) bei 321 Frühgeburten aus Beckenendlage in der 28. bis 36. SSW ergab eine Häufigkeit von 5–7%. Die Komplikation trat bei vaginalen Geburten und Kaiserschnitten gleich häufig auf, hatte jedoch insgesamt keinen Einfluß auf das fetal outcome (Robertson et al., 1996).

Zwillinge haben gegenüber Einlingen eine unterschiedliche Wachstumsdynamik. Während sich die Wachstumskurve des biparietalen Schädeldurchmessers ab der 28. bis 30. SSW abflacht (Weiss, 1973; Lichtenegger et al., 1978; Grennert et al., 1978; Leveno et al., 1979; Fenner et al., 1980), ist die Zunahme des Bauchumfangs konstant ansteigend (Yarkoni et al., 1987). Ab der 35. SSW findet bei Zwillingen insgesamt eine Abflachung der Gewichtszunahme statt (Leroy et al., 1982). Zwillinge erreichen daher wesentlich früher eine ausgewogene Proportion von Schädel und Rumpf als Einlinge und sind klein, was geburtsmechanisch für die vaginale Beckenendlagengeburt von Bedeutung ist.

Die hohen Sectio-Raten bei unreifen Beckenendlagen entspringen der vagen Hoffnung, durch verbesserte mechanische Bedingungen die Rate an Hirnblutungen, Geburtsverletzungen des Kindes und daraus resultierenden Langzeitfolgen herabzusetzen. Dieses Konzept wurde jeodch *nie* durch prospektiv randomisierte Studien erhärtet. Jeder erfahrene Geburtshelfer weiß, daß die Entwicklung kleiner Frühgeborener aus Beckenendlage auch bei der Sectio äußerst traumatisch sein kann. Es wurde daher auch vorgeschlagen, kleine Frühgeborene mit einem uterinen Längsschnitt zu entwickeln (Fanaroff und Merkatz, 1977; Martius, 1986). Auch dafür gibt es keine systematischen Untersuchungen oder Langzeitstudien, die einen Vorteil der vertikalen Eröffnung für das kleine Frühgeborene nachweisen. Durch eine vertikale Uterusinzision ist eine leichte Steißentwicklung nicht sichergestellt (Bodmer et al., 1986; Rutherford et al., 1983; Keirse, 1990). Bei nahezu der Hälfte aller Frühgeborenen mit schlechtem fetal outcome treten trotz vertikaler Uterotomie ernsthafte mechanische Schwierigkeiten bei der Sectio auf (Knopflochmechanismus). Das Problem ist weniger die Schnittführung als die innige Einscheidung des Kindes durch den hypertonen Uterus. Ein Oligohydramnion (vorzeitiger Blasensprung) trägt zur schwierigen Sectio-Geburt bei (Bodmer et al., 1986). Die Rate an Hirnblutungen, kindlichen Hämatomen, der Säure-Basen-Haushalt oder die Apgar-Werte werden jedenfalls nach Untersuchungen von Dietl und Mitarbeitern (1988) durch die Schnittführung nicht beeinflußt. Schuterman und Grimes (1983) beschrieben nach vertikaler Uteruseröffnung sogar eine höhere perinatale Mortalität als nach transversaler Eröffnung. Einige andere Autoren lehnen aus diesem Grund die vertikale Uterotomie ab; dies auch deshalb, da postoperative Komplikationen und die Rupturgefahren bei einer weiteren Schwangerschaft erhöht sind (Pedowitz und Schwartz, 1957; Lavin et al., 1982). Zudem wird bei jeder weiteren Schwangerschaft eine neuerliche Sectio erforderlich (ACOG, 1988).

Gegenüber den fraglichen Vorteilen für das Kind sind mütterliche Nachteile der vertikalen Schnittführung bekannt, wie etwa der erhöhte Blutverlust, die Bedrohung weiterer Schwangerschaften oder im Vergleich zum tiefen Querschnitt eine 10fach erhöhte mütterliche Morbidität (Evans und Combs, 1993).

> Ein routinemäßiger Längsschnitt scheint daher zur Zeit nicht angebracht, die Entscheidung dazu ist aus der Situation zu treffen.

Jovanovic (1985) schlägt als Alternative zum Längsschnitt eine nach oben konkave quere Inzision des unteren Uterinsegments vor, wodurch ein größerer Zugang entsteht. Der Einfluß auf geburtshilfliche Ergebnisse oder auf den Verlauf weiterer Schwangerschaften wurde jedoch ebenfalls nicht angegeben.

Eine denkbare Alternative zu einer außergewöhnlichen Schnittführung oder eine zusätzliche Maßnahme wäre eine **Uterusrelaxation.** Die Relaxation durch eine tiefe Narkose beeinträchtigt das Ungeborene und zieht wie auch die Relaxation mit β-Mimetika das Risiko einer Uterusatonie nach sich. In letzter Zeit wurde von Nitroglycerin als potentem Uterusrelaxans berichtet (Peng et al., 1989; DeSimone et al., 1990; Altabef et al., 1992). Das Medikament, das bisher in erster Linie bei Angina pectoris angewandt wurde, relaxiert das Myometrium bei der i.v. Verabreichung in einer Dosis von 100–500 µg innerhalb von 90 Sekunden und hat eine Wirkungsdauer von 2 Minuten. Subjektive und objektive Nebenwirkungen und Auswirkungen auf den Blutdruck sind klinisch unbedeutend, das Medikament ist seit Jahrzehnten als harmlos bekannt. Die Anwendung von Nitroglycerin vor der Entwicklung kleiner Frühgeborener sollte daher systematisch untersucht werden.

Von Druzin (1986) wird für die möglichst **schonende Entwicklung der Frühgeburt in Beckenendlage,** aber auch in Schädellage eine Technik angegeben, mit welcher eine Schienung des Kindes durch den Unterarm des Operateurs erfolgt („splint technique"). Es wird dabei mit der Hand so eingegangen, daß die Handfläche auf dem kindlichen Scheitel ruht, während der kindliche Rücken dem Unterarm anliegt.

Falls keine Oligohydramnie vorliegt bzw. kein vorzeitiger Blasensprung eingetreten ist, können die Erhaltung der Fruchtblase und die Geburt in der Glückshaube zu einer schonenden Entwicklung kleiner Frühgeborener beitragen.

Die **Verhakung** von Zwillingen ist ein seltenes Ereignis. Monoamniotische Zwillingsschwangerschaften, die für eine Verhakung prädestiniert sind, kommen nur in rund 3% vor. Nach Untersuchungen von Cohen und Mitarbeitern (1965) muß jedoch mit *einem* Fall einer Verhakung pro 813 Beckenendlagen bei Zwillingen gerechnet werden. Bei der jüngsten Auswertung der Literatur von rund 6000 Zwillingsgeburten (Weiss, 1994) wurde allerdings kein Fall einer Verhakung beschrieben. Eine Sectio ist bei der Verhakung von Zwillingen anzuraten, bevor gröbere mechanische Entbindungsversuche durchgeführt werden.

Wenn ein teilweise geborenes Kind nicht vaginal entwickelt werden kann (Schulterdystokie, Zwillingsverhakung, Steißteratom, Schädel-Becken-Mißverhältnis oder Muttermundsdystokie bei Beckenendlage), sollte an das „Zavanelli maneuver" gedacht werden (Sandberg, 1985, 1988). Dabei wird der Schädel oder der Steiß bei der (lokal-) anästhesierten Gebärenden (eventuell unter Tokolyse) in die Scheide zurückgestopft und die Sectio angeschlossen. Bei diesem Vorgehen ist es wichtig, den geburtsmechanischen Ablauf genau zu kennen, da dieser rückläufig beachtet werden muß (Graham et al., 1992).

Von Sandberg wurde 1988 über 15 Fälle mit Zavanelli-Manöver berichtet. Das Intervall zwischen der Reinsertion in die Scheide und der Sectio betrug zwischen wenigen und 75 Minuten. Mit Ausnahme einer Totgeburt von 5900 g überlebten alle Kinder ohne bleibende Schäden, einige wurden bereits zwischen dem 3. und 7. Lebensjahr nachuntersucht. Swartjes und Mitarbeiter (1992) beschrieben ein erfolgreiches Zavanelli-Manöver bei verhakten Zwillingen (36. SSW, 2580 g, 2000 g).

Hirnblutungen

Bei vaginal geborenen reifen Beckenendlagenkindern (≥ 38 SSW) ist das Hirnblutungsrisiko weder gegenüber abdominal geborenen Beckenendlagenkindern noch gegenüber Spontangeburten aus Schädellage erhöht (Winter und Hofmann, 1985; Jensen et al., 1992). Eine Metaanalyse ergab sowohl nach primärer Sectio als auch nach vaginalem Geburtsversuch reifer Beckenendlagen ein Risiko von 0,1 % (Gifford et al., 1995).

Bei frühgeborenen Kindern sind geburtstraumatische Blutungen (Tentorium-Rißblutungen) selten. Sie treten nach abdominaler Entbindung häufiger auf als nach vaginaler Geburt (Weiss, 1994).

Die klassischen intraventrikulären Hirnblutungen (IVH) bei Frühgeborenen sind hypoxische Blutungen, die in der Regel postpartal im Rahmen der Adaptation entstehen. Es besteht eine signifikante (inverse) Korrelation der IVH-Raten zur Gestationszeit und damit zur Reife sowie zur Notwendigkeit einer (forcierten) Beatmung. Eine Sectio bei unreifen Beckenendlagenkindern hat bei kritischer Auswertung der Ergebnisse keinen positiven Einfluß auf die IVH-Raten bei Frühgeborenen (Kitchen et al., 1985; Malloy et al., 1991; Brown et al., 1994; Cibils et al., 1994; Robertson et al., 1996), da Adaptationsstörungen und ein vermehrter und prolongierter Beatmungsbedarf nach Sectio per se ein IVH-Risiko darstellen (s. Tab. 6-6).

Bei der Grazer Beckenendlagen-Analyse (1996) trat nur in einem Fall (1/343, entspricht 0,3 %) eine Hirnblutung auf. Es handelte sich um eine Massenblutung bei einem 780 g schweren weiblichen Zwilling, der per sectionem entbunden wurde und am zweiten Lebenstag verstarb.

Geburtsverletzungen des Kindes

Banale geburtstraumatische Läsionen inklusive Hämatomen und Stauungen sind in einem hohen Prozentsatz aller Geburten auch aus Schädellage nachzuweisen (Rosegger et al., 1990). Dabei sind schwerwiegende geburtstraumatische Läsionen (Humerusfrakturen, Plexuspsresen C5–T1) eher nach erschwerten Schädellagengeburten, besonders bei Large-for-date-Kindern, bei Schulterdystokie oder bei Zangengeburten zu erwarten (Wilkstöm et al., 1988; Ubachs et al., 1995), während bei Beckenendlage eher leichte Plexuspsresen (C5–C6) und Klavikulafrakturen auftreten (Ubachs et al., 1995), die in der Regel innerhalb einiger Wochen spontan heilen (Brown 1984). Plexuspsresen können jedoch auch nach mechanisch unkomplizierten Spontangeburten oder Sectio-Entbindungen auftreten (Dunn und Engle, 1985; Jennet et al., 1992). Eine freizügige Sectio-Indikation bei Beckenendlage führt daher zu keiner signifikanten Senkung gewisser Geburtstraumen (Frakturen, Erbsche Lähmung u. a.; s. Green et al.,

Tab. 6-10 Grazer Beckenendlagen-Analyse (1996): Geburtsverletzungen bei 343 Beckenendlagengeburten (2,3 %; nach Engele, 1997).

Verletzung	Geschlecht	SSW	Gewicht (g)	Geburtsmodus	NApH	Apgar (1)/(5)	Komplikationen
• Vulvaödem	Mädchen	38	3050	vaginal	7,38	8/10	keine
• Labienhämatom	Mädchen	41	3200	vaginal	7,19	6/9	keine
• Hämatome	Knabe	32	1066	vaginal	7,30	1/10	RDS II
• Hämatome	Mädchen	29	1270	vaginal	7,37	6/7	2. Geminus, fetofetale Transfusion, Ikterus, RDS II
• Erb re	Mädchen	39	2510	vaginal	7,13	7/10	keine
• Erb re	Knabe	40	3510	vaginal	7,16	3/10	bakterielle Infektion
• Erb li + Klavikulafraktur	Mädchen	38	2190	vaginal	7,23	1/9	Turner-Syndrom, Hydronephrose II
• Klavikulafraktur	Knabe	34	2660	vaginal	7,16	7/9	keine

1982). Die Grazer Beckenendlagen-Analyse (1996) ergab nach vaginaler Entbindung 2,3 % Geburtsverletzungen (Tab. 6-10).
Die Rate der Klavikulafrakturen bei vaginal geborenen Beckenendlagen betrug rund 1 %, während Klavikulafrakturen beim gesamten Geburtengut in 2,4 % auftraten. Drei Erbsche Lähmungen (0,9 %) nach vaginaler Beckenendlagengeburt waren flüchtig und bei der Entlassung nicht mehr nachweisbar.
Multiple Hämatome können bei mechanisch schwieriger vaginaler oder abdominaler Entwicklung des Kindes auftreten und sind eine Bedrohung extrem unreifer Kinder (Hyperkaliämie, Ikterus etc.).

Langzeitfolgen, Entwicklungsstörungen des Kindes

Bei reif geborenen Beckenendlagenkindern sind bis zum Schulalter in etwa 1,9 % schwere Handicaps zu erwarten. Ein großer Teil ist durch angeborene Fehlbildungen bedingt. Eine jüngst erschienene umfangreiche Studie an 1645 lebend geborenen reifen Beckenendlagenkindern analysierte Spätschäden nach primärer Sectio und nach geplanter Vaginalgeburt mit eventuell sekundärer Sectio. Die Verteilung der Handicaps war *unabhängig vom Geburtsmodus* und auch unabhängig davon, ob eine primäre oder sekundäre Sectio erfolgte (Danielian et al., 1996).
Bei Beckenendlage < 32 SSW (< 1500 g) sind nach 2 und 5 Jahren in rund 14 % Handicaps nach der WHO-Definition (1980) zu erwarten (Bennebroek Gravenhorst et al., 1993). Die Rate neurologischer Schäden und Handicaps bei Frühgeborenen hat eine inverse Korrelation zum Geburtsgewicht, sie ist jedoch vom Geburtsmodus unabhängig (Faber-Nijholt, 1981; Kitchen et al., 1985; 1992; Brown et al., 1994).
Cibils und Mitarbeiter (1994) hingegen beschrieben bei Beckenendlage zwischen 500 g

Tab. 6-11 Grazer Beckenendlagen-Analyse (1996): Spätfolgen (ohne genetische Fehlbildungen) bei 343 Beckenendlagengeburten (1,17%; nach Engele, 1997).
EWR = Entwicklungsrückstand.

Handicap	Geschlecht	SSW	Gewicht (g)	Geburtsmodus	NApH	Apgar (1)/(5)	Komplikationen
• EWR	Knabe	36	2040	vaginal	7,22	6/9	2. Geminus, bakterielle Infektion. Stationär: 28 Tage
• EWR	Knabe	29	1350	Sectio	7,32	1/6	Myopathie, Streptokokken-B-Infektion, Schock, RDS, NEC. Stationär: 330 Tage
• spastische Diplegie	Mädchen	42	3290	Sectio	7,11	7/9	Dysmorphiesyndrom, multiple Fehlbildungen. Stationär: 195 Tage
• spastische Diplegie	Mädchen	31	1330	Sectio	7,31	8/9	periventrikuläre Verzystung, Optikusatrophie. Stationär: 49 Tage

und 1500 g eine 1,4- bis 4fache Rate neurologischer Schäden nach Schnittentbindung.
Die Grazer Beckenendlagen-Analyse (1996) ergab bis zum 2. Lebensjahr in 1,2% schwere Handicaps. Der Tabelle 6-11 kann entnommen werden, daß die Hälfte durch Fehlbildungen versursacht war. 75% waren mit Frühgeburtlichkeit assoziiert. Nur ein Frühgeborenes mit Entwicklungsretardierung (25%) wurde vaginal entbunden. Spätschäden waren nicht mit fetalen Azidosen asoziiert. Der mittlere NApH der Kinder mit Handicaps betrug 7,24.
Bei vaginal geborenen männlichen Beckenendlagen mit Skrotalhämatom wurde eine mögliche Gonadenschädigung mit nachfolgenden Fertilitätsstörungen diskutiert (Nowakowsky, 1955; Mangurten, 1983; Tiwary, 1989). Untersuchungen an unserer Klinik bei 428 Männern mit Fertilitätsstörungen und Astheno-, Terato- oder Oligozoospermie ergaben hingegen nur eine Rate von 0,47% an vaginal Steißgeborenen (Rosegger et al., 1994). Diese Rate lag weit unter der generellen Rate an vaginal entbundenen männlichen Beckenendlagenkindern.

Kindliche Sectio-Risiken

Die herabgesetzte Adaptationsfähigkeit der Neugeborenen nach einer Sectio sowie das signifikant häufigere Auftreten eines Atemnotsyndroms – selbst bei scheinbar reifen

Kindern – sind seit langem bekannt (Usher et al., 1964; 1971; Fedrick und Burler, 1972; Winter und Staudach, 1973; Goldberg et al., 1981) (s. a. Tab. 6-6 und 6–12). Im Tierversuch läßt sich nachweisen, daß der Wehenreiz eine Ausschüttung von fetalem ACTH und Kortisol und damit eine akzelerierte Reifung der Lunge bewirkt (Lye et al., 1985; Sadowsky et al., 1992). Unter dem Begriff Atemnotsyndrom (ANS) werden Störungen mit unterschiedlichem Erscheinungsbild und unterschiedlichen Ursachen sowie mit verschiedener Ausprägung zusammengefaßt:
– „hyaline membrane disease" (HMD),
– „respiratory distress syndrome" (RDS),
– „persistent fetal circulation" (PFC),
– „wet lung",
– transiente Tachypnoe.

Bei der Grazer Frühgeborenen-Analyse war die ANS-Rate nach Sectio 2,9mal und die Pneumothoraxrate 1,9mal höher als bei vaginal Geborenen (Weiss, 1994).

Bei sehr kleinen Frühgeborenen wird die Häufigkeit und Dauer der Beatmung nach Sectio 2- bis 11fach höher angegeben als nach vaginaler Geburt (Newton et al., 1986; Bodmer et al., 1986; Kitchen et al., 1985; Malloy et al., 1991; Robertson et al., 1996; s. a. Tab. 6-6).

Bei der vaginalen Geburt wird das Fruchtwasser aus dem Respirationstrakt exprimiert und die Adaptation durch die Ausschüttung von Streßhormonen vorbereitet. Dieser Mechanismus kommt bei der abdominalen Schnittentbindung nicht zur Geltung. Eine Sectio ist daher zumindest mit einem „wet lung syndrome" und einer transienten Tachypnoe assoziiert, da das verbleibende Fruchtwasser aus dem oberen Respirationstrakt aspiriert (Klein, 1972; Pender, 1970) und/ oder nur verzögert resorbiert wird (Milner et al., 1978). Auch das PFC-Syndrom ist gehäuft mit einer Sectio assoziiert (Leder et al., 1980).

Mit Atemstörungen bei reifen Kindern muß in erster Linie nach elektiver Sectio ohne vorangehende Wehen gerechnet werden (Goldenberg und Nelson, 1975; Hack et al., 1976; Henderson-Smart und Storey, 1976; Maisels et al., 1977; Flaksman et al., 1978; Schreiner et al., 1981).

Werden vor der Sectio Wehen abgewartet oder induziert, ist die L/S-Ratio im Trachealsekret der Neugeborenen signifikant höher. Die Höhe korreliert mit der Dauer der Wehentätigkeit (Callen et al., 1979).

Bei abdominalen Schnittentbindungen ohne vorangehende Wehen ist die RDS-Rate reifer Neugeborener 2- bis 4mal höher als mit vorausgegangenen Wehen (Fedrick und Burler, 1972; Goldberg et al., 1981; Brown et al., 1983; Facelius et al., 1983; Bland, 1987; Morrison et al., 1995). In den USA existiert daher der Begriff des „iatrogenen RDS" (Goldenberg und Nelson, 1975; Maisels et al., 1977; Flaksman et al., 1978; Schreiner et al., 1981; Chervenak et al., 1986; Parilla et al., 1993), da in den USA bei Beckenendlagen oder nach vorangegangenem Kaiserschnitt häufig eine primäre Sectio vor Wehenbeginn durchgeführt wird.

Die RDS-Rate reifer Kinder nach Sectio vor Wehenbeginn beträgt (Morrison et al., 1995):
– in der 38. SSW 7,4%,
– in der 39. SSW 4,2% und
– in der 40. SSW 1,8%.

Insgesamt muß mit einer RDS-Rate von rund 6% und einer assoziierten Mortalitätsrate von 1–8 Promille gerechnet werden (Goldenberg und Nelson, 1975; Hack et al., 1976; Maisels et al., 1977).

Parilla und Mitarbeiter (1993) berichten von 5 Neugeborenen (0,41%) mit einem Geburtsgewicht zwischen 3350 g und 3860 g, die nach primärer Sectio vor Wehenbeginn eine mechanische Beatmung von 2–9 Tagen benötigten. Ein Pneumothorax und eine Lungenblutung waren konsekutive Komplikationen. Die Neugeborenen hatten eine mittlere Verweildauer von 11,2 Tagen in der neonatologischen Intensivstation. Ein ernsthaftes Atemnotsyndrom nach einer primären Sectio ohne vorangegangene Wehen muß daher einer „schlechten" Geburtshilfe angelastet werden und hat in den USA auch entsprechende forensische Folgen (Schreiner et al., 1981).

Bei der Grazer Analyse von 1474 Frühgeborenen der Jahre 1984 bis einschließlich 1987 war die Häufigkeit des Atmnotsyndroms nach Sectio bei relativ reifen Frühgeborenen mit einem Gestationsalter zwischen 32 und 38 SSW im Vergleich zur vaginalen Geburt signifikant erhöht (Tab. 6-12). Die Induktion der fetalen Kortikoidproduktion durch den Geburtsstreß kann bei relativ reifen Feten in der Abwesenheit von Wehen durch Glukokortikoidgaben substituiert werden. Falls daher aus irgendwelchen Gründen bereits vor Wehenbeginn eine Sectio durchgeführt werden muß, sollten selbst bei fortgeschrittener Gestationszeit Glukokortikoide verabreicht werden, da gerade relativ reife Kinder maximal durch die Gabe von Glukokortikoiden profitieren (s. a. Tab. 6-12).

Bei der Grazer Beckenendlagen-Analyse (1996) entwickelten 9/77 oder 11,7% der Frühgeborenen ≤ 37 SSW ein RDS (I–IV). Beckenendlagenkinder mit RDS hatten zu 67% eine Schnittentbindung. Das mittlere Gestationsalter ± SD(-Bereich) betrug 31 ± 3 (27–36) SSW bei einem mittleren Geburtsgewicht von 1325 g ± 449 g (780 g bis 2090 g). Der NApH betrug 7,31 ± 0,06 (7,22 bis 7,39) und hat somit offenbar keinen Einfluß auf ein ANS.

Resümee

Das mütterliche Morbiditäts- und Mortalitätsrisiko ist durch eine Beckenendlagengeburt per se nicht erhöht. Eine signifikant heraufgesetzte mütterliche Morbidität und Mortalität ergibt sich jedoch aus der erhöhten Sectio-Rate bei Beckenendlage.
Die hohen Sectio-Raten bei Beckenendlage sind häufig nicht-medizinisch begründet und unterliegen vielfach subjektiven Einflüssen. Eine streng rationale Indikationsstellung kann daher mütterliche Komplikationen und Spätfolgen der Sectio sowie deren assoziierte Kosten bedeutend senken.

Die erhöhte perinatale Mortalität und Morbidität bei Beckenendlage beruht nicht auf der regelwidrigen Poleinstellung an sich, sondern in erster Linie auf feto-maternalen Regelwidrigkeiten, insbesondere auf Frühgeburten, die gehäuft mit einer Beckenendlage assoziiert sind.
Die geburtshilflichen Ergebnisse von Beckenendlagen und Schädellagen zeigen in sorgfältig selektierten Gruppen, die hinsichtlich der Gestationswoche, der feto-maternalen Komplikationen, der Geburtsüberwa-

Tab. 6-12 Einfluß des Geburtsmodus auf die Rate an Atemnotsyndromen bei 799 relativ Frühgeborenen mit einem Gestationsalter von 32–38 SSW (Grazer Frühgeborenen-Analyse 1984–1987).

	insgesamt	Spontangeburt	Sectio
• Fallzahl	799	562	237
• Atemnotsyndrom	11,9%	9,5%	24,1%
– ohne Glukokortikoide			26,9%
– mit Glukokortikoiden			0,0%
• relatives Risiko	1,0	0,8	2,0

chung und des Standards der neonatologischen Betreuung vergleichbar sind, keine Unterschiede.

Werden jene Risiken, die auch bei Schädellage zur Sectio führen, sowie feto-maternale Disproportionen und Fußlagen ausgeschieden, hat der Geburtsmodus bei Beckenendlage keinen relevanten Einfluß auf den fetalen Säure-Basen-Haushalt, die Asphyxieraten, Apgar-Werte, Hirnblutungen, Geburtsverletzungen und spätere Handicaps. Dies gilt auch für Mehrlingsgeburten aus Beckenendlage.

Während mögliche Vorteile einer Sectio für das Neugeborene bisher nicht eindeutig nachgewiesen wurden, gelten gehäufte Adaptations- und Atemstörungen der Neugeborenen und deren Folgen nach Sectio als erwiesen. Diese Störungen mit Beatmungsbedarf treten verstärkt nach Sectio am wehenlosen Uterus auf. Bei nicht indizierter Sectio werden somit mutmaßliche kindliche Vorteile einer Schnittentbindung gegen gesicherte kindliche und mütterliche Nachteile eingetauscht.

Literatur

Acker, D., M. Liberman, R. H. Holbrook et al.: Delivery of the second twin. Obstet Gynecol 59 (1982) 710–716.
ACOG (American College of Obstetricians and Gynecologists Committee on Obstetrics): Maternal and fetal medicine. Guidelines for vaginal delivery after a previous cesarean birth. Washington, DC. ACOG committee opinion no. 64, 1988.
Adam, C., A. C. Allen, T. F. Baskett: Twin delivery: Influence of the presentation and method of delivery on the second twin. Am J Obstet Gynecol 165 (1991) 23–27.
Albrecht, H., U. Siekmann: Operative Geburtshilfe heute und morgen – Umfrage zur derzeitigen Situation zunehmend hoher Kaiserschnittfrequenzen in der BRD. Der Frauenarzt 7 (1989) 685–692.
Allen, M. C., P. K. Donohue, A. E. Dusman: The limit of viability-neonatal outcome of infants born at 22 to 25 weeks' gestation. N Engl J Med 329 (1993) 1597–1601.
Altabef, K. M., J. T. Spencer, S. Zinberg: Intravenous nitroglycerin for uterine relaxation of an inverted uterus. Am J Obstet Gynecol 166 (1992) 1237–1238.
Amiel-Tison, C.: Neurological evaluation of the maturity of newborn infants. Arch Dis Child 43 (1968) 89–93.
Amirikia, H., B. Zarewych, T. N. Evans: Cesarean section: A 15-year review of changing incidence, indications, and risks. Am J Obstet Gynecol 140 (1981) 81–90.
Anderson, G. M., J. Lomas: Determinants of the increasing cesarean birth rate: Ontario data 1979 to 1982. N Engl J Med 311 (1984) 887–892.
Apgar, V.: A proposal for a new method of evaluation of the newborn infant. Curr Res Anesth Analg 32 (1953) 20.
Barlov, K., G. Larsson: Results of a five-year prospective study using a feto-pelvic scoring system for term singleton breech delivery after uncomplicated pregnancy. Acta Obstet Gynecol Scand 65 (1986) 315–319.
Beck, A., C. Vutuc: Die Mortalität der Sectio caesarea. Geburtshilfe Frauenheilkd 44 (1984) 421–424.
Beck, C. T., H. Klingemann, W. Dallacker, B. Dräger: Der notfallmäßige Kaiserschnitt – Analyse von 143 Notsectiones. Geburtshilfe Frauenheilkd 52 (1992) 96–102.
Bell, D., D. Johansson, F. H. McLean: Birth asphyxia, trauma, and mortality in twins: has cesarean section improved outcome? Am J Obstet Gynecol 154 (1986) 235–239.
Beller, F. K.: Die „Cerebral Palsy Story": Ein Mißverständnis und seine Folgen. Geburtshilfe Frauenheilkd 54 (1994) 194–195.
Bender, S.: Placenta previa and previous lower segment cesarean section. Surg Gynecol Obstet 98 (1954) 625.
Bennebroek Gravenhorst, J., A. M. Schreuder, S. Veen, R. Brand, S. P. Verloove-Vanhorick, R. A. Verweij, D. M. van Zeben-van der Aa, M. H. Ens-Dokum: Breech delivery in very preterm and very low birthweight infants in the Netherlands. Br J Obstet Gynaecol 100 (1993) 411–415.
Bericht der Standardkommission „Beckenendlage". Z Geburtshilfe Perinatol 188 (1984) 100–103.
Bland, R.: Pathogenesis of pulmonary edema after premature birth. Adv Pediatr 34 (1987)175–221.
Bodmer, B., A. Benjamin, F. H. McLean, R. H. Usher: Has use of cesarean section reduced the risks of delivery in the preterm breech presentation? Am J Obstet Gynecol 154 (1986) 244–250.
Boenisch, H., E. A. Saling: Combined clinical-biochemical scoring of the newborn. Results of the past four years. J Perinat Med 2 (1974) 122–129.
Bottoms, S. F., M. G. Rosen, R. J. Sokol: The increase in the cesarean birth rate. N Engl J Med 302 (1980) 559–563.
Bowes, W. J., E. S. Taylor, M. O`Brien, C. Bowes: Breech delivery: Evaluation of the method of delivery on perinatal results and maternal morbidity. Am J Obstet Gynecol 135 (1979) 965.
Bowes, W. J., S. G. Gabbe, C. Bowes: Fetal heart rate monitoring in premature infants weighing 1500 grams or less. Am J Obstet Gynecol 137 (1980) 791.

Brenner, W. E., D. A. Edelman, C. H. Hendricks: A standard of fetal growth for the United States of America. Am J Obstet Gynecol 126 (1976) 555–564.

Brocks, V., T. Philipsen, N. J. Secher: A randomized trial of external cephalic version with tocolysis in late pregnancy. Br J Obstet Gynaecol 91 (1984) 653–656.

Brown, K. L. B.: Review of obstetrical palsies. In: Terzis, J. K. (ed.): Clinics in Plastic Surgery. Peripheral Nerve Microsurgery, Vol. 11, No 1, pp. 181–187. Saunders, Philadelphia 1984.

Brown, L., T. Karrison, L. A. Cibils: Mode of delivery and perinatal results in breech presentation. Am J Obstet Gynecol 171 (1994) 28–34.

Brown, M. J., R. E. Olver, C. A. Ramsden, L. B. Strang, D. V. Walters: Effects of adrenalin and spontaneous labor on the secretion and absorption of lung fluid in the fetal lamb. J Physiol 344 (1983) 137–152.

Callen, P., S. Goldsworthy, L. Graves, D. Harvey, H. Mellows, C. Parkinson: Mode of delivery and lecithin/sphingomyelin ratio. Br J Obstet Gynaecol 86 (1979) 965–968.

Carpenter, M. W., D. Sonle, W. T. Yates, C. Meeker: Practice environment is associated with obstetric decision making regarding abnormal labor. Obstet Gynecol 70 (1987) 657.

Casperson, L. S.: Diskussion zu Laros, R. K., B. J. Dattel: Management of twin pregnancy: The vaginal route is still safe. Am J Obstet Gynecol 158 (1988) 1330–1338.

Catlin, E. A., M. W. Carpenter, B. S. Brann et al.: The Apgar score revisited: Influence of gestational age. J Pediatr 109 (1986) 865–868.

Chauhan, S. P., W. E. Roberts, R. A. McLaren, H. Roach, J. C. Morrison, J. N. Martin: Delivery of the nonvertex second twin: Breech extraction versus external cephalic version. Am J Obstet Gynecol 173 (1996) 1015–1020.

Chernik, V., F. Heldrich, M. E. Avery: Periodic breathing of premature infants. J Pediatr 64 (1964) 330.

Chervenak, F. A., R. E. Johnson, R. L. Berkowitz et al.: Is routine cesarean section necessary for vertex-breech and vertex-transverse twin gestations? Am J Obstet Gynecol 148 (1984) 1.

Chervenak, F. A., R. E. Johnson, S. Youcha, J. C. Hobbins, R. L. Berkowitz: Intrapartum management of twin gestation. Obstet Gynecol 65 (1985) 119–124.

Chervenak, F., R. Herslinger, R. Freedman, P. Lamastra: Current perspectives in iatrogenic neonatal respiratory distress syndrome. J Reprod Med 331 (1986) 53–57.

Cibils, L. A., T. Karrison, L. Brown: Factors influencing neonatal outcomes in the very-low-birth-weight fetus (<1500 grams) with a breech presentation. Am J Obstet Gynecol 171 (1994) 35–42.

Clark, S. L., P. P. Koonings, J. P. Phelan: Placenta previa/accreta and prior cesarean section. Obstet Gynecol 66 (1985) 89–92.

Clark, S. L., S. Y. Yeh, J. P. Phelan et al.: Emergency hysterectomy for obstetric hemorrhage. Obstet Gynecol 64 (1984) 376–380.

Cohen, M., S. G. Kohl, A. H. Rosenthal: Fetal interlocking complicating twin gestation. Am J Obstet Gynecol 91 (1965) 407.

Cox, C., A. C. Kendall, M. Hommers: Changed prognosis of breech presenting low birth weight infants. Br J Obstet Gynaecol 91 (1982) 633.

Croughan-Minihane, M. S., D. B. Petitti, L. Gordis, I. Golditch: Morbidity among breech infants according to method of delivery. Obstet Gynecol 75 (1990) 821–825.

Danielian, P. J., J. Wang, M. H. Hall: Long term outcome by method of delivery of fetuses in breech presentation at term: Population-based follow-up. Br Med J 312 (1996) 1451–1453.

Davison, L., Th. R. Easterling, C. Jackson, Th. J. Benedetti: Breech extraction of low-birth-weight second twins: Can cesarean section be justified? Am J Obstet Gynecol 166 (1992) 497–502.

De Crespigny, L. C. R., R. J. Peperell: Perinatal mortality and morbidity in breech presentation. Obstet Gynecol 53 (1979) 141.

De Regt, R. H., H. L. Minkoff, J. Feldman, R. H. Schwarz: Relation of private or clinic care to the cesarean birth rate. N Engl J Med 315 (1986) 619–624.

DeMott, R. K., H. F. Sandmire: The Green Bay cesarean section study. I. The physician factor as a determinant of cesarean birth rates. Am J Obstet Gynecol 162 (1990) 1593–1602.

DeMott, R. K., H. F. Sandmire: The Green Bay cesarean section study. II. The physician factor as a determinant of cesarean birth rates for failed labor. Am J Obstet Gynecol 166 (1992) 1799–1810.

DeSimone, C. A., M. C. Norris, B. L. Leighton: Intravenous nitroglycerin aids manual extraction of a retained placenta. Anesthesiology 73 (1990) 787.

Dick, W., E. Traub: Anaesthesiebedingte mütterliche Mortalität während der Geburt. Anaesthesist 34 (1985) 481–488.

Dickinson, J. E., N. L. Eriksen, B. D. Meyer, V. M. Parisi: The effect of pre-term birth on umbilical cord blood gases. Obstet Gynecol 79 (1992) 575–578.

Dietl, J., G. Dannecker, K. Goretzki, H. A. Hirsch: Fetal outcome nach Sektio bei der frühen Frühgeburt. Geburtshilfe Frauenheilkd 48 (1988) 13–15.

Divon, M. Y., M. J. Marin, R. N. Pollack, N. T. Katz, C. Henderson, Y. Aboulafia, I. R. Merkatz: Twin gestation: Fetal presentation as a function of gestational age. Am J Obstet Gynecol 168 (1993) 1500–1502.

Drage, J. S., C. Kennedy, B. K. Schwarz: The Apgar score as an index of neonatal mortality: a report from the Collaborative Study of Cerebral Palsy. Obstet Gynecol 24 (1964) 222.

Druzin, M. L.: Atraumatic delivery in cases of malpresentation of the very low birth weight fetus at cesarean section: the splint technique. Am J Obstet Gynecol 154 (1986) 941–942.

Dubowitz, L. M. S., V. Dubowitz, C. Goldberg: Clinical assessment of gestational age in newborn infant. J Pediatr 77 (1970) 1–10.

Duff, P.: Prophylactic antibiotics for cesarean delivery: a simple cost-effective strategy for prevention of postoperative morbidity. Am J Obstet Gynecol 157 (1987) 794.

Dunn, D. W., W. A. Engle: Brachial plexus palsy: intrauterine onset. Pediatr Neurol 1 (1985) 367–369.

Dyson, D. C., J. E. Ferguson, P. Hensleigh: Antepartum external cephalic version under tocolysis. Obstet Gynecol 67 (1986) 63–68.

Eden, R., F. Jelovsek, L. Kodack, A. Killam, S. Gall: Accuracy of ultrasonic fetal weight prediction in preterm infants. Am J Obstet Gynecol 147 (1983) 43–48.

Effer, S. B., S. Saigal, C. Rand, D. J. S. Hunter, B. Stoslopf, A. C. Harper, C. Nimrod, R. Milner: Effect of delivery method on outcomes in the very low birth-weight breech infant: Is the improved survival related to cesarean section or other perinatal care maneuvres? Am J Obstet Gynecol 145 (1983) 123–128.

Ellings, J. M, R. B. Newman, T. C. Hulsey, H. A. Bivins jr., A. Keenan: Reduction in very-low-birth-weight-deliveries and perinatal mortality in a specialized, multidisciplinary twin clinic. Obstet Gynecol 81 (1993) 387–391.

Engele, H.: Mortalität und Morbidität bei BEL-Geburten. Geburtshilflich-Gynäkologische Universitätsklinik Graz, Frühgeborenenstation; unveröffentlichte Daten, 1997.

Evans, L. C., C. A. Combs: Increased maternal morbidity after cesarean delivery before 28 weeks of gestation. Int J Gynecol Obstet 40 (1993) 227–233.

Evrard, J. R., E. M. Gold: Cesarean section and maternal mortality in Rhode Island: incidence and risk factors. Obstet Gynecol 50 (1977) 594–597.

Faber-Nijholt, R.: Breech presentation and neurologic morbidity. A comparative study. PhD thesis, University of Groningen, The Netherlands 1981.

Fanaroff, A. A., J. R. Merkatz: Modern obstetrical management of the low birth weight infant. Clin Perinatol 4 (1977) 215.

Faxelius, G., K. Hägnevik, H. Lagercrantz, B. Lundell, L. Irestedt: Catecholamine surge and lung function after delivery. Arch Dis Child 58 (1983) 262–266.

Fedrick, J., N. R. Burler: Hyaline-membrane disease. Lancet II (1972) 768–769.

Fenichel, G. M.: Hypoxic-ischemic encephalopathy in the newborn. Arch Neurol 40 (1983) 261–266.

Fenner, A., T. Malm, U. Kusseron: Intrauterine growth of twins. Eur J Pediatr 133 (1980) 119.

Flaksman, R., J. Vollman, D. G. Benfield: Iatrogenic prematurity due to elective termination of the uncomplicated pregnancy: A major perinatal health care problem. Am J Obstet Gynecol 132 (1978) 885–888.

Flamm, B. L., M. W. Fried, N. M. Lonky, W. S. Giles: External cephalic version after previous cesarean section. Am J Obstet Gynecol 165 (1991) 370–372.

Freeman, J. M., K. B. Nelson: Intrapartum asphyxia and cerebral palsy. Pediatrics 82 (1988) 240–244.

Geller, H. F., U. Herlyn: Nachwirkungen der Sectio caesarea. Zentralbl Gynäkol 19 (1964) 657–662.

Gifford, D. S., E. Keeler, K. L. Kahn: Reductions in cost and cesarean rate by routine use of external cephalic version: A decision analysis. Obstet Gynecol 85 (1995) 930–936.

Gifford, D. S., S. C. Morton, M. Fiske, K. Kahn: A meta-analysis of infant outcome after breech delivery. Obstet Gynecol 85 (1995) 1047–1054.

Gilstrap, L. C., J. C. Hauth, G. D. V. Hankins, A. W. Beck: Second stage of fetal heart rate abnormalities and type of neonatal acidemia. Obstet Gynecol 70 (1987) 191–195.

Gilstrap, L. C, K. J. Leveno, J. Burris, M. L. Williams, B. B. Little: Diagnosis of birth asphyxia on the basis of fetal pH, Apgar score, and newborn cerebral dysfunction. Am J Obstet Gynecol 161 (1989) 825–830.

Giuliani, A.: Komplikationen im Wochenbett. Geburtshilflich-Gynäkologische Universitätsklinik Graz 1997. Unveröffentlichte Daten.

Goldberg, J. D., W. R. Cohen, E. A. Friedman: Cesarean section indication and the risk of respiratory distress syndrome. Obstet Gynecol 57 (1981) 30–32.

Goldberg, S. J., R. A. Levy, B. Siassi, J. Betten: The effects of maternal hypoxia and hyperoxia upon the neonatal pulmonary vasculature. Pediatrics 48 (1971) 528–533.

Goldenberg, R. L., K. Nelson: Iatrogenic respiratory distress syndrome: An analysis of obstetric events preceding delivery of infants who develop respiratory distress syndrome. Am J Obstet Gynecol 123 (1975) 617–620.

Goyert, G. L., S. F. Bottoms, M. C. Treadwell, P. C. Nehra: The physician factor in cesarean birth rates. N Engl J Med 320 (1989) 706–709.

Graham, J. M., J. D. Blanco, T. Wen, K. P. Magee: The Zavanelli maneuver: A different perspective. Obstet Gynecol 79 (1992) 883–884.

Green, J. E., F. McLean, L. P. Smith, R. Usher: Has an increased cesarean section rate for term breech delivery reduced the incidence of birth asphyxia, trauma and death? Am J Obstet Gynecol 142 (1982) 643–648.

Gregg, A. R, C. P. Weiner: „Normal" umbilical arterial and venous acid-base and blood gas values. Clin Obstet Gynecol 36 (1993) 24–32.

Greig, Ph. C., J.-C. Veille, T. Morgan: The effect of presentation and mode of delivery on neonatal outcome in the second twin. Am J Obstet Gynecol 167 (1992) 901–906.

Grennert, L., P. Persson, G. Gennser: Intrauterine growth of twins judged by BPD measurements. Acta Obstet Gynecol Scand (Suppl) 78 (1978) 28.

Guillemette, J., W. D. Fraser: Differences between

obstetricians in cesarean section rates and the management of labor. Br J Obstet Gynaecol 99 (1992) 105–108.
Haas, J., H. Rosegger, M. Haim: Intrauterines Wachstum – Normalkurven zum Gestationsalter. Z Geburtshilfe Perinatol 191 (1987) 91–95.
Hack, M., A. Fanaroff, M. Klaus, B. Mendelawitz, I. R. Merkatz: Neonatal respiratory distress following elective delivery. A preventable disease? Am J Obstet Gynecol 126 (1976) 43–47.
Hartikainen-Sorri, A. L., A. Kauppila, R. Tuimala et al.: Factors related to an improved outcome for twins. Acta Obstet Gynecol Scand 62 (1983) 23.
Hawrylyshyn, P. A., M. Barkin, A. Bernstein et al.: Twin pregnancies – a continuing perinatal challenge. Obstet Gynecol 59 (1982) 463–466.
Henderson-Smart, D. J., B. Storey: Perinatal implications of the respiratory distress syndrome. Med J Aust 2 (1976) 857.
Henner, H., O. Wolf-Zimper, H. Rüttgers, U. Haller, F. Kubli: Häufigkeit und Verteilung von Beckenendlagen in der Schwangerschaft und bei Geburt. Z Geburtshilfe Perinatol 179 (1975) 17.
Hickl, E. J.: Proposals in controlling the overuse of cesarean delivery. In: Belfort, P., J. A. Pinotti, T. K. A. B. Eskes (eds.): Advances in Gynecology and Obstetrics Series. Pregnancy and Labor, pp. 215–224. The Parthenon Publishing Group, Lancs/New Jersey 1988.
Hickl, E. J.: Der Kaiserschnitt im Spannungsfeld der Geburtshilfe. Gynäkol Geburtsh Rundsch 32 (Suppl 1) (1992) 35–46.
Hickok, D. E., D. C. Gordon, J. A. Milberg, M. A. Williams, J. R. Daling: The frequency of breech presentation by gestational age at birth: A large population-based study. Am J Obstet Gynecol 166 (1992) 851–852.
Hill, L. M.: Prevalence of breech presentation by gestational age. Am J Perinatol 7 (1990) 92.
Hochuli, E.: Der Versuch einer Kosten- und Nutzenanalyse im Perinatalbereich. Z Geburtshilfe Perinatol 184 (1980) 383–394.
Hofmeyr, G. J.: Effect of external cephalic version in late pregnancy on breech presentation and cesarean section rate: A controlled trial. Br J Obstet Gynaecol 90 (1983) 392–399.
Högberg, U.: Maternal deaths in Sweden, 1971 bis 1980. Acta Obstet Gynecol Scand 65 (1986) 161–167.
Huchcroft, S. A., M. P. Wearing, C. W. Buck: Late results of cesarean and vaginal delivery in cases of breech presentation. Can Med Assoc J 125 (1981) 726–730.
Hull, J., K. Dodd: What is birth asphyxia? Br J Obstet Gynaecol 98 (1991) 953–955.
Hurry, D. J., B. Larsen, D. Charles: Effects of postcesarean section febrile morbidity on subsequent fertility. Obstet Gynecol 64 (1984) 256.
Husstedt, W.: Untersuchungen zur Frage der sekundären Sterilität nach Sectio caesarea. Med Klin 71 (1976) 861–864.
Jaffa, A. J., M. R. Peyser, S. Ballas, R. Toaff: Management of term breech presentation in primigravidae. Br J Obstet Gynaecol 88 (1981) 721–724.
Jennet, R. J., T. J. Tarby, C. J. Kreinick: Bachial plexus palsy: An old problem revisited. Am J Obstet Gynecol 166 (1992) 1673–1677.
Jensen, A., V. Klingmüller, W. Künzel, S. Sefkow: Das Hirnblutungsrisiko bei Früh- und Reifgeborenen. Geburtshilfe Frauenheilkd 52 (1992) 6–20.
Josten, B. E., T. R. B. Johnson, J. P. Nelson: Umbilical cord blood pH and Apgar scores as an index of neonatal health. Am J Obstet Gynecol 157 (1987) 843.
Jovanovic, R.: Incisions of the pregnant uterus and delivery of low-birth-weight infants. Am J Obstet Gynecol 152 (1985) 971–974.
Kauppila, O., M. Grönroos, P. Aro, P. Aittoniemi, M. Kuoppala: Management of low birth weight breech delivery: Should cesarean section be routine? Obstet Gynecol 57 (1981) 289–294.
Keirse, M. J. N. C.: Preterm delivery. In: Chalmers, I., M. Enkin, M. J. N. C. Keirse (eds.): Effective Care in Pregnancy and Childbirth. Vol. 2: Childbirth, pp. 1270–1289. Oxford University Press, New York–Toronto 1990.
Kelsick, F., H. Minkoff: Management of the breech second twin. Am J Obstet Gynecol 144 (1982) 783.
Kirschbaum, M., R. H. Bödeker, K. Münstedt, W. Künzel: Der Stellenwert der präpartualen sonographischen Gewichtsschätzung bei Beckenendlagen. Geburtshilfe Frauenheilkd 52 (1992) 264–269.
Kitchen, W., G. W. Ford, L. W. Doyle, A. L. Rickards, J. V. Lissenden, R. J. Pepperell, J. E. Duke: Cesarean section or vaginal delivery at 24 to 28 weeks' gestation: Comparison of survival and neonatal and two-year morbidity. Obstet Gynecol 66 (1985) 149–157.
Kitchen, W. H., M. J. Permezel, L. W. Doyle, G. W. Ford, A. L. Rickards, E. A. Kelly: Changing obstetric practice and 2-year outcome of the fetus of birth weight under 1000 g. Obstet Gynecol 79 (1992) 268–275.
Klein, M.: Asphyxia neonatorum caused by foaming. Lancet I (1972) 1089.
Koenigsberger, M. R.: Judgement of fetal age. I. Neurologic evaluation. Pediatr Clin North Am 13 (1966) 823–833.
Kolk, K. J. V.: „Is that all there is?" Am J Obstet Gynecol 152 (1985) 139–144.
Kubli, F.: Geburtsleitung bei Beckenendlagen. Gynäkologe 8 (1975) 48–57.
Kubli, F.: Wandlungen in der operativen Geburtshilfe. In: Dudenhausen, J. W.: Das Kind im Bereich der Geburts- und Perinatalmedizin, S. 35ff. De Gruyter, Berlin–New York 1987.
LaSala, A. P., A. S. Berkeley: Primary cesarean section and subsequent fertility. Am J Obstet Gynecol 157 (1987) 379–383.
Lavin, J. P. R., M. Stephens, M. Miodovnik, T. B. Barden: Vaginal delivery in patients with a prior cesarean section. Obstet Gynecol 59 (1982) 135–148.

Leder, M. E., S. Hirschfeld, A. Fanaroff: Persistent fetal circulation: An epidemiologic study. Pediatr Res 14 (1980) 490.

Leroy, B., F. Lefort, P. Neven et al.: Intrauterine growth charts for twin fetuses. Acta Genet Med Gemeilol (Rome) 31 (1982) 199.

Leveno, K. J., R. Santos-Ramos, J. H. Duenhoelter et al.: Sonar cephalometry in twins: A table of biparietal diameters for normal twin fetuses and a comparison with singletons. Am J Obstet Gynecol 135 (1979) 727–730.

Lichtenegger, W., P. A. M. Weiss, R. Kömetter: Zur Gestationszeitbestimmung mittels Ultraschall. Kephalometrie bei Zwillingen. Z Geburtshilfe Perinatol 182 (1978) 122–124.

Lilford, R. J., H. van Coeverden de Groot, P. Moore: The relative risk of cesarean section (intrapartum and elective) and vaginal delivery. A detailed analysis to exclude the effects of medical disorders and other acute pre-existing physiological disturbances. Br J Obstet Gynaecol 97 (1990) 883–892.

Lye, S. J., M. E. Wlodek, J. R. G. Challis: Possible role of uterine contractions in the short-term fluctuations of plasma ACTH concentrations in fetal sheep. J Endocrinol 106 (1985) R9–R11.

Mahomed. K., R. Seeras, R. Coulson: External cephalic version at term. A randomized controlled trial using tocolysis. Br J Obstet Gynaecol 98 (1991) 8–13.

Maisels, M. J., R. Rees, K. Marks et al.: Elective delivery of the term fetus, an obstetrical hazard. JAMA 238 (1977) 2036.

Malloy, M. H., L. Onstad, E. Wright: The National Institute of Child Health and Human Development Neonatal Research Network. Obstet Gynecol 77 (1991) 498–503.

Mangurten, H. H.: Birth injuries. In: Farnaroff, A. A., R. J. Martin (eds.): Behrman's Neonatal-Perinatal Medicine, 3rd ed., pp. 216–239. Mosby, St Louis 1983.

Martius, G.: Geburtshilflich-perinatologische Operationen. Thieme, Stuttgart 1986.

McCarthy, B. J., B. P. Sachs, P. M. Layde et al.: The epidemiology of neonatal deaths in twins. Am J Obstet Gynecol 141 (1981) 252–256.

Medearis, A. L., H. S. Jonas, J. W. Stockbauer et al.: Perinatal deaths in twin pregnancy: A five-year analysis of statewide statistics in Missouri. Am J Obstet Gynecol 134 (1979) 413.

Miller, E. C., L. Kouam, S. Schwientek: Zum Problem der perinatalen Mortalität bei der Frühgeburt aus Beckenendlage im Vergleich zur Schädellage. Geburtshilfe Frauenheilkd 40 (1980) 1013–1021.

Miller, J.: Maternal and neonatal morbidity and mortality in cesarean sections. Obstet Gynecol North Am 15 (1988) 629.

Milner, A., R. Saunders, I. Hopkins: Effects of delivery by cesarean section on lung mechanics and lung volume in the human neonate. Arch Dis Child 53 (1978) 545.

Minkoff, H. L., R. H. Schwarz: The rising cesarean section rate: Can it safely be reversed? Obstet Gynecol 56 (1980) 135–143.

Morgan, M.: Anaesthetic contribution to maternal mortality. Br J Anaesth 59 (1987) 842–855.

Morrison, J. C., R. E. Myatt, J. N. Martin et al.: External cephalic version of the breech presentation under tocolysis. Am J Obstet Gynecol 154 (1986) 900–903.

Morrison, J. J., J. M. Rennie, P. J. Milton: Neonatal respiratory morbidity and mode of delivery at term: influence of timing of elective cesarean section. Br J Obstet Gynaecol 102 (1995) 101–106.

Moses, V., S. Reed DePersio et al.: A thirty-year review of maternal mortality in Oklahoma 1950 through 1979. Am J Obstet Gynecol 157 (1987) 1189–1194.

Murphy, D. J., I. Z. MacKenzie: The mortality and morbidity associated with umbilical cord prolapse. Br J Obstet Gynaecol 102 (1995) 826–830.

Myers, S. A., N. Gleicher: A successful program to lower cesarean section rates. N Engl J Med 319 (1988) 1511–1516.

Nelson, K. B., J. H. Ellenberg: Neonatal signs as predictor of cerebral palsy. Pediatrics 64 (1979) 225.

Nelson, K. B., J. H. Ellenberg: Apgar scores as predictors of chronic neurologic disability. Pediatrics 68 (1981) 36–44.

Neuhoff, D., M. S. Burke, R. Porreco: Cesarean birth for failed progress in labor. Obstet Gynecol 73 (1989) 915–920.

Newton, E. R., W. A. Haering, J. L. Kennedy, M. Herschel, C. L. Cetrulo, M. Feingold: Effect of mode of delivery on morbidity and mortality of infants at early gestational age. Obstet Gynecol 67 (1986) 507–511.

NIH Consensus Development Statement on Cesarean Childbirth. Obstet Gynecol 57 (1980) 537–545.

Nilsen, S. T., P. Bergsjö, A. Lökling, K. W. Skarsten, K. H. Johannessen, H.-G. Blaas: A comparison of cesarean section frequencies in two Norwegian hospitals. Acta Obstet Gynecol Scand 62 (1983) 555–561.

Nowakowski, H.: Bilateral testicular atrophy as a result of scrotal hematoma in the newborn. Acta Endocrinol (Copenh) 18 (1955) 501–502.

O´Driscoll, K., M. Foley: Correlation of decrease in perinatal mortality and increase in cesarean section rates. Obstet Gynecol 61 (1983) 1–5.

Olshan, A. F., K. K. Shy, D. A. Luthy, D. Hickok, N. S. Weiss, J. R. Daling: Cesarean birth and neonatal mortality in very low birth weight infants. Obstet Gynecol 64 (1984) 267–270.

Ophir, E., M. Oettinger, A. Yagoda, Y. Markovits, N. Rojansky, H. Shapiro: Breech presentation after cesarean section: Always a section? Am J Obstet Gynecol 161 (1989) 25–28.

Paneth, N., R. K. Stark: Cerebral palsy and mental retardation in relation to indicators of perinatal asphyxia. Am J Obstet Gynecol 147 (1983) 960–966.

Parilla, B. V., S. L. Dooley, R. D. Jansen, M. L. Socol: Iatrogenic respiratory distress syndrome fol-

lowing elective repeat cesarean delivery. Obstet Gynecol 81 (1993) 392–395.
Parmelee, A. H., E. Stern, M. Harris: Maturation of respiration in prematures and young infants. Neuropaediatrie 3 (1972) 294.
Paul, R. H., K. S. Koh, A. H. Monfared: Obstetric factors influencing outcome in infants weighing from 100 to 1500 grams. Am J Obstet Gynecol 133 (1979) 503–508.
Pedowitz, P., R. Schwartz: The true incidence of silent rupture of cesarean section scars: A prospective analysis of 403 cases. Am J Obstet Gynecol 74 (1957) 1071–1080.
Pender, C.: Respiratory distress in the newborn infant due to blood aspiration in infants derived by cesarean section. Am J Obstet Gynecol 106 (1970) 711.
Peng, A. T. C., R. S. Gorman, S. M. Shulman, E. Demarchis, K. Nyunt, L. Blancato: Intravenous nitroglycerin for uterine relaxation in patients with retained placenta. Anesthesiology 71 (1989) 172–173.
Petitti, D. B., I. M. Golditch: Mortality in relation to method of delivery in breech infants. Int J Gynaecol Obstet 22 (1984) 189–193.
Pickel, H., M. Lahousen, H. Becker, P. Leinzinger: Klinisch-pathologische Analyse von peripartalen mütterlichen Todesfällen. Wien Klin Wochenschr 93 (1981) 342–348.
Rabinovici, J., G. Barkai, B. Reichman, D. M. Serr, S. Mashiach: Randomized management of the second nonvertex twin: Vaginal delivery or cesarean section. Am J Obstet Gynecol 156 (1987) 52–56.
Rayl, J., J. Gibson, D. E. Hickok: A population-based case-control study of risk factors for breech presentation. Am J Obstet Gynecol 174 (1996) 28–32.
Read, J. A., D. B. Cotton, F. C. Miller: Placenta accreta: Changing clinical aspects and outcome. Obstet Gynecol 56 (1980) 31–34.
Remy, N., V. Jaluvka, H. K. Weitzel: Mortalität und Letalität nach Schnittentbindung in West-Berlin 1975 bis 1989. Zentralbl Gynaekol 115 (1993) 7–12.
Robertson, P. A., C. M. Foran, M. S. Croughan-Minihane, S. J. Kilpatrick: Head entrapment and neonatal outcome by mode of delivery in breech deliveries from 28 to 36 weeks of gestation. Am J Obstet Gynecol 174 (1996) 42–49.
Roemer, V. M.: Geburtsasphyxie und kindlicher Hirnschaden, eine Bestandsaufnahme. Der Frauenarzt 37 (1996) 152–153.
Rosegger, H., H. R. Rollett, M. Arrunàtegui: Routineuntersuchung des reifen Neugeborenen. Inzidenz häufiger „kleiner Befunde". Wien Klin Wochenschr 102 (1990) 294–299.
Rosegger, H., H. Pusch, A. Hauer: Breech presentation: Influence on male fertility? Eur J Pediatr 153 (1994) 613-614.
Rosen, M.G, L. Chik: The effect of delivery route on outcome in breech presentation. Am J Obstet Gynecol 148 (1984) 909–914.
Rutherford, Y., A. K. Fomufod, L. J. Gopalarishnan, E. C. Beeks: Traumatic distal femoral periostitis of the newborn: a breech delivery birth injury. J Natl Med Assoc 75 (1983) 933.
Rydhstrom, H., I. Ingemarsson: A case-control study of the effects of birth by cesarean section on intrapartum and neonatal mortality among twins weighing 1500–2499 g. Br J Obstet Gynaecol 98 (1991) 249–253.
Rydhstrom, H., I. Ingemarsson, S. Ohrlander: Lack of correlation between a high cesarean section rate and improved prognosis for low birth weight twins (< 2000 g). Br J Obstet Gynaecol 97 (1990) 229–232.
Sachs, B. P., D Brown et al.: Maternal mortality in Massachusetts. N Engl J Med 316 (1987) 667–672.
Sadowsky, D. W., J. Martel, T. Cabalum, M. G. Poore, P. W. Nathanielsz: Oxytocin given in a pulsatile manner to the cwe at 120 to 140 days' gestational age increases fetal sheep plasma cortisol. Am J Obstet Gynecol 166 (1992) 200–205.
Saling, E.: Neue Untersuchungsmöglichkeiten des Kindes unter der Geburt (Einführung und Grundlagen). Geburtshilfe Frauenheilkd 21 (1961) 905.
Saling, E.: Zustandsdiagnose beim Neugeborenen unmittelbar nach der Geburt. Gynaecologia 160 (1965) 133.
Saling, E., K.-H. Wulf: Zustandsdiagnose beim Neugeborenen. Gruppeneinteilung. Fortschr Med 89 (1971) 12.
Sandberg, E. C.: The Zavanelli maneuver: a potentially revolutionary method for the resolution of shoulder dystocia. Am J Obstet Gynecol 152 (1985) 479.
Sandberg, E. C.: The Zavanelli maneuver extended: Progression of a revolutionary concept. Am J Obstet Gynecol 158 (1988) 1347–1353.
Savona-Ventura, C.: The role of external cephalic version in modern obstetrics. Obstet Gynecol Surv 41 (1986) 393–400.
Scheer, K., J. Nubar: Variation of fetal presentation with gestational age. Am J Obstet Gynecol 125 (1976) 269.
Schiff, E., S. A. Friedmann, S. Mashiach, O. Hart, G. Barkai, B. M. Sibai: Maternal and neonatal outcome of 846 term singleton breech deliveries: Seven-year experience at a single center. Am J Obstet Gynecol 175 (1996) 18–23.
Schneider, H., K. Beller (Hrsg.): Geburtsasphyxie und kindlicher Hirnschaden, eine Bestandsaufnahme. Fortbildungsreihe des Berufsverbandes e. V. Nr 2. Medical Jurisprudence Congress Management, Bern 1995.
Schreiner, R. L., N. M. Hutton, R. E. Hannemann, A. Golichowski: Respiratory distress associated with elective repeat cesarean section. Acta Obstet Gynecol Scand 60 (1981) 261–264.
Schulman, H., S. L. Romney: Variability of uterine contractions in normal human parturition. Obstet Gynecol 36 (1970) 215.
Schumacher, A., S. Locher, K. P. Lüscher: Sektiorate in der Schweiz – eine Frage der Geburtsphilosophie? Arch Gynecol Obstet (Suppl) 252 (1992) 126.

Schürholz, W., B. Scholz: Zur Geburtsleitung nach vorausgegangenem Kaiserschnitt. Der Frauenarzt 7 (1989) 695–698.

Schuterman, E. B., D. A. Grimes: Comparative safety of the low transverse versus the low vertical uterine incision for cesarean delivery of breech infants. Obstet Gynecol 61 (1983) 593–597.

Schutte, M. F., O. J. S. van Hemel, C. van de Berg, A. van de Pol: Perinatal mortality in breech presentations as compared to vertex presentations in singleton pregnancies: An analysis based upon 57819 computer-registered pregnancies in the Netherlands. Eur J Obstet Gynaecol Reprod Biol 19 (1985) 391–400.

Scott, H.: Outcome of very severe birth asphyxia. Arch Dis Child 51 (1976) 712–716.

Shanklin, D. R., S. C. Sommers, D. A. J. Brown, S. G. Driscoll, J. F. Jewett: The pathology of maternal mortality. Am J Obstet Gynecol 165 (1991) 1126–1155.

Shiono, P. H., D. McNellis, G. G. Rhoads: Reasons for the rising cesarean delivery rates: 1978–1984. Obstet Gynecol 69 (1987) 696–700.

Silver, L., M. S. Wolfe: Unnecessary cesarean sections: How to cure a national epidemic. Public Citizens Health Research Group, Washington DC 1989.

Singh, P. M., C. Rodrigues, A. N. Gupta: Placenta praevia and previous cesarean section. Acta Obstet Gynecol Scand 60 (1981) 367.

Spichtig, S., S. Huber: Stellenwert der Wunschsektio bei Beckenendlage. Arch Gynecol Obstet (Suppl) 252 (1992) 125.

Stark, C. F., R. S. Gibbs, W. L. Freedmann: Comparison of umbilical artery pH and 5-minute Apgar score in the low-birth-weight and very-low-birth-weight infant. Am J Obstet Gynecol 163 (1990) 818–823.

Stedman, C.: Intraoperative complications and unexpected pathology at the time of cesarean section. Obstet Gynecol North Am 15 (1988) 745.

Stevenson, D. K., K. R. Peterson, B. L. Yates: Outcome of neonates with birth weights of less than 801 grams. J Perinatal 8 (1988) 82.

Stine, L. E., J. P. Phelan, R. Wallace, G. S. Englinton, J. P. van Dorsten, B. S. Schifrin: Update on external cephalic version performed at term. Obstet Gynecol 65 (1985) 642–646.

Swartjes, J. M., O. P. Bleker, M. F. Schutte: The Zavanelli maneuver applied to locked twins. Am J Obstet Gynecol 166 (1992) 532.

Sykes, G. S., P. M. Malloy, P. Johnson, F. Ashworth et al.: Do Apgar scores indicate asphyxia? Lancet I (1982) 494–496.

Tatum, R. K., J. W. Orr, S. J. Soong, J. F. Huddleston: Vaginal breech delivery of selected infants weighing more than 2.000 grams. Am J Obstet Gynecol 152 (1985) 145–155.

Taylor, E. S.: In discussion: Gould, J., B. Davey, R. Stafford: Socio-economic differences in rates of cesarean section. Obstet Gynecol Surv 45 (1990) 54–56.

Tejani, J., U. L. Verma: Neonatal depression and birth asphyxia in the low birth weight neonate. Am J Perinatol 5 (1988) 85.

Thomson, A. J., M. Searle, G. Russell: Quality of survival after severe birth asphyxia. Arch Dis Child 52 (1977) 620–626.

Thonet, R. G. N.: Obstetric hysterectomy – an 11-year experience. Br J Obstet Gynaecol 93 (1986) 794–798.

Thorp, J. A., P. C. Boylan, V. M. Parisi, E. P. Heslin: Effects of high-dose oxytocin augmentation on umbilical cord blood gas values in primigravid women. Am J Obstet Gynecol 159 (1988) 670–675.

Thorp, J. A., J. E. Sampson, V. M. Parisi, R. K. Creasy: Routine umbilical cord blood gas determinations? Am J Obstet Gynecol 161 (1989) 600–605.

Tiwary, C. M.: Testicular injury in breech delivery: possible implications. Urology 34 (1989) 210–212.

Ubachs, J. M. H., A. C. J. Slooff, L. L. H. Peeters: Obstetric antecedents of surgically treated obstetric brachial plexus injuries. Br J Obstet Gynaecol 102 (1995) 813–817.

Usher, R. H., F. H. McLean, G. Maughan: Respiratory distress syndrome in infants delivered by cesarean section. Am J Obstet Gynecol 88 (1964) 806–815.

Usher, R. H., A. C. Allen, F. H. McLean: Risk of respiratory distress syndrome related to gestational age, route of delivery and maternal diabetes. Am J Obstet Gynecol 111 (1971) 826.

Valenzuela, G.: Fertility following cesarean section endo-parametritis. Am J Obstet Gynecol 149 (1984) 231.

Van Dorsten, J. P., B. S. Schifrin, R. L. Wallace: Randomized control trial of external cephalic version with tocolysis in late pregnancy. Am J Obstet Gynecol 141 (1981) 417–424.

Van Veelen, A. J., A. W. van Cappellen, P. K. Flu, M. J. P. F. Straub, H. C. S. Wallenburg: Effect of external cephalic version in late pregnancy on presentation at delivery: A randomized controlled trial. Br J Obstet Gynaecol 96 (1989) 916–921.

Varner, M. W.: Maternal mortality in Iowa from 1952–1986. Surg Gynecol Obstet 168 (1989) 555–562.

Watson, W. J., W. L. Benson: Vaginal delivery for the selected frank breech infant at term. Obstet Gynecol 64 (1984) 638–640.

Weisbach, W. von, K. Menzel, F. Wagner: Zur Morbidität und Mortalität in den Jahren 1984–85 aus Beckenendlage geborener Prämaturer mit einem Geburtsgewicht ≤1500 g. Eine prospektive Studie zur Fragestellung vaginaler oder abdominaler Entbindungsweg. Zentralbl Gynaekol 108 (1986) 424–434.

Weiss, P. A. M.: Zur Gestationszeitbestimmung mittels Ultraschalls. Geburtshilfe Frauenheilkd 33 (1973) 447–451.

Weiss, P. A. M. (Hrsg.): Sectio Caesarea und assoziierte Fragen. Springer, Wien–New York 1994.

Welsch, H.: Sektio-Mortalität und -Letalität in Bayern 1983–1986. Arch Gynecol Obstet 245 (1989) 321–329.

Welsch, H., H. A. Krone: Sektio-Mortalität und -Letalität in Bayern vom 1.1.1983–31.12.1986. Gynaek Rdsch 27 (1987) 127–132.

Westgren, L. M. R., I. Ingemarsson: Breech delivery and mental handicap. Clin Obstet Gynaecol 2 (1988) 187–194.

Westgren, L. M. R., G. Songster, R. H. Paul: Preterm breech delivery: Another retrospective study. Obstet Gynecol 66 (1985) 481–484.

WHO: International classification of impairments, disabilities and handicaps. World Health Organization, Geneva 1980.

Wilkstöm, I., O. Axelsson, R. Bergström, O. Meirik: Traumatic injury in large-for-date infants. Acta Obstet Gynecol Scand 67 (1988) 259–264.

Winkler, C. L., J. C. Hauth, J. M. Tucker, J. Owen, C. G. Brumfield: Neonatal complications at term as related to the degree of umbilical artery acidemia. Am J Obstet Gynecol 164 (1991) 637–641.

Winter, R., H. Hofmann: Das Problem der Beckenendlage. In: Burghardt, E. (Hrsg.): Spezielle Gynäkologie und Geburtshilfe, S. 428–443. Springer, Wien–New York 1985.

Winter, R., A. Staudach: Abdominale Schnittentbindung und Atemnotsyndrom. Wien Med Wochenschr 23 (1973) 357–359.

Wright, R. C.: Reduction of perinatal mortality and morbidity in breech delivery through routine use of cesarean section. Obstet Gynecol 14 (1982) 758–763.

Yarkoni, S., E. A. Reece, T. Holford et al.: Estimated fetal weight in the evaluation of growth in twin gestations: a prospective longitudinal study. Obstet Gynecol 69 (1987) 636–639.

Yeomans, E. R., J. C. Hauth, L. C. Gilstrap, D. M. Strickland: Umbilical cord pH, pCO_2 and bicarbonate following uncomplicated term vaginal deliveries. Am J Obstet Gynecol 151 (1985) 798–801.

Yu, V. Y. H., B. Bajuk, D. Cutting et al.: Effect of mode of delivery on outcome of very-low-birthweight infants. Br J Obstet Gynaecol 89 (1984) 881.

Zelop, C. M., B. L. Harlow, F. D. Frigoletto jr., L. E. Safon, D. H. Saltzman: Emergency peripartum hysterectomy. Am J Obstet Gynecol 168 (1993) 1443–1448.

7

Die äußere Wendung des Kindes in Schädellage

K. Vetter und M. Nierhaus

Vorbemerkungen	107
Wendungserfolge	108
Selektion der Schwangeren zur Wendung	108
Begleitende Maßnahmen	108
Die Wendungsrichtung	110
Die Praxis der Wendungsoperation	110
Faktoren mit Einfluß auf den Wendungserfolg	115
Andere Wege zur Wendung	115
Nach dem Wendungsversuch	116
Nebeneffekte	117
Schwerwiegende Risiken	117
Einfluß auf die Geburtskosten	118
Zusammenfassung	118
Literatur	119

Vorbemerkungen

Die äußere Wendung ist eine mechanische Methode, die Poleinstellung eines Feten durch die Bauchdecke der Mutter hindurch zu verändern. Sie kommt dort zum Einsatz, wo das Risiko einer vaginalen Geburt für den Feten oder das einer primären Schnittentbindung für die Mutter als höher angesehen wird als dasjenige von Wendung und vaginaler Geburt.

Die **Renaissance** der äußeren Wendung des Kindes aus Beckenendlage (BEL) oder Querlage (QL) in Schädellage (SL) in Terminnähe in den 70er Jahren hatte mehrere Grundlagen:
1. Die primäre Sectio caesarea wurde Ende der 50er und in den 60er Jahren als Alternative zur vaginalen Geburt aus Beckenendlage nicht nur diskutiert, sondern auch praktiziert, insbesondere bei Erstgebärenden.
2. Durch die Einführung der Betamimetika zur Wehenhemmung Anfang der 70er

Jahre konnte die Uteruswandspannung als Wendungshindernis reduziert werden.
3. Die Möglichkeiten der bildgebenden Diagnostik (Ultraschall) und des elektronischen Monitoring des Feten haben dazu beigetragen, vorbestehende Risiken einzugrenzen und nach dem Wendungsmanöver sofort einen Überblick über den Zustand des Feten zu gewinnen.

Den „Startschuß" für die systematische Wendung in Terminnähe im deutschsprachigen Raum gab Saling mit Müller-Holve 1974, der auf diese Weise der Mutter das damals als erheblich höher eingeschätzte Risiko einer Schnittentbindung gegenüber einer vaginalen Geburt nicht zumuten wollte. Gleichzeitig wollte er dem erhöhten Risiko des Kindes bei der vaginalen Geburt aus Beckenendlage gegenüber demjenigen aus Schädellage begegnen, indem der dritte Weg, die äußere Wendung, eingeschlagen wurde (Saling und Müller-Holve, 1975).

Zweifellos ist die äußere Wendung keine Erfindung der Neuzeit. Historisch verbürgt sind vergleichbare Vorgehensweisen wenigstens im 4. Jahrhundert vor unserer Zeitrechnung. Außerdem sind entsprechende Maßnahmen auch in diversen anderen Kulturkreisen bekannt (Becroft und Gunn, 1989). Hier geht es jedoch um den gegenwärtigen Stellenwert der Wendung unter Einbezug der aktuell verfügbaren technischen Hilfsmittel.

Wendungserfolge

Die im folgenden benutzten Zahlenangaben entstammen einer **Literaturübersicht** der letzten 20 Jahre. Von den in MEDLINE seit 1966 auffindbaren 9385 Wendeversuchen waren 5817 erfolgreich, d. h. 62%. Die Erfolgsrate der einzelnen Studien lag dabei zwischen 32% und 96% (Tab. 7-1; s. a. weitere Angaben im Literaturverzeichnis am Ende des Kapitels).

Die Daten aus der Abteilung für Geburtsmedizin am Krankenhaus Neukölln in Berlin werden zusammengefaßt eingebracht. Es handelt sich dabei um Angaben aus drei konsekutiven Untersuchungen seit 1974, von denen die Befunde von 1974 bis 1980 (Pluta et al., 1981) und von 1980 bis 1991 (Saling et al., 1993) bisher publiziert wurden. Aus der dritten Studie von 1991 bis 1996 liegen bisher noch nicht alle Daten vollständig vor (Schüngel, 1997). Die kumulierten Daten werden unter „Neukölln" (1997) zitiert.

Selektion der Schwangeren zur Wendung

Unterschiedliche Erfolgsraten sind nicht allein auf unterschiedliche Techniken, sondern auch auf **Selektion** zurückzuführen. Zu den unbestreitbaren **Kontraindikationen** gehören Placenta praevia, vaginale Blutung, Kopf-Becken-Mißverhältnis oder pathologisches CTG. Andere Ausschlußkriterien werden unterschiedlich beurteilt, einige davon beeinflussen den Wendungserfolg. Hierzu gehören ein Oligohydramnion, Nabelschnurumschlingungen, ein überstreckter Kopf, ein Blasensprung oder Uterusfehlbildungen wie z. B. ein Uterus bicornis.

Eine Wendung ist auch **nach Sectio caesarea** möglich und mit 75–100% nicht weniger erfolgreich als ohne Voroperation (75% von 20 [Pluta et al., 1981], 82% von 56 [Flamm et al., 1991] oder 100% von 11 [Schachter et al., 1994]).

Begleitende Maßnahmen

Zur Erleichterung des Eingriffs werden verschiedene Methoden der **Medikation** als auch der Lagerung diskutiert. Die Ausschaltung der Bauchdecke und der Uteruswand als Wendungshemmnis führte zum Einsatz von i.v. Betamimetikatokolyse über Lach-

Tab. 7-1 Übersicht über die Anzahl und den Erfolg bei Wendungsversuchen aus der Literatur der letzten 20 Jahre.

Studie	Jahr	Wendungsversuche n	Erfolg n	Erfolg %
Bänninger und Schmid	1977	35	15	43
Ben Arie et al.	1995	249	196	79
Brocks et al.	1984	130	53	41
Calhoun et al.	1995	113	53	47
Cantu-Esquivel et al.	1996	45	27	60
Carlan et al.	1994	32	19	59
Carlan	1994	37	9	24
Chung et al.	1996	25	17	68
Chung	1996	25	8	32
DeRosa und Anderle	1991	32	19	59
Donald und Barton	1990	65	38	58
Dyson et al.	1986	158	122	77
Extermann	1997	1146	748	65
Fall und Nilsson	1979	53	37	70
Flanagan et al.	1987	171	83	49
Foote	1995	72	37	51
Fortunato et al.	1988	67	40	60
Hanss	1990	112	47	42
Hellstrom et al.	1990	300	173	58
Hofmeyr	1993	30	29	97
Kainer et al.	1994	70	50	71
Köppel und Benz	1986	97	39	40
Laros et al.	1995	344	174	51
Lau et al.	1997	243	169	70
Lehmann et al.	1977	51	27	53
Marchick	1988	65	39	60
Mashiach et al.	1995	432	311	72
Megory et al.	1995	74	56	76
Morrison et al.	1986	304	207	68
„Neukölln"	1974–1996	2311	1261	55
Nohe et al.	1996	828	501	61
O'Grady et al.	1986	85	53	62
Periti und Nannini	1995	47	32	68
Rabinovici et al.	1986	60	48	80
Schachter et al.	1994	11	11	100
Schlensker et al.	1978	58	32	55
Shalev et al.	1993	55	40	73
Shan	1989	669	647	97
Stine et al.	1985	148	108	73
Tan et al.	1989	90	43	48
Teoh	1996	42	21	50
Thunedborg et al.	1991	316	110	35
Wallace et al.	1984	88	68	77
Summe		**9385**	**5817**	**62**

gasanalgesie bis hin zur Vollnarkose mit all ihren Risiken. Auch die Periduralanalgesie wurde in wenigen Fällen angewendet (Carlan et al., 1994). Neuerdings wird auch Nitroglycerin zur Wendung verabreicht (Belfort, 1993).

Der Einsatz einer **Tokolyse** wird sehr unterschiedlich beurteilt. Während einige die Tokolyse für die Basis der Wendung ansahen, konnten andere den positiven Effekt nicht bestätigen.

So berichtete Robertson 1987 über 20 Erfolge bei 30 Wendungsversuchen (67%) unter Tokolyse mit Ritodrin i.v. gegenüber 19 bei 28 (68%) ohne Tokolyse, d.h. er konnte keinen positiven Effekt feststellen. Zu einem ähnlichen Ergebnis, mit allerdings niedrigerer Erfolgsrate, kamen Tan und Mitarbeiter 1989, als drei Gruppen mit je 30 Frauen untersucht wurden: 14 (47%) Erfolge unter Salbutamol p.o., 15 (50%) unter Salbutamol i.v. und 14 (47%) ohne Tokolyse. Auch Nohe und Mitarbeiter (1996) gaben 501 Erfolge (61%) bei 828 Versuchen, davon 375 ohne Tokolyse, bekannt.

Trotz dieser Ergebnisse werden die meisten Wendungsversuche mit Tokolyse durchgeführt, denn andere Untersuchungen deuten auf einen positiven Effekt der Tokolyse hin.

Zunächst berichtete Chung mit Mitarbeitern (1996) von einer Vergleichsstudie mit 8 Erfolgen bei 25 Versuchen (32%) ohne Tokolyse und mit 17 Erfolgen (68%) bei 25 Versuchen mit Tokolyse.
Marquette mit Mitarbeitern (1996) konnte in einer prospektiven Untersuchung zeigen, daß unter Ritodrin i.v. 72 von 138 Kindern (52%) gewendet werden konnten im Gegensatz zu 61 von 145 mit Placebo (42%). Hier war der Effekt besonders bei Erstgebärenden deutlich sichtbar, bei denen die Wendung in 34 von 80 Fällen (43%) mit und in nur 18 von 71 Fällen (25%) ohne Tokolyse gelang. Bei den Mehrgebärenden gelang die Wendung in 38 von 58 Fällen (66%) mit und in 43 von 74 Fällen (58%) ohne Tokolyse und damit ebenfalls öfter mit Medikation. Dieser Unterschied war jedoch nicht signifikant.

Auch der Einsatz der **Periduralanalgesie** (PDA) verbesserte in einer Vergleichsstudie sehr spät durchgeführter Wendungsversuche die Erfolgsrate signifikant.

Während ohne PDA nur 9 Erfolge bei 37 Versuchen (24%) zu verzeichnen waren, stieg die Rate mit PDA auf 19 von 32 (59%; Carlan et al., 1994).

Eine **Vollnarkose** wurde insbesondere in den 70er Jahren für Wendungen eingesetzt. Die Erfolgsrate war höher als unter Tokolyse, z.B. 50% gegenüber 35% (Bänninger und Schmid, 1977).

Einer anekdotischen Mitteilung ist zu entnehmen, daß bei verminderter Fruchtwassermenge 6 Wendungsversuche in einer Gruppe von 6 Frauen nach **Amnioninfusion** erfolgreich waren (Benifla et al., 1994).

Die Wendungsrichtung

Für die äußere Wendung gibt es keine einheitliche **Technik:** Während einige Autoren die **Rolle rückwärts** favorisieren, kommt bei anderen primär die **Rolle vorwärts** zur Anwendung. Schließlich kann man sich auch von der Situation leiten lassen und den jeweils günstiger erscheinenden Weg einschlagen.

Der erste Ansatz am Kind wird ebenfalls unterschiedlich beschrieben: Einige Autoren drängen zunächst den Kopf beckenwärts, ehe sie den Steiß aus dem Becken bewegen. Andere mobilisieren zunächst den Steiß, ehe sie den Kopf – vorwärts oder rückwärts – ins Becken zu drängen versuchen.

Die Praxis der Wendungsoperation

Zur **Durchführung** der äußeren Wendung gehört zunächst ein ausführliches Aufklärungsgespräch über Vor- und Nachteile der Wendung. Die *Abklärung* beinhaltet neben einer allgemeinen Evaluation eine Ultraschall-Untersuchung, die Kontraindikationen – wie eine Placenta praevia – ausschließen soll. Außerdem ist ein normales CTG eine unabdingbare Vorbedingung für eine Wendung.

Die *Voraussetzungen* schließen die Möglichkeit der kontinuierlichen **Überwachung** des Kindes mittels CTG und Ultraschall und die Möglichkeit der **sofortigen Schnittentbindung** bei Problemen wie anhaltender fetaler Bradykardie oder vaginaler Blutung ein. Die Schwangere wird so behandelt wie eine Frau unter der Geburt mit einem geringen Risiko für eine Schnittentbindung. Sie muß also nicht nüchtern sein, sollte aber auch keine schwere Nahrung zu sich genommen haben, die ein Risiko für eine Narkose darstellen könnte. Es wird bei der Organisation darauf geachtet, daß während des Wendungsversuchs nicht gleichzeitig ein Kaiserschnitt durchgeführt wird, um die im Prinzip immer gegebene Sectio-Bereitschaft zu gewährleisten.

Nach schriftlicher Einverständniserklärung wird eine i.v. **Tokolyse** mit Fenoterol über 20–30 Minuten durchgeführt. Die Infusionslösung mit 5 µg Fenoterol/ml wird dabei mit einer Geschwindigkeit von 50 ml/h infundiert. Die Schwangere nimmt gleichzeitig eine Links-Seitenlage mit Beckenhochlagerung ein. Nach ausreichender Relaxation wird der Wendungsversuch vorgenommen. Zuvor wird die Tokolyse abgestellt.

Bei der **Lagerung** zum Wendungsversuch wird vorwiegend eine die Bauchdecken entspannende Rückenlage mit leichter Seitwärtskippung nach links und angewinkelten Oberschenkeln eingenommen. Die Beugung in Hüft- und Kniegelenk wird durch ein Polster unter den Knien gesichert.

Die **Wendungsoperation** selbst führen wir gewöhnlich zu zweit durch. Eine Person beginnt mit dem Anheben des Steißes, gewöhnlich auf der dem Kopf abgewandten Seite, d. h. zunächst wird aus Sicht des Kopfes der kurze Weg gewählt (Abb. 7-1). Die Entscheidung für die Richtung der Rolle – vorwärts oder rückwärts – wird somit entsprechend der Position des Feten getroffen. Gelingt das Anheben des Steißes auch trotz Seitwärtsbewegung des Kopfes durch die zweite Person nicht, kann noch versucht werden, den Steiß von vaginal aus dem Becken zu bewegen. Schlägt auch diese Maßnahme fehl, wird der Wendungsversuch abgebrochen.

Sobald der Steiß über dem Becken schräggestellt ist, beginnt die zweite Person, den Kopf in Richtung Becken zu drängen. Gleichzeitig werden Kopf und Steiß gegenläufig bewegt, bis der Kopf das Becken erreicht hat (Abb. 7-2 und 7-3). Hier wird er zunächst manuell fixiert, wenn er nicht von selbst „eingesprungen" ist.

> Mittels Ultraschall wird festgestellt, ob sich noch kleine Teile vor dem Kopf befinden, die eine Fixierung im Becken behindern können. Durch vorsichtige Manipulation gelingt es in diesen Fällen meistens, das Kind dazu zu bewegen, die Extremitäten vor dem Kopf wegzuziehen. Häufig ist Geduld gefragt.

Gelingt der Wendungsversuch in der eingeschlagenen Richtung nicht, ist es angebracht, die Gegenrichtung zu wählen (Abb. 7-4 bis 7-6).

Auch wenn man es vielfach nicht erwartet, so ist für einige Kinder der lange Weg für den Kopf der einfachere. Hat aber auch dieser Versuch in der Gegenrichtung keinen Erfolg, wird die Sitzung beendet. Nur in Ausnahmefällen führen wir eine zweite Wendungssitzung durch.

Wiederholte Wendungsversuche waren in einer Studie in von 6 von 37 Fällen (17%) erfolgreich (Kilpatrick und Safford, 1995).

7 Die äußere Wendung des Kindes in Schädellage

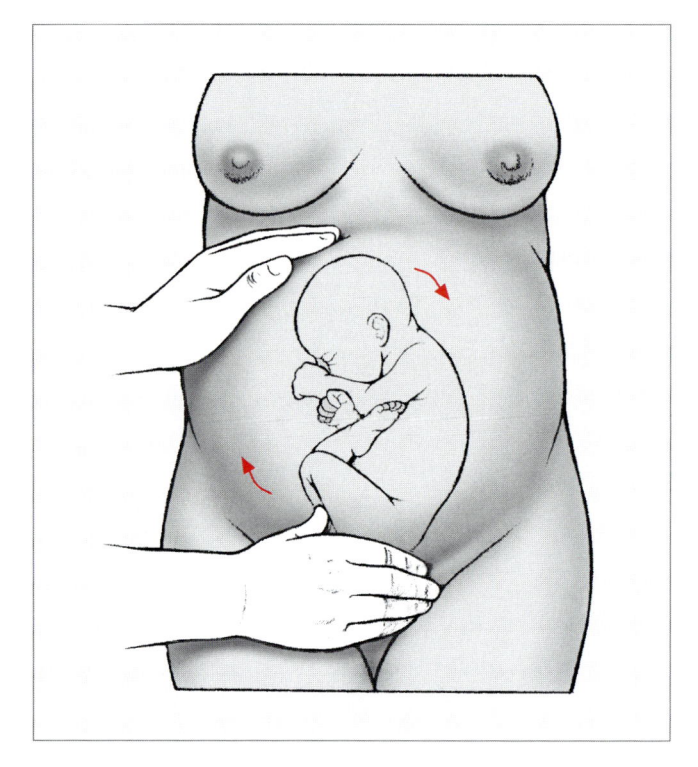

Abb. 7-1
Äußere Wendung.
Nach Anheben des Steißes wird die Rolle rückwärts vorbereitet.

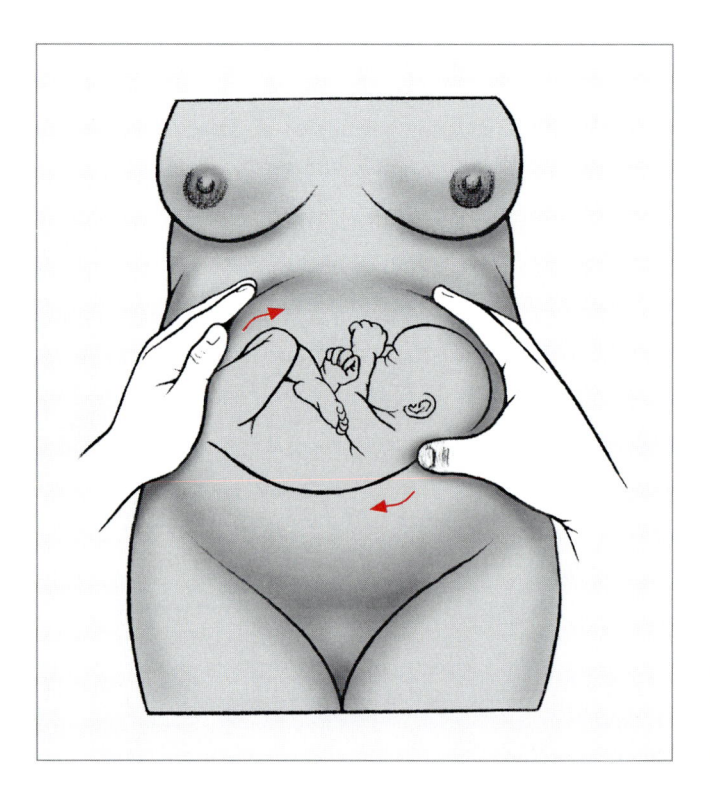

Abb. 7-2 Wenn der Fetus über dem Becken schräggestellt ist, wird der Kopf in Richtung Becken bewegt.

Die Praxis der Wendungsoperation | 113

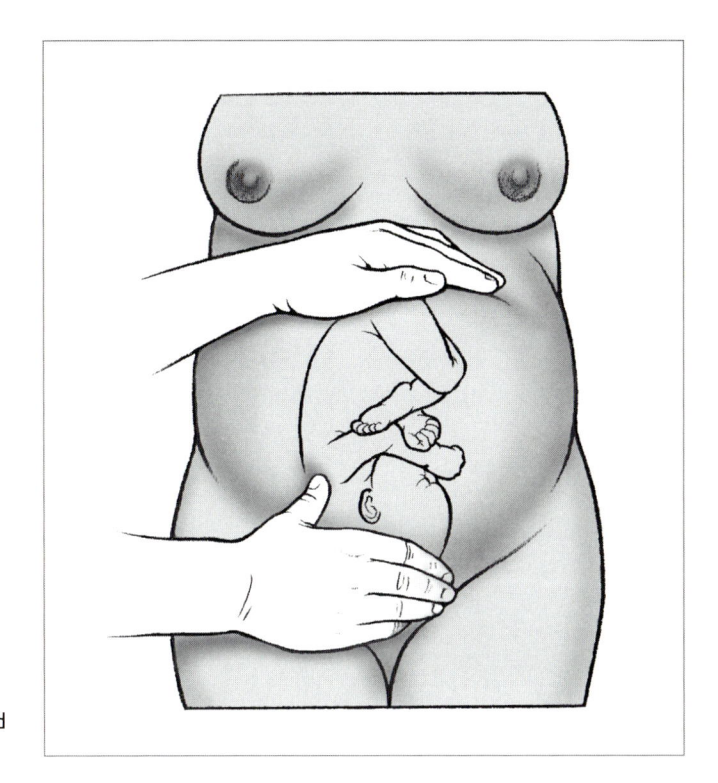

Abb. 7-3 Die Schädellage wird fixiert.

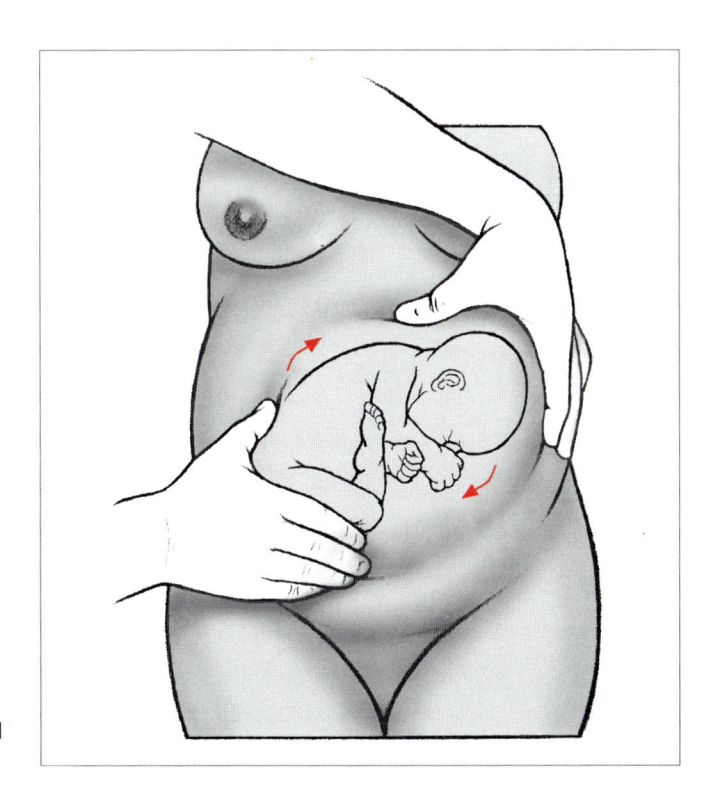

Abb. 7-4
Äußere Wendung.
Nach Anheben des Steißes wird die Rolle vorwärts vorbereitet.

7 Die äußere Wendung des Kindes in Schädellage

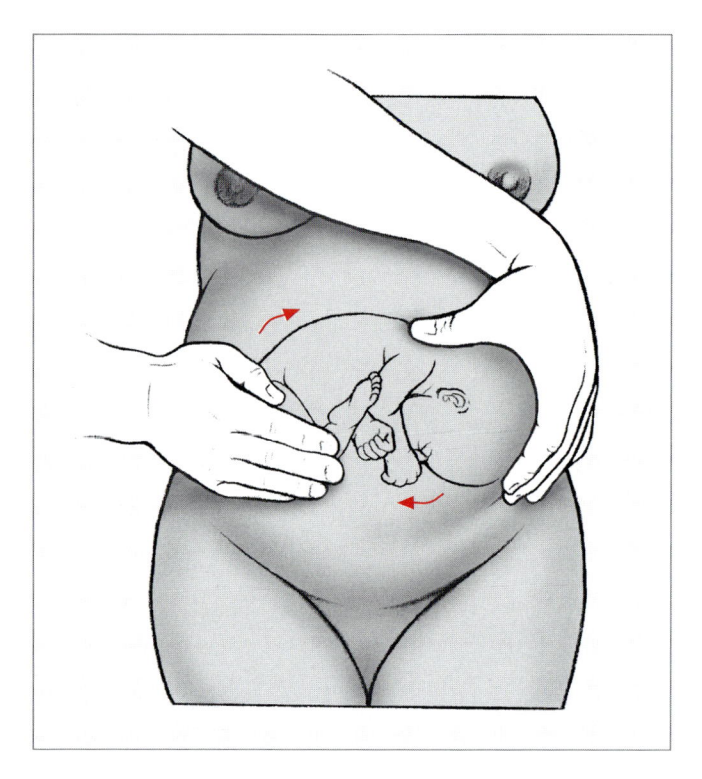

Abb. 7-5 Wenn der Fetus über dem Becken schräggestellt ist, wird der Kopf in Richtung Becken bewegt.

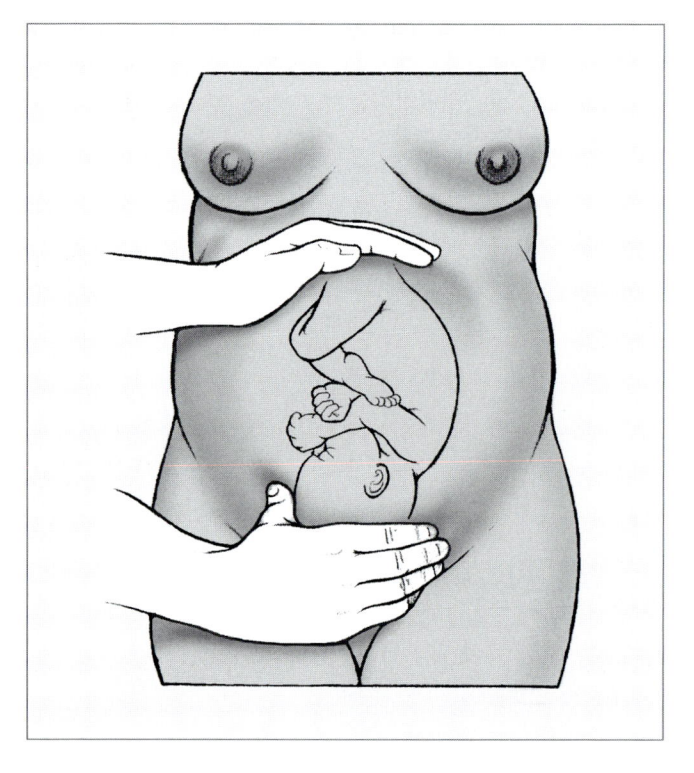

Abb. 7-6 Die Schädellage wird fixiert.

An den Wendungsversuch schließt sich eine intermittierende **CTG-Überwachung** im weiteren Tagesablauf an, da sich eine partielle vorzeitige Plazentalösung auch später als im direkten Anschluß an den Wendungsversuch manifestieren kann. Unsere weitere Routineüberwachung wird nach einem Wendungsversuch intensiviert, indem CTG-Kontrollen alle 2–3 Tage empfohlen werden.

Faktoren mit Einfluß auf den Wendungserfolg

Die Parität, die Präsentation des Kindes, das Fruchtwasservolumen, der Höhenstand des vorangehenden Teiles, das Gewicht der Mutter, die Lokalisation der Plazenta und der Zeitpunkt der Wendung sind die am häufigsten genannten und untersuchten Faktoren, die einen Einfluß auf den Erfolg der äußeren Wendung haben sollen.

Die **Parität** ist sicherlich ein entscheidender Faktor. Eindeutig sind die entsprechenden Zahlen. Während sich bei den Erstgebärenden 26% bis 44% der Feten wenden ließen, waren es bei den Mehrgebärenden zwischen 71% und 80%.

IP 35%, MP 71% (Foote, 1995); IP 39%, MP 80% (Hellstrom et al., 1990); IP 26%, MP 75% (Tan et al., 1989); IP 44%, MP 73% („Neukölln", 1997). An den eigenen Daten läßt sich diesbezüglich eine Entwicklung feststellen: Während die Erfolgsrate bei 900 Erstgebärenden von 1974 bis 1990 im Mittel 40% betrug, waren es 1991 bis 1996 bei 390 Feten 52%. Bei den Mehrgebärenden stieg die Rate ebenfalls von 71% bei 608 Feten 1974 bis 1990 (Pluta et al., 1981; Saling et al., 1993) auf 77% bei 276 von 1991 bis 1996 (Schüngel, 1997).

Die **Präsentation des Feten** war in einer Studie zu den Einflußfaktoren der zweitwichtigste (Hellstrom et al., 1990). Ungünstig sind insbesondere die dorso-anteriore und die dorso-posteriore Stellung (Fortunato et al., 1988).

Das **Fruchtwasservolumen** ist ein offensichtlicher, aber auch nachweisbarer Faktor: Viel erleichtert die Wendung, wenig erschwert sie (Fortunato et al., 1988; Hellstrom et al., 1990; Ferguson und Dyson, 1985).

Übergewicht der Mutter wurde als wendungserschwerend bestimmt (Brocks et al, 1984; Fortunato et al., 1988; Mauldin et al., 1996).

Die **Plazentalokalisationen** an der Vorderwand (Brocks et al., 1984; Extermann, 1997) oder im Bereich der Fundusecken (Ferguson und Dyson, 1985) gelten als ungünstig für den Wendungserfolg, umgekehrt ist eine Hinterwandplazenta ein günstiger Faktor (Bewley et al., 1993).

Ein ungünstiger **Höhenstand** des vorangehenden Teils, d. h. ein fixierter Steiß, wird ebenfalls als Wendungshindernis angesehen (Fortunato et al., 1988).

Die Wendung wird ab **37 vollendeten Wochen (37 0/7 SSW)** durchgeführt, damit bei eventuellen notwendigen Eingriffen keine Frühgeburt aus der Wendungsoperation resultiert. Ein späterer Zeitpunkt geht mit dem Risiko einher, mit weniger Wendungsraum durch vermindertes Fruchtwasser konfrontiert zu sein, wodurch der Wendungsversuch mit weniger Erfolgsaussichten belastet ist.

Andere Wege zur Wendung

Das Arsenal an Vorschlägen für eine Schwangere im letzten Trimenon mit einem Kind in Beckenendlage scheint unerschöpflich zu sein. Dies ist nicht erstaunlich, da selbst nach 37 vollendeten Schwangerschaftswochen die Rate der **spontanen Wendungen** etwa 12% beträgt.

21 von 175 aus vier Untersuchungen, d. h. 7% von 56 (Bewley et al., 1993), 12% von 40 (Dyson et al., 1986), 14% von 56 (Brocks et al., 1984) und 18% von 23 (Wallace et al., 1984). Entsprechend höher ist die Rate in der Zeit vorher. Nach 33 SSW drehten sich 23 von 90 Feten (26%; Van Veelen et al., 1989), nach 32 SSW 177 von 310 oder 57% (Westgren et al., 1985).

Andere Methoden, die derzeit angeboten werden, sind:
- **Moxibustion** während der drei letzten Schwangerschaftsmonate (Cardini et al., 1991) oder **Akupunktur** und **Akupressur.**
- Nach der **Indischen Brücke,** einer Lagerungstherapie mit Beckenhochlagerung nach 32 SSW, befanden sich 21 von 30 Feten (70%) in Schädellage, während es in der Kontrollgruppe 17 von 31 waren (55%; Bung et al., 1987).
- **Hypnose** nach 37 SSW erwies sich als erfolgreiche Methode bei 81 von 100 Feten. In der historischen Vergleichsgruppe mit 100 Feten in Beckenendlage kam es zu 48 spontanen Wendungen (Mehl, 1994).
- Nach **fetaler akustischer Stimulation (FAS)** kam es bei 21 von 22 Feten zur Wendung (94%; Johnson und Elliot, 1995). Eingesetzt als Methode, den Fetus nach erfolglosem Wendungsversuch in eine günstige Position für die äußere Wendung zu bringen, kam es in 16 Fällen zu 15 Erfolgen (Johnson et al., 1995). Von anderen wird – ohne Angabe von Erfolgen – die Anwendung von Musik in Bauchdeckennähe empfohlen. Dabei kommen sowohl angenehme Klänge zum Locken wie auch unangenehme zum Wegdrehen zur Anwendung.
- Nach **Ingwerpaste** auf den Zhihying Punkt ab 28 SSW befanden sich schließlich 113 von 133 Feten (77%) in Schädellage, während es in der Kontrollgruppe von 238 Feten 123 waren (52%; Cai et al., 1990).
- Nach **Ohrpflastertherapie** (Auricular plaster therapy [APL]) nach 33 SSW befanden sich 344 von 413 (83%) in Schädellage (Qin und Tang, 1989).
- Zu weiteren Maßnahmen, die in geringerem Maß zur Anwendung kommen bzw. empfohlen werden, gehören: lange Spaziergänge, reichliches Trinken, Schwimmen, z. T. mit der Empfehlung eher ruckartiger Bewegungen, ein Kopfstand im Wasser, die Applikation von Lichtblitzen oder Laserlicht auf (durch) die Bauchdecke (Horkel, 1994), die Anwendung von Kälte (z. B. gefrorene Erbsen) auf die Gegend des kindlichen Hinterhaupts, die Knie-Ellenbogen-Lagerung (Chenia und Crowther, 1987), gezielte Gespräche mit dem Kind, die Anwendung von Bach-Blütentherapie oder Homöopathie – überwiegend mit Pulsatilla. Nicht unerwähnt bleiben sollen auch Bauchdeckenmassagen und die Haptonomie (s. a. Kapitel 5, „Unkonventionelle Methoden zur Behandlung der Beckenendlage").

Wenn Frauen ab 37 SSW zu einem Wendungsversuch kommen, haben sie gewöhnlich mindestens eine, meist aber zwei bis drei der anderen Methoden erfolglos probiert. Diese gelten allgemein als ungefährlich, da sie nicht direkt am Kind angreifen. Dabei wird vergessen, daß die Wendung des Kindes – auch wenn sie spontan erfolgt – seltene schwerwiegende Risiken aufweist, die sich bei jeder Form der Wendung realisieren können, z. B. in Form von Nabelschnurkomplikation oder feto-maternaler Transfusion (Franckx und Sacre-Smits, 1984; Engel et al., 1992).

Nach dem Wendungsversuch

Eine **Rückdrehung** nach erfolgreicher Wendung erfolgte in 100 von 2650 Fällen, d. h. in 4%.

2 von 53 = 4% (Calhoun et al., 1995), 1 von 29 = 3% (Hofmeyr, 1983), 1 von 51 = 2% (O'Grady et al., 1986), 4 von 75 = 5% (Wallace et al., 1984), 7 von 169 = 4% (Lau et al., 1997), 6 von 207 = 3% (Morrison et al., 1986), 7 von 108 = 6% (Stine et al., 1985), 1 von 43 = 2% (Tan et al., 1989), 0 von 21 (Teoh, 1996), 4 von 68 = 6% (Wallace et al., 1984), 5 von 748 = 0,7% (Extermann, 1997), 65 von 1151 = 5,6% („Neukölln", 1997).

Eine **spontane Wendung nach erfolglosen Wendungsversuchen** kommt in 1–2% vor, d. h. in 19 von 1386 Fällen.

17 von 941 = 1,8% („Neukölln", 1997), 0 von 398 = 0% (Extermann, 1997), 2 von 47 = 4% (Tan et al., 1989).

Die **Sectio-Rate nach Wendung** ist doppelt so hoch wie bei normgewichtigen Einlingen am Termin (× 2,25 bei 169 [Lau et al., 1997], × 2 bei 223 [Pluta et al. 1981]). In den großen Kollektiven betrug sie zwischen 12,7% von 743 (Extermann, 1997) und 14% bei 1108 Fällen („Neukölln", 1997).

Nebeneffekte

Kurzfristig kommt es häufig zu **CTG-Alterationen** (Phelan et al., 1984). Im Extremfall wurden vorübergehende schwere Bradykardien („Asystolien") beschrieben (Kurup et al., 1993). Meistens handelt es sich allerdings um Bradykardien, die rasch reversibel sind. Die feineren Veränderungen sind Einschränkungen von Oszillationen und Akzelerationen währen der ersten 10 Minuten nach einem Wendungsversuch (Weiner et al., 1996). Während der ersten halben Stunde wurde außerdem eine erniedrigte basale Herzfrequenz festgestellt (Weiner et al., 1996). Bradykardien fanden sich bei 96 von 1146 Fällen (8,4%; Extermann, 1997).

Über eine **feto-maternale Transfusion** bei äußerer Wendung gibt es sehr unterschiedliche Mitteilungen. Sie reichen von 1‰ bis 30%. Die Menge wird in den meisten Fällen als gering bestimmt, so daß bei Rhesuskonstellation gewöhnlich die übliche Dosierung an Anti-D ausreicht.

1‰ von 1146 (Extermann, 1997), 1% von 100 (Nord et al., 1989), 1,8% von 167 (Lau et al., 1995), 6% von 100 (Maraus et al., 1975), 0,1–1,5 ml bei 28% von 40 (Gjode et al., 1980), 30% von 51 (Lehmann et al., 1977).

Nach einem Wendungsmanöver findet sich der Fet in einigen Fällen in einer geburtserschwerenden oder gar gebärunfähigen Position, der **Compound presentation,** d. h. eine Extremität liegt vor dem führenden großen Teil. Aus den Einzelfallberichten läßt sich keine Statistik erstellen (O'Grady et al., 1986; Ang, 1978; Brost et al., 1996). Möglicherweise handelt es sich aber auch um ein technisches Problem, da diese Position in den großen Statistiken aus Kliniken mit großer Erfahrung nicht beschrieben wird.

Vaginale Blutungen traten in wenigen Fällen in eingriffsrelevanter Stärke auf: 5 von 1146, d. h. 4‰ (Extermann, 1997). Die Gesamtfrequenz war allerdings doppelt so hoch.

Schwerwiegende Risiken

Erhebliche **Risiken** für Mutter oder Kind werden nicht in allen Publikationen thematisiert. Es handelt sich dabei vorwiegend um feto-maternale Transfusionen, vorzeitige Plazentalösungen und Nabelschnurkomplikationen. Daneben gibt es noch einzelne unklare intrauterine Todesfälle, die im Terminzeitraum – zwischen 37 und 42 SSW – Tage bzw. Wochen nach dem Wendungsversuch festgestellt worden sind.

In einer frühen Übersichtsarbeit war eine prohibitive Komplikationsrate von 4,4% und eine fetale Mortalität von 9‰ bei 866 Fällen angegeben worden (Bradley-Watson, 1975). Die Daten stammen aus einer Umstellungszeit der präpartalen Überwachung mit der Einführung von CTG, Ultraschall und Tokolyse. Somit lassen sich diese bedenklichen Zahlen nicht mehr auf die aktuelle Zeit projizieren.

Lebensbedrohliche feto-maternale Transfusionen sind als Einzelfälle nach äußerer Wendung beschrieben worden (Bänninger und Schmid, 1977; Franckx und Sacre-Smits, 1984). Wie oben erwähnt, kommen sie aber auch ohne mechanische Interventionen zustande (Engel et al., 1992).

Die **vorzeitige Plazentalösung** kann in sehr unterschiedlichen Schweregraden auftreten. Insbesondere bei tiefsitzender Vorderwandplazenta kann es beim Anheben des Steißes zu Randsinusblutungen kommen, die allerdings in den meisten Fällen kein Eingreifen notwendig machen. Neben Einzelfallberichten (Berg und Kunze, 1977) liegen sehr unterschiedliche Häufigkeitsangaben zur handlungsrelevanten Abruptio placentae vor. Die Häufigkeit liegt zwischen 2‰ und 2%, in großen Kollektiven unter 1%. Die Gesamtrate betrug 6,4 ‰, nämlich 24 von 3750 Fällen.

1 von 113 (Calhoun et al., 1995), 1 von 32 (DeRosa und Anderle, 1991), 1 von 97 (Köppel und Benz, 1986), 2 von 51 (Lehmann et al., 1977), 5 von 1146 (Extermann, 1997) und 14 von 2311 („Neukölln", 1997).

Diese Trendentwicklung könnte ein Hinweis auf einen Erfahrungsgewinn in wenigen Händen sein: 1974–1980 mit 11‰, 1981 bis 1991 mit 6‰ und 1991–1996 mit 3‰.

Nabelschnurkomplikationen sind erheblich häufiger als üblich. Sie stellen entweder ein Wendungshindernis dar, oder sie führen zu CTG-Veränderungen, die meistens durch Lagerung der Schwangeren zu beheben sind oder im ungünstigen Fall schließlich Anlaß zu einer Sectio caesarea geben.

Ein unklarer intrauteriner Fruchttod Tage bis Wochen nach dem Wendungsversuch, bei dem ein Zusammenhang mit dem Wendungsversuch nicht ausgeschlossen werden kann, wird in 1–2‰ beobachtet (2 von 1146 Fällen = 1,7‰ [Extermann, 1997] 2 von 2311 Fällen = 0,9‰ [„Neukölln", 1997]). Das Hintergrundrisiko für einen intrauterinen Todesfall nach 37 SSW bei Einlingen betrug in unserem Kollektiv bei 16 228 Geburten in den Jahren 1992 bis 1996 0,6‰, im Genfer Kollektiv von über 30 000 Geburten in 14 Jahren lag es bei 1,8‰ (Extermann, 1997). Das heißt, daß die Rate ungeklärter Todesfälle bei sorgfältiger Beobachtung der Feten nicht als erhöht angesehen werden kann.

In der westlichen Literatur nicht beschrieben sind **intrakranielle Blutungen,** überwiegend subdurale Hämatome, die insbesondere nach traditionellen Wendungsmanövern pazifischer Inselbewohner („traditional massage") beobachtet wurden (Becroft und Gunn, 1989).

Einfluß auf die Geburtskosten

In den letzten Jahren wurden verschiedene Kosten-Nutzen-Rechnungen im Zusammenhang mit der äußeren Wendung durchgeführt (Mauldin et al., 1996; Grifford et al., 1995). Sie kommen im Prinzip auf eine Kostenersparnis durch den Eingriff, zumindest solange die Wendungsoperation bei Schwangeren mit Aussicht auf Erfolg (Indikationsstellung!) durchgeführt wird.

Zusammenfassung

In erfahrenen Händen ist die äußere Wendung unter Berücksichtigung von Sicherheitskautelen eine probate Methode ohne signifikante Risikoerhöhung für Mutter oder Fetus. Die Wendung eines Feten in eine Schädellage ermöglicht fast 60% der Frauen mit Beckenendlage am Termin eine undramatische Geburt.

Literatur

Ang, L.: Compound presentation following external version. Aust NZ J Obstet Gynaecol 18 (1978) 213–214.

Bänninger, U., J. Schmid: Äußere Wendung in Terminnähe. Z Geburtshilfe Perinatol 181 (1977) 189–192.

Becroft, D., T. Gunn: Prenatal cranial haemorrhages in 47 Pacific Islander infants: Is traditional massage the cause? NZ Med J 102 (1989) 207–210.

Belfort, M.: Intravenous nitroglycerin as a tocolytic agent for intrapartum external cephalic version. S Afr Med J 83 (1993) 656.

Ben Arie, A., S. Kogan, M. Schachter, Z. J. Hagay, V. Insler: The impact of external cephalic version on the rate of vaginal und cesarean breech deliveries: A 3-year cumulative experience. Eur J Obstet Gynecol Reprod Biol 63 (1995) 125–129.

Benifla, J., G. Goffinet, E. Darai, P. Madelenat: Antepartum transabdominal amnioinfusion to facilitate external cephalic version after initial failure. Obstet Gynecol 84 (1994) 1041–1042.

Berg, D., U. Kunze: Critical remarks on external cephalic version under tocolysis. Report on a case of antepartum fetal death. J Perinat Med 5 (1977) 32–38.

Bewley, S., S. Robson, M. Smith, A. Glover, J. Spencer: The introduction of external cephalic version at term into routine clinical practice. Eur J Obstet Gynecol Reprod Biol 52 (1993) 89–93.

Bradley-Watson, P.: The decreasing value of external cephalic version in modern obstetric practice. Am J Obstet Gynecol 123 (1975) 237–240.

Brocks, V., T. Philipsen, N. Secher: A randomized trial of external cephalic version with tocolysis in late pregnancy. Br J Obstet Gynaecol 91 (1984) 653–656.

Brost, B., B. Calhoun, J. van Dorsten: Compound presentation resulting from the forward-roll technique of external cephalic version: a possible mechanism. Am J Obstet Gynecol 174 (1996) 884–885.

Bung, P., R. Huch, A. Huch: Ist die indische Wendung eine erfolgreiche Methode zur Senkung der Beckenendlagefrequenz? Geburtshilfe Frauenheilkd 47 (1987) 202–205.

Cai, R., A. Zhou, H. Gao: Study on correction of abnormal fetal position by applying ginger paste at zhihying acupoint. A report of 133 cases. Chen Tzu Yen Chiu 15 (1990) 89–91.

Calhoun, B., D. Edgeworth, W. Brehm: External cephalic version at a military teaching hospital: predictors of success. Aust NZ J Obstet Gynaecol 35 (1995) 277–279.

Cantu-Esquivel, M., L. Benavides-de la Garza, J. Escobedo-Lobaton, L. Benavides-de Anda: External version in pelvic presentation. Ginecol Obstet Mex 64 (1996) 474–476.

Cardini, F., V. Basevi, A. Valentini, A. Martellato: Moxibustion and breech presentation: preliminary results. Am J Chin Med 19 (1991) 105–114.

Carlan, S. J., J. M. Dent, T. Huckaby, E. C. Whittington, D. Shaefer: The effect of epidural anesthesia on safety and success of external cephalic version at term. Anesth Analg (Cleve) 79 (1994) 525–528.

Chenia, F., C. Crowther: Does advice to assume the knee-chest position reduce the incidence of breech presentation at delivery? A randomized clinical trial. Birth 14 (1987) 75–78.

Chung, T., E. Neale, T. Lau, M. Rogers: A randomized, double blind, controlled trial of tocolysis to assist external cephalic version in late pregnancy. Acta Obstet Gynecol Scand 75 (1996) 720–724.

DeRosa, J., L. Anderle: External cephalic version of term singleton breech presentations with tocolysis: a retrospective study in a community hospital. J Am Osteopath Assoc 91 (1991) 351–352, 355–357.

Donald, W., J. Barton: Ultrasonography and external cephalic version at term. Am J Obstet Gynecol 162 (1990) 1542–1545; discussion 1545–1547.

Dyson, D., J. F. Ferguson, P. Hensleigh: Antepartum external cephalic version under tocolysis. Obstet Gynecol 67 (1986) 63–68.

Engel, K., G. Gerke Engel, I. Gerhard, G. Bastert: Fetomaternale Makrotransfusion (FMMT) nach erfolgreicher innerer Wendung aus Beckenendlage durch Moxibustion. Geburtshilfe Frauenheilkd 52 (1992) 241–243.

Extermann, P.: Version céphalique externe. Jahresversammlung der Schweizerischen Gesellschaft für Gynäkologie und Geburtshilfe, Lugano, S. 85. Bäbler, Bern 1997.

Fall, O., B. Nilsson: External cephalic version in breech presentation under tocolysis. Obstet Gynecol 53 (1979) 712–715.

Ferguson, J. E., D. C. Dyson: Intrapartum external cephalic version. Am J Obstet Gynecol 152 (1985) 297–298.

Flamm, B., M. Fried, N. Lonky, W. Giles: External cephalic version after previous Cesarean section. Am J Obstet Gynecol 165 (1991) 165, 370–372.

Flanagan, T., K. Mulchahey, C. Korenbrot, J. Green, R. K. J. Laros: Management of term breech presentation. Am J Obstet Gynecol 156 (1987) 1492–1502.

Foote, A.: External cephalic version from 34 weeks under tocolysis: factors influencing success. J Obstet Gynaecol 21 (1995) 127–132.

Fortunato, S., L. Mercer, D. Guzick: External cephalic version with tocolysis: factors associated with success. Obstet Gynecol 72 (1988) 59–62.

Franckx, J., L. Sacre-Smits: Severe neonatal anemia possibly caused by spontaneous cephalic version, with excellent outcome – a case report. J Perinat Med 12 (1984) 147–150.

Gifford, D., E. Keeler, K. Kahn: Reductions in cost on cesarean rate by routine use of external cephalic version: a decision analysis. Obstet Gynecol 85 (1995) 930–936.

Gjode, P., T. Rasmussen, J. Jorgensen: Fetomaternal bleeding during attempts at external version. Br J Obstet Gynaecol 87 (1980) 571–573.

Hanss, J. W. jr.: The efficacy of external cephalic version and its impact on the breech experience. Am J Obstet Gynecol 162 (1990) 1459–1464.

Hellstrom, A., B. Nilsson, L. Stange, L. Nylund: When does external cephalic version succeed? Acta Obstet Gynecol Scand 69 (1990) 281–285.

Hofmeyr, G. L.: External cephalic version at term. Fetal Matern Med Rev 5 (1993) 213–222.

Hofmeyr, G.: Effect of external cephalic version in late pregnancy on breech presentation and caesarean section rate: a controlled trial. Br J Obstet Gynaecol 90 (1983) 392–399.

Horkel: Laser-Licht-Wendung. Persönl. Mitteilung 1994.

Johnson, R., J. Elliott: Fetal acoustic stimulation, an adjunct to external cephalic version: a blinded, randomized crossover study. Am J Obstet Gynecol 173 (1995) 1369–1372.

Johnson, R., Th. J. Strong, T. Radin, J. Elliot: Fetal acoustic stimulation as an adjunct to external cephalic version. J Reprod Med 40 (1995) 696–698.

Kainer, F., B. Pertl, P. Netzbandt, C. Fast: Der Einfluß der Ultraschalluntersuchung bei der äußeren Wendung der Beckenendlage. Geburtshilfe Frauenheilkd 54 (1994) 108–110.

Kilpatrick, S., K. Safford: Repeat external cephalic version. Is it worth the effort? J Reprod Med 40 (1995) 775–778.

Köppel, R., J. Benz: Äußere Wendung der Beckenendlage – eine Möglichkeit zur Senkung der Sectiorate und der kindlichen Morbidität. Geburtshilfe Frauenheilkd 46 (1986) 710–714.

Kurup, A., S. Arulkumaran, S. Montan, S. S. Ratnam: Need for fetal assessment prior to and during external cephalic version: occurrence of transient cardiac asystole. Acta Obstet Gynecol Scand 72 (1993) 60–62.

Laros, R. K. jr., T. A. Flanagan, S. J. Kilpatrick: Management of term breech presentation: A protocol of external cephalic version and selective trial of labor. Am J Obstet Gynecol 172 (1995) 1916–1925.

Lau, T., A. Stock, M. Rogers: Fetomaternal haemorrhage after external cephalic version at term. Aus NZ J Obstet Gynaecol 35 (1995) 173–174.

Lau, T., K. Kit, M. Rogers: Pregnancy outcome after successful external cephalic version for breech presentation at term. Am J Obstet Gynecol 176 (1997) 218–223.

Lehmann, V., C. Rodt, T. Criegen: Äußere Wendung aus Beckenendlage in Schädellage. Z Geburtshilfe Perinatol 181 (1977) 390–395.

Marchick, R.: Antepartum external cephalic version with tocolysis: A study of term singleton breech presentations. Am J Obstet Gynecol 158 (1988) 1339–1346.

Marcus, R., H. Crewe-Brown, S. Krawitz, J. Katz: Feto-maternal haemorrhage following successful and unsuccessful attemps at external cephalic version. Br J Obstet Gynaecol 82 (1975) 578–580.

Marquette, G., M. Boucher, D. Theriault, D. Rinfret: Does the use of a tocolytic agent affect the success rate of external cephalic version? Am J Obstet Gynecol 175 (1996) 859–861.

Mashiach, R. M. Hod, B. Kaplan, S. Friedman, J. Ovadia, A. Schoenfeld: External cephalic version at term using broad criteria: Effect on mode of delivery. Clin Exp Obstet Gynecol 22 (1995) 279–284.

Mauldin, J., P. Mauldin, T. Feng, E. Adams, V. Durkalski: Determining the clinical efficacy and cost savings of successful external cephalic version. Am J Obstet Gynecol 175 (1996) 1639–1644.

Megory, E., G. Ohel, O. Fischer, M. Ruach: Mode of delivery following external cephalic version and induction of labor at term. Am J Perinatol 12 (1995) 404–406.

Mehl, L.: Hypnosis and conversion of the breech to the vertex presentation. Arch Fam Med 3 (1994) 881–887.

Morrison, J., R. Myatt, J. N. J. Martin et al.: External cephalic version of the breech presentation under tocolysis. Am J Obstet Gynecol 154 (1986) 900–903.

„Neukölln": Äußere Wendung 1974 bis 1996. Abteilung für Geburtsmedizin, Neukölln/Berlin 1997.

Nohe, G., W. Hartmann, C. Klapproth: Äußere Wendung des Feten als ambulanter Eingriff. Geburtshilfe Frauenheilkd 56 (1996), 328–330.

Nord, E., E. Blaschke, K. Green, P. Thomassen: 100 cases of external cephalic version, with special reference to fetomaternal transfusion. Acta Obstet Gynecol Scand 68 (1989) 55–58.

O'Grady, J. P., J. C. Veille, R. L. Holland, K. A. Burry: External cephalic version: a clinical experience. J Perinal Med 14 (1986) 189–196.

Periti, E., R. Nannini: External version in the breech presentation: a review of the literature and our experience. Minerva Ginecol 47 (1995) 9–15.

Phelan, J., L. Stine, E. Mueller, D. McCart, S. Yeh: Observations of fetal heart rate characteristics related to external cephalic version and tocolysis. Am J Obstet Gynecol 149 (1984) 658–661.

Pluta, M., J. Giffei, E. Saling: Die äußere Wendung des Feten aus Beckenendlage bei Patientinnen mit Zustand nach abdominaler Schnittentbindung. Z Geburtshilfe Perinatol 185 (1981) 121–123.

Pluta, M., S. Schmidt, J. Giffei, E. Saling: Die äußere Wendung des Feten aus Beckenendlage in Schädellage in Terminnähe unter Tokolyse. Z Geburtshilfe Perinatol 185 (1981) 207–215.

Qin, G., H. Tang: 413 cases of abnormal fetal position corrected by auricular plaster therapy. J Tradit Chin Med 9 (1989) 235–237.

Rabinovici, J., G. Barkai, J. Shalev et al.: Impact of a protocol for external cephalic version under tocolysis at term. Isr J Med Sci 22 (1986) 34–40.

Robertson, A. W., J. N. Kopelman, J. A. Read, P. Duft, D. J. Magelssen, E. E. Dashow: External cephalic version at term: is a tocolytic necessary? Obstet Gynecol 70 (1987) 896–899.

Saling, E., P. de Almeida, E. Schwarzenau: Äußere Wendung des Feten aus Beckenendlage in Schädellage. Auswertung von 1000 Fällen. Geburtshilfe Frauenheilkd 53 (1993) 597–602.

Saling, E., W. Müller-Holve: Die äußere Wendung

des Feten aus Beckenendlage in Schädellage unter Tokolyse. In: Dudenhausen, J. W., E. Saling, E. Schmidt (Hrsg.): 7. Deutscher Kongreß für Perinatale Medizin, Berlin, S. 153–155. Thieme, Stuttgart 1974.

Saling, E., W. Müller-Holve: External cephalic version under tocolysis. J Perinat Med 3 (1975) 115–122.

Schachter, M., S. Kogan, I. Blickstein: External cephalic version after previous cesarean section – a clinical dilemma. Int J Gynecol Obstet 45 (1994) 17–20.

Schlensker, K., G. Enderer-Steinfort, A. Bolte: Die äußere Wendung des Feten aus Beckenendlage in Schädellage am Schwangerschaftsende. Geburtshilfe Frauenheilkd 38 (1978) 744–753.

Schüngel, P.: Die äußere Wendung aus Beckenendlage. Freie Universität, Berlin 1997 (in Arbeit).

Shalev, E., S. Battino, Y. Giladi, S. Edelstein: External cephalic version at term – using tocolysis. Acta Obstet Gynecol Scand 72 (1993) 455–457.

Shan, J.: Improved cephalic version: a report of 669 cases. Chung Hua Fu Chan Ko Tsa Chih 24 (1989) 76–80, 123.

Stine, L., J. Phelan, R. Wallace, G. Eglinton, J. van Dorsten, B. Schifrin: Update on external cephalic version performed at term. Obstet Gynecol 65 (1985) 642–646.

Tan, G., S. Jen, S. Tan, Y. Salmon: A prospective randomised controlled trial of external cephalic version comparing two methods of uterine tocolysis with a non-tocolysis group. Singapore Med J 30 (1989) 155–158.

Teoh, T.: Outcome of external cephalic version: our experience. J Obstet Gynaecol Res 22 (1996) 389–394.

Thunedborg, P., W. Fischer Rasmussen, L. Tollund: The benefit of external cephalic version with tocolysis as a routine procedure in late pregnancy. Eur J Obstet Gynecol Reprod Biol 42 (1991) 23–27.

Van Veelen, A., A. van Cappellen, P. Flu, M. Straub, H. Wallenburg: Effect of external cephalic in late pregnancy on presentation at delivery: a randomized controlled trial. Br J Obstet Gynaecol 96 (1989) 916–921.

Wallace, R., J. van Dorsten, G. Eglinton, E. Meuller, D. McCart, B. Schifrin: External cephalic version with tocolysis. Observations and continuing experience at the Los Angeles County/University of Southern California Medical Center. J Reprod Med 29 (1984) 745–748.

Weiner, Z., G. Farmakides, H. Hsieh, D. Maulik: Computerized analysis of fetal heart rate changes after antepartum external cephalic version. J Reprod Med 41 (1996) 680–684.

Westgren, M., H. Edvall, L. Nordstrom, E. Svalenius, J. Ranstam: Spontaneous cephalic version of breech presentation in the last trimester. Br J Obstet Gynaecol 92 (1985) 19–22.

8

Geburtsleitung bei Beckenendlage

A. Feige und M. Krause

Senkung der hohen Sectio-Rate in bezug auf die Beckenendlagenentbindung	124
Indikation zur abdominalen Schnittentbindung vor Geburtsbeginn („elektive" primäre Sectio)	127
Nichtmedizinische Indikationen	127
Absolute medizinische Indikationen	129
Relative medizinische Indikationen zur abdominalen Schnittentbindung	129
Maternal	129
Fetal	130
Gemini	131
Indikationen zur abdominalen Schnittentbindung vor Geburtsbeginn	131
Vorgehen bei Monochoriaten	131
Vorgehen bei Dichoriaten	132
Indikationen zur abdominalen Schnittentbindung nach Geburtsbeginn (sekundäre Sectio caesarea)	132
Einlinge	132
Indikation „Geburtsstillstand" – Fetus in einfacher Steißlage	133
Indikation „Geburtsstillstand" – Fetus in Steiß-Fußlage	133
Indikation „Verdacht auf fetale Azidose" – Fetus in einfacher Steißlage	133
Indikation „Verdacht auf fetale Azidose" – Fetus in Steiß-Fußlage	134
Indikation „vollkommene/unvollkommene Fußlage"	134
Zusammenfassung	134
Zwillinge (Geminus I in Beckenendlage)	135
Zusammenfassung	135

Die vaginale Beckenendlagengeburt 135
    Aufnahme auf dem Kreißsaal 135
    Aufgaben des Geburtshelfers 136
    Aufgaben der Hebamme 137
    Aufgaben des Anästhesisten 138
    Aufgaben des Pädiaters/Neonatologen 139
    Aufgaben des OP-Teams 139
Geburtsleitung bei Einlingen 141
    Nabelschnurvorliegen/-vorfall 141
    Nabelschnurkompression 142
    Vollkommene/unvollkommene Fußlage 142
    Vorzeitige Plazentalösung 142
    Überwachungsmethoden 143
        Kardiotokographie 143
        Pulsoxymetrie 143
        Mikroblutuntersuchung 143
    Geburtsleitung in der Eröffnungsperiode 144
    Geburtsleitung in der Descensus-/Austreibungs-
    periode – Manualhilfe nach Bracht 144
    Armlösungen – Kopfentwicklungen 145
    Fehler der Geburtsleitung und Komplikationen –
    Maßnahmen zur Optimierung der vaginalen
    Beckenendlagen-Geburtshilfe 146
Geburtsleitung bei mono- und dichoriaten Gemini
(Geminus I in Beckenendlage) 147
    Eröffnungsperiode 147
    Descensus-/Austreibungsperiode 147
    Vorgehen bei Beckenend-, Quer- oder
    Schräglage von Geminus II 148
    Vorgehen bei Schädellageneinstellung
    von Geminus II 148
    Fehler der Geburtsleitung und Komplikationen .. 148
Literatur 149

Senkung der hohen Sectio-Rate in bezug auf die Beckenendlagenentbindung

Wir haben verschiedentlich dargestellt, aus welchen Gründen in Deutschland bei dem Schwangerschafts- und Geburtsrisiko Beckenendlage die Sectio-Frequenz so hoch ist (Feige et al., 1997). Eine Ursache ist v. a. die unzureichende Risikoselektion durch die niedergelassenen Frauenärzte, die die Schwangeren nicht gemäß den Mutterschaftsrichtlinien in Einrichtungen einweisen, die „über die nötigen personellen und apparativen Möglichkeiten zur Betreuung von Risikogeburten und/oder Risikokindern verfügen" (Mutterschaftsrichtlinien B 6, 1997). In den Kliniken wiederum fehlt häufig die Bereitschaft der Ärzte, die Schwangeren in zugegebenermaßen z. T. langwierigen Geprächen davon zu überzeugen, daß der Rat des niedergelassenen Frauenarztes bezüglich des Entbindungsmodus bei sachlicher Betrachtung nicht hingenommen werden kann (s. a. Kap. 4).

Die fehlende Bereitschaft zur sachlichen Diskussion zwischen Klinikärzten und niedergelassenen Ärzten ist uns gegenüber in der Vergangenheit oft als Argument für die abdominale Schnittentbindung bei Beckenendlage vorgebracht worden. Dieses Problem hatten wir auch in Nürnberg, und wir haben durch Klinikveranstaltungen in Gesprächen mit den niedergelassenen Frauenärzten versucht, sie zu überzeugen, daß die Wahl des Entbindungsmodus bei Beckenendlage zu den Aufgaben einer Klinik gehört. Wahrscheinlich war in der Vergangenheit eine sachliche Aufklärung der Patientin durch ihren Frauenarzt auch dadurch erschwert, daß er in dem Fall – wie v. a. in Bayern häufig anzutreffen – belegärztlich tätig ist und deshalb durch Überweisung der Schwangeren an eine für Risikogeburtshilfe geeignete Klinik für sich finanzielle Mindereinnahmen befürchtete. Wir haben in den letzten Jahren eine Diskussion über den Einfluß wirtschaftlicher Zwänge auf die Wahl des Entbindungsmodus bei Beckenendlageneinstellung des Fetus vermißt. Die Indikationen zur Sectio caesarea wurden und werden medizinisch begründet; es gibt in der Bayerischen Perinatalerhebung keine Möglichkeit, die nichtmedizinisch indizierte Sectio statistisch zu erfassen. Andererseits sind viele klinisch tätige Frauenärzte auf Befragen hin bereit einzuräumen, Kaiserschnitte auch nichtmedizinisch indiziert durchzuführen. Wir glauben, daß es durchaus nichtmedizinische Indikationen zur Sectio gibt:
– aus Sicht der Patientin, z. B. Angst vor Schmerz oder der Wunsch nach terminierter Geburt, oder
– aus Sicht des Arztes, ebenfalls der Wunsch nach Terminierung oder auch Ängste unterschiedlicher Natur anläßlich des vaginalen Vorgehens.

Nicht gelten lassen möchten wir jedoch den Wunsch zur Einkommensvermehrung im wahlärztlichen oder belegärztlichen Bereich oder den Wunsch zur Vervollständigung des OP-Katalogs durch Weiterbildungsassistenten. Eine nicht zu unterschätzende Rolle bei der Wahl des Entbindungsmodus spielen auch die Hebammen und Anästhesisten. Manche Hebammen verspüren den Wunsch, die Geburt in „ihrer Schicht" zu beenden, und beeinflussen den Arzt zur nichtmedizinischen Indikationsstellung zur Sectio. Auch manche Anästhesisten drängen den Arzt zur voreiligen nichtmedizinisch indizierten primären oder sekundären Sectio mit dem Hinweis auf anderweitige dringliche anästhesiebedingte Verpflichtungen.

Es gehört zu den Aufgaben des Klinikleiters einer Frauenklinik, seinen Kollegen von der Anästhesie klarzumachen, daß bei vaginaler Geburt das „stand by" des Anästhesisten obligatorisch ist, um bei unvorhersehbaren Komplikationen zur sofortigen Sectio caesarea umschwenken zu können. In den von uns gutachtlich beurteilten Auseinandersetzungen bei Geburtsschaden des Kindes anläßlich seiner vaginalen Geburt war häufig die unterbliebene oder zu spät durchgeführte Sectio caesarea als schadenauslösendes Ereignis festzustellen. Sollte der leitende Arzt der Anästhesie die Bedenken und den Wunsch des Geburtshelfers nicht nachvollziehen können, **muß** sich der leitende Arzt der Frauenklinik an den Träger der Klinik wenden und eindeutig klarmachen, daß unter den gegebenen Bedingungen **keine Notfallgeburtshilfe** betrieben werden kann. Nach unserer Erfahrung lenkt der Träger durch das ihm drohende „Organisationsverschulden" bei Nichttätigwerden ein und schafft eine Lösung. Aus welchen medizinischen oder ethischen Gründen heraus auch sollte die anästhesiologische Präsenz beim Chirurgen anläßlich einer akuten Appendektomie oder anläßlich der Versorgung eines verunfallten Motorradfahrers dringlicher sein als das „stand by" anläßlich einer vaginalen Beckenendlagengeburt? Ist in den Köpfen der Anästhesisten erst einmal verankert, daß sie ständig damit rechnen können, akut auf den Kreißsaal gerufen zu werden, wird im Nebeneffekt dadurch die gesamte Geburtshilfe in dieser Klinik sicherer und streßfreier. Die Risikoselektion in den chirurgischen Fächern durch die Vorgabe des Anästhesisten „Erst die Appendektomie, dann die Wundversorgung, dann die Sectio" ist wohl auch dadurch zu erklären, daß der Anästhesist sich an den nicht dringlichen Einsatz auf dem Kreißsaal anläßlich Beckenendlageneinstellung des Fetus gewöhnt hat. Wahrscheinlich ist er oft Zeuge des Umstandes geworden, daß der Frauenarzt dringlichere Tätigkeiten als die Entbindung eines Kindes aus Beckenendlage kennt, und hat sich diesem Denken angepaßt.

Mancher leitende Frauenarzt ist im Grunde seines Herzens auch „Gynäkologe" geblieben. Durch die Übernahme einer Frauenklinik ist er gezwungen, auch Geburtshilfe zu betreiben. Es ist verständlich, daß dieser Arzt „Gynäkologie auf dem Kreißsaal" favorisiert. Für manchen Weiterbildungsassistenten und Oberarzt gilt das in gleicher Weise. Es ist zu hoffen, daß die neue Weiterbildungsordnung (1994) dazu führt, daß die Frauenärztinnen und Frauenärzte mit der fakultativen Weiterbildung „Spezielle Geburtshilfe und Perinatalmedizin" Kliniken finden, in denen sie ihrer Neigung entsprechend arbeiten können. Die fehlende Strukturierung v. a. in den meisten Universitätsfrauenkliniken in Deutschland hat in der Vergangenheit dazu geführt, daß nicht speziell ausgebildete und interessierte Frauenärzte im sog. Oberarztdienst gezwungen wurden, Verantwortung auf dem Kreißsaal in der Beckenendlagen-Geburtshilfe zu übernehmen. In einer schwerpunktmäßig gynäkologisch-onkologisch betriebenen Klinik gilt es als unvorstellbar, daß ein geburtshilflich interessierter und ausgebildeter Frauenarzt im Oberarztdienst notfallmäßig sonntags oder nachts eine Wertheimsche Radikaloperation durchführt. Der umgekehrte Fall jedoch – Gynäkologe oder Reproduktionsmediziner im Oberarztdienst mit geburtshilflich schwieriger Fragestellung betraut – ist leider immer noch gängige Praxis. Da diese Ärzte – der Gynäkologe und der Reproduktionsmediziner – auch die Technik der Sectio beherrschen, werden sie als Leiter in Frauenkliniken berufen als Vertreter des Fachs in seiner gesamten Breite. So werden auch diese Ärzte an ihre nachgeordneten Ärzte nur das Wissen in der Beckenendlagen-Geburtshilfe vermitteln können, das sie selber gelernt haben.

Wir haben uns in den vergangenen 10 Jahren dem Trend zur Sectio caesarea bei Beckenendlageneinstellung widersetzt. Wir

Tab. 8-1 Sectio-Statistik bei Beckenendlageneinstellung des Fetus: Gegenüberstellung Zahlen der Frauenklinik Nürnberg (1996) und Ergebnisse der Bayerischen Perinatalerhebung (1997).

	Nürnberg	**Bayern**
• BEL-Kinder	n = 206 (7,5%)	5,4%
• davon Frühgeborene < 37 SSW	41,7%	26,9%
• primäre Sectio bei I-Para	7,6%	73,0%
• primäre Sectio bei Mehrlingen	8,0%	53,8%
• Extraktion	1%	0,6%
• Manualhilfe	62,6%	15,6%
• Sectiones gesamt	n = 244 (9,1%)	18,5%

haben selbstverständlich nie die Alternative gelten lassen: Garantie für ein möglichst gesundes Kind bei Sectio caesarea, Risiko der Geburt eines möglicherweise kranken Kindes bei vaginaler Geburt. Die Senkung der hohen Sectio-Rate unter der Vorgabe, die kindliche Morbidität anläßlich einer vaginalen Geburt nicht zu erhöhen, war und ist selbstverständlich unser Ziel.

1996 sah unsere Sectio-Statistik anläßlich Beckenendlageneinstellung des Fetus verglichen mit Angaben der Bayerischen Perinatalerhebung (1997) aus, wie in Tabelle 8-1 dargestellt.

Indikation zur abdominalen Schnittentbindung vor Geburtsbeginn („elektive" primäre Sectio)

Nichtmedizinische Indikationen

Die Indikation zur Schnittentbindung vor Geburtsbeginn kann sich daraus ergeben, daß eine Schwangere mit Beckenendlageneinstellung des Fetus die Geburtsklinik aufsucht, um sich dort „programmiert" entbinden zu lassen. Wir wissen, daß dieses Vorgehen mitunter in der sog. Prominenten-Geburtshilfe praktiziert wird. De jure ist gegen diese Indikation zur Sectio caesarea bei Beckenendlageneinstellung des Feten sicher nichts einzuwenden, da die Schwangere vor Operationsbeginn ausführlich über die Risiken dieses Eingriffs aufgeklärt wird. Wir führen abdominale Schnittentbindungen unter dieser nichtmedizinischen Indikation deshalb nicht durch, weil wir in Form der vaginalen Geburt bei gleich hohem (niedrigem) kindlichem Risiko die Schwangeren signifikant risikoärmer entbinden können. Die mütterlichen Morbiditätsrisiken (Koagulopathien, Thromboembolien) liegen bei Sectio 10fach höher gegenüber der Morbidität nach vaginaler Geburt. Die Sectio-Mortalität ist 4- bis 12fach höher als die Mortalität nach vaginaler Entbindung (Weiß, 1994). Besteht eine Schwangere nach ausführlicher Aufklärung trotzdem auf der Durchführung der Sectio caesarea, empfehlen wir ihr, darüber nachzudenken, eine Klinik zur Entbindung aufzusuchen, der sie das nötige Vertrauen zur Wahrung ihrer Interessen und der Interessen ihres Kindes entgegenbringt.

Wir haben in der Vergangenheit viel Zeit aufgebracht, um den Schwangeren ihre Ängste und Sorgen um die Unversehrtheit des Kindes anläßlich seiner vaginalen Geburt bei Beckenendlage zu nehmen. Wir wissen auch, daß wir dadurch, daß wir uns häufig dem Wunsch des einweisenden Kollegen zur abdominalen Geburt nicht angeschlossen haben, uns den Unmut dieser Kollegen zugezogen haben. Wir haben dann in Form von Klinikveranstaltungen den niedergelassenen Frauenärzten unser Vorgehen erläutert und auf diese Art und Weise allmählich eine Vertrauensbasis geschaffen. Sie hat dazu geführt, daß uns die niedergelassenen Frauenärzte in verstärktem Maße Schwangere mit Beckenendlageneinstellung des Fetus zuweisen. Dieser Weg hat sich nach unserer jetzt 10jährigen Erfahrung gelohnt: Der kontinuierliche Anstieg der Schwangeren mit Beckenendlageneinstellung zeigt uns, daß die Schwangeren und die niedergelassenen Ärzte unsere faire Form der vertrauensvollen Aufklärung akzeptieren. Der Zustrom der Schwangeren mit Beckenendlageneinstellung des Fetus ist unverkennbar; dieser Anteil, bezogen auf die Zahl aller Schwangeren, betrug 1996 an unserer Klinik 7,5% (Tab. 8-2).

Kliniken, die sich der Herausforderung zur vaginalen Beckenendlagen-Geburtshilfe nicht stellen, müssen angesichts des Wettbewerbs damit rechnen, Schwangere („Marktanteile") an Nachbarkliniken zu verlieren. Die Aufklärung durch Medien und v.a. durch Hebammen in den sog. Geburtsvor-

Tab. 8-2 Gesamtgeburtenrate und Häufigkeit der Beckenendlage (> 1500 g) 1988 bis 1997 (Frauenklinik Nürnberg).

Jahr	1988	1989	1990	1991	1992	1993	1994	1995	1996	1997
Geburten (n)	2222	2235	2057	1992	2104	2037	2209	2473	2676	2860
Beckenendlage (n)	120	120	114	125	148	155	165	169	206	202
Beckenendlage (%)	5,3%	5,3%	5,5%	6,1%	6,9%	7,4%	7,3%	6,8%	7,5%	6,9%

bereitungskursen hat dazu geführt, daß viele Schwangere dem Rat des Frauenarztes zur Sectio-Geburt mißtrauen und eine „Zweitmeinung" einholen.

Der entbindende Arzt ist durch die Rechtsprechung gebunden, die Schwangere über die mütterlichen und kindlichen Risiken anläßlich der vaginalen oder abdominalen Geburt aufzuklären.
Die Rechtsprechung verlangt aber lediglich eine Aufklärung über die Risiken, die die am Hause durchgeführten Methoden betreffen. Insofern verhält sich ein Arzt, der lediglich über die Möglichkeit der Sectio-Geburt des Fetus in Beckenendlage aufklärt, de jure richtig, wenn er an seiner Klinik die Aufklärung zur Möglichkeit der vaginalen Entbindung aus Beckenendlage nicht durchführt. Er sollte aber bedenken, welche möglichen Folgen es haben kann, wenn die Schwangere erfährt, daß in einer benachbarten Klinik der für die Schwangere schonendere und risikoärmere Weg der Entbindung angeboten wird und ihr behandelnder Arzt sie auf diese risikoärmere Entbindungsmöglichkeit nicht hingewiesen hat. Diese Ärzte sollten berücksichtigen, daß das Unterlassen von Information zu einem Vertrauensverlust führen kann, der so weit geht, daß diese Frau ihrem Arzt in späteren Jahren z. B. auch nicht mehr zutraut, zur Indikation einer Uterusexstirpation kompetent Stellung zu nehmen.

Nach unserer Auffassung müßte die wohlverstandene Fürsorge des Arztes für die Schwangere und ihren Fetus sachliche Informationen zu den Möglichkeiten und den Risiken der vaginalen und abdominalen Entbindungsform beinhalten. Wir informieren die Schwangeren mit unserem Informationsblatt (s. Anhang) über unser Vorgehen und über die Risiken der vaginalen bzw. abdominalen Beckenendlagenentbindung.

Die o. g. Ausführungen gelten für die Städte und Regionen, in denen die Alternative vaginale Beckenendlagengeburt vs. Sectio caesarea gegeben ist. Differenzierter müssen diese Ausführungen in den Fällen gesehen werden, in denen aufgrund regionaler Besonderheiten keine Alternative zur Sectio-Geburt für die Schwangere zur Verfügung steht. Lehnt die Schwangere nach entsprechender Aufklärung von sich aus die Umständlichkeiten, die sich aus einer wohnortfernen Entbindung ergeben könnten, ab, kann der Arzt davon ausgehen, daß sie die Risiken der Sectio-Entbindung akzeptiert.
Einen Sonderfall bei der medizinisch nicht indizierten primären Sectio stellt die Situation dar, in der eine der Klinik bislang unbekannte Schwangere mit Wehentätigkeit auf den Kreißsaal kommt und von sich aus annimmt – weil sie vorher vom Frauenarzt so informiert wurde –, daß die Entbindung durch Sectio caesarea erfolgt. In dieser Situation ist davon auszugehen, daß die

Schwangere den Ausführungen des Arztes bezüglich der Risiken anläßlich vaginaler und abdominaler Geburt nicht mehr folgen kann. Ein vaginaler Entbindungsversuch sollte in dieser Situation unterbleiben; dem Begehren der Schwangeren nach Durchführung der Sectio caesarea muß stattgegeben werden (s. a. Kap. 11).

Absolute medizinische Indikationen

In diese Gruppe fallen alle fetalen und maternalen Pathologien, die auch bei Schädellageneinstellung des Fetus die Indikation zur primären Sectio vor Geburtsbeginn darstellen würden. Insbesondere sind hier die fetalen Fehlbildungen zu benennen, bei denen anläßlich vaginaler Geburt die Chance zur chirurgischen Korrektur verschlechtert würde (z. B. Steißteratom, Omphalozele, Gastroschisis, Myelomeningozele u. a.).

In diese Indikation gehören auch das sonographisch ermittelte Mißverhältnis zwischen fetalem Schädel und Thorax/Abdomen (Hydrocephalus) sowie das „big baby" mit einem Geburtsgewicht > 4500 g. Aufgrund der Schätzungenauigkeit des Kindsgewichts anläßlich der sonographisch ermittelten biometrischen Daten haben wir in der Vergangenheit auf die Indikation zur primären Sectio anläßlich des „big baby" verzichtet. Lediglich im nachhinein hat unsere Datenauswertung ergeben, daß kein Kind mit einem Geburtsgewicht > 4500 g vaginal aus Beckenendlage geboren wurde. Der fehlende Geburtsfortschritt führte immer zur sekundären Sectio (s. a. Kap. 9).

Keine Indikation zur primären Sectio sehen wir in den von der FIGO 1993 bzw. Standardkommission Beckenendlage (1984) angeführten Befunden: geschätztes Kindsgewicht > 3500 g und Hyperextension des Kopfes.

Relative medizinische Indikationen zur abdominalen Schnittentbindung

Maternal

Eine fehlende Analgesie unter der Geburt kann die beim vaginalen Entbinden erforderliche Zusammenarbeit zwischen Schwangerer und Hebamme bzw. Arzt stark erschweren. Schmerz führt zu Angst und Verspannung; die sekundäre Sectio ist in der Regel der einzige Ausweg in dieser Situation. Es muß zudem immer damit gerechnet werden, daß in der Austreibungsperiode die Arme hochschlagen. Eine Armlösung ist in der Regel eine einfache geburtshilfliche Operation, wenn der Beckenboden der Schwangeren entspannt ist. Eine durch Schmerzen inkooperative Patientin kann deshalb in dieser Situation die erforderliche rasche Entwicklung des Fetus in Frage stellen.

> Die wichtigste Voraussetzung zum vaginalen Entbinden ist deshalb eine wirksame Analgesie. Wir bevorzugen hier die Katheter-Periduralanästhesie, die von den Anästhesisten durchgeführt wird.

Manchmal ergibt sich bei den Voruntersuchungen, daß z. B. aufgrund pathologischer Gerinnungsfaktoren (Thrombozytopenie) oder pathologischer Wirbelsäulenbefunde keine Periduralanästhesie durchführbar ist. Bei der Zweit- und Mehrpara ist nach vorausgegangener vaginaler Geburt die Blockade des N. pudendus eine gleichwertige Alternative. Bei der Erstpara sehen wir die relative maternale Indikation zur Sectio dann, wenn die Schwangere einer systemischen Analgesie skeptisch oder ablehnend gegenübersteht und der Geburtsfortschritt insgesamt sehr zögerlich ist.

Fetal

Frühgeburt (Tragzeit < 37 SSW bis > 34 SSW). Wir haben in diesem Tragzeitalter 64,5% aller Feten in Beckenendlage vaginal entbunden und damit genausoviel wie in der Gruppe der reifen Feten mit einer Tragzeit > 37 SSW. In dieser Gruppe, in der der vaginale Entbindungsmodus angestrebt wurde, wurde ein Kind (35 SSW, 2260 g) nach Nabelschnurvorfall durch sekundäre Sectio bei unauffälligen Blutgaswerten (7,18; „base excess" 7,8 mval/l) geboren. Das Kind entwickelte eine periventrikuläre Leukomalazie. Wir haben hieraus nicht den Schluß gezogen, in diesem Tragzeitalter primär abdominal zu entbinden, raten aber dazu, bei fehlendem vaginalem Geburtsfortschritt (zögernde Muttermunderöffnung, Dystokie, frühzeitiger Blasensprung, beginnende Infektion) die Geburt durch sekundäre Sectio zu beenden.

Frühgeburt (Tragzeit < 34 SSW bis > 32 SSW). In dieser Gruppe wurden 36% der Feten vaginal geboren. Alle Kinder in dieser Gruppe waren gesund. Es ist aber zu bedenken, daß in der Mehrzahl dieser Fälle eine Zusatzpathologie (vorzeitiger Blasensprung, CTG-Veränderungen etc.) vorlag, die zur Durchführung der sekundären Sectio caesarea zwang, so daß diese Gruppe der vaginal Geborenen zahlenmäßig klein ist (n = 17).
Bei stehender Fruchtblase, eutrophes Wachstum vorausgesetzt, sehen wir keine Indikation zur Sectio caesarea aus fetaler Sicht.

Frühgeburt (Tragzeit < 32 SSW bis > 28 SSW). 4 von 7 (57,1%) in dieser Gruppe vaginal geborener Kinder zeigten eine altersentsprechende Entwicklung, 2 (28,6%) im ersten Lebensjahr eine leichte Entwicklungsverzögerung, ein Kind (14,3%) war schwer retardiert. In der Gruppe der Kinder, die durch primäre Sectio entbunden wurden (n = 9) waren 7 (77,8%) im ersten Lebensjahr altersentsprechend entwickelt, 2 (22,6%) zeigten leichte Entwicklungsverzögerungen.
Wir können z. Z. nicht sagen, ob diese Gruppe Frühgeborener von der primären Sectio profitiert. Wie oben angeführt, halten wir bei der Konstellation stehende Fruchtblase, zügiger Geburtsfortschritt und eutrophes Wachstum den vaginalen Entbindungsversuch für gerechtfertigt.

Frühgeburt (Tragzeit < 28 SSW). Wir verfügen über keine Daten, würden aber hinsichtlich des Entbindungsversuchs ebenso wie in der Gruppe der Feten zwischen 28 und 32 SSW verfahren.

Fetale Retardierung. In aller Regel ist eine fetale Retardierung mit einer Tragzeit des Feten < 37 SSW verknüpft. Bei retardierten Feten muß mit einer höheren Vulnerabilität des fetalen Gehirns auf Sauerstoffmangelversorgung hin gerechnet werden. Bei den von uns vaginal entbundenen retardierten Kindern mit einer Tragzeit < 37 SSW fand sich in zwei Fällen eine spätere neurologische Entwicklungsverzögerung. Auf jeden Fall sollten längere Eröffnungsperioden bei unreifem Muttermund vermieden werden. Kann der retardierte Fetus nicht in stehender Fruchtblase bei unauffälligem CTG in absehbarer Zeit ohne Wehenunterstützung zügig geboren werden, sollte die Sectio caesarea durchgeführt werden.

> Anders ausgedrückt: Wir raten in allen Fällen, in denen die vaginale Geburt die Vorbereitung und Durchführung der Sectio zeitlich wesentlich übersteigen wird, zur sekundären Sectio caesarea.

Gemini

Indikationen zur abdominalen Schnittentbindung vor Geburtsbeginn

Vorgehen bei Monochoriaten

Nur bei 22% aller denkbaren Kombinationen der Poleinstellung und Lageanomalien bei Geminigeburten führt Geminus I in Beckenendlage (Wernicke, 1987; Tab 8-3). Bei der Entscheidung, welche dieser Gemini der primären Sectio caesarea zugeführt werden sollten, spielt die Chorionizität unseres Erachtens eine große Rolle. Einen Überblick über die Plazentationsformen bei Gemini und deren Häufigkeit zeigt Abbildung 8-1. Grundsätzlich sollten alle Monoamnioten (1% aller Geminigeburten) durch elektive Sectio caesarea entbunden werden (Abb. 8-2). Da ein Drittel aller Gemini monozygot ist und von diesem Drittel zwei Drittel monochoriale diamniale Verhältnisse aufweisen, ergibt sich, daß in 20% aller Geminischwangerschaften Monochorionizität vorliegt. In unserem Krankengut in den Jahren 1993 bis 1997 betrug der Anteil der monochoria-

Tab. 8-3 Häufigkeit und Kombination der Poleinstellungen nach Lageanomalien bei Geminigeburten (modifiziert nach Wernicke, 1987). SL = Schädellage, BEL = Beckenendlage, QL = Querlage

SL/SL	40%
SL/BEL	20%
BEL/SL	10%
BEL/BEL	10%
SL/QL	8%
BEL/QL	2%
andere Kombinationen	10%

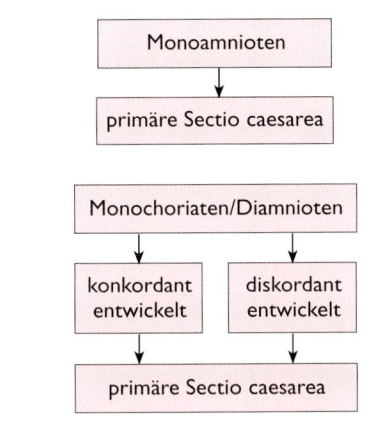

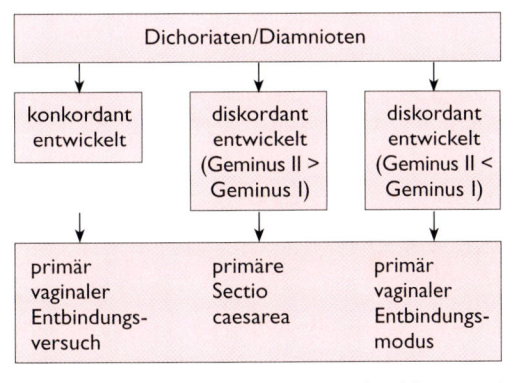

Abb. 8-2 Gemini: Entbindungsmodus (Geminus I in Beckenendlage).

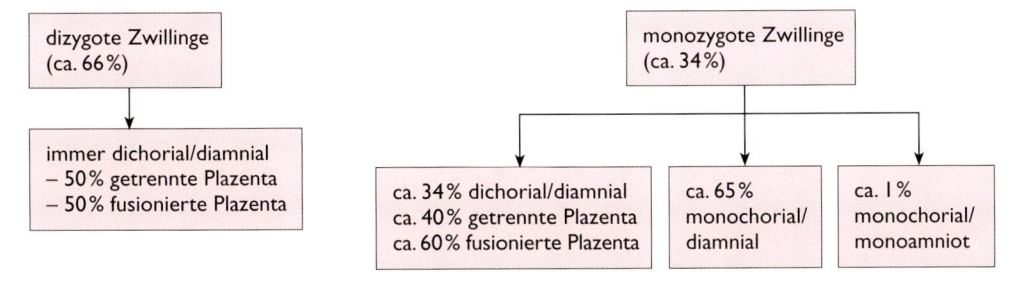

Abb. 8-1 Plazentationsformen bei Gemini und deren Häufigkeit (nach Vogel, 1996).

ten/diamnioten Gemini 15%. Rein rechnerisch findet sich also nur in 3% aller Geminigraviditäten Geminus I in Beckenendlage bei der Konstellation Monochoriaten/Diamnioten. Die Risiken bei Monochorionizität bei Geminischwangerschaften bestehen in der Ausbildung eines chronischen feto-fetalen Transfusionssyndroms.

Unter der Geburt kann es unvorhersehbar zum akuten feto-fetalen Transfusionssyndrom kommen, ferner zur vorzeitigen Lösung der Plazenta vor oder nach der Geburt von Geminus I.

> Die obengenannten subpartalen Risiken sind nicht vorhersehbar. Wir raten deshalb bei der Konstellation Monochoriaten/Diamnioten – Geminius I in Beckenendlage, unabhängig von dem Befund eines konkordant oder diskordant entwickelten Wachstums, zur Durchführung der elektiven Sectio caesarea.

Die retrospektive Auswertung unserer Daten aus den Jahren 1993 bis 1997 hat ergeben, daß wir alle Schwangeren dieser Gruppe zum Teil durch primäre, zum Teil durch sekundäre Sectio – auch Notsectio – entbunden haben (s. a. Kap. 9).

Entschließt man sich bei der obengenannten Konstellation aufgrund des Befundes, daß die vaginale Geburt von Geminus I aus Beckenendlage nicht aufzuhalten ist, zum vaginalen Vorgehen, sollten im Hinblick auf die Möglichkeit der akuten Verschlechterung der O_2-Versorgung von Geminus II durch Eintritt einer akuten feto-fetalen Transfusion oder eine komplette vorzeitige Lösung der Plazenta prophylaktisch die Voraussetzung zur Durchführung einer Notsectio – auch an Geminus II – geschaffen werden.

Vorgehen bei Dichoriaten

Wichtig für die Entscheidung primäre Sectio oder vaginaler Entbindungsversuch bei der Konstellation dichoriate Gemini, Geminus I in Beckenendlage ist die Frage nach der konkordanten Entwicklung dieser Zwillinge. Liegt **Konkordanz** vor – geschätzte Gewichtsdifferenz der Feten aufgrund der ermittelten biometrischen Daten < 20% –, raten wir beim Führen von Geminus I in Beckenendlage zur primär vaginalen Entbindung analog dem Vorgehen bei einer Einlingsgravidität (s. Abb. 8-2). In den Jahren 1993 bis 1997 wurden in dieser Konstellation 70,8% aller Gemini (n = 16) an unserer Klinik vaginal geboren.

Liegt **Diskordanz** vor und befindet sich der 20% größer und schwerer geschätzte Geminus II ebenfalls in Beckenendlage, sollte die primäre Sectio caesarea durchgeführt werden. Wir befürchten beim vaginalen Vorgehen nach Geburt von Geminus I anläßlich der dann erforderlichen ganzen Extraktion von Geminus II Probleme bei der Kindsentwicklung aufgrund der Größe und Schwere. Wir verfügen aber über keine eigenen Ergebnisse bei diesem genannten möglichen Vorgehen.

Unabhängig von der Poleinstellung von Geminus II raten wir bei konkordant entwickelten Gemini also zum primär vaginalen Vorgehen. In den Jahren 1993 bis 1997 wurde in dieser Gruppe (n = 53) zweimal eine sekundäre Sectio bei Geminus II erforderlich (Übersicht s. Abb. 8-2).

Indikationen zur abdominalen Schnittentbindung nach Geburtsbeginn (sekundäre Sectio caesarea)

Einlinge

Prinzipiell gelten für die Feten in Poleinstellung Beckenendlage die gleichen Kriterien zur Indikation der sekundären Sectio cae-

sarea, wie sie auch für Feten in Schädellageneinstellung gelten (Infektion, Nabelschnurvorfall u. a.).
Auf zwei Indikationen soll hier näher eingegangen werden, da beide aus der unterschiedlichen Stellung der Beine resultieren:
1. „Geburtsstillstand" bei einfachen Steißlagen und Steiß-Fußlagen und
2. „Verdacht auf fetale Azidose" bei einfachen Steißlagen und Steiß-Fußlagen.

Indikation „Geburtsstillstand" – Fetus in einfacher Steißlage

Nach Angaben der Bayerischen Perinatalerhebung 1996 wurden ab Beginn regelmäßiger Wehentätigkeit 67,2% **aller vaginal geborenen Kinder** innerhalb von 6 Stunden (360 Minuten) geboren (Geburtsdauer). In der Frauenklinik Nürnberg betrug dieser Anteil 52%.
Die **mittlere Geburtsdauer** für die vaginal reif geborenen Feten in einfacher Steißlage betrug an unserer Klinik bei der Primipara 460 Minuten (Krause et al., 1997). Für den Geburtshelfer, der vaginale Beckenendlagen-Geburtshilfe betreibt, ist es also wichtig zu wissen, daß die „normale" Geburtsdauer bei einfacher Steißlage „physiologisch" um ca. 100 Minuten oder etwa 1,5 Stunden gegenüber der Schädellagengeburt verlängert ist. Erst nach Überschreiten dieser 460 Minuten kann überhaupt der Gedanke an die Indikation zur Durchführung der sekundären Sectio nach der Definition „Geburtsstillstand" oder „protrahierter Geburtsverlauf" gefaßt werden. Die Verlängerung der Geburtsdauer bei einfacher Steißlage beruht vor allem auf der auf 90 Minuten verlängerten Austreibungsperiode. In unserer Klinik wurde die Indikation zur sekundären Sectio – Geburtsstillstand – zu 16% in der Eröffnungsperiode und zu 33% in der Austreibungsperiode gestellt (Tab. 8-4).

Indikation „Geburtsstillstand" – Fetus in Steiß-Fußlage

Die mittlere Geburtsdauer anläßlich des vaginalen Vorgehens betrug in unserer Klinik 400 Minuten, die Dauer der Austreibungsperiode allerdings mit 60 Minuten 30 Minuten weniger gegenüber der Gruppe der Feten in einfacher Steißlage (90 Minuten). Unabhängig von der Haltung der Beine sollte also die Indikation zur Sectio caesarea wegen „Geburtsstillstand" nicht vor Ablauf von 7–8 Stunden nach Wehenbeginn gestellt werden, wobei noch eine Standardabweichung dieser Zeitangaben von 4–5 Stunden bedacht werden muß.

Indikation „Verdacht auf fetale Azidose" – Fetus in einfacher Steißlage

Nach unseren Ergebnissen erfolgte die sekundäre Sectio caesarea unter obengenannter Indikation bei Feten in einfacher Steißlage in 49% aller Fälle (s.Tab. 8-4). Die Indikation wurde nie ausschließlich aus dem Kardiotokogramm gestellt, sondern nur vom biochemischen Befund der Mikroblutuntersuchung abhängig gemacht. Cut-off für diese Indikation war ein pH < 7,15, wobei wir dem abfallenden Trend sowie dem zuneh-

Tab. 8-4 Einlinge: Hauptindikationen zur sekundären Sectio caesarea bei Beckenendlage (nach Krause et al., 1997). Angaben in % (n = 85).

Indikation	einfache Steißlage	Steiß-Fußlage
„fetale Azidose" (pH < 7,20)	49%	9%
„Geburtsstillstand" (Eröffnungsperiode)	16%	0
„Geburtsstillstand" (Austreibungsperiode)	33%	15%
„unvollkommene/vollkommene Fußlage"	0	65%

menden Basendefizit anläßlich der kontinuierlich durchgeführten Mikroblutuntersuchungen (MBU) sub partu mehr Bedeutung beimessen als den absoluten Werten. Die Gesamt-MBU-Rate an unserer Klinik 1996 betrug 13% (Bayern 6,3%).

Indikation „Verdacht auf fetale Azidose" – Fetus in Steiß-Fußlage

Lediglich in 9% aller sekundären Sectiones dieser Gruppe wurde die Sectio wegen dieser Indikation durchgeführt (s. Tab. 8-4).

Indikation „vollkommene/unvollkommene Fußlage"

Deutlich häufiger erfolgt die sekundäre Sectio aus dem Umstand heraus, daß der Fetus die Haltung der Beine in eine vollkommene oder unvollkommene Fußlage nach bisher eingenommener Steiß-Fußlage geändert hat. Die vollkommene oder unvollkommene Fußlage wird von uns überwiegend als Indikation zur sekundären Sectio angesehen. Es ist im nachhinein eher zweifelhaft, anzunehmen, daß Feten die Haltung der Beine in dem Ausmaß ändern, daß aus vollkommener Steiß-Fußlage so häufig (65%) sich der Befund einer vollkommenen oder unvollkommenen Fußlage ergibt. Vielmehr ist anzunehmen, daß bei geringfügigem Führen eines oder beider Füße ein zaghafter Geburtshelfer sehr frühzeitig die Indikation zur sekundären Sectio caesarea stellt, wohingegen ein Geburtshelfer mit mehr Nervenstärke den allmählich tiefer tretenden Fuß oder auch beide Füße wieder auf die Steiß-Fußebene zurückschieben wird.

Zusammenfassung

Es kann nicht häufig genug betont werden, daß die Beckenendlagen-Geburtshilfe – vaginal oder abdominal – ganz erheblich vom Temperament des Geburtshelfers, der Hebamme, der Schwangeren und ihrem Partner beeinflußt wird. Sub partu kann das häufige Untersuchen z. B. bei Steiß-Fußlage dazu führen, rechtzeitig das Tiefertreten eines oder beider Beine zu verhindern oder auch die Fußlage zu diagnostizieren. Das gleiche Vorgehen kann dazu führen, die Schwangere zu verunsichern. Eventuelle Ängste übertragen sich vom Arzt auf die Schwangere, und letztlich sind alle erleichtert, wenn der Entschluß zur sekundären Sectio getroffen wird. Denkbar ist auch die Möglichkeit, daß der Geburtshelfer bei der Konstellation Fetus in Beckenendlageneinstellung selten auf dem Kreißsaal erscheint und die Beurteilung des Geburtsfortschritts sowie die Befunderhebung und damit letztlich auch die Indikationsstellung zum vaginalen oder abdominalen Vorgehen der Hebamme überläßt.

> Für die *einfache* Steißlagen-Geburtshilfe gilt, daß die Schwangere und ihr Partner rechtzeitig auf die deutlich verlängerte Geburtsdauer gegenüber Schädellagengeburten hingewiesen werden müssen.

Die betreuende Hebamme kann Zuversicht bei zögerlichem Geburtsfortschritt ausstrahlen, sie kann ebenso durch gedankenlose Bemerkungen die Kooperation mit der Schwangeren und ihrem Partner in Frage stellen und so in erheblichem Umfang den Entbindungsmodus beeinflussen. Beckenendlagen-Geburtshilfe mit dem Ziel einer vaginalen Entbindung zu betreiben, beinhaltet die **kontinuierliche Anwesenheit** eines Arztes auf dem Kreißsaal rund um die Uhr. Der Arzt muß die Befunderhebung vornehmen, eine Befunderhebung durch Hebammen beinhaltet den Verlust an Entscheidungskompetenz. Die deutschen Geburtshelfer müssen sich fragen, in welchem Ausmaß ihre physische Abwesenheit vom Kreißsaal ihre Entscheidung zur Sectio unter Zuhilfenahme einer pseudomedizinischen Indikation beeinflußt hat.

Besonders wichtig erscheint es uns, in streßfreier Umgebung etwa 12–24 Stunden nach der Indikationsstellung zur sekundären

Sectio bei Beckenendlage die Indikation im großen Kreis zu diskutieren („Supervision"). Alle an der Entscheidung Beteiligten – Ärzte und Hebammen – müssen wissen, daß diese Diskussion ohne Intention einer „sozialen Demontage" der Beteiligten erfolgt, sondern daß das einzige Ziel der Diskussion darin besteht, in Zukunft abdominale Schnittentbindungen weiterhin **allein** zum Wohl von Mutter und Kind durchzuführen. Die Diskussion um die Indikation der durchgeführten Sectio caesarea konnte in der Grazer Frauenklinik die Gesamt-Sectio-Frequenz von 14% auf 10,1% senken (Weiss, 1994).

Zwillinge (Geminus I in Beckenendlage)

Die Indikation zur sekundären Sectio caesarea sollte sich nach unseren eigenen – schlechten – Erfahrungen anläßlich des vaginalen Entbindungsversuchs, bei dem wir bei monochoriat/diamniot entwickelten Gemini die primäre Sectio oder frühe sekundäre Sectio favorisieren, auf die Gruppe der dichoriat und diamniot entwickelten Gemini beschränken. Die sekundäre Sectio-Frequenz der dichoriat/diamniot entwickelten Gemini in dieser Gruppe (n = 48) betrug 30% inklusive zwei sekundäre Sectiones von Geminus II nach erfolgter Spontangeburt von Geminus I aus Beckenendlage.

Im einen Fall der sekundären Sectio beim II. Zwilling war die Ursache in einer fehlerhaften Geburtsleitung (zu langes Zuwarten nach Geburt von Geminus I mit dem Ergebnis einer sich wieder formierten Portio) zu sehen. Im zweiten Fall wurde eine Notsectio wegen vorzeitiger Lösung und Querlage nach frustranem Wendungsversuch auf den Fuß durchgeführt.

Die übrigen Indikationen betrafen bei in etwa gleicher Häufigkeitsverteilung den fehlenden Geburtsfortschritt, die durch MBU nachgewiesene Azidose von Geminus I oder die aus dem CTG vermutete Azidose von Geminus II sowie die Indikation Nabelschnurvorfall oder unvollkommene bzw. vollkommene Fußlage.

Zusammenfassung

Die Literaturangaben über den Entbindungsmodus anläßlich Geminientbindung mit führendem Geminus in Beckenendlage sind spärlich. In Übereinstimmung mit den Zahlen von Öttinger und Mitarbeitern (1993) sowie Abu-Heija und Mitarbeitern (1998), die ebenfalls etwa je die Hälfte der Entbindungen in der Konstellation Geminus I in Beckenendlage vaginal bzw. abdominal durchführten, ohne signifikante Unterschiede in der Mortalität sowie Frühmorbidität zu finden, empfehlen wir bei dichoriat entwickelten Gemini mit Geminus I in Beckenendlage primär den vaginalen Entbindungsmodus.

Die Indikation zur sekundären Sectio caesarea ergibt sich wie bei Einlingen jeweils aus dem fehlenden Geburtsfortschritt bzw. der vermuteten oder nachgewiesenen Azidose. Die Frequenz der sekundären Sectiones betrug bei uns nach Angaben der Bayerischen Perinatalerhebung 1996 für Einlinge in Beckenendlage ebenso wie für Gemini unabhängig von der Poleinstellung etwa 30%.

Es gibt demnach keine medizinischen Gründe, die Indikation zur sekundären Sectio caesarea bei Gemini (Geminius I in Beckenendlage) nach anderen Kriterien zu stellen, als diese auch für Einlinge in Beckenendlage gelten (s. a. Abb. 8-2).

Die vaginale Beckenendlagengeburt

Aufnahme auf dem Kreißsaal

Die Hebammen müssen angewiesen werden, **sofort** bei Aufnahme einer Schwangeren mit Beckenendlageneinstellung des Feten auf dem Kreißsaal den zuständigen Arzt zu informieren. Der hinzugezogene Arzt muß anhand der Krankengeschichte prüfen, ob die Schwangere entsprechend den Mutterschaftsrichtlinien (Mutterschaftsrichtlinien B II h – pathologische Kindslage) als Risikoschwangere der Geburtsklinik vorgestellt wurde oder ob die Schwangere jetzt ihren ersten Kontakt mit der Klinik hat. Ist die Schwangere vorgestellt worden, sind alle Gespräche mit ihr ausführlich geführt worden; dann braucht sich der Arzt lediglich dem medizinischen Sachverhalt zu widmen. Anders sieht es aus, wenn die einer Klinik bislang unbekannte Schwangere mit Wehentätigkeit die Klinik aufsucht und davon ausgeht, daß selbstverständlich eine Kaiserschnittentbindung durchgeführt wird. Unter diesen Bedingungen sollte nach entsprechender Sectio-Aufklärung die Schnittentbindung vorgenommen werden.

Aufgaben des Geburtshelfers

Ist die Schwangere über den vaginalen Entbindungsmodus informiert, veranlaßt bzw. führt der Arzt die folgenden Untersuchungen und Maßnahmen in der vorgegebenen Reihenfolge durch:
- bimanuelle Untersuchung: Bishop-Score? Blasensprung?
- Ultraschall: Biometrie, Plazentalokalisation, Haltung der Beine,
- venöser Zugang (nur bei Wehentätigkeit bzw. entsprechendem Muttermundbefund),
- CTG.

Das in vielen Einrichtungen übliche Vorgehen, daß die Hebamme zunächst ein Aufnahme-CTG schreibt, eventuell den Untersuchungsbefund erhebt und dann nach eigenem Ermessen den Arzt über das Geburtsrisiko „Beckenendlage" informiert, sollte unterbleiben. Der Arzt, der den Fetus nochmals ausgemessen hat und Informationen über die Haltung der Beine hat, kann der Schwangeren bei Kenntnis des Muttermundbefunds viele Fragen über den Ablauf der Geburt und die voraussichtliche Zeitdauer beantworten. Alle Befunde werden dokumentiert; wenn nicht schon geschehen, wird das Einverständnis zur (sekundären) Sectio caesarea eingeholt. Der Arzt (nicht die Hebamme!) informiert den Anästhesisten darüber, daß eine Schwangere mit Beckenendlageneinstellung des Fetus auf dem Kreißsaal aufgenommen worden ist, und gibt damit dem Anästhesisten die Möglichkeit, seine weiteren Tätigkeiten im Hinblick auf das sofortige Tätigwerden im Kreißsaal zu planen („Stand-by"-Funktion des Anästhesisten). In gleicher Weise informiert der Arzt seinen Kollegen von der Pädiatrie/Neonatologie. Tritt ab jetzt der Notfall ein, kann der Arzt die Notfallauslösung und die Alarmierung seiner Kollegen Hilfskräften überlassen und sich Tätigkeiten zuwenden, bei denen seine ärztliche Qualifikation gefragt ist. Arzt oder Hebamme informieren das diensthabende OP-Team darüber, daß ab sofort jederzeit mit einem notfallmäßigen Einsatz im OP, in dem die mögliche Sectio stattfinden wird, zu rechnen ist. Selbstverständlich informiert der Arzt für den Fall, daß er nicht selbst als Facharzt Entscheidungsträger ist, den zuständigen Facharzt über die Aufnahme einer Schwangeren mit Beckenendlageneinstellung des Fetus auf dem Kreißsaal.

Beim Legen eines venösen Zugangs werden die eventuell noch ausstehenden Blutuntersuchungen im Hinblick auf die Katheter-Periduralanästhesie oder auch Vollnarkose durchgeführt (PTT, Thrombozyten) bzw. die für die Geburt und Entbindung noch fehlenden Unterlagen ergänzt und fehlende Untersuchungen veranlaßt (Hb, Blutgruppe, Rhesusfaktor, Antikörper, HBsAg u.a.). Bei Wehentätigkeit werden Partusisten® intrapartal sowie 3 IE Orasthin® aufgezogen auf dem CTG-Gerät bereitgehalten.

All diese vorbereitenden, präventiven Maßnahmen dienen dazu, dem eventuellen Notfall vorzubeugen und, wenn er dann eintreten sollte, die notfallmäßige vaginale oder abdominale Entbindung möglichst streßfrei durchführen zu können, wobei alle erforderlichen Funktionsträger **rechtzeitig** zur Stelle sind. Wir halten die rechtzeitige Bereitstellung der eventuell erforderlichen Personen für sehr wichtig, um Ruhe in den Ablauf einer Beckenendlagengeburt zu bringen. Beckenendlagen-Geburtshilfe ist in den vergangenen 20 Jahren durch entsprechende Berichterstattung in den Medien in die Köpfe der Bevölkerung als ein besonders risikobehaftetes Unterfangen eingegangen. Werden die Betroffenen – Schwangere und ihre Partner – über präventive Maßnahmen informiert, wird sie das beruhigen, und sie werden Vertrauen in die Institution und deren Mitarbeiter fassen. Auch die psychische Verfassung des Geburtshelfers wird durch die genannten Maßnahmen stabilisiert, weiß er doch, daß für den Notfall ein stummes Kopfnicken oder ein Fingerzeig in Richtung des OP's ausreicht, um in kürzester Zeit die notfallmäßige sekundäre Sectio nach abgebrochenem vaginalem Entbindungsversuch durchzuführen.

Anläßlich der vaginalen Beckenendlagengeburt auf dem Kreißsaal hat es sich als wichtig erwiesen, im Hinblick auf den verständlichen Wunsch der Schwangeren nach möglichst weitgehender Wahrung ihrer Intimsphäre darauf zu achten, daß nicht zu viele Personen anläßlich des „Stand-by" auf dem Kreißsaal anwesend sind. Der Anästhesist und sein Helfer sollten am Kopfende plaziert werden, ebenso – falls von beiden gewünscht – der Partner. OP-Schwestern sowie Kinderarzt und Kinderschwester können ebensogut vor dem Kreißsaal im Reanimationsbereich warten. Es ist zu bedenken, daß auch unter günstigen Umständen bei einer vaginalen Geburt sich immer zwei Personen der Anästhesie, ein bis zwei Geburtsmediziner mit Hebamme und möglicherweise noch ein „Springer" oder Praktikant oder eine Hebamme in Ausbildung auf dem Kreißsaal aufhalten.

Tabelle 8-5 zeigt eine Zusammenfassung der Maßnahmen, die bei Aufnahme einer Schwangeren mit Beckenendlageneinstellung des Fetus auf dem Kreißsaal vom Geburtshelfer getroffen werden müssen.

Aufgaben der Hebamme

Dadurch, daß vaginale Beckenendlagen-Geburtshilfe in vielen deutschen Entbin-

---

Tab. 8-5 Maßnahmen des Geburtshelfers bei Aufnahme einer Schwangeren mit Beckenendlage auf dem Kreißsaal.

Bei Aufnahme auf dem Kreißsaal muß Folgendes veranlaßt werden:
- allgemeine Vorbedingungen:
  - überprüfen, ob Sectio-Team im Haus verfügbar ist
  - überprüfen, ob ein Anästhesist im Haus verfügbar ist
  - Pädiater informieren
  - Einwilligung zur vaginalen *und* abdominalen Entbindung einholen
  - erforderliche Blutentnahmen zur Periduralanästhesie und Sectio vornehmen
  - venösen Zugang legen (nur bei Wehentätigkeit bzw. entsprechendem Muttermundbefund)
  - bimanuelle Untersuchung (Bishop-Score)
  - Ultraschall: Plazentalokalisation, Biometrie, Haltung der Beine
  - CTG diskontinuierlich
- bei Einsetzen regelmäßiger Wehentätigkeit:
  - kontinuierliches Kardiotokogramm
  - Oxytocin-Infusion bereithalten
  - Partusisten® intrapartal aufgezogen bereithalten
- in der Austreibungsperiode:
  - Querbett herstellen
  - Stand-by des Anästhesisten veranlassen
  - Stand-by des Pädiaters veranlassen
  - 3 IE Orasthin® aufgezogen bereithalten

dungsstätten seit etwa 20 Jahren nicht mehr trainiert wird, resultiert, daß viele Hebammenschülerinnen und Hebammen die vaginale Beckenendlagen-Geburtshilfe nur aus Büchern kennen. Sind mehrere Hebammen auf dem Kreißsaal tätig, sollte eine Absprache dahingehend stattfinden, daß die in vaginaler Beckenendlagen-Geburtshilfe erfahrenste Hebamme die Betreuung der Schwangeren übernimmt. Die Weisungsbefugnis des Arztes beinhaltet, die seiner Ansicht nach geeignetste Hebamme mit der Betreuung der Schwangeren mit Beckenendlageneinstellung des Feten zu beauftragen.

Bei der Wahl des Kreißsaals sollte die Hebamme beachten, daß der Kreißsaal die räumlichen Maße aufweist, um etwa 8 Personen Aufenthaltsmöglichkeit zu geben. Wenn möglich, sollte der Kreißsaal günstige Verbindungswege zum Operationssaal haben, in dem eventuell die sekundäre Sectio caesarea stattfindet. Nach Einsetzen regelmäßiger Wehentätigkeit sollte auch bei stehender Fruchtblase die CTG-Registrierung kontinuierlich erfolgen. Wir sehen keine Kontraindikation darin, eine Schwangere mit Blasensprung bei entsprechendem Befund baden zu lassen, allerdings ebenfalls unter kontinuierlicher Unterwasser-CTG-Registrierung.

Wichtig ist, daß auch die Hebammen wissen, daß Beckenendlagen-Geburtshilfe zeitaufwendiger ist als Schädellagen-Geburtshilfe und daß sie dieses Wissen der Schwangeren und ihrem Partner vermitteln. Dabei hat sich gezeigt, daß es für die Kooperation zwischen Schwangerer und Hebamme mitunter förderlich ist, wenn die Hebamme den Partner im Hinblick auf den erforderlichen Zeitbedarf für einige Stunden nach Hause bzw. zum Ausruhen schickt.

Die Hebamme assistiert anläßlich der vaginalen Geburt nach Absprache mit dem Geburtshelfer (Schneiden der Episiotomie, Kristellern usw.). Anläßlich der sekundären Sectio ist es günstiger, wenn die Hebamme sich bereithält, eventuell bei dem geburtshilflichen Befund „Steiß auf Beckenboden" den Steiß dem Geburtshelfer nach abdominal entgegenzuschieben, statt daß sie das abgenabelte Kind dem Pädiater oder der Kinderschwester übergibt. Das Entgegennehmen des Kindes kann ebenso qualifiziert von fachfremden Personen durchgeführt werden.

Aufgaben des Anästhesisten

Zwischen Geburtshelfer und Anästhesist ist der Zeitpunkt der Durchführung einer Katheter-Periduralanästhesie abzusprechen. Die Schwangere sollte vom Anästhesisten auf die Möglichkeit aufmerksam gemacht werden, daß sich eine eventuell anschließende sekundäre Sectio caesarea auch in Periduralanästhesie (PDA) durchführen läßt; sie sollte aber ebenso darüber aufgeklärt werden, daß sie auf ihren Wunsch hin vom Anästhesisten auch eine Intubationsnarkose erhalten kann. Der Anästhesist muß wissen, daß es vor allem bei einer Primipara erforderlich werden kann, mehrfach die Periduralanästhesie nachzuspritzen, daß er also in dieser Zeit keine Tätigkeit aufnehmen kann, die ihn längerfristig bindet. Vor allem muß er über die jederzeitige Notwendigkeit einer sofortigen Sectio caesarea informiert werden. Auf dem Kreißsaal bereitet der Anästhesist alles so vor, daß er erforderlichenfalls innerhalb einer Minute in der Lage ist, z. B. bei Hochschlagen der Arme anläßlich der vaginalen Entbindung oder sonstiger schwieriger Entwicklungsmanöver des Fetus die Schwangere in Vollnarkose zu versetzen. „Aufspritzen" der PDA führt hier nicht zum vom Geburtshelfer gewünschten Ziel einer relaxierten Schwangeren.

Aufgaben des Pädiaters/Neonatologen

Anläßlich einer vaginalen Beckenendlagengeburt ergeben sich für den Pädiater keine besonderen vorbereitenden Maßnahmen. Es reicht, wenn der Pädiater über die Tatsache informiert ist, daß vaginal aus Beckenendlage geborene Neonaten geringfügig niedrigere pH-Werte und 1-Minuten-Apgar-Werte aufweisen als aus Schädellage geborene Kinder (s. Kap. 9). Die „Stand-by"-Funktion des Neonatologen anläßlich einer vaginalen Beckenendlagengeburt erfolgt nicht aus dem Grunde, daß wir primär anläßlich dieses Entbindungsmodus mit der Geburt eines Kindes in einem solchen azidotischen Zustand rechnen, der die sofortige Reanimation durch einen Neonatologen erforderlich macht. Vielmehr haben wir zusammen mit unseren Neonatologen einen Risikokatalog entwickelt, der das Hinzuziehen des Neonatologen zur Geburt regelt. So ist der Neonatologe z. B. auch anläßlich jeder Schnittentbindung, gleich welcher Indikation, auf dem Kreißsaal anwesend.

Aufgaben des OP-Teams

Das aus OP-Schwestern/-Pflegern und Ärzten bestehende OP-Team muß analog dem Anästhesisten über die Aufnahme einer Beckenendlagenschwangeren auf dem Kreißsaal informiert werden und wissen, daß ab jetzt jederzeit nicht vorhersehbar ohne Vorlaufzeit die Indikation zur sekundären Sectio cesarea gestellt werden kann.
In der Praxis hat es sich in unserer Klinik als zeitsparend herausgestellt, anläßlich dieser sog. Notsectio ein Sectio-Set fertig verpackt vorzuhalten (Tab. 8-6). Auf dem Sectio-OP ist immer für den Notfall ein solches Sectio-Set vorbereitet. Zusätzlich werden benötigt: ein Wäschecontainer (OP-Mäntel), Instrumentencontainer, Handschuhe, Nahtmaterial sowie eine Kochsalzschüssel. Durch das Vorhalten des Sectio-Sets entfällt das mühsame und zeitraubende Öffnen von Einmalmaterialien, lediglich die erforderlichen Instrumente zur Sectio müssen nach wie vor von der OP-Schwester/dem OP-Pfleger aus dem Container genommen und auf dem Instrumententisch sortiert werden. Der „Springer" hat dadurch mehr Zeit, sich um die Patientenvorbereitung sowie das Anziehen der Geburtshelfer zu kümmern, die instrumentierende Schwester/der Pfleger hat durch das Sectio-Set alle Einmalmaterialien parat, um schnellstmöglich mit dem OP-Team die Geburt beenden zu können.

Tab. 8-6 Inhalt des Sectio-Sets.

Bauchtücher
Tupfer
1 Kornzange (f. Tupfer)
1 Skalpell (+ Klinge)
2 chirurgische Pinzetten
1 lange Schere gebogen (Präparierschere)
1 lange Schere gerade
2 Roux-Haken
2 Fritsch-Haken
4 Kocher-Ochsner-Klemmen (22 cm)
Tischbezug (für Instrumentiertisch)

Um einen reibungslosen, schnellen Ablauf bis zur Entwicklung des Kindes zu gewährleisten, ist es unbedingt erforderlich, mit allen beteiligten Berufsgruppen, insbesondere OP-Pflege, Anästhesiepflege und Hebammen, eng zusammenzuarbeiten, damit Hebammen z. B. Tätigkeiten wie Sprühdesinfektion des Abdomens, Lagern der Patientin auf dem OP-Tisch etc. übernehmen können.
Unabhängig von der Beckenendlagen-Geburtshilfe haben wir zusammen mit OP-Schwestern/-Pflegern und Anästhesisten für den Fall der Sectio caesarea das in Tabelle 8-7 dargestellte Ablaufschema organisiert.

Es kann nicht oft genug gesagt werden, daß die Bereitstellung der notwendigen Ressour-

8 Geburtsleitung bei Beckenendlage

Tab. 8-7 In Zusammenarbeit mit der Anästhesie haben wir die Dringlichkeit der anästhesiologischen Präsenz im Rahmen geburtshilflicher Maßnahmen folgendermaßen schriftlich festgelegt:

Notsectio

Ablauf:	Geburt sollte so schnell wie irgend möglich erfolgen
Kreißsaal:	Alarmierung des Anästhesisten und des OP-Teams
	sofortiger Transport in den OP
Anästhesie:	sofortige Intubationsnarkose (ITN)
	keine Anamnese
	keine Einwilligung

dringliche Sectio

Ablauf:	Geburt sollte (nach den unten aufgeführten vorbereitenden Maßnahmen) innerhalb von 30 Minuten erfolgen
Kreißsaal:	Alarmierung des Anästhesisten und des OP-Teams
	Aspirationsprophylaxis: 30 ml Natriumcitrat Trinklösung 0,3 mmol/l per os
	Metoclopramid (Paspertin®) 10 mg i.v.
	Ranitidin (Sostril®) 50 mg i.v.
	sofortiger Transport in den OP
Anästhesie:	kurze Anamnese
	Einwilligung
	ITN, PDA

elektive Sectio

Ablauf:	Sectio unter vollen Sicherheitskautelen
	übliche Laboruntersuchungen
	Meldung auf dem OP-Plan
Anästhesie:	Prämedikation
	Aufklärung (PDA miteinbeziehen)
	Einwilligung
	Aspirationsprophylaxe: 30 ml Natriumcitrat Trinklösung 0,3 mmol/l per os
	Ranitidin (Sostril®) 300 mg i.v. (2–4 Stunden präoperativ) oder
	50 mg i.v. (15–30 Minuten präoperativ)

Sectio-Bereitschaft

Ablauf:	Geburt unter Stand-by der Anästhesie (z. B. bei Gemini, Vakuumextraktion aus Beckenmitte, Beckenendlagenentwicklung, Forzepsentbindung aus Beckenmitte)
Anästhesie:	Kurzanamnese
	Stand-by mit jederzeit einsatzbereiter kompletter Anästhesieausrüstung und aufgezogenen Medikamenten

Nach der Indikationsstellung zur notfallmäßigen Sectio caesarea wird von seiten der Frauenklinik Folgendes veranlaßt:

Assistent:	legt venösen Zugang (falls nicht schon geschehen)
Hebamme:	reicht Partusisten® intrapartal an
	richtet Partusisten®-Tropfinfusion (s. Abschnitt „Mikroblutuntersuchung, intrauterine Reanimation") her
Assistent:	führt Notfall-Tokolyse durch
Hebamme:	informiert OP-Team, ggf. Oberarzt
Hebamme:	rasiert
	legt Dauerkatheter
Assistent:	informiert Anästhesie und Kinderarzt

Tab. 8-7 Fortsetzung
Die Patientin wird in linker Seitenlagerung mit Fenoterol-Infusion auf dem OP-Tisch gelagert. Anästhesie: intubiert notfallmäßig OP-Schwester: desinfiziert notfallmäßig OP-Team: wäscht sich notfallmäßig Die notfallmäßige Sectio caesarea führt der Oberarzt durch. Insbesondere in Kliniken mit niedrigen Geburtenzahlen und damit selten vorkommenden Notfall-Sectiones sollten innerbetriebliche Abläufe und Zuständigkeiten zwischen den Fächern (nach schriftlicher Fixierung) in regelmäßigen Abständen überprüft und ggf. trainiert werden.

cen die Voraussetzung zur vaginalen Beckenendlagen-Geburtshilfe darstellt. Erst die Bereitstellung dieser Ressourcen schafft die erforderliche Ruhe und Gelassenheit, sie sichert darüber hinaus für alle anderen Indikationsbereiche außerhalb der Beckenendlagen-Geburtshilfe ein hohes Maß an Sicherheit für Mutter und Kind. Eine Übersicht über die personellen und apparativen Voraussetzungen zur Durchführung vaginaler Beckenendlagenentbindungen gibt Tabelle 8-8.

Tab. 8-8 Personelle und apparative Voraussetzungen zur Durchführung vaginaler Beckenendlagengeburten.
• geübtes geburtshilfliches Team (2–3 Ärzte, ständig in der Frauenklinik anwesend, davon mindestens 1 Facharzt oder Oberarzt) • 24stündige anästhesiologische Präsenz • 24stündige neonatologische Präsenz • E-E-Zeit (Entscheidung/Entbindung) < 20 Minuten • kontinuierliche CTG-Registrierung sub partu • Möglichkeit zur MBU sub partu und/oder Pulsoxymetrie sub partu   Sonographie sub partu

Geburtsleitung bei Einlingen

Für die Geburtsleitung ist es wichtig zu wissen, in welcher Situation oder anläßlich welcher Maßnahmen eine Gefährdung des Fetus auftreten kann. Unter der Geburt sollte der Geburtshelfer in jeder Phase auf ein pathologisches Geschehen mental vorbereitet sein, um angemessen reagieren zu können.

In der Eröffnungsperiode besteht bei stehender Fruchtblase keine spezifische Gefährdung des Fetus aufgrund seiner Poleinstellungsanomalie. Grundsätzlich sollte versucht werden, die Fruchtblase möglichst lange zu erhalten. Die Eröffnung der Fruchtblase bedarf bei der Beckenendlageneinstellung ebenso wie bei der Schädellageneinstellung einer strengen medizinischen Indikation. Die Risiken nach Blasensprung/Eröffnung sind:

1. Nabelschnurvorfall,
2. Azidose durch Nabelschnurkompression,
3. vollkommene oder unvollkommene Fußlage,
4. vorzeitige Plazentalösung.

Nabelschnurvorliegen/-vorfall

Für eine Klinik, die Risikogeburtshilfe betreibt, ist das Vorhalten eines **Farbdopplergerätes** auf dem Kreißsaal – nicht nur in der Frauenklinik – obligatorisch. Anläßlich der Aufnahme der Schwangeren auf dem

Kreißsaal stellt der Geburtshelfer am einfachsten farbdopplersonographisch die Nabelschnur dar. Liegt ein Nabelschnurkonvolut vor dem inneren Muttermund, wird selbstverständlich vom geplanten vaginalen Vorgehen abgewichen und die abdominale Schnittentbindung indiziert. Nur Untrainierte werden nach dem Blasensprung vom plötzlichen Nabelschnurvorfall überrascht und indizieren die Notsectio. Nach unseren Beobachtungen muß mit dem Nabelschnurvorliegen bei Beckenendlageneinstellung in 2–3% gerechnet werden.

Nabelschnurkompression

Unabhängig von der jederzeit möglichen Nabelschnurkompression in der Eröffnungsperiode ergibt sich dieses Risiko beim Eintritt des Rumpfes in das kleine Becken: Die Distanz zwischen Kopf und Nabel beträgt bei 50 cm (± 3) langen Kindern 28 cm (± 1,3). Die Distanz zwischen Nabel und Steiß beträgt jedoch lediglich 9,4 cm (± 1,0; Kirschbaum et al., 1996). Deshalb erfolgt bei der Beckenendlageneinstellung die Kompression der Nabelvene zu einem früheren Zeitpunkt, als das bei Schädellageneinstellung der Fall ist.

Im Ergebnis weisen die vaginal aus Beckenendlage geborenen Kinder niedrigere pH-Werte in der Nabelarterie auf als die vaginal aus Schädellage geborenen Kinder (s. Kap. 9). Der Geburtshelfer, der den vaginalen Entbindungsmodus bei Beckenendlage anstrebt, muß diese Tatsache in die aktuelle Situation einbeziehen und die Frage beantworten, ob die höhere Azidität diesem Feten zugemutet werden kann, oder ob Faktoren vorliegen (Dystrophie, Anämie, niedrige Tragzeit, Übertragung u. a.), die dazu zwingen, zur Vermeidung der zusätzlichen Azidose in der Austreibungsperiode diesen Feten der Schnittentbindung zuzuführen.

Vollkommene/unvollkommene Fußlage

Selbstverständlich kann diese Diagnose erst nach erfolgtem Blasensprung gestellt werden. Vorher kann mittels Ultraschalltechnik und vaginaler Untersuchung festgestellt werden, daß bei vollkommener oder unvollkommener Steiß-Fußlage mal der oder die Füße führen, mal der Steiß. Bei der Diagnose vollkommene/unvollkommene Steiß-Fußlage muß der Geburtshelfer noch häufiger untersuchen als bei der einfachen Steißlage. Falls jetzt ein Fuß oder beide Füße weiter drohen, die Führung zu übernehmen, sollte versucht werden, den Fuß/die Füße wieder auf Steiß-Fußebene zurückzuschieben. Gelingt das nicht und befinden sich ein Fuß oder beide Füße bei gestreckten Beinen in der Vagina/Vulva, sollte unseres Erachtens die sekundäre Sectio caesarea durchgeführt werden. Wir befürchten aufgrund des geringen Umfangs des vorangehenden Teils bei vollkommener/unvollkommener Fußlage (25/27 cm) gegenüber der vollkommenen/unvollkommenen Steiß-Fußlage (33/30 cm) Schwierigkeiten bei der Kopfentwicklung.

Vorzeitige Plazentalösung

Ein weiteres subpartales Risiko, das typisch gehäuft bei der Poleinstellungsanomalie Beckenendlage auftritt, ist die vorzeitige Lösung der Plazenta. Ursache ist wahrscheinlich wiederum der Umstand, daß sich nach Geburt des Schädels noch rund zwei Drittel des fetalen Gesamtvolumens in utero befinden und somit begünstigt durch die kurze Distanz von Nabel zu Plazenta wenig Zugkräfte auftreten, wohingegen nach Geburt des Rumpfes bei Beckenendlage sich lediglich noch ein Drittel des fetalen Gesamtvolumens in utero befindet und durch die längere Distanz von Nabel zu Plazenta große Zugkräfte auftreten können.

Die vorzeitige Lösung wird nach Geburt des Schädels in etwa 20% gehäuft beobachtet (Martius, 1986).

Überwachungsmethoden

Kardiotokographie

Bestehen außer der Poleinstellungsanomalie Beckenendlage keine fetalen Zusatzrisiken, ist bei stehender Fruchtblase und fehlender regelmäßiger Wehentätigkeit eine diskontinuierliche kardiotokographische Überwachung (CTG) ausreichend.

Nach erfolgtem Blasensprung/Sprengung ist die kontinuierliche CTG-Registrierung extern oder intern obligatorisch. Wir überwachen zu 90% mittels externer Kardiotokographie. Aufgrund der beschriebenen Möglichkeit der Nabelschnurkompression muß bedacht werden, daß anläßlich des Legens der Katheter-Periduralanästhesie, die an unserer Klinik vom Anästhesisten meist in sitzender Position der Schwangeren durchgeführt wird, die CTG-Registrierung nicht unterbrochen wird. Sind die Justierung und Nachführung des Schallkopfes durch die Hebamme nicht möglich, sollte die CTG-Registrierung durch interne Ableitung erfolgen.

Pulsoxymetrie

Wir setzen die Pulsoxymetrie (System Nellcor 400) zur Zeit additiv ein. Wie bei Schädellagen sprechen gemessene SPO_2-Werte > 30% für Normazidität des fetalen Blutes. Ist das CTG jedoch „auffällig" oder „pathologisch", sichern wir trotz pulsoxymetrisch ermittelter SPO_2-Werte über 30% insbesondere in der Eröffnungsperiode den Zustand des Feten biochemisch über die Mikroblutanalyse (MBU) ab.

Mikroblutuntersuchung

Für den vaginalen Entbindungsmodus bei Beckenendlage ist die Beherrschung der Technik der Mikroblutuntersuchung (MBU) obligatorisch (s. Tab. 8-8). Für die Beurteilung der Azidität gelten für uns die von Saling (1966; Tab. 8-9) sowie Yeomans (1985; Tab. 8-10) veröffentlichten Kriterien. Als Cut-off-Werte, um Konsequenzen zu ziehen, gelten bei uns pH-Werte ≤ 7,15 (mittelgradige Azidose). Selbstverständlich ist ein abfallender Trend in der Eröffnungsperiode bei „auffälligem bis pathologischem" CTG anders zu bewerten als ein pH-Wert von 7,20 in der Austreibungsperiode bei bislang unauffälligem CTG. Bei abfallendem Trend der pH-Werte in der Eröffnungsperiode und einem gemessenen pH-Wert ≤ 7,15 bei vollständigem Muttermund und dem Befund Steiß auf Beckeneingang sollte der sekundären Sectio caesarea der Vorzug vor der vaginalen Entbindung gegeben werden.

Tab. 8-9 Stadieneinteilung der erhöhten Azidität des fetalen Blutes während der Geburt (nach Saling, 1966).

pH-Wert	Stadium	
7,24–7,20	Präazidose (= präpathologische Werte)	
7,19–7,15	leichte	
7,14–7,10	mittelgradige	Azidose
7,09–7,00	fortgeschrittene	
< 6,99	schwere	

Tab. 8-10 Klassifikation der fetalen Azidose (pH < 7,20; nach Yeomans, 1985).

Azidose-Typ	pCO_2 (mmHg)	Basen-Defizit	(mmol/l)
• respiratorisch	hoch (> 65)	normal	(– 6,4 ± 1,9)
• metabolisch	normal (< 65)	hoch	(– 15,9 ± 2,8)
• gemischt	hoch (≥ 65)	hoch	(– 9,8 ± 2,5)

Wie beschrieben droht dem Beckenendlagenfeten in der Austreibungsperiode durch die gegenüber dem Feten in Schädellage längere Dauer der Nabelschnurkompression eine „physiologische Azidose". Das Bestreben des Geburtshelfers geht also dahin, diese Phase so kurz wie möglich zu gestalten. Sollten aufgrund des CTGs Zweifel an der Aziditätslage des Fetus aufkommen, sollte zu diesem Zeitpunkt unbedingt eine MBU durchgeführt werden.

Bei resultierender respiratorischer Azidose kann mittels Tokolyse versucht werden, eine sog. **intrauterine Reanimation** dadurch vorzunehmen, daß der Druck des Steißes auf die komprimierte Nabelschnur durch Nachlassen des intrauterinen Drucks sowie durch eventuelles Hochschieben durch den Geburtshelfer beendet wird. Findet man zu diesem Zeitpunkt einen „Base-excess"-Wert unter –7,0 mmol/l, sollte die sekundäre Sectio indiziert werden.

Auch bei dem Befund „Steiß auf Beckenboden" ist es besser, bei nachgewiesener Azidität die sekundäre Sectio zu indizieren als den Feten einem unter Zeitdruck stehenden vaginalen Austreibungsmanöver zu unterziehen.

> Ein vorsichtiger Geburtshelfer sollte also beim geringsten Zweifel bezüglich der Aziditätslage des Fetus zu Beginn der Austreibungsperiode eine Mikroblutuntersuchung durchführen.

Geburtsleitung in der Eröffnungsperiode

Hebamme und Arzt müssen während der Eröffnungsperiode bei Vorliegen einer reinen Steißlage die Schwangere auf den erforderlichen Zeitbedarf hinweisen. Bei der einfachen Steißlage ergibt sich die Indikation zur sekundären Sectio aus dem Befund „Geburtsstillstand" unabhängig von der Parität in 16% (s. Tab. 8-4). Im Laufe der Eröffnungsperiode sollte die Katheter-Periduralanästhesie durchgeführt werden. Bei stehender Fruchtblase ist die diskontinuierliche CTG-Registrierung ausreichend, nach Blasensprung muß kontinuierlich abgeleitet werden. Nach Legen der Periduralanästhesie kann bei unzureichender Wehentätigkeit Oxytocin eingesetzt werden. Partusisten® intrapartal wird aufgezogen bereitgehalten (s. Tab. 8-5).

Geburtsleitung in der Descensus-/Austreibungsperiode – Manualhilfe nach Bracht

Am Ende der Eröffnungsperiode erfolgt das Tiefertreten des Steißes in das kleine Becken. Auch hier kommt es häufig zum Ereignis „Geburtsstillstand" (33% bei einfacher Steißlage, 15% bei Steiß-Fußlage; s. Tab. 8-4), so daß hier die sekundäre Sectio erforderlich wird. Wir haben keinen Zusammenhang zwischen dem Kindsgewicht und dem Geburtsstillstand gefunden. Ursache ist offensichtlich die starke Haltungsspannung des Rumpfes (Martius, 1986), die unabhängig vom Kindsgewicht das Tiefertreten und die Austreibung verhindern kann. Der Fetus stellt demnach unabhängig vom Kindsgewicht die Indikation zur sekundären Sectio selber (Weiss, 1994).

Während der Austreibungsperiode erfolgen die in Tabelle 8-5 genannten Maßnahmen. Es ist das Ziel des Geburtshelfers, die Austreibungsperiode infolge der nicht vermeidbaren Nabelschnurkompression möglichst kurzzuhalten. Wichtig ist, daß in der Austreibungsperiode das Weichteilrohr ausreichend gedehnt wird, um den nachfolgenden Kopf mühelos herausgleiten zu lassen. Unter Oxytocin-Infusion lassen wir den Steiß so lange „steigen", bis er in der Wehenpause nicht mehr zurückgleitet. Wir verhindern die Geburt des Steißes durch das sog. Einschneiden, eventuell durch aktives Zurückhalten, um sicher zu sein, das Kind dann in **einer Wehe** – möglichst kurze Zeit der Nabelschnurkompression! – entwickeln zu können. Sind wir sicher, daß der Zeitpunkt gekommen ist, geben wir 3 IE Oxytocin, legen eine große mediolaterale Episiotomie an und entwickeln das Kind mit Hilfe der Manualhilfe nach Bracht (Martius, 1986). Die Schwangere wird zum Mitpressen aufgefordert, der Assistent oder die Hebamme drückt mit der flachen Hand auf den Fundus uteri, der Geburtshelfer hält lediglich das Kind und zieht auf gar keinen Fall. Unter diesen Maßnahmen

1. Zurückhalten des Fetus bis zum Einschneiden,
2. Gabe von 3 IE Oxytocin,
3. Anlegen einer großen mediolateralen Episiotomie,
4. kräftiger Druck auf den Fundus uteri und
5. aktives Mitpressen der Mutter

gelingt es in aller Regel, das Kind in einer Wehe zu entwickeln.

Sind die Arme geboren, sollte der manuelle Druck von oben nachlassen. Der Geburtshelfer darf in keiner Phase der gesamten Operation am Feten ziehen, auch um ein sog. Herausschnellen des Schädels zu verhindern. Das Kind wird der Mutter auf den Bauch gelegt, die Nabelschnur nach etwa einer Minute durchtrennt. Ist der Neonat deprimiert geboren, erfolgen natürlich die sofortige Abnabelung und die Übergabe an den Pädiater.

Armlösungen – Kopfentwicklungen

Möglicherweise haben die ausführlichen Darstellungen der Entwicklung von Armen und Schultern sowie die Darstellung der schwierigen Kopfentwicklungen in den Lehrbüchern von Pschyrembel (1966) und Martius (1986) mit dazu beigetragen, einen verantwortungsvollen Geburtshelfer von der vaginalen Beckenendlagen-Geburtshilfe fernzuhalten. Hatte er doch in der technisch einfach durchgeführten elektiven Sectio caesarea einen sicheren Weg, um sich und den Feten diesen streßbeladenen Manövern nicht auszusetzen. Es muß aber in aller Deutlichkeit gesagt werden, daß es offensichtlich infolge der rechtzeitig erfolgten sorgfältigen Risikoselektion gelingt, diese Manöver gar nicht erst erforderlich werden zu lassen.

Wir entwickeln in der Nürnberger Frauenklinik pro Jahr etwa 140 Kinder vaginal aus Beckenendlage. Diese Operationen verteilen sich auf 5–7 Geburtshelfer. Im Durchschnitt wird also jeder Geburtshelfer nur etwa 1,8mal pro Monat mit dem Ereignis vaginale Beckenendlagengeburt konfrontiert. Berücksichtigt man jetzt die sehr selten vorkommenden geburtshilflichen Operationen – Armlösung und Kopfentwicklung –, wird schnell klar, daß keiner der Beteiligten in dieser Methode perfekte Erfahrungen haben kann. Es macht deshalb nach unserer Auffassung auch keinen Sinn, diese Methoden theoretisch am Phantom zu trainieren. Jeder einzelne von uns wäre im Extremfall sowieso mit dem Problem konfrontiert, etwas zu tun, was er nie vorher in seinem Leben getan hat. Diese Situation ist vergleichbar mit extrem schwierigen Verhältnissen bei der Schnittentbindung – Ereignissen also, die auch keiner vorher trainieren kann.

Sollten die Arme einmal hochgeschlagen sein, bevorzugen wir die Methode nach Bickenbach (zuerst Lösung des kreuzbeinwärts gelegenen Armes) mit anschließender Kopfentwicklung durch Veit-Smellie-Handgriff (Martius, 1986). Einmal war in den vergangenen Jahren die Lösung des in den Nacken geschlagenen Armes erforderlich. Kopfentwicklungen nach Wigand-Martin-Winckel haben wir nie durchgeführt, ebensowenig den Handgriff nach Naujoks oder den umgekehrten Prager-Handgriff. Selten wird bei dorso-posteriorer Entwicklung der umgekehrte Veit-Smellie-Handgriff erforderlich. Kein Geburtshelfer sollte sich deshalb von der vaginalen Beckenendlagen-Geburtshilfe abwenden, weil er die obengenannten Handgriffe nicht in vivo trainiert hat.

Alle vaginal an unserer Klinik geborenen Kinder mit einer Tragzeit > 37 SSW haben mit der Mutter die Klinik gesund (U2, Schädel-, Nieren-, Hüftsonographie ohne pathologischen Befund) innerhalb von fünf Tagen verlassen (s. Kap. 9).

Fehler der Geburtsleitung und Komplikationen – Maßnahmen zur Optimierung der vaginalen Beckenendlagen-Geburtshilfe

Nach unserer – auch gutachterlichen – Beurteilung der Fehler in der Geburtsleitung und den sich daraus ergebenden Komplikationen haben wir vor allem die Nichtbeachtung der in den Tabellen 8-5 und 8-8 genannten Voraussetzungen ausgemacht, die die Vorbedingung zur risikoarmen Entbindung des Fetus aus Beckenendlage darstellen. Wir haben festgestellt, daß viele Kollegen vor den aus fehlerhaften manuellen Tätigkeiten resultierenden Komplikationen große Angst haben und eher geneigt sind, die apparativen logistischen und personellen Voraussetzungen gering einzuschätzen. Diese Kollegen müssen überlegen, welche Maßnahmen ihrerseits oder seitens des Trägers der Klinik ergriffen werden müssen, um Beckenendlagen-Geburtshilfe durchführen zu können. Es kann nicht oft genug betont werden, daß die Beckenendlagen-Geburtshilfe Geburtshilfe bei einem befundeten Risikokollektiv betrifft und daß eine Klinik, die Risikogeburtshilfe nach den befundeten Risiken anhand der Mutterschaftsrichtlinien betreibt (B II der Mutterschaftsrichtlinien), selbstverständlich über die personellen und apparativen Voraussetzungen zur Risikogeburtshilfe verfügen muß, so wie es die Mutterschaftsrichtlinien vorschreiben. Die apparativen und personellen Ressourcen, die zur Beckenendlagen-Geburtshilfe vorgehalten werden müssen, kommen automatisch jeder anderen fetalen oder maternalen Risikogruppe zugute. Die gesamte Geburtshilfe wird also in einer solchen Einrichtung sicherer.

Wenn auch große Frauenkliniken, z.B. Universitätsfrauenkliniken, die über die notwendigen logistischen Voraussetzungen zur vaginalen Beckenendlagen-Geburtshilfe verfügen, diesen Entbindungsmodus trotzdem nicht durchführen, ist der wahrscheinlichste Grund der, daß die Risiken für den Feten, die sich aus dem eventuellen manuellen Unvermögen des Geburtshelfers ergeben könnten, überschätzt werden. Der Geburtshelfer wird jedoch erst in der Austreibungsperiode manuell tätig. Erst jetzt hat er überhaupt die Gelegenheit, etwas falsch zu machen, dadurch, daß er z.B. keine Episiotomie schneidet, kein Oxytocin verabreicht, am Feten zieht, so daß die Arme hochschlagen, oder ohne jedes Gespür für Weichteilwiderstände den Schädel entwickelt. Diese wenigen Fehlermöglichkeiten anläßlich des manuellen Vorgehens haben nicht zu den in der Vergangenheit beobachteten Schäden der Kinder geführt. Nicht die selten beobachtete Erbsche Plexuslähmung durch fehlerhafte oder schwierige Armlösung war es, die die Beckenendlagen-Geburtshilfe in Verruf gebracht hat. Es waren die Zerebralparesen sowie die aus Sauerstoffmangelzuständen resultierenden bleibenden Kindsschäden, die dadurch verursacht waren, daß die Risikoselektion nicht stattgefunden hatte und ein falsches Kollektiv dem vaginalen Entbindungsmodus in Einrichtungen zugeführt worden war, die darauf weder personell noch apparativ vorbereitet waren. Das v.a. von Laien befürchtete (von uns nie beobachtete) „Steckenbleiben des nachfolgenden Schädels" ist das Ergebnis eines intellektuellen und nicht manuellen Fehlverhaltens des Geburtshelfers.

Angesichts einer durch Kardiotokographie oder Mikroblutuntersuchung nachgewiesenen Gefährdung des Fetus muß die sekundäre Sectio indiziert werden. Erst wenn die jetzt rasch erforderliche sekundäre Sectio aus Gründen der fehlenden Logistik nicht stattfinden kann, sieht sich der Geburtshelfer gezwungen, die ganze Extraktion mit dem hohen Risiko von Komplikationen (Steckenbleiben) und bleibenden kindlichen Schäden durchzuführen. Das Beharren an dem geplanten vaginalen Entbindungsmodus und/oder die fehlende Möglichkeit zur sekundären Sectio provoziert bleibende kindliche Schäden, v.a. im zentralen Nervensystem. Die Vermeidung der Fehler aus manueller Tätigkeit anläßlich der Geburtsleitung von Feten aus Beckenendlage ist einfach, das Komplikationsrisiko eines aus fehlerhafter manueller Tätigkeit dennoch entstandenen kindlichen Schadens gering.

Geburtsleitung bei mono- und dichoriaten Gemini (Geminus I in Beckenendlage)

Wir hatten eingangs beschrieben, daß wir im Hinblick auf die höhere Gefährdung des zweiten Zwillings durch eine vorzeitige Lösung der gemeinsamen Plazenta nach Geburt von Geminus I aus Beckenendlage dazu raten, bei dieser Form der Plazentation eher abdominal zu entbinden. Entscheidet man sich aufgrund günstiger Muttermundverhältnisse, zügigen Geburtsfortschritts und unauffälliger Kardiotokographie bei Geminus II zum vaginalen Vorgehen, sollte im Hinblick auf die Gefährdung von Geminus II durch ein akut einsetzendes feto-fetales Transfusionssyndrom oder eine vorzeitige Lösung der Plazenta die Entbindung in oder in der Nähe des Sectio-OP's stattfinden. Für den Fall der Indikation zur sekundären Sectio würde die E-E-Zeit dann kaum mehr als 5 Minuten betragen und damit die Morbidität von Geminus II nicht nachhaltig beeinträchtigt werden.

Im Folgenden beschreiben wir die Geburtsleitung bei dichoriat entwickelten Gemini.

Eröffnungsperiode

Die Überwachung dichoriater Feten, die konkordant entwickelt sind, erfolgt analog der Überwachung von Einlingen in Beckenendlage mit dem Unterschied, daß die Oxygenation vom Geminus II lediglich aus dem Kardiotokogramm mit seiner bekannt niedrigen Spezifität beurteilt werden kann. Selbstverständlich wird auch bei Gemini unter diskontinuierlicher/kontinuierlicher Überwachung mittels CTG die Katheter-Periduralanästhesie durchgeführt. Die Indikationen zur Mikroblutuntersuchung mit den entsprechenden Konsequenzen sind für Einlinge und Zwillinge identisch.

Descensus-/Austreibungsperiode

Die Geburt von Geminus I erfolgt wie oben beschrieben durch Manualhilfe nach Bracht mit dem Unterschied, daß der manuelle Druck von oben auf den Fundus uteri zur Erleichterung des Kopfaustritts nicht durchgeführt werden kann. Das Kind wird abgenabelt, das Nabelende gekennzeichnet; im Anschluß daran werden Lage und Herzfrequenz von Geminus II ultrasonographisch visualisiert. Auf die kontinuierliche externe Kardiotokographie wird ab jetzt bewußt verzichtet, da die Real-time-Sonographie zur Beurteilung der Lage des Fetus im Vordergrund steht. Eventuell kann die Herzfrequenz des Fetus mittels interner Kardiotokographie abgeleitet werden. Das weitere Vorgehen wird dann davon abhängig gemacht, ob sich Geminus II in Schädel-, Quer-/Schräglage oder Beckenendlage befindet.

Vorgehen bei Beckenend-, Quer- oder Schräglage von Geminus II

Ohne Zeitverzögerung wird nach Geburt von Geminus I die Blase von Geminus II eröffnet. Der Geburtshelfer läßt sich vom Assistenten ultrasonographisch die Beine des Feten und seine Hand darstellen, er greift das vordere Bein und extrahiert den Feten aus unvollkommener Fußlage in einem Zug (ggf. Armlösung, Kopfentwicklung nach Veit und Smellie). Bei Quer- oder Schräglage drückt der Geburtshelfer mit der inneren Hand den Schädel unter ständiger Ultraschallsicht funduswärts und extrahiert dann wiederum durch Herunterholen des vorderen Fußes aus unvollkommener Fußlage. Manchmal ist dieses Manöver zeitraubend, die Manipulationen am Uterus von innen und außen führen zur Kontaktion des Uterus, so daß die Gefahr droht, daß der kontrahierte Uterus die Wendung auf den Fuß erschwert. Es ist deshalb spätestens jetzt dringend geboten, Partusisten® intrapartal zu injizieren und anschließend eine Partusisten®-Infusion anzulegen, um durch Relaxation des Uterus wieder genügend Bewegungsfreiheit zu erreichen. Die Gabe von Partusisten® intrapartal kann nie zu früh, aber leider oft zu spät erfolgen.

Die Indikation zur Sectio caesarea beim zweiten Zwilling kann jetzt erforderlich werden, wenn es nicht gelingt, genügend Raum herzustellen, bzw. sich als Folge einer uteroplazentaren Mangeldurchblutung oder einer dadurch vollständig oder partiell vorzeitig gelösten Plazenta eine fetale Notsituation einstellt.

Vorgehen bei Schädellageneinstellung von Geminus II

Statt der Real-time-Sonographie wird bei Schädellageneinstellung von Geminus II dieser Fetus kontinuierlich kardiotokographisch überwacht. Sofort nach Abnabeln von Geminus I wird Oxytocin infundiert, die Patientin zu kräftigem Mitpressen aufgefordert und unter gleichzeitigem Kristellern der Schädel im Beckeneingang fixiert. Ist das CTG unauffällig, erfolgt die Spontangeburt in typischer Weise. Bei auffälligem/pathologischem CTG erfolgt jetzt die Extraktion mittels „hoher Zange". Sollte der Schädel trotz Gabe von Orasthin®, Kristellern und Mitpressen nicht tiefer treten, kann bei unauffälligem CTG nach Abschalten der Oxytocin-Infusion und Gabe von Partusisten® intrapartal sowie Partusisten®-Infusion versucht werden, durch Hochschieben des Schädels in den Fundus eine Wendung auf den Fuß herzustellen, um dann die ganze Extraktion aus unvollkommener Fußlage durchzuführen. Die Entscheidung – sekundäre Sectio bei Geminus II, Wendung auf den Fuß und ganze Extraktion – sollte vom mußmaßlichen Zustand des Fetus abhängig gemacht werden. Einem Feten in guter Kondition ist dieses geburtshilfliche Manöver eher zuzumuten als einem Feten, bei dem eine Azidose vermutet wird. Im Zweifel sollte unter diesen Umständen – Kopf hoch über Beckeneingang, vermutete Azidose – der sekundären Sectio caesarea bei Geminus II der Vorzug gegeben werden.

Fehler der Geburtsleitung und Komplikationen

Eine mögliche Gefährdung betrifft überwiegend Geminus II und nicht Geminus I. Insofern muß auch wegen der schlechten Überwachungsmöglichkeit (keine Möglichkeit zur MBU) von Geminus II diesem Fetus sub partu die größere Aufmerksamkeit gewidmet werden. Der häufigste Fehler anläßlich der Entbindung von Geminus II besteht darin, nicht aktiv seine Geburt vorangetrieben zu haben. Zum aktiven Einsatz gehört die sofortige Visualisierung von Geminus II nach Geburt von Geminus I mittels Ultraschall und unabhängig von der Poleinstellung die sofortige Blaseneröffnung.

> Auf keinen Fall darf bei Querlage oder Beckenendlage Oxytocin gegeben werden!

Eine Wendung auf den vorderen Fuß ist dann nahezu verbaut. Bei Schädellageneinstellung muß der Geburtshelfer durch Kristellern und die Schwangere durch Mitpressen aktiv das Tiefertreten des eventuell hochstehenden Schädels forcieren, bis der Schädel im kleinen Becken fixiert ist. In einer Notsituation ist jetzt auch eine „hohe Zange" oder Vakuumextraktion indiziert.

Für den Fall eines Nabelschnurvorfalls bei Beckenendlageneinstellung von Geminus II wird unter Tokolyse die unvollkommene Fußlage hergestellt und die ganze Extraktion durchgeführt. Diese vaginal-operative Entbindung ist aufgrund des Zeitgewinns für den Feten schonender als die sekundäre Sectio caesarea. Im Fall von Schädellageneinstellung und Nabelschnurvorfall muß der Geburtshelfer entscheiden, ob er noch genügend Raum zum Hochschieben des Schädels und zur Wendung hat, sonst sollte jetzt die sekundäre Sectio caesarea bei Geminus II angeschlossen werden.

Literatur

Abu-Heija, A. T., S. Ziadeh, F. Abukteish, A. Obeidat: Retrospective study of outcome on vaginal and abdominal delivery in twin pregnancy in which twin I is presenting by the breech. Arch Gynecol Obstet 261 (1998) 71–73.

Bayerische Perinatalerhebung (BPE) 1996. Bericht der Kommission für Perinatologie und Neonatologie der Bayerischen Landesärztekammer und der Kassenärztlichen Vereinigung Bayerns 1997.

Berg, D., H. Albrecht, M. Brand, J. W. Dudenhausen, T. K. B. Eskes, E. Hochuli, E. Kubli, G. Neuhäuser, A. Staudach, H. T. Versmold, K.-H. Wulf: Bericht der Standard-Kommission Beckenendlage. Z Geburtshilfe Perinatol 188 (1984) 100–103.

Feige, A., A. Rempen, W. Würfel, H. Caffier, J. Jawny: Frauenheilkunde, S. 327 ff. Urban & Schwarzenberg, München-Wien-Baltimore 1997.

Feige, A.: Maßnahmen zur Senkung der Sectiorate. Gynäkol Praxis 22 (1998) 209–220.

Guidelines for the Management of Breech Delivery: Recommendation of the Figo Committee and Perinatal Health, based upon a written discussion and workshop. World Congress of Perinatal Medicine, Rome 1993.

Kirschbaum, M., M. Hermsteiner, W. Künzel: Beckenendlage, Quer- und Schräglage. In: Wulf, K.-H., H. Schmidt-Matthiesen (Hrsg.): Klinik der Frauenheilkunde und Geburtshilfe, Bd. 6: Künzel, W., K.-H. Wulf (Hrsg.): Geburt I, S. 191 ff. Urban & Schwarzenberg, München-Wien-Baltimore 1996.

Krause, M., Th. Fischer, A. Feige: Welchen Einfluß hat die Stellung der Beine bei der Beckenendlage auf den Entbindungsmodus und die neonatale Frühmorbidität? Z Geburtshilfe Neonatol 201 (1997) 128 ff.

Martius, G.: Geburtshilflich-perinatologische Operationen. Thieme, Stuttgart 1986.

Mutterschaftsrichtlinien: Die wichtigsten Bestimmungen für die vertragsärztliche Tätigkeit, S. 138 ff. Zauner, Dachau 1997.

Oettinger, M., E. Ophir, J. Markovitz, E. Stolero, M. Odeh: Is caesarean section necessary for delivery of a breech first twin. Gynecol Obstet Invest 35 (1993) 38–43.

Pschyrembel, W.: Praktische Geburtshilfe. De Gruyter, Berlin 1966.

Saling, E.: Das Kind im Bereich der Geburtshilfe. Thieme, Stuttgart 1966.

Vogel, M.: Atlas der morphologischen Plazentadiagnostik, 2. Aufl., S. 135. Springer, Berlin–Heidelberg–New York 1996.

Weiss, P. A. M.: Sectio caesarea und assoziierte Fragen. Springer, Wien-New York 1994.

Weiterbildungsordnung für die Ärzte Bayerns. Neufassung vom 1. Oktober 1993 in der Fassung vom 13. Oktober 1996. Bayerische Landesärztekammer München.

Wernicke, K.: Mehrlingsgeburt. In: Wulf, K.-H., H. Schmidt-Matthiesen (Hrsg.): Klinik der Frauenheilkunde und Geburtshilfe, Bd. 6: Halberstadt, E. (Hrsg.): Frühgeburt, Mehrlingsschwangerschaft, S. 332. Urban & Schwarzenberg, München-Wien-Baltimore 1987.

Yeomans, E. R., J. C. Hauth, L. C. Gilstrap et al.: Umbilical cord pH, pCO_2 and bicarbonate following uncomplicated term vaginal deliveries. Am J Obstet Gynecol 151 (1985) 798–800.

9

Darstellung der spezifischen Erfahrungen der vaginalen Beckenendlagenentbindung

M. Krause und A. Feige
unter Mitarbeit von
G. Eldering, W. Köhler, A. Lenz und K. Vetter

Beckenendlage und Geburt per vias naturales –
Überlegungen zu den Methoden
A. Feige, M. Krause, K. Vetter und G. Eldering 152

Neonatale Früh- und Spätmorbidität nach
vaginal intendierter Beckenendlagenentbindung
von Einlingen ≥ 32 kpl. SSW (1988–1997)
M. Krause, A. Lenz und A. Feige 154
    Ergebnisse 154
        Entbindungsmodus 154
        Haltung der Beine 155
        Geburtsdauer 156
        Gestationsalter 157
        Parität 158
        Geburtsgewicht 159
        Befundete Schwangerschafts- bzw.
        Geburtsrisiken 159
    Indikation zur primären Sectio caesarea 160
        Verdacht auf zephalo-pelvines Mißverhältnis
        bzw. „big baby" 160
    Indikation zur sekundären Sectio caesarea 161
    Fetal outcome – Apgar-Wert nach 5 und
    10 Minuten 162
    Nabelarterien-pH-Wert 162
        Vaginale Entbindung 162
        Sekundäre Sectio caesarea 163
        Primäre Sectio caesarea 163

„Base excess"	164
Neonatale Verlegungsrate	165
Neonatale Frühmorbidität und Mortalität	166
Perinatale Mortalität	168
Diskussion	169
Zusammenfassung	173

Erfahrungen mit der vaginalen Entbindung bei Gemini-Gravidität ≥ 32 SSW mit führendem Geminus in Beckenendlage (1993–1998)
M. Krause, W. Köhler und A. Feige 173

Präpartale Betreuung der Schwangeren mit Gemini-Gravidität	173
Ergebnisse	174
Entbindung des Geminus I aus einfacher Steißlage	175
Entbindung des Geminus I aus Steiß-Fußlage	175
Entbindung des Geminus I aus Fußlage	176
Neonatale Morbidität und Mortalität	176
Fetal outcome	177
Fetal outcome des Geminus I	177
Fetal outcome des Geminus II	178
Entbindungsmodus in Abhängigkeit von der Chorionizität	179
Zusammenfassung	180
Indikation zur sekundären Sectio caesarea bei Geminus II	180
Literatur	181

Beckenendlage und Geburt per vias naturales – Überlegungen zu den Methoden

A. Feige, M. Krause, K. Vetter und G. Eldering

Die unkonventionellen Methoden (s. Kap. 5), die äußere Wendung des Kindes in Schädellage (s. Kap. 7) und die vaginale Beckenendlagenentbindung (s. Kap. 8) haben zum Ziel, bei Beckenendlage eine Geburt per vias naturales unter Vermeidung eines Kaiserschnitts zu erreichen. Mit Hilfe der unkonventionellen Methoden sowie der äußeren Wendung wird vor der Geburt versucht, den Feten aus Beckenendlageneinstellung in Schädellage zu wenden. Dieser Erfolg wird mit den genannten Verfahren, z. T. auch durch Kombination, in etwa 60 % erreicht. Hinzu kommt die Möglichkeit, daß etwa 60 % der Kinder aus Beckenendlage vaginal geboren werden können.

Interne Diskussionen haben gezeigt, daß es eine Illusion ist zu glauben, durch geschicktes Verknüpfen der möglichen Vorgehensweisen untereinander eine Spontangeburt in ca.

90% – sei es aus Beckenendlage, sei es aus Schädellage – zu erzielen. Die Überlegung, 50% Wendungen aus Beckenendlage in Schädellage spontan oder durch Akupunktur zwischen der 33. und 37. SSW zu erreichen und von den verbliebenen Beckenendlageneinstellungen weitere über 50% erfolgreich mit äußerer Wendung ab 37 SSW zu behandeln sowie weitere über 50% aus Beckenendlage vaginal zu entbinden, also insgesamt 87,5%, und damit die Sectio-Frequenz bei Beckenendlageneinstellung des Feten auf 12,5% zu verringern, ist aus vielen Gründen irrig. Zum Beispiel ist die Rate sekundärer Schnittentbindungen nach Wendungen gegenüber der einfachen Schädellage erhöht.

In die Überlegungen, welchen Methoden der Vorzug gegeben werden sollte, müssen folgende Fragen einfließen:
1. Welche Methode(n) wird/werden am besten beherrscht?
2. Welche Methode(n) kann/können welcher Schwangeren am überzeugendsten vermittelt werden (Compliance)?
3. In welchem Schwangerschaftsalter können die Methoden angewandt werden?
4. Wie hoch sind die individuellen Risiken der Methoden für Mutter und Fetus/Kind (Mortalität, Morbidität)?
5. Wie hoch ist der personelle bzw. apparative und damit der finanzielle Aufwand?

Die Tabellen 9-1 bis 9-3 bieten einen Überblick zu den Fragen Anwendbarkeit der Methoden in welchem Schwangerschaftsalter, welche Risiken für Mutter und Fetus/Kind sowie mit welchem Aufwand gerechnet werden muß.

Die unkonventionellen Methoden zur Behandlung der Beckenendlage sowie die äußere Wendung des Kindes in Schädellage stellen einen terminierten Eingriff dar. Im Anschluß an den eventuell nicht erfolgreichen Eingriff oder bei Auftreten von Komplikationen kann ggf. mit relativ geringem personellem Aufwand die Sectio caesarea durchgeführt werden. Die Spontangeburt aus Beckenendlage läßt den natürlichen Abläufen in der Schwangerschaft freien Raum. Dieses Ziel wird durch die kontinu-

Tab. 9-1 Anwendbarkeit der Methoden in Abhängigkeit vom Schwangerschaftsalter.

Methoden	unkonventionelle	äußere Wendung	Spontangeburt
SSW	32–37	≥ 37	bei günstigen Verhältnissen unabhängig vom Gestationsalter

Tab. 9-2 Risiken für Mutter und Fetus/Kind in Abhängigkeit der Methoden.

Methoden	mütterliche Risiken	fetale/kindliche Risiken
• unkonventionelle	keine	?
• äußere Wendung	keine	3‰ Morbidität*
		0,6‰ Mortalität*
• Spontangeburt	keine	4‰ Morbidität
• primäre Sectio caesarea	+	(+)
• sekundäre Sectio caesarea	++	+

* keine signifikante Erhöhung gegenüber derjenigen zwischen 37 SSW und Geburt ohne Eingriff.

Tab 9-3 Personeller und apparativer Aufwand der Methoden.

Methoden	geringer Aufwand		hoher Aufwand	
	apparativ	personell	apparativ	personell
• unkonventionelle	+	+		
• äußere Wendung	+			+
• Spontangeburt	+			++
• primäre Sectio caesarea			+	++
• sekundäre Sectio caesarea			+	++

ierliche Bereitstellung von Personal für den „worst case" relativ teuer erkauft. Die Frage, welchem der zur Verfügung stehenden Verfahren der Vorzug gegeben werden sollte, hängt also letztlich von der Klinikgröße, dem vorhandenen Budget und v. a. vom Temperament des jeweiligen Klinikleiters ab.

Neonatale Früh- und Spätmorbidität nach vaginal intendierter Beckenendlagenentbindung von Einlingen ≥ 32 kpl. SSW (1988–1997)

M. Krause, A. Lenz und A. Feige

In diesem Abschnitt wird über die 10jährigen Erfahrungen berichtet, die an der Nürnberger Frauenklinik mit der vaginal intendierten Beckenendlagengeburt bei Einlingen ≥ 32 kpl. SSW in den Jahren von 1988 bis 1997 gesammelt wurden. Dabei interessierten die Faktoren, die den Entbindungsmodus beeinflußten, und ihre Auswirkungen auf die neonatale Früh- und Spätmorbidität.

Die Ergebnisse dieser Studie resultieren aus einer retrospektiven Untersuchung von 934 Krankenblättern. Der Untersuchungszeitraum erstreckt sich vom 1.1.1988 bis zum 31.12.1997. Ausgeschlossen wurden die Fälle, bei denen ein intrauteriner Fruchttod vor der stationären Aufnahme in der Klinik eintrat. Wir untersuchten die neonatale Morbidität in Abhängigkeit vom Entbindungsmodus, von der Haltung der Beine, dem Gestationsalter, der Parität, dem Geburtsgewicht und von zusätzlichen Schwangerschafts- und Geburtsrisiken, wie z. B. Zustand nach Sectio und vorzeitiger Blasensprung. Zusammengestellt wurden die Indikationen zur primären bzw. sekundären Sectio caesarea. Weiterhin erfaßten wir die Parameter der neonatalen Früh- und Spätmorbidität. Dazu zählten der Apgar-Score, pH- und „Base-excess"-Werte des arteriellen Nabelschnurblutes, die Verlegungsrate in die neonatologische Abteilung und deren Indikationen, Schädelsonogramm- und EEG-Befunde, die anläßlich der U2 bei den Neugeborenen erhoben wurden.

Beim Vergleich der Prozentangaben in den jeweiligen Tabellen muß beachtet werden, daß sich die Berechnung der prozentualen Anteile der vaginalen Entbindung bzw. der sekundären Sectio caesarea immer auf die vaginal intendierten Entbindungen bezieht. Somit ergibt diese Summe 100% (Gesamtanzahl minus primäre Sectio = vaginal intendierte Entbindung).

Ergebnisse

Entbindungsmodus

Wir analysierten insgesamt 934 Krankenblätter von Schwangeren mit einer Becken-

endlagenentbindung ≥ 32 kpl. SSW. Im Untersuchungskollektiv befanden sich 769 Schwangere mit einem Gestationsalter von ≥ 37 SSW, der Anteil von Frühgeburten (32 bis 36 kpl. SSW) betrug 17,7% (n = 165). Von den 934 Schwangeren wurden 68 (7,3%) durch primäre Sectio caesarea entbunden. Bei 866 Schwangeren wurde die vaginale Geburt angestrebt. In 569 Fällen gelang eine vaginale Entbindung (65,7%); 297 Feten (34,3%) wurden durch sekundäre Sectio caesarea entwickelt. Den Entbindungsmodus bei Beckenendlage von 1988 bis 1997 stellt die Abbildung 9-1 dar.
Die Tabelle 9-4 stellt den Entbindungsmodus getrennt nach Früh- und Reifgeburten zusammen.

Haltung der Beine
Einfache oder „reine" Steißlage. Bei rund zwei Dritteln der Schwangeren (n = 629) befand sich der Fetus zum Zeitpunkt der Entbindung in einfacher Steißlage. Damit war sie die häufigste fetale Einstellung bei Beckenendlage. Aus Steißlage wurden nach Abzug der 50 primären Sectiones 74,4% der Feten vaginal und 25,6% durch sekundäre Sectio caesarea entwickelt. Die Frequenz der primären Schnittentbindung betrug 7,9% (Tab. 9-5).

Steiß-Fußlage. Als zweithäufigste Einstellung wurde eine Steiß-Fußlage beobachtet. Sie wurde bei 192 (20,6%) aller Schwangeren mit Beckenendlage diagnostiziert.

Tab. 9-4 Darstellung des Entbindungsmodus getrennt nach Früh- und Reifgeburten (n = 934).

SSW	gesamt		primäre Sectio		vaginal intendierte Entbindung	vaginale Entbindung		sekundäre Sectio	
	n	%	n	%	n	n	%	n	%
32–36	165	17,7	39	23,6	126	90	71,4	36	28,6
> 37	769	82,3	29	3,8	740	479	64,7	261	35,3

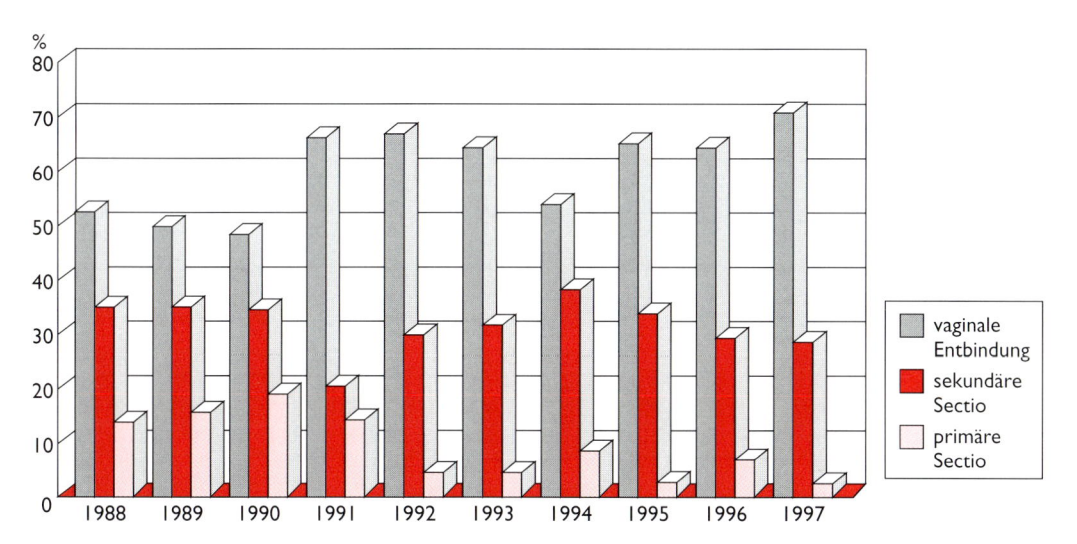

Abb. 9-1 Jährlicher Entbindungsmodus bei Beckenendlage > 32 SSW (n = 934; Frauenklinik II Nürnberg, 1988–1997).

Innerhalb der Steiß-Fußlage überwog die vollkommene Steiß-Fußlage mit 66,7%. Die Rate der primären Sectio caesarea betrug 5,5%. Von 128 verbleibenden Schwangeren mit einer vollkommenen Steiß-Fußlage wurden 71,1% vaginal und 28,9% durch sekundäre Sectio caesarea entbunden.

Die Inzidenz der unvollkommenen Steiß-Fußlage innerhalb der Steiß-Fußlageneinstellung betrug 33,3%.

Fünfmal führten wir eine primäre Schnittentbindung durch, 41 von 64 Schwangeren konnten vaginal entbunden werden; bei 18 Schwangeren war eine sekundäre Sectio caesarea notwendig (s. Tab. 9-5).

Fußlage. Die Diagnose „Fußlage" wurde anfänglich zu dem Zeitpunkt gestellt, an dem die Füße erstmals tastbar wurden, unabhängig von Wehentätigkeit, Vorhandensein oder Fehlen der intakten Fruchtblase und unabhängig von der Muttermunderöffnung. Mit zunehmenden Erfahrungen bei der Geburtsleitung änderten wir unser Vorgehen. Die Diagnose stellten wir zunehmend intra partum, d.h. wir strebten die vaginale Entbindung an, auch wenn die Füße die Führung übernommen hatten. Wir leiteten die Geburt so, als ob es sich um eine Steiß-Fußlage handeln würde. Bei stehender Fruchtblase und dynamischem Geburtsfortschritt warteten wir die vollständige Eröffnung des Muttermundes sowie das Eintreten der Füße und des nachfolgenden Steißes ins kleine Becken ab. Sprang die Fruchtblase mit „Vorfall" eines oder beider Füße vor Erreichen der vollständigen Muttermunderöffnung, so führten wir die sekundäre Schnittentbindung wegen „Fußlage" durch. Wir diagnostizierten bei etwa jeder neunten Schwangeren (n = 106) eine Fußlage. Fünfmal war die Fußlage eine Indikation zur primären Schnittentbindung. In 11 Fällen wurde der Fetus vaginal aus Fußlage entwickelt. Überwiegend (89,1%) wurde die sekundäre Sectio caesarea indiziert; das bedeutet, daß sich mehrheitlich die „Fußlage" im Verlauf einer vaginal angestrebten Entbindung aus einer Steiß-Fußlage entwickelte.

Knie- bzw. Knie-Fußlage. Knie- bzw. Knie-Fußlagen waren selten. Sie traten bei 7 Schwangeren (0,7%) auf. Alle Schwangeren wurden durch Sectio caesarea entbunden (s. Tab. 9-5).

Geburtsdauer

In einer gesonderten Erhebung (Krause et al., 1997) wurde der Einfluß der Haltung der Beine auf die Geburtsdauer, getrennt nach Primi- und Multiparae, untersucht.

Tab. 9-5 Entbindungsmodus und Beinhaltung des Fetus in Abhängigkeit zueinander (n = 934).

Haltung	gesamt	primäre Sectio		vaginal intendierte Entbindung	vaginale Entbindung		sekundäre Sectio	
		n	%	n	n	%	n	%
einfache Steißlage	629	50	7,9	579	431	74,4	148	25,6
vollkommene Steiß-Fußlage	128	7	5,5	121	86	71,1	35	28,9
unvollkommene Steiß-Fußlage	64	5	7,8	59	41	69,5	18	30,5
Fußlage	106	5	4,7	101	11	10,9	90	89,1
Knie-Fußlage	3	–	–	3	–	–	3	100
Knielage	4	1	25	3	–	–	3	75

Bezüglich der Geburtsdauer wurden erwartungsgemäß Unterschiede zwischen vaginalen Steißlagen- und Steiß-Fußlagen-Entbindungen gefunden. Eine Schwangere mit einem Fetus in Steißlage benötigte für die Geburt durchschnittlich 460 min. Die Entbindung eines Fetus aus Steiß-Fußlage dauerte durchschnittlich 400 min. Die verschieden lange Geburtsdauer (einschließlich der Dauer der Austreibungsperiode) ist geburtsmechanisch begründbar. Folgende Faktoren beeinflussen die Geburtsdauer:

- Im Gegensatz zu Schädellagengeburten befindet sich der fetale Steiß bei Geburtsbeginn selten fest im Beckeneingang, sondern meistens über Beckeneingang.
- Das Gewebe des fetalen Steißes ist weicher als die fetale Kalotte und übt weniger Druck auf die Weichteile des Geburtskanals aus.
- Eine starke Haltungsspannung des Rumpfes erschwert die Abbiegung des Rumpfes im Bereich der Lenden- und Brustwirbelsäule.
- Der Umfang des vorangehenden Teiles (Durchtrittsplanum) eines Fetus in Steißlage am Termin beträgt ca. 27–28 cm, der eines Fetus in vollkommener Steiß-Fußlage ca. 32–33 cm.

Ein Fetus in Steißlage besitzt zwar ein geringeres Durchtrittsplanum, benötigt aber mehr Zeit zur vollständigen Dilatation des Muttermundes. Der Uterusmuskel muß mehr Wehenarbeit leisten, um mit dem relativ weichen Gewebe des Steißes den hohen Gewebewiderstand des Zervikal- und Geburtskanals aufzudehnen und zu überwinden.

Bei einem Fetus in vollkommener Steiß-Fußlage ist das Durchtrittsplanum entsprechend größer. Es ist mit 32–33 cm ähnlich groß wie bei einer Schädellage. Der größere Umfang ermöglicht eine bessere Vordehnung der Cervix und somit ein schnelleres Hindurchtreten des Fetus durch den Geburtskanal (Martius, 1986; Phillip, 1951; Pschyrembel und Dudenhausen, 1986; s.a. Kap. 3). Ferner wurde gefunden, daß die Austreibungsperiode bei Geburten aus Steißlage (89 min) mehr als doppelt so lang war, wie bei denen aus Steiß-Fußlage (37 min). „Die Abbiegung des Rumpfes wird bei der einfachen Steißlage zusätzlich durch die in Form der ‚extended legs' am Rumpf hochgeschlagenen Beine erschwert. Dies führt in der Preßperiode immer wieder dazu, daß sich nach der Wehe die entstandene Haltungsspannung auflöst, so daß der vorangehende Teil in der Wehenpause zurückfedert. Wir bezeichnen das frustrane Tiefertreten des vorangehenden Teiles mit anschließendem Zurückgleiten in der Wehenpause als ‚toten Gang des Geburtsobjektes'. Er ist bedeutungsvoll, da er zu einer Verzögerung der Austreibungsperiode führt" (Martius, 1986).

Gestationsalter

Die Analyse des Entbindungsmodus in Abhängigkeit vom Gestationsalter (kpl. SSW) zeigte, daß 66,7% aller Schwangeren (n = 623) im Zeitraum zwischen 37 und 40 SSW entbunden wurden. Es folgten die Entbindungen nach Terminüberschreitung (>40 SSW) mit 15,6% (n = 146). Die Entbindungshäufigkeit zwischen 35 und 36 SSW betrug 9,7% (n = 91) und zwischen 32 und 34 SSW 7,9% (n = 74).

In Abhängigkeit vom Gestationsalter fanden wir die höchste vaginale Entbindungsrate in dem Zeitraum zwischen 35 und 36 SSW mit 76,5%. Im Zeitraum zwischen 37 und 40 SSW wurden 67,1% der Feten vaginal entwickelt. Etwas geringer fiel die vaginale Entbindungsrate bei Frühgeburten mit einem Gestationsalter von 32 bis 34 SSW aus. Hier konnten wir 62,2% der Schwangeren per vias naturales entbinden. Der Anteil der primären Sectio caesarea betrug bei diesem Gestationsalter 39,2%.

Die niedrigste vaginale Entbindungsrate

wiesen die Schwangeren in der Gruppe der Terminüberschreitungen auf. Etwas mehr als die Hälfte der Schwangeren (54,9%) wurde vaginal entbunden. Die Tabelle 9-6 stellt die Daten in einer Übersicht zusammen.

Parität

Unser Untersuchungskollektiv bestand mehrheitlich aus Primiparae. Wir fanden einen Anteil von 61,2% (n = 572) gegenüber 38,8% (n = 362) Multiparae.
Primiparität stellt bei uns keine Indikation zur primären Sectio caesarea dar. Nur wenn zusätzlich maternale bzw. fetale Risiken vorlagen, wie HELLP-Syndrom, Präeklampsie, fetale Wachstumsretardierung, vorzeitiger Blasensprung mit Amnioninfektion und andere Risiken, entschlossen wir uns zur primären Schnittentbindung. Bei diesem Vorgehen erreichten wir bei Primiparae eine vaginale Entbindungsrate von 60,6%. Bei Mehrgebährenden betrug sie 73,7% (Tab. 9-7).

Erwartungsgemäß existierten zwischen Primi- und Multiparae Unterschiede bezüglich Geburtsdauer und Entbindungsmodus.
Ohne Berücksichtigung der Haltung der Beine benötigten Primiparae für die Geburt ihres Kindes aus Beckenendlage durchschnittlich 511 min und für die Austreibungsperiode durchschnittlich 76 min. Die Geburtsdauer bei Multiparae betrug im Durchschnitt 366 min, die Austreibungsperiode 57 min. Die Ursachen dieser Unterschiede beruhen auf geburtsmechanischen Aspekten (s.a. Kap 3).

Eindrucksvoll können die Unterschiede in der Geburtsmechanik bei der Analyse der Geburtsdauer bzw. Dauer der Austreibungsperiode (AP) zwischen Primi- und Multiparae unter Berücksichtigung der Haltung der Beine dargestellt werden:
Bei Primiparae betrug die zeitliche Differenz der Geburtsdauer zwischen einer vaginalen Steißlagen- und Steiß-Fußlagen-Entbindung im Durchschnitt 7 min (514 min vs. 507 min).

Tab. 9-6 Abhängigkeit des Entbindungsmodus vom Gestationsalter (n = 934).

SSW	gesamt n	%	primäre Sectio n	%	vaginal intendiert n	vaginale Entbindung n	%	sekundäre Sectio n	%
32–34	74	7,9	29	39,2	45	28	62,2	17	37,8
35–36	91	9,7	10	11	81	62	76,5	19	23,5
37–40	623	66,7	25	4,7	598	401	67,1	197	32,9
>40	146	15,6	4	2,7	142	78	54,9	64	45,1

Tab. 9-7 Abhängigkeit des Entbindungsmodus von der Parität (n = 934).

Parität	gesamt n	primäre Sectio n	%	vaginal intendierte Entbindung n	vaginale Entbindung n	%	sekundäre Sectio n	%
Primiparae	572	44	7,7	528	320	60,6	208	39,4
Multiparae	362	24	6,6	338	249	73,7	89	26,3

Die Differenz der durchschnittlichen AP-Dauer zwischen einer Steißlagen-Entbindung (60 min) betrug 31 min. Die zeitlichen Unterschiede sind bei Multiparae ausgeprägter. Der entscheidende Faktor für den beschleunigten Ablauf der einzelnen Geburtsphasen ist das durch die vorausgegangene(n) Geburt(en) vorgedehnte mütterliche Weichteilgewebe des Geburtskanals. Für eine vaginale Entbindung aus Steißlage benötigte eine Multiparae durchschnittlich 398 min, für eine vaginale Entbindung aus Steiß-Fußlage durchschnittlich 341 min. Somit ergibt sich eine Differenz von 57 min. Die Dauer der AP war bei Steißlagen- gegenüber Steiß-Fußlagen-Entbindungen im Durchschnitt um mehr als das Doppelte verlängert (59 vs. 25 min; Krause et al., 1997).

> Im Gegensatz zu Mehrgebärenden ist bei Primiparae die Geburtsdauer der Feten aus einfacher Steißlage gegenüber Feten aus Steiß-Fußlage nicht signifikant verlängert. Bei Mehrgebärenden beträgt die Differenz knapp 60 min und entspricht damit etwa 20% der Gesamtgeburtsdauer.

Geburtsgewicht
Die höchste vaginale Entbindungsrate mit 71,6% konnte in der Gewichtsgruppe zwischen 3001 und 3500 g beobachtet werden. Bei einem Geburtsgewicht von 4001 bis 4500 g betrug die Rate der vaginalen Entbindungen 47,7%. Die 4 Neugeborenen mit einem Geburtsgewicht von mehr als 4500 g wurden durch sekundäre Sectio caesarea entwickelt (Tab. 9-8).
Es wurde keine Abhängigkeit zwischen Entbindungsmodus und Geburtsgewicht gefunden, mit Ausnahme der Kinder mit einem Geburtsgewicht von > 4500 g.

Befundete Schwangerschafts- bzw. Geburtsrisiken

Zustand nach Sectio caesarea. Bei 73 Schwangeren (7,8%) bestand ein Zustand nach Sectio. Bei 10 dieser Schwangeren (13,7%) wurde die primäre Resectio caesarea indiziert, jedoch nur 2mal wegen des Zustandes nach Sectio.
Von den anderen 63 Schwangeren wurden 29 (46%) vaginal entbunden, bei 34 (54%) ergab sich aus dem Geburtsverlauf die Indikation zur sekundären Resectio caesarea.

Vorzeitiger Blasensprung. Zur stationären Aufnahme erschienen 241 Schwangere mit Beckenendlage und vorzeitigem Blasensprung (25,8%). Bei 13 von ihnen (5,4%) wurde eine primäre Sectio caesarea durchgeführt. Der vorzeitige Blasensprung allein

Tab. 9-8 Abhängigkeit des Entbindungsmodus vom Geburtsgewicht des Neugeborenen (n = 934).

Gewicht (g)	gesamt n	primäre Sectio n	primäre Sectio %	vaginal intendierte Entbindung	vaginale Entbindung n	vaginale Entbindung %	sekundäre Sectio n	sekundäre Sectio %
< 1500	13	11	84,6	2	–	–	2	100
1500–2000	39	13	33,3	26	18	69,2	8	30,8
2001–2500	105	17	16,2	88	58	65,9	30	34,1
2501–3000	258	5	1,9	253	169	66,8	84	33,2
3001–3500	308	9	2,9	299	214	71,6	85	28,4
3501–4000	157	7	4,5	150	89	59,3	61	40,7
4001–4500	49	5	10,2	44	21	47,7	23	52,3
> 4500	5	1	20	4	–	–	4	100

war jedoch in keinem Fall die Indikation für die Sectio caesarea.
Die vaginale Entbindung strebten wir bei 228 Schwangeren an. Von ihnen konnten 134 (58,8%) vaginal und 94 (41,2%) durch sekundäre Sectio caesarea entbunden werden.

Indikation zur primären Sectio caesarea

Die Indikation zur primären Sectio caesarea war gegeben, wenn neben der Beckenendlage des Fetus zusätzliche Risiken bestanden. In den ersten Jahren unserer Studie besaß der Wunsch der Mutter zur primären Schnittentbindung noch eine gewisse Bedeutung. Mit Zunahme unserer Erfahrung mit der vaginalen Entbindungstechnik spielte sie mit Beginn der 90er Jahre praktisch keine Rolle mehr. Durch unsere gezielte Information und die Aufklärung der Schwangeren über die Risiken der vaginalen und abdominalen Entbindung anläßlich der Vorstellung zur Geburt begann ein Selektionsprozeß bei den Schwangeren. Zur Geburt erschienen nur noch diejenigen, die eine vaginale Geburt anstreben und für diese von sich aus motiviert waren.

Die Hauptursachen für die Indikation zur primären Schnittentbindung sind nach ihrer Häufigkeit in Tabelle 9-9 aufgeführt.

Verdacht auf zephalo-pelvines Mißverhältnis bzw. „big baby"

Wir analysierten die Geburtsgewichte der 13 Neugeborenen, die durch primäre Sectio caesarea entwickelt wurden. Die Indikation zur Schnittentbindung wurde jeweils mit Verdacht auf ein zephalo-pelvines Mißverhältnis gestellt. Dieser Verdacht beruhte auf der sonographischen Gewichtsschätzung. Alle 13 Feten wurden schwerer als 3 500 g geschätzt und als „big babies" bezeichnet. Die tatsächlichen Geburtsgewichte der Neugeborenen lagen zwischen 2 680 g und 4 350 g. Das durchschnittliche Geburtsgewicht betrug 3 547 g.

Unter Berücksichtigung der Tatsache, daß in unserem untersuchten Kollektiv 47,7% der Feten mit einem Geburtsgewicht von 4 001 bis 4 500 g vaginal entwickelt wurden, muß in einigen Fällen die Richtigkeit der Indikationsstellung zur primären Schnittentbindung angezweifelt werden, besonders bei denen mit einem tatsächlichen Geburtsgewicht unter 4 000 g.

Die Analyse dokumentiert und bestätigt sehr anschaulich die Tatsache, daß der sonographischen Gewichtsschätzung eine große Ungenauigkeit innewohnt (Chauhan et al., 1995a). Sie kann 10–15% betragen. Mit Zunahme des fetalen Wachstums wird die Differenz entsprechend größer und kann bei einem Neugeborenen mit einem geschätzten Geburtsgewicht von 4 000 g als tatsächliches Geburtsgewicht 3 500 bis 4 500 g erreichen. Seitdem wir Anfang der 90er Jahre erkannten, daß die Schätzgenauigkeit sehr unzuverlässig ist und daher zu falschen Schlußfolgerungen führte, verzichteten wir auf die sonographische Gewichtsschätzung des Fetus. Hinsichtlich des Entbindungsmodus

Tab. 9-9 Die maternalen und fetalen Hauptursachen für die Indikation zur primären Sectio caesarea.

Diagnosen	n
• fetale Wachstumsretardierung	19
• „big baby"/Verdacht auf Mißverhältnis	13
• plazentare Ursachen (Placenta praevia, Blutungen)	9
• Wunsch der Mutter	7
• HELLP-Syndrom/Präeklampsie	5
• „Fußlage"	5
• maternale Erkrankungen	4
• Zustand nach Sectio caesarea	2
• Amnioninfektionssyndrom (AIS)	2
• präpartales suspektes CTG-Muster	1
• Fehlbildung	1
gesamt	68

bevorzugten wir bei Schwangeren mit „big baby" das exspektative Vorgehen, d. h. wir führten aus dieser Indikation keine primäre Sectio caesarea mehr durch.

Indikation zur sekundären Sectio caesarea

Aus dem Geburtsverlauf heraus entwickelten sich die verschiedenen Indikationen zur sekundären Sectio caesarea. Für die Analyse wurden diese Indikationen in **lagebedingt** und **lageunabhängig** untergliedert. Dabei fanden wir, daß bei 120 von 297 Schwangeren (40,4%) sub partu **lagebedingte** Komplikationen auftraten. In der Tabelle 9-10 sind die lagebedingten, also „absoluten" Sectio-Indikationen zusammengestellt.

Bei den 177 **lageunabhängigen** Komplikationen (59,6%) überwogen die plazento-fetalen Perfusionsstörungen (suspektes CTG-Muster) bzw. deren Folge (Azidose, wenn möglich durch Fetalblutanalyse bestätigt). Wegen auffälliger CTG-Muster und/oder „drohender fetaler Azidose" wurde 94mal (53,1%) die sekundäre Sectio caesarea durchgeführt.

Zu den lageunabhängigen Komplikationen zählte auch der „Geburtsstillstand". Deshalb wurden 77 Schwangere (43,5%) durch sekundäre Sectio caesarea entbunden. Des weiteren führten wir 6 (3,4%) sekundäre Schnittentbindungen wegen vorzeitiger Plazentalösung bzw. therapierefraktärem Hypertonus sub partu durch. Die Tabelle 9-11 stellt die „lageunabhängigen" Komplikationen dar, aufgrund derer die sekundäre Sectio caesarea indiziert wurde.

Subtrahiert man die 120 lagebedingten Sectiones („absolute" Indikationen) von den insgesamt 297 sekundären Sectiones, bleiben noch 177 Sectiones, die wegen „lageunabhängiger" Ereignisse durchgeführt wurden. Bezieht man diese Fälle auf die 866 vaginal begonnenen Entbindungen, so ergibt sich eine gereinigte Sectio-Frequenz von 20,4%. Diese „lageunabhängige" Sectio-Frequenz bei Beckenendlagenentbindungen des Fetus ist demnach etwa doppelt so hoch wie die Gesamt-Sectio-Frequenz unserer Klinik. Über die Gründe, warum bei Beckenendlagenentbindungen die „lageunabhängigen" Komplikationen doppelt so häufig auftreten wie bei Schädellagenentbindungen, können wir derzeit nur spekulieren.

Tab. 9-10 Lagebedingte Komplikationen, die Indikation zur sekundären Schnittentbindung waren.

Diagnosen	n
• Fußlage	86
• Nabelschnurvorfall	25
• Knielage	3
• Armvorfall	3
• Knie-Fußlage	2
• Steißlage bei Primipara <18 Jahre	1
gesamt	120

Tab. 9-11 „Lageunabhängige" Komplikationen, die Indikation für die sekundäre Schnittentbindung waren.

Diagnosen	n
• suspektes CTG-Muster/Azidose in der Eröffnungsperiode	18
• suspektes CTG-Muster/Azidose in der Austreibungsperiode	61
• suspektes CTG-Muster/Azidose und sonstige Diagnosen	11
• suspektes CTG-Muster/Azidose mit IUGR (intrauterine growth retardation)	4
• Geburtsstillstand in der Eröffnungsperiode	28
• Geburtsstillstand in der Austreibungsperiode	49
• Blutung/vorzeitige Plazentalösung	5
• Hypertonus	1
gesamt	177

Fetal outcome – Apgar-Wert nach 5 und 10 Minuten

Hinsichtlich des Vorkommens von Neugeborenen mit einem Apgar-Score ≤ 7 nach 10 Minuten fanden sich zwischen vaginaler Geburt und sekundärer Schnittentbindung keine Unterschiede.

Während der 5-Minuten-Apgar-Wert bei 27 von 569 vaginal entwickelten Neugeborenen ≤ 7 betrug (4,7 %), hatten nach 10 Minuten nur noch 8 Neugeborene (1,4 %) einen Apgar-Wert ≤ 7. Bei einem dieser Kinder wurde eine Fallotsche Tetralogie post natum diagnostiziert. Ein anderes Kind entwickelte eine schwere Neugeboreneninfektion.

Von 297 Neugeborenen, die durch sekundäre Sectio caesarea entwickelt wurden, boten 30 (10,1 %) nach 5 Minuten einen Apgar-Wert ≤ 7; 10 Minuten post natum war nur noch bei 6 (2 %) Neugeborenen ein Apgar-Wert von ≤ 7 zu verzeichnen. Vier der sechs Neugeborenen stabilisierten sich im weiteren Verlauf ohne weitere neonatologische Maßnahmen. Ein Reifgeborenes wurde mit dem Verdacht auf eine Fruchtwasseraspiration in die Kinderklinik verlegt. Nach kurzzeitiger neonatologischer Betreuung gestaltete sich die weitere Entwicklung unauffällig. Ein retardiertes Frühgeborenes stabilisierte sich trotz Beatmung sehr zögerlich. In der Kasuistik-Tabelle wird der Verlauf vorgestellt (Tab. 9-20, Fall 4).

Fünf Minuten nach primärer Schnittentbindung boten 11 von 68 Neugeborenen (16,2 %) einen Apgar-Wert von ≤ 7, nach 10 Minuten nur noch 8 (11,8 %). Davon waren 6 Neugeborene per definitionem Frühgeborene und wurden beatmet. Weiterhin befanden sich auch 2 Reifgeborene unter den Neugeborenen mit einem Apgar-Wert von ≤ 7. Der Verlauf von einem dieser Kinder wird in der Kasuistik-Tabelle (s. Tab. 9-20, Fall 3) vorgestellt. Das andere entwickelte sich unauffällig.

Die Tabelle 9-12 stellt die Apgar-Werte ≤ 7 nach 5 und 10 Minuten in Abhängigkeit vom Entbindungsmodus und Gestationsalter dar.

Nabelarterien-pH-Wert

Wir untersuchten die Häufigkeit des Auftretens von Nabelarterien-pH-Werten (pH_{NA}) unter 7,15 in Abhängigkeit vom Entbindungsmodus und die Rate der Verlegungen von Neugeborenen mit einem $pH_{NA} < 7,15$ in die neonatologische Abteilung.

Vaginale Entbindung

Von 569 vaginal entwickelten Neugeborenen boten 96 (16,9 %) einen $pH_{NA} < 7,15$. Darunter befanden sich 13 Frühgeborene (Tab. 9-13).

In die neonatologische Abteilung wurden 22 Neugeborene verlegt, darunter 7 Frühgeborene. Folgende Indikationen führten zur Verlegung: Anpassungsstörung, Unreife, In-

Tab. 9-12 Apgar-Werte (≤ 7 nach 5 und 10 Minuten) in Abhängigkeit vom Entbindungsmodus und Gestationsalter.

	5-Min.-Apgar-Wert ≤ 7						10-Min.-Apgar-Wert ≤ 7					
	gesamt		< 37 SSW		> 37 SSW		gesamt		< 37 SSW		> 37 SSW	
	n	%	n	%	n	%	n	%	n	%	n	%
vaginale Entbindung	27	4,7	6	6,7	21	4,4	8	1,4	5	5,6	3	0,6
sekundäre Sectio	30	10,1	7	19,4	23	8,8	6	2	3	8,3	3	1,1
primäre Sectio	11	16,2	9	23,1	2	6,9	8	11,8	6	15,4	2	6,9

Tab. 9-13 pH$_{NA}$-Werte der 569 vaginal entwickelten Neugeborenen in Abhängigkeit vom Gestationsalter.

pH$_{NA}$	< 7,00 n	%	7,00–7,09 n	%	7,10–7,14 n	%	7,15–7,19 n	%	≥ 7,20 n	%
32–36 SSW*	1	1,1	5	5,6	7	7,8	20	22,2	57	63,3
> 37 SSW+	2	0,4	31	6,5	50	10,4	66	13,8	330	68,9
gesamt	3		36		57		86		387	

96 = 16,9%

* bezogen auf n = 90
+ bezogen auf n = 479

fektionsverdacht und Azidose. Alle verlegten Kinder wurden mit unauffälligen Befunden (neurologischer Status, Schädelsonogramm) aus der Klinik entlassen.

Sekundäre Sectio caesarea

Von den 56 Neugeborenen (18,8%; Tab. 9-14), die eine Azidose von pH$_{NA}$ < 7,15 entwickelten, wurden 24 verlegt. Unter ihnen befanden sich 7 Frühgeborene. Die Verlegungsdiagnosen neben der Azidose waren: Unreife, Anpassungsstörung, Infektionsverdacht, Retardierung.
Ein reifes Neugeborenes wurde wegen eines tonisch-klonischen Krampfes bei Hypoglykämie verlegt. Es verstarb postnatal. Da keine Autopsieerlaubnis seitens der Eltern vorlag, blieb die Todesursache unklar.
Ein weiteres Neugeborenes wies schwere hirnorganische Veränderungen auf. Dieses wachstumsretardierte Frühgeborene entwickelte eine peri- und paraventrikuläre Leukomalazie (Kasuistik-Tabelle, s. Tab. 9-20, Fall 4). Als Ursache für diese Erkrankung ist eine chronische Plazentainsuffizienz auf dem Boden einer partiellen vorzeitigen Lösung der Plazenta (älteres Hämatom) anzunehmen.

Primäre Sectio caesarea

In der Gruppe der 68 Neugeborenen, die durch primäre Sectio caesarea entwickelt

Tab. 9-14 pH$_{NA}$-Werte der 297 durch sekundäre Sectio caesarea entwickelten Neugeborenen in Abhängigkeit vom Gestationsalter.

pH$_{NA}$	< 7,00 n	%	7,00–7,09 n	%	7,10–7,14 n	%	7,15–7,19 n	%	≥ 7,20 n	%
32–36 SSW*	–	–	3	8,3	4	11,1	6	16,7	23	63,9
> 37 SSW+	4	1,5	19	7,3	26	10	47	18	165	63,2
gesamt	4		22		30		53		188	

56 = 18,8%

* bezogen auf n = 36
+ bezogen auf n = 261

Tab. 9-15 pH_{NA}-Werte der 68 durch primäre Sectio caesarea entwickelten Neugeborenen in Abhängigkeit vom Gestationsalter.

pH_{NA}	< 7,00 n	< 7,00 %	7,00–7,09 n	7,00–7,09 %	7,10–7,14 n	7,10–7,14 %	7,15–7,19 n	7,15–7,19 %	≥ 7,20 n	≥ 7,20 %
32–36 SSW*	–	–	1	2,6	4	10,2	5	12,8	29	74,4
> 37 SSW+	1	3,4	1	3,4	–	–	–	–	27	93,2
gesamt	1		2		4		5		56	
					7 = 10,3%					

* bezogen auf n = 39
+ bezogen auf n = 29

Tab. 9-16 Nabelarterien-„Base-excess"-Werte bei 457 Neugeborenen in Abhängigkeit vom Entbindungsmodus.

BE-Wert (mval/l)	vaginale Entbindung (n = 303) n	vaginale Entbindung (n = 303) %	sekundäre Sectio (n = 137) n	sekundäre Sectio (n = 137) %	primäre Sectio (n = 17) n	primäre Sectio (n = 17) %
über –8	240	79,2	90	65,7	15	88,2
–8 bis –15	61	20,1	47	34,3	1	5,9
unter –15	2	0,7	–	–	1	5,9

wurden, betrug die Azidose-Inzidenz (pH_{NA} < 7,15) 10,3% (n = 7; Tab. 9-15). In 5 von 7 Fällen betraf es Frühgeborene.
Alle Neugeborenen entwickelten sich später ohne weitere Komplikationen.

„Base-excess"

Der „Base-excess"-Wert (BE-Wert) aus dem Nabelarterienblut gestattet eine Aussage über die metabolische Stoffwechsellage des Fetus bzw. des Neugeborenen. BE-Werte unterhalb von – 15 mval/l entsprechen einer ausgeprägten metabolischen Azidose. Erst ab Mitte 1994 hatten wir die Möglichkeit der maschinellen Bestimmung des BE-Wertes. Für die Auswertung standen uns bis 1997 457 BE-Werte zur Verfügung (Tab. 9-16).
In der Gruppe der vaginal entwickelten Neugeborenen (n = 303) beobachteten wir 2 Neugeborene mit einem BE-Wert unter – 15 mval/l. Bei einem betrug der BE-Wert – 17,8 mval/l (pH_{NA} 6,88). Dieses Reifgeborene wurde sofort intubiert und in die neonatologische Abteilung verlegt; es konnte ohne neurologische oder andere Auffälligkeiten gemeinsam mit der Mutter am 5. Lebenstag entlassen werden. Das 2. Neugeborene bot einen BE-Wert von –15,5 mval/l (pH_{NA} 7,03), adaptierte sich aber in den ersten 10 Minuten komplikationslos (Apgar-Werte 8/10). Es konnte ebenfalls ohne Auffälligkeiten gemeinsam mit der Mutter die Klinik am 5. Lebenstag verlassen. Beiden beschriebenen Fällen ist gemeinsam, daß es sich um Primiparae handelte, und die Preßperiode protrahiert verlief. Es bestand also nur eine kurzzeitige Beeinträchtigung der fetalen Stoffwechselsituation.
Unter den 137 durch sekundäre Sectio entwickelten Neugeborenen befand sich kein

Tab. 9-17 Verlegungsdiagnosen von 116 Frühgeburten in Abhängigkeit vom Entbindungsmodus.

Diagnosen	vaginale Entbindung	sekundäre Sectio	primäre Sectio
• Azidose	1	2	–
• Adaptationsstörung	6	–	–
• Fehlbildung/Erkrankung	7	8	5
• Unreife	40	17	29
• Trauma	1	–	–
gesamt	55	27	34

Tab. 9-18 Verlegungsdiagnosen von 147 Reifgeborenen in Abhängigkeit vom Entbindungsmodus.

Diagnosen	vaginale Entbindung	sekundäre Sectio	primäre Sectio
• Adaptationsstörung	39	19	3
• VD-Infektion	24	20	6
• Fehlbildung/Erkrankung	9	5	3
• IUGR (intrauterine growth retardation)	2	3	5
• Trauma	5	4	–
gesamt	79	51	17

Kind mit einem BE-Wert unterhalb von −15 mval/l.
Unter den 17 durch primäre Sectio entwickelten Neugeborenen beobachteten wir ein Kind, das einen BE-Wert von −20,7 mval/l bot. Die Ursache war eine vorzeitige Plazentalösung. Dieser Fall wird später in der Kasuistik-Tabelle (s. Tab. 9-20, Fall 3) dargestellt.

Neonatale Verlegungsrate

Es wurden insgesamt 263 Neugeborene in die neonatologische Abteilung verlegt. Unter diesen befanden sich 116 Frühgeborene (44,1%) und 147 Reifgeborene (55,9%). Die Tabellen 9-17 und 9-18 zeigen die Verlegungsdiagnosen getrennt nach Entbindungsmodus und Gestationsalter. Die Verlegungsdiagnosen sind nicht in jedem Fall mit den Erkrankungen der Neugeborenen identisch.

Folgende Fehlbildungen bzw. geburtsunabhängige Erkrankungen beobachten wir bei **Frühgeborenen:**
- *nach vaginaler Entbindung*
  – ektope Vorhofextrasystolie
  – 2/6-Systolikum
  – perforierte Appendizitis
  – zerebrales Anfallsleiden bei CMV-Infektion
  – Leukomalazie der Großhirnrinde, pathologisches EEG bei fetaler Wachstumsretardierung
  – Myelozele/Spina bifida
- *nach sekundärer Sectio caesarea*
  – Alkoholentzugssyndrom
  – supraventrikuläre Tachykardie
  – Trisomie 21
  – Pneumothorax
  – abakterielle Meningitis
- *nach primärer Sectio caesarea*
  – multiples Fehlbildungssyndrom

- Pink-Fallot
- 3mal Atemnotsyndrom
- Louis-Bar-Syndrom
- Analatresie

Als Geburtstrauma stellen wir bei einem **Frühgeborenen** eine Humerusfraktur beidseits mit Erbscher Parese rechts nach vaginaler Entbindung fest.

Bei den **Reifgeborenen** beobachteten wir im Verlauf unserer Studie die folgenden Fehlbildungen bzw. geburtsunabhängigen Erkrankungen:

- *nach vaginaler Entbindung*
  - Dystrophie/Dysmelie
  - 2mal Fallotsche Tetralogie
  - Meningomyelozele
  - Hypospadia glandis
  - 3mal ANS bei fetaler Wachstumsretardierung
  - CMV-Infektion mit Anfallsleiden
  - Polyglobulie
- *nach sekundärer Sectio caesarea*
  - Thrombozytopenie (bei maternaler Immunthrombozytopenie)
  - Achondroplasie
  - Hypoglykämie bei maternalem Diabetes mellitus
  - Nasse-de Lange-Syndrom
  - tonisch-klonische Krämpfe bei Hypoglykämie (Kind verstorben)
  - Silver-Russel-Syndrom
  - Pulmonalstenose
- *nach primärer Sectio caesarea*
  - 2mal fetaler Hydrocephalus internus
  - Unreife bei fetaler Wachstumsretardierung

Geburtsbedingte Traumata stellten wir bei **Reifgeborenen,** wie folgt, fest:
nach vaginaler Entbindung
- Klavikulafraktur
- 3mal Labienhämatom
- 1mal Gesäßhämatom

nach sekundärer Sectio caesarea
- 2mal Schnittverletzungen
- 2mal Oberschenkelfraktur beidseits

Neonatale Frühmorbidität und Mortalität

Vaginaler Entbindungsmodus. Insgesamt haben wir 569 Feten aus Beckenendlage vaginal entwickelt. Nach einem komplikationslosen Aufenthalt auf der Wochenstation bzw. neonatologischen Station boten 556 Neugeborene (99,6%) ein unauffälliges Schädelsonogramm anläßlich der U2. Darunter befanden sich alle 472 reifgeborenen Kinder (Tragzeit ≥ 37 SSW). Wir können davon ausgehen, daß sich diese Kinder auch weiterhin unauffällig entwickeln werden.

Bei 2 Frühgeborenen wurde ein auffälliges Schädelsonogramm gefunden, wobei sich in keinem Fall ein Zusammenhang mit dem Entbindungsmodus bzw. mit der Poleinstellung herstellen läßt (Kasuistik-Tabelle, s. Tab. 9-20, Fall 1 und 2).

Geburtstraumatische Schäden traten bei 6 Neugeborenen auf, darunter beobachteten wir eine Erbsche Parese bei Humerusfraktur bei einem Frühgeborenen, eine Klavikulafraktur sowie 4mal ein Hämatom (3mal genital, 1mal am Gesäß) bei Reifgeborenen.

Entbindungsmodus: sekundäre Sectio caesarea. Insgesamt entwickelten wir 297 Neugeborene durch sekundäre Sectio caesarea. Von ihnen hatten 283 (99,3%) ein unauffälliges Schädelsonogramm. Unter ihnen befanden sich alle Reifgeborenen. Bei 2 Frühgeborenen wurde das Schädelsonogramm als suspekt eingeschätzt, Hinweise auf geburtsbedingte Zusammenhänge in bezug auf die Poleinstellung wurden nicht gefunden (Kasuistik-Tabelle, s. Tab. 9-20, Fall 4 und 5). Im Fall 4 ist eine geburtsassoziierte Schädigung des Kindes nicht mit letzter Sicherheit auszuschließen, da bereits pränatal mehrere Risikofaktoren bestanden.

Als geburtstraumatische Schäden traten bei sekundärer Sectio caesarea 2 Schnittverletzungen und 2mal beidseitige Oberschenkelfrakturen bei Reifgeborenen auf.

Entbindungsmodus: primäre Sectio caesarea. Durch primäre Sectio caesarea wurden 68 Neugeborene entwickelt. Nach Ausschluß von fetalen Fehlbildungen sowie Erkrankungen boten 61 Neugeborene (98,4%) ein unauffälliges Schädelsonogramm.

Die Tabelle 9-19 vermittelt einen Überblick über die neonatale Frühmorbidität und Mortalität innerhalb der letzten zehn Jahre.

In der Tabelle 9-20 sind die Kasuistiken der fünf neurologisch auffälligen Kinder dargestellt. Aus dieser Aufstellung geht hervor, daß in den Fällen 1, 2 und 3 kein Zusammenhang mit dem Entbindungsmodus hergestellt werden kann. Bei den Kasuistiken 1, 4 und 5 sind jedoch gemeinsame Risiken zu erkennen, die per se Auswirkungen auf die Spätmorbidität haben: **Frühgeburt und fetale Wachstumsretardierung.** Inwieweit der Entbindungsmodus bei dieser Konstellation einen zusätzlichen Einfluß auf die kindliche Entwicklungsprognose besitzt, ist derzeit nicht sicher zu beantworten. Deshalb raten wir bei dieser Konstellation vorläufig zu einer großzügigen Indikationsstellung der primären Schnittentbindung.

> Zusammenfassend gilt, daß der Entbindungsmodus bei Reifgeborenen auf die Spätmorbidität keinen Einfluß ausübt. Bei Frühgeborenen können sich nach unserem derzeitigen Wissensstand Faktoren wie fetale Wachstumsretardierung und/oder Amnioninfektion negativ auf die weitere kindliche Entwicklung auswirken, so daß in diesen Fällen die Schwangerschaft großzügig durch eine primäre Schnittentbindung beendet werden sollte.

Tab. 9-19 Neonatale Frühmorbidität und Mortalität nach Entbindung aus Beckenendlage in Abhängigkeit vom Entbindungsmodus und Gestationsalter im Zeitraum von 1988 bis 1997 (n = 934).

	primäre Sectio (n = 68)		vaginale Entbindung (n = 569)		sekundäre Sectio (n = 297)	
• SSW	< 37	> 37	< 37	> 37	< 37	> 37
• Anzahl	39	29	90	479	36	261
• unauffälliges Schädelsonogramm	35/35	26/27	84/86	472/472	29/31	254/254
(exclusive angeborene Erkrankung)	100%	96,3%	97,6%	100%	93,5%	100%
• unauffälliges Schädelsonogramm	4	25	44	445	12	226
(Entlassung mit der Mutter)	10,3%	86,2%	48,9%	92,9%	33,3%	86,6%
• Infektion/Unreife	31	1	39	23	17	24
	79,5%	3,4%	43,4%	4,8%	47,2%	9,2%
• Geburtstraumata	–	–	1	5	–	4
			1,1%	1%		1,5%
• zerebrale Erkrankungen	–	1	2	–	2	–
(PVL, ICH, pathologisches EEG)		3,4%	2,2%		5,6%	
• angeborene Erkrankungen/	3	2	3	7	5	6
Fehlbildungen	7,7%	6,8%	3,3%	1,5%	13,9%	2,3%
• postnatale Todesfälle	1⊗	–	1⊕	–	–	1©
	2,8%		1,1%			0,4%

⊗ septischer Schock bei Klebsielleninfektion
⊕ multiples Mißbildungssyndrom
© tonisch-klonische Krämpfe, Hypoglykämie
PVL: periventrikuläre Leukomalazie
ICH: intrakranielle Hämorrhagie

Tab. 9-20 Darstellung der fünf Kasuistiken mit schweren neonatalen Erkrankungen.

	Fall 1	Fall 2	Fall 3	Fall 4	Fall 5
SS-Verlauf	vorzeit. Blasenspr.	vorzeit. Wehentät.	unauffällig	vorzeit. Wehentät.	vorzeit. Wehentät.
SSW	33	34	38	35	35
Diagnosen	–	–	• vorzeitige Plazentalösung	• auffälliges CTG • drohende fetale Azidose	• Nabelschnurvorfall
Entbindung	vaginal	vaginal	primäre Sectio	sekundäre Sectio	sekundäre Sectio
Gewicht	1750 g	2460 g	3530 g	1970 g	2260 g
Gew.-Perzentile	< 25.	50.	50.	< 10.	< 25.
pH_{NA}	7,29	7,28	6,79	7,08	7,18
BE-Wert (mval/l)	–	–	– 20,7	– 11,8	– 7,8
Apgar-Wert nach 5 und 10 Min.	7/9 (nach Intubation)	8/8	3/3 (nach Intubation)	7/7	8/8
kindliche Entwicklung	• Pneumonie • peri- u. paraventrikuläre Leukomalazie • Tetraplegie	• antenatale CMV-Infektion • zerebrales Anfallsleiden	• schwere perinatale Azidose • unauffällige Entwicklung	• Leukomalazie der Großhirnrinde • Anfallsleiden	• Leukomalazie in den lateralen Vorderhörnern

Tab. 9-21 Kasuistiken der drei verstorbenen Neugeborenen.

	Fall 1	Fall 2	Fall 3
SS-Verlauf	unauffällig	Oligohydramnie fetale Retardierung	vorzeit. Blasensprung
SSW	33	32	38
Entbindung	vaginal	primäre Sectio	sekundäre Sectio
Geburtsgewicht	2500 g	870 g	2630 g
Gew.-Perzentile	90.	< 5.	< 10.
Symptome	• ANS Grad III • Sepsis	• kardiopulmonales Versagen	• tonisch-klonische Krämpfe • Hypoglykämie
pathologisch-anatomische Diagnose	• septischer Schock (Klebsiellen)	• multiple Fehlbildungen	• keine Autopsie

Perinatale Mortalität

Die **perinatale Mortalität** betrug im Untersuchungszeitraum 0,3%. Von 934 aus Beckenendlage entwickelten Neugeborenen verstarben 3 unabhängig vom Entbindungsmodus (Tab. 9-21). Von 2 Frühgeborenen verstarb eines an septischem Schock bei einer Klebsiellen-Infektion, das andere an einem multiplen Mißbildungssyndrom. Ein

Reifgeborenes verstarb nach tonisch-klonischen Krämpfen bei Hypoglykämie am 2. Lebenstag, ohne daß die Ursache pathologisch-anatomisch festgestellt werden konnte.

Diskussion

Unsere Ergebnisse von 1988 bis 1997 mit der vaginal intendierten Beckenendlagengeburt zeigen, daß Schwangere nach entsprechender Risikoselektion mit einem Gestationsalter von ≥ 32 SSW zu 65,7% vaginal entbunden werden konnten. Wir fanden, daß die Parameter der neonatalen Früh- und Spätmorbidität keine Unterschiede zwischen den Geburtsmodi aufwiesen. Zu gleichen Ergebnissen kam auch eine Reihe anderer Arbeitsgruppen, wie Albrechtsen et al., 1997; Brown et al., 1994; Croughan-Minihane et al., 1990; Flanagan et al., 1987; Hofmann und Carle-Grewe, 1991; Mahomed, 1988; Perl et al., 1996; Roumen und Luyben, 1991; Schiff et al., 1996; Sevelda et al., 1993; Tatum et al., 1985.

> Die Entscheidung zur primären Schnittentbindung bei Beckenendlage ab 32 SSW bedarf einer medizinischen Indikation, die nicht ausschließlich auf der Poleinstellungsanomalie begründet ist.

Bei Frühgeburten in Beckenendlage (≥ 32 bis 36 SSW) ohne zusätzliche Risiken kann bei spontanem Geburtsbeginn und zügigem Geburtsfortschritt zunächst der Verlauf abgewartet werden. Unter Beachtung des niedrigen Gestationsalters und ausbleibender Geburtsrisiken (z. B. Amnioninfektion, Protrahierung des Geburtsverlaufs) kann mit einer komplikationslosen vaginalen Entbindung gerechnet werden. Ziel ist die vaginale Entbindung bei möglichst lang erhaltener Fruchtblase. Besteht ein vorzeitiger Blasensprung *ohne Amnioninfektion,* so kann auch in dieser Situation eine vaginale Entbindung angestrebt werden. Die Indikationen zur sekundären Sectio caesarea sind neben den lagebedingten Komplikationen die gleichen, die auch für die Poleinstellung „Schädellage" gelten. Wir erreichten mit diesem Management eine vaginale Entbindungsrate von 71,4%. Bietet die Schwangere mit einer Beckenendlage zusätzliche Risiken, wie vorzeitiger Blasensprung *mit Amnioninfektion* und/oder intrauterine Wachstumsretardierung, so stellten wir großzügig die Indikation zur Schwangerschaftsbeendigung durch primäre Sectio caesarea (23,6%).

Die Ergebnisse der vaginal intendierten Entbindung von Schwangeren mit einer Beckenendlage jenseits der 37. SSW zeigen, daß knapp zwei Drittel vaginal entbunden wurden. Die Rate der sekundären Sectio caesarea betrug 35,3%. Nur bei 7,3% aller Schwangeren war aus rein medizinischen Gründen eine primäre Sectio caesarea indiziert.

Nach Unterteilung des untersuchten Krankengutes nach Primiparae und Multiparae ergibt sich für die primäre Schnittentbindung bei Primiparae eine Rate von 7,7% und bei Multiparae von 6,6%. Im Vergleich mit den Daten der Bayerischen Perinatalerhebung (BPE) von 1997 stehen diese Ergebnisse im Widerspruch. Dort wurde die Rate primärer Schnittentbindungen mit durchschnittlich 76% für Primiparae und 59% für Multiparae angegeben. Die Rate der primären Sectiones ist somit um ein Vielfaches höher, als es aus medizinischen Gründen erforderlich ist. Die gleiche Beobachtung beschrieb die Arbeitsgruppe um Laros (Laros et al., 1995) in ihrem Artikel „Management of term breech presentation": „Comparison of the reason for cesarean section delivery shows many more cases delivered for physician and patient choice in the current series. This observation reminds us that indications for cesarean section are often far more sociologic than scientific."

Interessant sind unsere Ergebnisse hinsichtlich der vaginalen Entbindungsrate bei Beckenendlage jenseits von 40 SSW. Bisher verfolgten wir das konservative Management, d. h. im Überschreiten des errechneten Geburtstermins sahen wir keine Indikation zur Geburtseinleitung. Unsere Daten zeigen, daß von 37 bis einschließlich 40 kpl. SSW zwei von drei Schwangeren vaginal entbunden wurden. Nach Überschreiten des errechneten Geburtstermins fällt dann die vaginale Entbindungsrate auf 54,9 % ab, d. h. nur noch bei jeder zweiten Schwangeren erfolgte die vaginale Entbindung. Die Frage, ob durch eine Geburtseinleitung am Geburtstermin eine Verbesserung der Ergebnisse, folglich eine Verminderung der Rate von sekundären Sectiones zu erzielen ist, können wir momentan nicht beantworten.

Unsere 10jährigen Erfahrungen, die wir bei der Beckenendlagenentbindung sammelten, stehen z. T. im Widerspruch zu den Empfehlungen der Standardkommission „Beckenendlage" von 1984 (Berg et al., 1984). Hinsichtlich der Frühmorbidität können wir der Empfehlung der Standardkommission „Beckenendlage" insofern zustimmen, als Beckenendlagenneugeborene gegenüber Schädellagenneugeborenen eine erhöhte Frühmorbidität aufweisen. Sie hat aber, wie unsere Ergebnisse und verschiedene Mitteilungen der Literatur belegen, keine Auswirkungen auf die Spätmorbidität (Boos, 1994; Brown et al., 1994; Christian und Brady, 1991; Gimovsky und Schifrin, 1992; Rosen et al., 1985; s. a. Kap. 10). Andererseits belegen neuere Untersuchungsergebnisse, daß Feten in Beckenendlage offensichtlich antenatal mit einer erhöhten Morbidität belastet sind und die Einflüsse des Entbindungsmodus nicht die ihnen zugeschriebene Bedeutung besitzen (Rayl et al., 1996; s. a. Kap. 6 und Kap. 10).

Die **Wertigkeit des Apgar-Scores** hinsichtlich einer zuverlässigen Erkennung einer „perinatalen Asphyxie" wird zunehmend in Zweifel gezogen. Diese Methode eignet sich nur bedingt dafür. Klinische Relevanz erlangt der 5-Minuten-Apgar-Wert bei einem Wert unter 4. Erst bei Werten zwischen 0 und 3 können Organfunktionsstörungen mit einer „perinatalen Asphyxie" in Zusammenhang gebracht werden (Low et al., 1994; Portman et al., 1990; Winkler et al., 1991).

Andererseits kann der Apgar-Wert von verschiedenen Faktoren beeinflußt werden, die seine Aussage relativieren (Tab. 9-22).

Die **Wertigkeit des pH_{NA}** hinsichtlich der kindlichen Entwicklungsprognose ist bekanntermaßen umstritten. Vielmehr spiegelt dieser Wert die unmittelbar vorangegangene bzw. aktuelle Stoffwechselsituation eines Fetus bzw. Neugeborenen wider und kann als qualitativer Gradmesser der Geburtsleitung angesehen werden. Trotzdem wird seine Erhebung von den entsprechenden deutschen Fachgesellschaften als Parameter der Qualitätskontrolle empfohlen (von Stockhausen und Albrecht, 1997). In diesem Zusammenhang soll darauf hingewiesen werden, daß durch Hyperventilation der Mutter eine sog. Leih-Azidose des Fetus

Tab. 9-22 Ursachen niedriger Apgar-Werte (zit. nach Arias, 1994).

- Unreife
- Medikamente, die sub partu verabreicht wurden
- fetale Infektionen
- fetale kongenitale Anomalien
- fetale Chromosomenanomalien
- neuromuskuläre Erkrankungen des Fetus
- Geburtstrauma
- insuffiziente Reanimation
- Mekoniumaspiration
- feto-maternale Blutung
- Hypoxie sub partu

entstehen kann. In Fällen mit „unerklärlich schlechtem" pH_{NA}-Wert, der sich nicht durch das CTG-Muster und/oder aus dem Geburtsverlauf erklären läßt, unterziehen wir mütterliches Blut einer Blutgasanalyse. In einigen Fällen klärt uns das Resultat einer respiratorisch bedingten mütterlichen Azidose über den Grund der Neugeborenen-Azidose auf.

Neben der klinischen Erfahrung belegen neuere Ergebnisse, daß sich der pH_{NA} allein nicht für die Prognose der weiteren kindlichen Entwicklung eignet (ACOG, 1992; Arias, 1994; Jaisle, 1996; Schneider und Beller, 1995; Schneider, 1993, 1996).

Unserer Meinung nach hat die von Saling (1966, 1996) entwickelte und publizierte Einteilung der fetalen Azidose in verschiedene Schweregrade volle Gültigkeit. Jedoch sollte unter Berücksichtigung der heutigen Erkenntnisse darüber neu diskutiert werden, ob der Grenzwert einer klinisch relevanten fetalen Azidose, die eine ernstzunehmende Schädigung des Kindes hervorruft, das geringgradige Unterschreiten eines pH-Wertes von 7,20 darstellt. In Anlehnung an das Technical Bulletin Nr. 163 der ACOG von 1992 sind wir zu der Auffassung gelangt, daß der pH-Grenzwert in Hinblick auf die Langzeitmorbidität bei 7,10 definiert werden sollte. Gleiches sollte unserer Meinung nach auch bezüglich der Indikationsstellung zur sekundären Sectio caesarea wegen „(drohender) fetaler Azidose" gelten. Die Indikation sollte immer das Resultat eines sinkenden Trends des pH-Wertes (FBA) sein und den pH-Wert von 7,10 nicht unterschreiten.

Eine Korrelation des pH_{NA}-Wertes mit der Langzeitmorbidität existiert erst bei pH_{NA}-Werten unter 7,00 wenn er mit weiteren Kriterien zusammen bewertet wird (Goodwin et al., 1992; Low et al., 1994; Nagel et al., 1995; Rosen und Dickinson, 1992; Winkler et al., 1991).

Zunehmend gewinnt der **„Base-excess"-Wert** für die Beurteilung der fetalen Stoffwechselsituation sowohl intra partum für die Geburtsleitung als auch post natum an Bedeutung. Dieser Parameter erlaubt eine genauere Differenzierung zwischen einer respiratorischen, gemischten oder metabolischen Azidose des Fetus bzw. Neugeborenen. Nach heutigen Erkenntnissen sind klinisch relevante Organfunktionsstörungen bei Neugeborenen erst bei einer länger andauernden schweren Azidose mit ausgeprägter metabolischer Komponente (BE von unter –15 mval/l) zu erwarten (Low et al., 1994; Portman et al., 1990). Wie bei dem pH_{NA}-Wert gilt auch für den BE-Wert die Aussage, daß nicht allein die Tiefe der Werte entscheidend ist, sondern vor allem *deren zeitliche Dauer.*

Zusammenfassend kommt hinsichtlich der Einschätzung der kindlichen Entwicklungsprognose zum Ausdruck, daß eine neurologische Spätmorbidität bei reifen Neugeborenen erst bei einer Azidose mit pH_{NA}-Werten von unter 7,00 und „Base-excess"-Werten unter –15 mval/l sowie 5-Minuten-Apgar-Werten zwischen 0 und 3 zu erwarten ist (Goldaber et al., 1991; Goodwin et al., 1992; Low et al., 1994; Nagel et al., 1995; Portman et al., 1990; Winkler et al., 1991). Diese Erkenntnisse fanden ihren Niederschlag in dem im Januar 1992 vom American College of Obstetricans and Gynecologists (ACOG) veröffentlichten Technical Bulletin Nr. 163 „Fetal and neonatal neurologic injury" (Tab. 9-23; zit. bei Goodlin, 1995).

Das selektive Vorgehen hinsichtlich der Sectio-Indikation sollte aus einer Risikoabwägung zwischen fetaler und maternaler Morbidität entstehen. Einerseits kann die vaginale Entbindung unter bestimmten Voraussetzungen risikoarm durchgeführt werden. Selbst Kubli, der einstige Befürworter

Tab. 9-23 Kriterien zur Beurteilung eines Zusammenhangs zwischen einer perinatalen Hypoxie und einer kindlichen Zerebralparese (zit. nach Goodlin).

- schwere metabolische Azidose (pH_{NA} < 7,00)
- persistierender 5-Minuten-Apgar-Wert ≤ 3
- neurologische Auffälligkeiten in der frühen Neonatalperiode (z. B. Krämpfe, Koma, Hypotonie)
- Multiorganversagen (kardio-vaskulär, pulmonal, renal, gastrointestinal etc.)

der konsequenten Durchführung einer elektiven Sectio caesarea bei Beckenendlage, kam 1987 zu dem Ergebnis, daß aus seinen Erfahrungen nach entsprechender Risikoselektion bei reifen Feten der vaginale Entbindungsmodus bezüglich der neonatalen Morbidität keinen Nachteil gegenüber der Sectio-Entbindung habe (Kubli, 1987).

Andererseits fanden einige Autoren eine erhöhte geburtsbedingte Traumatisierung der Neugeborenen bei vaginaler Entbindung gegenüber der Sectio-Entbindung (Bingham et al., 1987b; Songane et al., 1987; Leibermann et al., 1995; Krebs et al., 1995). Aus diesem Grund sei für sie der vaginale der risikoreichere Weg. Sie empfahlen daher, die fetale Morbidität bei vaginaler Entbindung durch die Durchführung einer elektiven Sectio caesarea zu senken. Diesen Sachverhalt konnten wir in unserer Untersuchung nicht bestätigen. Damit im Zusammenhang scheint uns die erste Aussage der Standardkommission „Beckenendlage" im Punkt 4 (Selektionskriterien) nicht zutreffend. Die vaginale Geburt bei Beckenendlage nach risikofreier Schwangerschaft bedarf *keiner* Indikation. Worin sollte sie denn begründet sein, wenn die Spätmorbidität durch den Entbindungsmodus nicht beeinflußt wird? Ganz im Gegenteil sind wir der Auffassung, daß **ausschließlich die abdominaloperative Schwangerschaftsbeendigung eine Indikation erfordert.**

Bei Vorliegen zusätzlicher Risiken, wie z. B. vorzeitiger Blasensprung, Oligohydramnie, Wachstumsretardierung, auffällige fetale Dopplerindices etc., sollte das maternale gegenüber dem fetalen Morbiditätsrisiko abgewogen werden. Primiparität, Prämaturität und vorzeitiger Blasensprung mit Amnioninfektion, unreifer Zervixbefund sowie protrahierter Geburtsverlauf sind schlechte Prognosekriterien hinsichtlich einer komplikationslosen vaginalen Entbindung. In diesen Fällen sollte die Indikation zur Schnittentbindung großzügig gestellt werden. Das gilt nicht nur für die Beckenendlageneinstellung, sondern auch für alle Schädellagengeburten.

Für den Grenzbereich zwischen 28 und 32 SSW bestehen in der Literatur bezüglich der Geburtsmodi größtenteils übereinstimmende Auffassungen. Verschiedene Arbeitsgruppen fanden, daß der Fetus von einer elektiven Schnittentbindung profitiert (Confino et al., 1985; Frenzel et al., 1984; Gimovsky und Schifrin, 1992; Muth, 1984; Suidan und Sayegh, 1989). Wie an anderer Stelle schon erwähnt, sammelten wir aber auch die Erfahrung, daß kleine Frühgeborene komplikationslos aus Beckenendlage entwickelt werden können. Voraussetzung war ein zügiger Geburtsfortschritt ohne Anzeichen einer Infektion bzw. ohne Hinweis auf eine Sauerstoffmangelversorgung. Uns scheint dieses Management gegenüber der möglichen fetalen Traumatisierung bei der Kindsentwicklung anläßlich einer Sectio caesarea gerechtfertigt.

Unterhalb von 28 kpl. SSW bevorzugen wir den vaginalen Entbindungsmodus, weil die sehr hohe neonatale Mortalität und Morbidität nicht durch den Geburtsmodus beeinflußt wird (Brown et al., 1994; Eller und VanDorsten, 1995; Feige und Douros, 1996; Feige et al., 1997). Zu berücksichtigen ist außerdem die Tatsache, daß durch Sectio entwickelte Neugeborene mitunter ein höheres traumatisches Risiko besitzen als vaginal entwickelte (Gimovsky und Schifrin, 1992).

Zusammenfassung

Unter den in unserer Untersuchung beschriebenen Voraussetzungen beinhaltet die vaginale Entbindung aus Beckenendlage gegenüber einer primären Sectio-Entbindung keine erhöhte neonatale Früh- oder Spätmorbidität. Wir stellen somit Folgendes fest:
1. Es besteht keine Abhängigkeit der neonatalen Frühmorbidität hinsichtlich der Geburtsmodi (vaginale Entbindung vs. primäre Sectio caesarea). Die neonatale Spätmorbidität bei Reifgeborenen wurde durch den Entbindungsmodus nicht beeinflußt.
2. Bei Schwangeren mit einer Tragzeit von weniger als 37 kpl. SSW ist der vaginale Entbindungsweg bei spontanem Geburtsbeginn und zügigem Geburtsverlauf eine Alternative zur Sectio caesarea. Treten zusätzliche Risiken auf, wie Infektionszeichen und fetale Wachstumsretardierung, ist im Hinblick auf die neonatale Spätmorbidität die Indikation zur Schnittentbindung großzügig zu stellen.
3. Wir fanden eine perinatale Mortalität von 0,3 %, wobei keine Abhängigkeit vom Entbindungsmodus festzustellen war.
4. Die Haltung der Beine beeinflußt die Geburtsdauer. Die vaginale Entbindung eines Fetus aus Steißlage benötigt die längste Zeit.
5. Die Parität übt unter Berücksichtigung der Haltung der Beine einen deutlichen Effekt sowohl auf die Geburtsdauer als auch auf den Geburtsmodus aus. Die längste Geburtsdauer beobachteten wir erwartungsgemäß bei Primiparae, bei denen eine vaginale Entbindung aus Steißlage stattfand. Dagegen benötigte eine Mehrgebärende bei Steiß-Fußlagen-Entbindung die geringste Zeit.
6. Die Haltung der Beine läßt eine prognostische Aussage über die Wahrscheinlichkeit einer vaginalen Entbindung zu.

Erfahrungen mit der vaginalen Entbindung bei Gemini-Gravidität ≥ 32 SSW mit führendem Geminus in Beckenendlage (1993–1998)

M. Krause, W. Köhler und A. Feige

Die gewonnenen Erfahrungen mit der vaginalen Entbindungstechnik bei Einlingen in Beckenendlage ermutigten uns, dieses Vorgehen auch bei Gemini-Graviditäten anzuwenden, bei denen sich der erste Zwilling in Beckenendlage befand. Unter entsprechenden Vorkehrungen, wie z. B. Real-time-Ultraschall sub partu sowie „stand by" von Anästhesie und Neonatologie, begannen wir 1993 mit der konsequenten Anwendung der vaginalen Geburtshilfe bei Gemini-Gravidität mit Geminus I in Beckenendlage, unabhängig von der Poleinstellung des zweiten Zwillings.

Präpartale Betreuung der Schwangeren mit Gemini-Gravidität

Die übliche präpartale Betreuung, Vorbereitung und Aufklärung der Schwangeren bezüglich der Entbindungsrisiken etc. erfolgte nach dem gleichen Schema wie bei Beckenendlagenschwangerschaften von Einlingen. Dieses Vorgehen wird im Kapitel 4 und 8 ausführlich beschrieben.
Das Untersuchungsintervall entsprach einer abgestuften und risikoadaptierten Betreuung. Diese richtete sich nach den chorialen und amnialen Verhältnissen der Gravidität. Diese sollten so früh wie möglich exakt definiert werden, da sie einen entscheidenden Einfluß auf die Betreuung und

den Verlauf der Schwangerschaft sowie das fetal outcome besitzen (Köhler et al., 1996; Sepulveda, 1997). Es ist notwendig, die Chorionizität bei der ersten Ultraschall-Untersuchung (9. bis 12. SSW) eindeutig zu verifizieren und im Mutterpaß sowohl bildlich als auch schriftlich zu dokumentieren. Die Klärung der chorialen Verhältnisse ist in vielen Fällen zu einem späteren Zeitpunkt der Schwangerschaft nicht mehr möglich.

Wir führten bei Schwangeren mit Gemini-Gravidität nach der Erstvorstellung in unserer Klinik, frühestens ab der 26. SSW, neben der routinemäßigen fetalen Biometrie regelmäßig fetale Doppler-Flußmessungen in ein- bis vierwöchentlichen Abständen durch. Untersucht wurden die fetalen Gefäße A. umbilicalis (Resistance-Index) und A. cerebri media (Pulsatility-Index).

Bei dichorial-diamnialer Gemini-Gravidität wurde selten ein diskordantes Wachstum bei den Feten beobachtet. Das Untersuchungsintervall wurde deshalb entsprechend lang gewählt: bis zu vier Wochen. Bei Auftreten von Veränderungen der fetalen Doppler-Flowindices (Widerstandserhöhung in der A. umbilicalis eines oder beider Feten) oder/ und beginnendem diskordantem Wachstum der Feten (geschätzte Gewichtsdifferenz > 20 %) wurde das Untersuchungsintervall verkürzt und/oder die Schwangere unter stationären Bedingungen beobachtet.

Bei monochorial-diamnialer Gravidität, deren Inzidenz 20–25 % beträgt, wurden wöchentliche Untersuchungen durchgeführt bzw. die Schwangere bei Auftreten von fetalen Komplikationen im Rahmen der Flowmessung frühzeitig hospitalisiert.

Ergebnisse

Der Zeitraum der retrospektiven Untersuchung erstreckte sich vom 1. 6. 1993 bis zum 30. 4. 1998. Berücksichtigt wurden alle Gemini-Graviditäten ≥ 32 SSW, bei denen sich der führende Geminus bei Geburtsbeginn in Beckenendlage befand. In diesem Zeitraum wurden an der Frauenklinik II in Nürnberg 283 Gemini-Entbindungen ≥ 32 SSW durchgeführt. Unter ihnen befanden sich 68 Gemini-Entbindungen mit führendem Zwilling in Beckenendlage (24 %).

Bei 4 Schwangeren bestand eine monochorial-diamniale Gemini-Gravidität. In den verbleibenden 64 Fällen handelte es sich

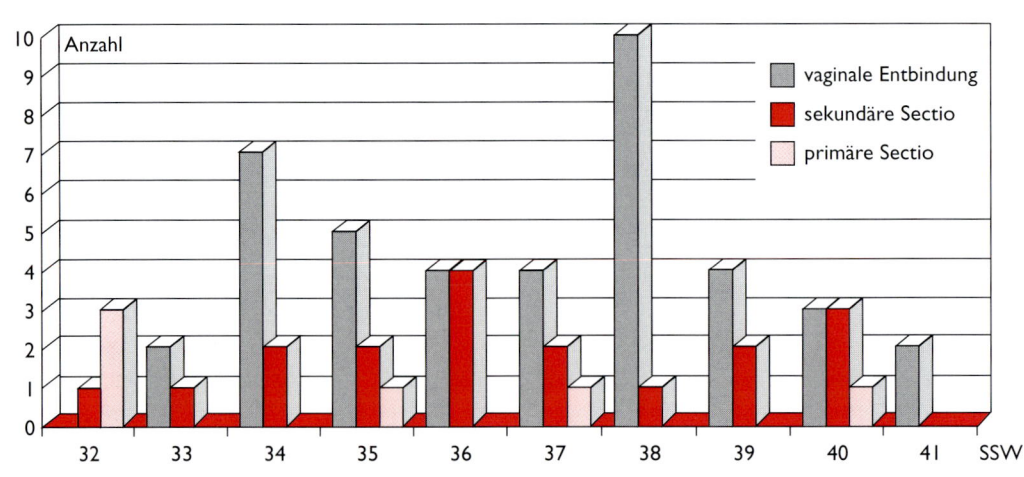

Abb. 9-2 Entbindungsmodus bei Gemini-Gravidität ≥ 32 SSW mit führendem Geminus in Beckenendlage in Abhängigkeit vom Gestationsalter
(n = 68; Frauenklinik II Nürnberg, 6/1993 bis 4/1998).

um dichorial-diamniale Zwillingsschwangerschaften.
Unter den 68 Schwangeren befanden sich 37 Erstgebärende und 31 Mehrgebährende. Das durchschnittliche Gestationsalter zum Zeitpunkt der Entbindung betrug 36 kpl. SSW. Bei den untersuchten 68 Zwillingsentbindungen wurden 135 Kinder lebend geboren. In der Abbildung 9-2 ist der Entbindungsmodus in Abhängigkeit vom Gestationsalter dargestellt.
Sechsmal führten wir eine primäre Sectio caesarea (8,8%) durch, bei den verbleibenden 62 Schwangeren strebten wir die vaginale Entbindung an. Es wurden 42 Schwangere vaginal (67,7%) und 20 (32,3%) durch sekundäre Sectio caesarea entbunden (Abb. 9-3).
Bei den vaginalen Entbindungen des ersten Zwillings wurden bis auf zwei Ausnahmen alle Gemini II spontan bzw. vaginal-operativ entbunden. Zweimal führten wir die sekundäre Sectio caesarea beim zweiten Zwilling durch.

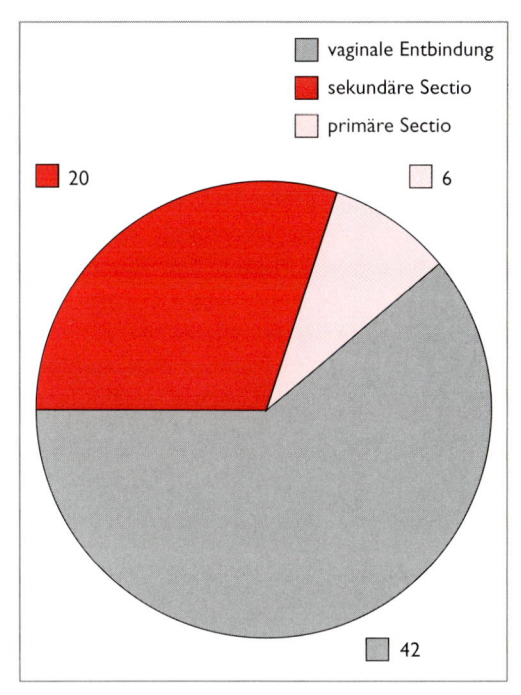

Abb. 9-3 Entbindungsmodus bei Gemini-Gravidität ≥ 32 SSW und führendem Geminus in Beckenendlage (n = 68).

Entbindung des Geminus I aus einfacher Steißlage

Zu Geburtsbeginn befanden sich 48 der führenden Feten (70,6%) in einfacher Steißlage. Eine primäre Sectio caesarea wurde in 5 Fällen indiziert. Die Gründe waren: 2mal vorzeitiger Blasensprung bei Frühgeburt, 1mal suspektes CTG-Muster bei diskordantem Wachstum, 1mal Frühgeburt und 1mal Placenta praevia totalis.
In 43 Fällen wurde die vaginale Entbindung angestrebt. In 33 von diesen 43 Fällen (76,7%) gelang die vaginale Entbindung des ersten Zwillings.
Nach erfolgter vaginaler Geburt von Geminus I mußten wir uns in 2 Fällen zur notfallmäßigen Schnittentbindung des zweiten Zwillings entschließen, beide Male wegen eines pathologischen CTG-Musters mit Verdacht auf eine fetale Azidose.
Zehnmal (23,5%) wurde die Geburt beider Zwillinge durch sekundäre Sectio caesarea beendet. Folgende Indikationen führten zu diesem Entschluß: 5mal Geburtsstillstand, 2mal Nabelschnurvorfall und je 1 mal vorzeitiger Blasensprung bei Frühgeburt, suspektes CTG-Muster mit Verdacht auf Azidose und akutes feto-fetales Transfusionssyndrom.

Entbindung des Geminus I aus Steiß-Fußlage

Zwölf von 68 führenden Feten (17,6%) stellten sich zu Geburtsbeginn in Steiß-Fußlage ein: 8 Gemini wurden vaginal und 4 durch sekundäre Sectio caesarea entwickelt. Die Indikationen für die Schnittentbindungen waren: 2mal Geburtsstillstand und je 1mal Nabelschnurvorfall und suspektes CTG-Muster.

Entbindung des Geminus I aus Fußlage

Bei den 68 Gemini-Entbindungen wurden 8 Fußlageneinstellungen (11,8%) beim ersten Zwilling beobachtet. Unsere Definition der Fußlage erläuterten wir im vorausgehenden Abschnitt „Neonatale Früh- und Spätmorbidität..." unter der Überschrift „Haltung der Beine, Fußlage"(S. 154).

Einmal wurde eine komplikationslose vaginale Entbindung aus Fußlage durchgeführt. In 6 Fällen entwickelte sich die „Fußlage" im Geburtsverlauf aus einer Steiß-Fußlage. Die entstandene Fußlage führte, z. T. mit anderen Komplikationen assoziiert, zum Entschluß, die Geburt durch sekundäre Sectio caesarea zu beenden.

Die Diagnosen waren: 4mal Fußlage und je 1mal Geburtsstillstand und Nabelschnurvorfall.

Bei einer Schwangeren wurde eine primäre Sectio caesarea wegen Fußlage des ersten Zwillings durchgeführt.

Eine Übersicht über den Entbindungsmodus des jeweils führenden Geminus in Abhängigkeit von seiner Haltung bzw. vom Gestationsalter geben die Tabellen 9-24 und 9-25.

Neonatale Morbidität und Mortalität

Es wurden insgesamt 135 Kinder lebend geboren. Zwei Neonaten verstarben sub partu bzw. unmittelbar post natum. Im ersten Fall handelte es sich um eine Schwangere mit einem akuten feto-fetalen Transfusionssyndrom. Mit beginnender Wehentätigkeit trat plötzlich beim Donor (zweiter Zwilling) eine Asystolie auf. Er verstarb trotz sofort durchgeführter Schnittentbindung und Reanimation. Der erste Zwilling überlebte diesen Zwischenfall ohne weitere Probleme.

Bei dem zweiten verstorbenen Neugeborenen handelte es sich ebenfalls um einen Geminus II. Er verstarb an den Folgen eines multiplen Fehlbildungssyndroms.

Tab. 9-24 Lagekombination und Entbindungsmodus bei Gemini-Gravidität mit führendem Geminus in Beckenendlage (n = 68).

Lagekombinationen	gesamt	primäre Sectio	vaginal intendierte Geburt	vaginale Entbindung	sekundäre Sectio
StL/BEL	16	2	14	10[#]	4
StL/QL*	5	–	5	4[#]	1
StL/SL	27	3	24	19	5
SFL/BEL	3	–	3	2	1
SFL/QL*	1	–	1	1	–
SFL/SL	8	–	8	5	3
FL/BEL	1	–	1	–	1
FL/QL*	1	–	1	–	1
FL/SL	6	1	5	1	4
gesamt	68	6	62	42	20

* Wendung auf den Steiß und ganze Extraktion
[#] je einmal Sectio am Zwilling II
StL – einfache Steißlage, QL – Querlage, SL – Schädellage, SFL – Steiß-Fußlage, FL – Fußlage, BEL – Beckenendlage

Tab. 9-25 Gestationsalter und Entbindungsmodus bei Gemini-Gravidität mit führendem Geminus in Beckenendlage (n = 68).

SSW	Anzahl (n)	primäre Sectio	vaginal intendierte Geburt	vaginale Entbindung	sekundäre Sectio
32	4	3	1	–	1
33	3	–	3	2	1
34	9	–	9	7	2
35	8	1	7	5	2
36	8	–	8	4	4
37	7	1	6	4	2
38	12	–	12	10	2
39	8	–	8	5	3
40	7	1	6	3	3
41	2	–	2	2	–
gesamt	68	6	62	42	20

Tab. 9-26 Azidoserate ($pH_{NA} \leq 7{,}15$) des Geminus I in Abhängigkeit von Entbindungsmodus und Lage.

Modus Lage	vaginale Entbindung (n = 42)			sekundäre Sectio (n = 20)			primäre Sectio (n = 6)		
	StL n	SFL n	FL n	StL n	SFL n	FL n	StL n	SFL n	FL n
pH_{NA}									
< 7,00	–	–	–	2	–	–	–	–	–
7,00–7,09	1	–	–	1	–	1	1	–	–
7,10–7,15	7	1	–	–	1	1	1	–	–
> 7,15	26	6	1	7	3	4	3	–	1
gesamt	34	7	1	10	4	6	5	–	1

Fetal outcome

Hinsichtlich des Fetal outcome (pH_{NA}, Apgar-Score, Verlegungsrate) wurden die folgenden Ergebnisse erreicht.

Fetal outcome des Geminus I

Unter den 6 durch *primäre Sectio caesarea* entwickelten Gemini I befand sich je ein Kind mit einer mittelgradigen und fortgeschrittenen Azidose. Beide Kinder befanden sich in einfacher Steißlage.

42 Neonaten wurden *vaginal* entwickelt (Tab. 9-26). 9 von diesen 42 vaginal entwickelten Neugeborenen boten pH_{NA}-Werte $\leq 7{,}15$; 8 von diesen Kindern wurden aus einfacher Steißlage und eines aus Steiß-Fußlage entwickelt. Ein Neugeborenes hatte eine fortgeschrittene Azidose ($pH_{NA} < 7{,}10$). Nach 5 Minuten wurden zwei deprimierte Steiß-Fußlagen-Neugeborene mit einem Apgar-Wert < 7 beobachtet.

20 Neonaten wurden durch *sekundäre Sectio caesarea* entwickelt. Unter ihnen befanden

sich 6 mit einer unterschiedlich ausgeprägten Azidose (pH$_{NA}$ ≤ 7,15). Zwei von ihnen boten eine schwere Azidose (pH$_{NA}$ < 7,00) und wurden aus einfacher Steißlage entwickelt. Die Ursache für die Azidose war im ersten Fall eine Shunt-Umkehr des Akzeptors bei dem oben beschriebenen akuten feto-fetalen Transfusionssyndrom (pH$_{NA}$ 6,90, Apgar 3/6). Bei beginnender Wehentätigkeit verstarb plötzlich der bis dahin unauffällige Donor mit der Folge einer Shunt-Umkehr vom Akzeptor zum verstorbenen Donor. Im zweiten Fall handelte es sich ebenfalls um eine monochorialdiamniale Zwillingsschwangerschaft. Sub partu kam es bei der Kreißenden zu einer verstärkten Blutung, so daß der Entschluß zur sekundären Schnittentbindung gefaßt wurde (pH$_{NA}$ 6,84 Apgar 7/8). Intraoperativ zeigte sich eine partielle vorzeitige Lösung der Plazenta.

Ein weiteres Kind, das aus Steiß-Fußlage entwickelt wurde, bot eine fortgeschrittene Azidose (pH$_{NA}$ < 7,10) bei unauffälligem Apgar-Score. Aus Fußlage wurde je ein Neugeborenes mit einer mittelgradigen (pH$_{Na}$ < 7,15) bzw. fortgeschrittenen (pH$_{NA}$ < 7,10) Azidose entwickelt.

Die **Neugeborenenverlegungsrate** in die neonatologische Abteilung betrug beim ersten Zwilling 42,6%. Von 68 Neonaten wurden 29 verlegt. Darunter befanden sich 22 unreife Neugeborene. Weitere Verlegungsdiagnosen waren: 3mal Azidose, 2mal Anämie, 1mal Adaptationsstörung und 1mal Ikterus (Tab. 9-27).

Fetal outcome des Geminus II

6 Neugeborene wurden durch *primäre Sectio caesarea* entwickelt; unter ihnen befanden sich 2 Neugeborene mit einer Azidose ≤ 7,15.
Ein Kind bot eine fortgeschrittene Azidose (pH$_{NA}$ < 7,10) ohne einen erniedrigten 5-Minuten-Apgar-Wert von < 7. Das andere Neugeborene entwickelte nur eine leichte Azidose (pH$_{NA}$ < 7,20) und kompensierte diese rasch.

Per vias naturales wurden 40 Neugeborene entwickelt, davon 6 durch vaginal-operative Extraktionen von Beckenmitte/Beckenboden (Tab. 9-28).
6 von 40 vaginal entwickelten Neugeborenen boten eine Azidose mit einem pH$_{NA}$ ≤ 7,15. Unter ihnen befanden sich 4 Neugeborene, die aus Schädellage, und 2, die aus Steiß-Fußlage entwickelt wurden.
Ein Neugeborenes verstarb post natum an den Folgen eines multiplen Fehlbildungssyndroms (pH$_{NA}$ 7,20; Apgar 3/2).

Durch *sekundäre Sectio caesarea* wurden 22 Schwangere entbunden, davon 2 nach vaginaler Geburt des ersten Zwillings. 4 der Kinder boten eine Azidose (pH$_{NA}$ ≤ 7,15). Eines von ihnen wurde aus Schädellage bei akutem feto-fetalem Transfusionssyndrom geboren (Donor, Kasuistik s. o.). Es hatte eine schwere Azidose und verstarb trotz Reanimation (pH$_{NA}$ 6,61, Apgar 1/0).
Die anderen 3 Neugeborenen zeigten im weiteren Verlauf eine unauffällige Entwicklung. Alle anderen Kinder boten keine Auffälligkeiten bei der neonatalen Anpassung.

Tab. 9-27 Verlegungsdiagnosen von Geminus I in Abhängigkeit vom Entbindungsmodus.

Diagnosen	primäre Sectio	vaginale Entbindung	sekundäre Sectio
• Unreife	3	13	6
• Azidose	–	–	3
• Adaptationsstörung	–	–	1
• Ikterus	–	1	–
• Anämie	–	2	–
gesamt	3	16	10

Tab. 9–28 Azidoserate (pH$_{NA}$ ≤ 7,15) des Geminus II in Abhängigkeit von Entbindungsmodus und Lage.

Modus Lage	vaginale Entbindung (n = 40)			sekundäre Sectio (n = 22)			primäre Sectio (n = 6)		
	BEL n	SL n	QL* n	BEL n	SL n	QL* n	BEL n	SL n	QL* n
pH$_{NA}$									
< 7,00	–	–	–	–	1$^+$	–	–	1	–
7,00–7,09	–	1	–	–	1	–	–	–	–
7,10–7,15	2	3	–	1	–	1	1	–	–
> 7,15	10	21$^+$	3	6	10	2	2	2	–
gesamt	12	25	3	7	12	3	3	3	–

* Wendung auf den Steiß und ganze Extraktion
$^+$ Je ein Neonat verstarb unmittelbar post natum.

Tab. 9-29 Verlegungsdiagnosen von Geminus II in Abhängigkeit vom Entbindungsmodus.

Diagnosen	primäre Sectio	vaginale Entbindung	sekundäre Sectio
• Unreife	3	13	8
• Azidose	–	–	2
• Adaptationsstörung	–	1	3
• Anämie	–	1	–
gesamt	3	15	13

Die Inzidenz der **Neugeborenenverlegungsrate** bei Geminus II betrug 47%. Von 66 Neugeborenen wurden 31 verlegt. Darunter befanden sich 24 unreife Neugeborene. Wegen Anpassungsstörung wurden 4, wegen Azidose 2 Kinder und wegen Anämie 1 Kind in die Kinderklinik übernommen (Tab. 9-29).

Entbindungsmodus in Abhängigkeit von der Chorionizität

Für die Entscheidung zum Entbindungsmodus bei Gemini-Gravidität unabhängig von den Poleinstellungen der Feten spielt die Kenntnis der chorialen und amnialen Verhältnisse die überragende Rolle. Seit 1994 wurden in der vorliegenden Untersuchung 44 Plazenten zur histologischen Sicherung der chorialen und amnialen Verhältnisse in das Pathologische Institut unseres Klinikums eingesandt. In 4 Fällen wurde eine monochorial-diamniale Plazenta bestätigt. Diese Schwangerschaften waren alle durch Sectio caesarea beendet worden. Dreimal erfolgte die sekundäre Sectio caesarea, davon zweimal bei pathologischem CTG-Muster bei einem akuten feto-fetalen Transfusionssyndrom und einmal wegen eines Nabelschnurvorfalls bei rechtzeitigem Blasensprung. Im vierten Fall wurde aufgrund eines chronischen feto-fetalen Transfusionssyndroms mit diskordantem Wachstum eine primäre Schnittentbindung durchgeführt.
In den übrigen 40 Fällen konnte eine dichorial-diamniale Plazenta nachgewiesen werden (Tab. 9-30). In 27 Fällen konnte die Geburt per vias naturales beendet werden, 12mal wurde eine sekundäre Sectio caesarea notwendig (5mal wegen einer Fußlage, 4mal wegen Geburtsstillstand und je 1mal wegen Nabelschnurvorfall, subpartaler fetaler Azidose und vorzeitigem Blasensprung bei Frühgeburt).

Tab. 9-30 Entbindungsmodus bei Gemini mit führendem Zwilling in Beckenendlage ≥ 32 SSW verglichen mit der Chorionizität (n = 44).

	gesamt		primäre Sectio		vaginal intendierte Geburt	vaginale Entbindung		sekundäre Sectio	
	(n)	(%)	(n)	(%)	(n)	(n)	(%)	(n)	(%)
monochorial-diamnial	4	9,1	1	25	3	–	–	3	100
dichorial-diamnial	40	90,9	1	2,2	39	27	69,2	12	38,8

Die primäre Sectio caesarea wurde wegen einer Placenta praevia totalis bei Gemini-Gravidität indiziert.

Zusammenfassung

Ohne Zusatzrisiken ist eine Indikation für eine primäre Sectio caesarea aus unserer Sicht bei dichorial-diaminaler Gemini-Gravidität nicht gegeben. Als Indikation für die primäre Sectio caesarea betrachten wir derzeit die monochorial-diaminale Gemini-Gravidität sowie alle Gründe, die auch bei Einlingen unabhängig von der Poleinstellung eine primäre Sectio caesarea nach sich ziehen würden.

Mit einer vaginalen Entbindungsrate des ersten Zwillings von 67,7 % (42/62) erzielten wir eine ähnlich hohe Frequenz wie bei Beckenendlagenentbindungen von Einlingen. Sechsmal wurde der zweite Zwilling durch vaginal-operative Maßnahmen (Forceps/VE) von Beckenmitte/Beckenboden entwickelt. Die innere Wendung auf den Steiß mit anschließender ganzer Extraktion wenden wir in all den Fällen an, in denen sich der zweite Zwilling in Querlage befand bzw. ein aktives Vorgehen angezeigt war. Hierzu zählen die fehlende kindliche Einstellung bei sekundärer Wehenschwäche sowie die fetale terminale Bradykardie. In zwei Fällen führten wir eine notfallmäßige Sectio caesarea am zweiten Zwilling durch.

Eine vaginale Entbindungsrate bei Gemini-Gravidität mit führendem Zwilling in Beckenendlage von 83 % fand die Arbeitsgruppe von Cristalli und Mitarbeitern (1992). Andere Autoren (Abu-Heija et al., 1998; Blickstein et al., 1993; Chauhan et al., 1995b: Fischman et al., 1993; Gocke et al., 1989; Oettinger et al., 1993) kamen in ihren Untersuchungen ebenfalls zu der Feststellung, daß der vaginale Entbindungsmodus bei Gemini-Gravidität mit führendem Zwilling in Beckenendlage nach Risikoselektion eine Alternative zur primären Sectio caesarea darstellt. In den genannten Studien fanden die Autoren keine statistisch signifikanten Unterschiede beim Vergleich der neonatalen Frühmorbidität in Abhängigkeit vom Entbindungsmodus. Hinsichtlich des Entbindungsmodus des zweiten Zwillings wendeten sie überwiegend die ganze Extraktion an.

Unsere Erfahrungen mit diesem Manöver decken sich mit den o.g. Aussagen. Eine kombinierte externe/interne Wendung des Geminus II auf den Steiß mit anschließender ganzer Extraktion ist risikoarm, wenn sie von einem erfahrenen Geburtshelfer durchgeführt wird.

Indikation zur sekundären Sectio caesarea bei Geminus II

In der Literatur fanden wir einige Mitteilungen über die Entbindung des zweiten Zwillings durch Sectio caesarea nach erfolgtem Spontanpartus des Geminus I (Queck und Berle, 1993; Seufert et al., 1991; Wessel, 1993).

Queck und Berle analysierten in ihrer Untersuchung den Zusammenhang zwischen dem Zeitpunkt der Indikationsstellung zur sekundären Sectio caesarea und deren Indikation (Diagnose). Dabei fanden sie, daß bei ihnen die sekundäre Schnittentbindung in den ersten 20 Minuten nach der Spontangeburt des Geminus I wegen „fetal distress" bzw. „Nabelschnurvorfall" durchgeführt wurde. Nach Ablauf der 20 Minuten war die fehlende Einstellung des zweiten Zwillings die häufigste Sectio-Indikation.

Aus unseren Erfahrungen können wir feststellen, daß die Sectio am zweiten Zwilling ein eher seltenes Ereignis darstellt. Wir beobachteten in den vergangenen drei Jahren bei insgesamt 283 Gemini-Entbindungen 9mal eine Sectio am Gemius II. In unseren Fällen waren 4mal ein pathologisches CTG-Muster, 2mal der Verdacht auf eine „fetale Azidose", 2mal eine verschleppte Querlage und 1mal eine vorzeitige Plazentalösung die Indikationen zur Sectio caesarea.

Jeder Geburtshelfer muß mit der Möglichkeit einer Sectio caesarea am zweiten Zwilling rechnen und auf dieses Ereignis vorbereitet sein. In dieser Situation muß er abwägen, ob der Zeitgewinn durch vaginal-operative Entbindungsmaßnahmen gegenüber der Durchführung einer notfallmäßigen Schnittentbindung inklusive der möglichen geburtstraumatischen Schädigungen bei Mutter und Fetus gerechtfertigt ist.

Ein erfahrener Geburtshelfer wird immer versuchen, die sekundäre Sectio caesarea am zweiten Zwilling zu vermeiden. Das gelingt ihm durch den Übergang zur aktiven Geburtsleitung bei der Entbindung des zweiten Zwillings bei sekundärer Wehenschwäche. In diesen Fällen ist die Amniotomie, Wendung auf den Steiß mit anschließender ganzer Extraktion oder die Anwendung der Forceps-/VE-Entbindung von Beckeneingang/Beckenmitte bei Schädellagen indiziert.

Literatur

Abu-Heija, A.T., S. Ziadeh, F. Abukteish, A. Obeidat: Retrospective study on vaginal and abdominal delivery in twin pregnancy in which twin 1 is presenting by the breech. Arch Gynecol Obstet 261 (1998) 71–73.

Albrechtsen, S., S. Rasmussen, H. Reigstad, T. Markestad, L. M. Irgens, K. Dalaker: Evaluation of a protocol for selecting fetusses in breech presentation for vaginal delivery or cesarean sectio. Am J Obstet Gynecol 177 (1997) 586–592.

American College of Obstetricans and Gynecologists (ACOG): Fetal and neonatal neurologic injury. Technical Bulletin No. 163, January 1992.

Arias, F., B. J. Hackeloer (Hrsg.): Risikoschwangerschaft und -geburt, S. 486 ff. Ullstein Mosby, Berlin–Wiesbaden 1994.

Bayerische Perinatalerhebung (BPE) 1994, 1995, 1997: Kommission für Perinatologie und Neonatologie der Bayerischen Landesärztekammer und der Kassenärztlichen Vereinigung Bayerns.

Berg, D., H. Albrecht, J. W. Dudenhausen, E. Hochuli, G. Neuhäuser, H. T. Versmold, M. Brand, T. Eskes, F. Kubli, A. Staudach, H. Wulf: Bericht der Standardkommission „Beckenendlage" der Deutschen Gesellschaft für Perinatale Medizin. Z. Geburtshilfe Perinatol 188 (1984) 100.

Bingham, P., V. Hird, R. J. Lilford: Management of the mature selected breech presentation: an analysis based on the intended method of delivery. Br J Obstet Gynaecol 94 (1987) 746–752.

Bingham, P., R. J. Lilford: Management of the selected term breech presentation: assessment of the risks of selected vaginal delivery versus cesarean section for all cases. Obstet Gynecol 69 (1987) 965–978.

Blickstein, I., A. Weissman, H. Ben-Hur, R. Borenstein, V. Insler: Vaginal delivery of breech-vertex twins. J Reprod Med 38 (1993) 879–882.

Boos, R: Die Beckenendlage – Analyse der perinatologischen Daten, ultrasonographische Befunde und antepartales Verhalten. Habilitationsschrift, Medizinische Fakultät der Universität des Saarlandes, Homburg 1994.

Brown, L., T. Karrison, L. A. Cibils: Mode of delivery and perinatal results in breech presentation. Am J Obstet Gynecol 171 (1994) 28–34.

Chauhan, S. P., E. F. Magann, R. W. Naef 3rd., J. N. Martin jr., J. C. Morrison: Sonographic assessment of birth weigth among breech presentation. Ultrasound Obstet Gynecol 6 (1995a) 54–57.

Chauhan, S. P., W. E. Roberts, R. A. McLaren, H. Roach, J. C. Morrison, J. N. Martin jr.: Delivery of the nonvertex second twin: breech extraction versus external cephalic version. Am J Obstet Gynecol 173 (1995b) 1015–1020.

Christian, S. S., K. Brady: Cord blood acid-base values in breech presenting infants born vaginally. Obstet Gynecol 78 (1991) 778–781.

Confino, E., B. Ismajovich, A. Sherzer, R. M. Peyser, M. P. David: Vaginal versus caesarean section oriented approaches in the management of breech delivery. Int J Gynecol Obstet 23 (1985) 1–6.

Cristalli, B., V. Stella, M. Heid, V. Izard, M. Levardon: Breech extraction of the second twin with or without version by internal maneuvers. J Gynecol Obstet Biol Reprod 21 (1992) 705–707.

Croughan-Minihane, M. S., D. B. Petitti, L. Gordis, I. Golditch: Morbidity among breech infants according to method of delivery. Obstet Gynecol 75 (1990) 821–825.

Eller, D. P., J. P. van Dorsten: Route of delivery for the breech presentation: a conundrum. Am J Obstet Gynecol 173 (1995) 393–398.

Feige, A., A. Douros: Mortalität und Morbidität kleiner Frühgeborener (<1500 g) in Abhängigkeit von Poleinstellung und Entbindungsmodus. Z Geburtshilfe Neonatol 200 (1996) 49–56.

Feige, A., A. Rempen, W. Würfel, H. Caffier, J. Jawny: Frauenheilkunde, S. 325 ff. Urban & Schwarzenberg, München–Wien–Baltimore 1997.

Fishman, A., D. K. Grubb, B. W. Kovacs: Vaginal delivery of nonvertex second twin. Am J Obstet Gynecol 168 (1993) 861–864.

Flanagan, T. A., K. M. Mulchahey, C. C. Korenbrot, J. R. Green, R. K. Laros jr.: Management of term breech presentation. Am J Obstet Gynecol 156 (1987) 1492–1502.

Frenzel, J., W. Krause, I. Sander, W. Michels: Zur Früh- und Spätmorbidität mindergewichtiger Neugeborener (LBWI) nach Beckenendlagen in Abhängigkeit vom Entbindungsmodus. Z Geburtshilfe Perinat 188 (1984) 261–268.

Gimovsky, M. L., B. S. Schifrin: Breech management. J Perinat 12 (1992) 143–151.

Gocke, S. E., M. P. Nageotte, T. Garite, C. V. Towers, W. Dorcester: Management of the nonvertex second twin: primary cesarean section, external version, or primary breech extraction. Am J Obstet Gynecol 161 (1989) 111–114.

Goldaber, K. G., L. C. Gilstrap III, K. J. Leveno, J. S. Dax, D. D. McIntire: Pathologic fetal acidemia. Obstet Gynecol 78 (1991) 1103.

Goodlin, R. C.: Do concepts of causes and prevention of cerebral palsy require revision? Am J Obstet Gynecol 172 (1995) 1830–1836.

Goodwin, T. M., I. Belai, P. Hernandez, M. Durand, R. H. Paul: Asphyxial complications in the term newborn with severe umbilical acidemia. Am J Obstet Gynecol 162 (1992) 1506–1512.

Hofmann, D., G. Carle-Grewe: Ergebnisse bei überwiegend vaginal durchgeführten Beckenendlagenentbindungen. Zentralbl Gynaekol. 112 (1991) 1525_1540.

Jaisle, F.: Zur Ätiologie der Zerebralparese. Z Geburtshilfe Neonatol 200 (1996) 169–175.

Köhler, W., M. Krause, A. Feige: Einfluß der Dopplersonographie auf Entbindungsmodus und fetal outcome bei feto-fetalem Transfusionssyndrom. Arch Gynecol 258 (Abstract) (1996) 122.

Köhler, W., M. Krause, A. Feige: Schwangerschaftsverlauf und Geburtsmodus bei Gemini in Abhängigkeit der chorialen Verhältnisse. Ultraschall Med 17 (Abstract) (1996) 65.

Krause, M., Th. Fischer, A. Feige: Welchen Einfluß hat die Stellung der Beine bei der Beckenendlage auf den Entbindungsmodus und die neonatale Frühmorbidität? Z Geburtshilfe Neonatol (im Druck).

Krause, M., A. Geredé, Th. Fischer, A. Feige: Vaginale Geburt aus Beckenendlage erhöht nicht die kindliche Frühmorbidität – Ergebnisse von 423 aus Beckenendlage geborenen Kindern aus den Jahren 1988–1992. Z Geburtshilfe Perinat 198 (1994) 88–95.

Krebs, L., J. Langhoff-Roos, T. Weber: Breech at term - mode of delivery? A register-based study. Acta Obstet Gynecol Scand 74 (1995) 702–706.

Kubli, F.: Wandlungen in der operativen Geburtshilfe. In: Dudenhausen, J.W. (Hrsg.): Das Kind im Bereich der Geburts- und Perinatalmedizin, S. 35 ff. De Gruyter, Berlin–New York 1987.

Laros, jr., R. K., T. A. Flanagan, S. J. Kilpatrick: Management of term breech presentation: a protocol of external cephalic version and selectiv trial of labor. Am J Obstet Gynecol 172 (1995) 1916 bis 1925.

Leibermann, J. R., D. Fraser, M. Mazor, W. Chaim, M. Karplus, M. Katz, M. Glezerman: Breech presentation and cesarean section in term nulliparous women. Eur J Obstet Gynecol Reprod Biol 61 (1995) 111–115.

Low, J. A., C. Panagiotopoulos, E. J. Derrick: Newborn complications after intrapartum asphyxia with metabolic acidosis in the term fetus. Am J Obstet Gynecol 170 (1994) 1081–1087.

Low, J. A., C. Panagiotopoulos, E. J. Derrick: Newborn complications after intrapartum asphyxia with metabolic acidosis in the preterm fetus. Am J Obstet Gynecol 172 (1995) 805–810.

Mahomed, K.: Breech delivery: a critical evaluation of the mode of delivery and outcome of labor. Int J Gynecol Obstet 27 (1988) 17–20.

Martius, G.: Geburtshilflich-perinatologische Operationen, S. 147 ff. Thieme, Stuttgart–New York 1986.

Muth, H.: Zur Frage der erweiterten Indikation der Schnittentbindung bei untergewichtigen Kindern. Geburtshilfe Frauenheilkd 44 (1984) 252–255.

Nagel, H. T. C, F. P. H. A. Vandenbussche, D. Oepkes, A. Jennekens-Schinkel, L. A. E. M. Laan, J. Bennebroek Gravenhorst: Follow-up of children born with an umbilical arterial blood pH < 7. Am J Obstet Gynecol 173 (1995) 1758–1764.

Oettinger, M., E. Ophir, J. Markovitz, E. Stolero, M. Odeh: Is cesarean section necessary for delivery of a breech first twin? Gynecol Obstet Invest 35 (1993) 38–43.

Perl, F. M., W. Friedrichs-Vieten, F. K. Klöck: Der Geburtsverlauf und die neonatale Morbidität bei

Erstgebärenden mit Beckenendlage. Z Geburtshilfe Neonatol 200 (1996) 56–60.

Phillip, E.: Die Geburt bei regelwidriger Einstellung, Haltung und Lage des Kindes. III. Die Beckenendlage. Stoeckel, W. (Hrsg.): Lehrbuch der Geburtshilfe, 11. Aufl., S. 381ff. Fischer, Jena 1951.

Portman, R. J., B. S. Carter, M. S. Gaylord, M. G. Murphy, R. E. Thieme, G. B. Merenstein: Predicting neonatal morbidity after perinatal asphyxia: a scoring system. Am J Obstet Gynecol 162 (1990) 174–182.

Pschyrembel, W., J. W. Dudenhausen: Praktische Geburtshilfe. 15. Aufl., S. 328ff. De Gruyter, Berlin–New York 1986.

Queck, M., P. Berle: Einfluß des Geburtsintervalls auf die Sectiorate am zweiten Zwilling nach vaginaler Geburt des führenden Zwillings. Zentralbl Gynaekol 115 (1993) 366–369.

Rayl, J., P. J. Gibson, D. E. Hickok: A population-based case-control study of risk factors for breech presentation. Am J Obstet Gynecol 174 (1996) 28–32.

Rosen, M. G., S. Debanne, K. Thompson, R. M. Bilenker: Long-term neurological morbidity in breech and vertex birth. Am J Obstet Gynecol 151 (1985) 718–720.

Rosen, M. G., J. C. Dickinson: The incidence of cerebral palsy. Am J Obstet Gynecol 167 (1992) 417–423.

Roumen, F. J., A. G. Luyben: Safety of term vaginal breech delivery. Eur J Obstet Gynecol Reprod Biol 40 (1991) 171–177.

Saling, E.: Das Kind im Bereich der Geburtshilfe. Thieme, Stuttgart 1966.

Saling, E.: Hypoxie des Feten während der Geburt – Folgen und Hintergründe der Debatte. Perinat Med 8 (1996) 108–110.

Schiff, E., S. A. Friedman, S. Mashiach, O. Hart, G. Barkai, B. M. Sibai: Maternal and neonatal outcome of 846 term singleton breech deliveries: seven-year experience at a single center. Am J Obstet Gynecol 175 (1996) 18–23.

Schneider, H.: Bedeutung der intrapartalen Asphyxie für die Entstehung von kindlichen Hirnschäden. Geburtshilfe Frauenheilkd 53 (1993) 369.

Schneider, H.: Bedeutung der intrapartalen Hypoxie für die cerebrale Langzeitmorbidität. Z Geburtshilfe Neonatol. 200 (1996) 43–49.

Schneider, H., F. K. Beller: Geburtsasphyxie und kindlicher Hirnschaden – Eine Bestandsaufnahme. Fortbildungsreihe des Berufsverbandes der Frauenärzte e. V., Nr. 2, Medical-Jurisprudenz-Congress-Management SA 1995.

Sepulveda, W.: Chorionicity determination in twin pregnancies: double trouble? Ultrasound Obstet. Gynecol. 10 (1997) 79–81.

Seufert, R., F. Casper, H. Bauer, P. Brockerhoff: Schnittentbindung am 2. Zwilling. Perinat Med 3 (1991) 109–111.

Sevelda, P., M. Stieglbauer, N. Varna, W. Sterniste, P. Wagenbichler: Die Beckenendlage bei Erstgebärenden – Vaginale Geburt oder Indikation zur primären Sectio? Geburtshilfe Frauenheilkd 53 (1993) 400.

Songane, F. F., S. Thobani, H. Malik, P. Bingham, R. J. Lilford: Balancing the risk of planned cesarean section and trial of vaginal delivery for mature, selected, singleton breech presentation. J Perinat Med 15 (1987) 531–543.

Stockhausen, H. B. von, K. Albrecht: Leitlinien zur Betreuung des gesunden Neugeborenen im Kreißsaal und während des Wochenbettes der Mutter – Gemeinsame Stellungnahme der Deutschen Gesellschaft für Perinatale Medizin, der Deutsch-Österreichischen Gesellschaft für Neonatologie und Pädiatrischen Intensivmedizin und der Deutschen Gesellschaft für Gynäkologie und Geburtshilfe. Frauenarzt 38 (1997) 227–230.

Suidan, J. S., R. A. Sayegh: Delivery of the low birthweight and very low birthweight breech: cesarean section or vaginal delivery? J Perinat Med 17 (1989) 145–149.

Tatum, R. K., J. W. Orr, S. Soong, J. F. Huddleston: Vaginal breech delivery of selected infants weighing more than 2000 grams. A retrospektive analysis of seven years' experience. Am J Obstet Gynecol 152 (1985) 145–155.

Wessel, J.: Sectio am II. Zwilling. Ist dieser ungewöhnliche Geburtsmodus vertretbar? Geburtshilfe Frauenheilkd 53 (1993) 609–612.

Winkler, C. L., J. C. Hauth, J. M. Tucker, J. Owen, C. G. Brumfield: Neonatal complications at term as related to the degree of umbilical artery acidemia. Am J Obstet Gynecol 164 (1991) 637–641.

10

Die kindliche Entwicklung nach vaginaler und abdominaler Entbindung bei Beckenendlage

D. Wolke, B. Söhne, J. Schulz, B. Ohrt und K. Riegel

Vorbemerkungen	186
Prävalenz und Entbindungstrends	186
Mortalität und Frühmorbidität	186
Langzeitentwicklung nach Beckenendlage	187
Reifgeborene	187
Sehr früh Geborene	189
Methoden	190
Überblick	190
Stichproben	191
Vorgehen	191
Die Basisvariablen	191
Die Zielgrößen	192
Ergebnisse	194
Häufigkeit der Beckenendlagen und Entbindungsintentionen	194
Beckenendlage: Ein Anzeichen fetaler Erkrankung?	195
Mortalität	196
Frühmorbidität	198
Spätmorbidität	200
Diskussion	204
Mortalität und Frühmorbidität	204
Entwicklung im Vorschulalter	205
Kritische Betrachtung	205
Schlußfolgerungen	206
Literatur	206

Vorbemerkungen

„Evidence-based medicine" bedeutet die Integration der besten vorhandenen systematischen Forschungsergebnisse in die individuelle klinische Praxis und Versorgung (Sackett et al., 1997). Die klinische Entscheidung, wie bei Beckenendlage im Einzelfall zu entbinden ist, sollte durch Ergebnisse systematischer Forschung begründet sein. Welche Fakten sind uns bekannt?

Prävalenz und Entbindungstrends

Die Poleinstellung Beckenendlage findet sich bei 4,8–5,2 % aller Geburten (Landesärztekammer Sachsen, 1996; Kommission für Perinatologie und Neonatologie, 1996; Ärztekammer Niedersachsen, 1996). Die Raten variieren stark nach Tragzeit oder Geburtsgewicht und reichen von 3,0–4,6 % bei Reifgeborenen (Ärztekammer Niedersachsen, 1996; Brown et al., 1994; Hofmeyr, 1989) über 14–16 % bei Frühgeborenen (Hughey, 1985; Sorenson et al., 1979) bis zu 24–31 % bei sehr früh (< 32 SSW) oder sehr untergewichtig Geborenen (< 1500 g; Ärztekammer Niedersachsen, 1996; Bennebroek Gravenhorst et al., 1993).

In den letzten zwei Dekaden ist die Rate der primären Sectio-Entbindung bei Beckenendlage in allen industrialisierten Ländern rapide von unter 20 % auf 61 bis 72 % in Deutschland (Landesärztekammer Sachsen, 1996; Kommission für Perinatologie und Neonatologie, 1996; Ärztekammer Niedersachsen, 1996) und auf bis zu über 80 % in Kliniken in den USA, Kanada oder Schweden (Notzon et al., 1987; Green et al., 1982) gestiegen. Dieser Trend zur Bevorzugung der primären Sectio bei Beckenendlage erklärt ca. 40 % des Gesamtanstiegs von abdominalen Schnittentbindungen in der geburtshilflichen Praxis (Cheng, 1993).

Mortalität und Frühmorbidität

Beginnend mit Wright (1959) im englischsprachigen oder Kubli und Mitarbeiter (1976) im deutschsprachigen Raum, verglichen in den 70er und 80er Jahren Dutzende von klinischen Studien post hoc die Mortalität oder die perinatale Morbidität zwischen vaginaler Entbindung und Sectio caesarea bei Beckenendlage (Gifford et al., 1995). Diese A-posteriori-Analysen sind für den Arzt in der Praxis von wenig Nutzen, da der Geburtshelfer bereits vor der Geburt entscheiden muß, ob er Wehen erlaubt (vaginale Entbindung) und damit das Risiko einer Notsectio eingeht oder von vornherein die primäre Sectio wählt. Die Analyse von Beobachtungsstudien sollte ähnlich wie bei randomisierten Studien nach Behandlungsabsicht ausgerichtet werden (vaginale Entbindung oder sekundäre Sectio nach Wehen vs. primäre Sectio-Geburt; Cheng, 1993; Hennekens und Buring, 1989; Penn et al., 1996).

Metaanalysen (Cheng, 1993; Gifford et al., 1995; Bingham und Lilford, 1987) vorhandener Studien kamen zu folgenden Ergebnissen:

– Die Poleinstellung Beckenendlage am Termin scheint zum Zeitpunkt der Geburt hin oft ein Anzeichen fetaler Erkrankung mit erhöhten Raten frühfetaler Schäden und Wachstumsretardierung zu sein (Braun et al., 1975; Hytten, 1982; s. a. Kap. 6).

– 18 % bis 57 % aller vaginal geplanten Entbindungen bei Beckenendlage werden mit einer Notsectio abgeschlossen (Cheng, 1993; Bingham und Lilford, 1987; Danielian et al., 1996; Schiff et al., 1996; Thorpe-Beeston et al., 1992).

– Die perinatale Mortalität ist signifikant höher, wenn die Behandlungsabsicht eine vaginale Entbindung war.

– Das Risiko von Frühmorbidität, insbesondere in der Form von traumatischen

Verletzungen (Schürfungen, Blutergüsse, Frakturen, Plexuslähmungen, z. B. Erbsche Lähmung), ist höher bei vaginal intendierten Entbindungen.
- Für die Gruppe der vaginal intendierten Geburten wurde eine erhöhte neonatale Morbidität gefunden. Zudem wurde über ein stark erhöhtes Risiko für Hüftdysplasien bei Beckenendlagen vs. Schädellagen, besonders nach erfolgreicher vaginaler Geburt, berichtet (Chan et al., 1997).

Diese Ergebnisse weisen auf signifikante Vorteile der primären Sectio bei Beckenendlage für Neugeborene hin. Allerdings sind Metaanalysen nur so gut wie die Studien, die in diese eingehen. Die Autoren warnen vor einer Überinterpretation aufgrund der methodischen Defizite der meisten Studien. Die einzelnen Stichproben waren klein, die Zielkriterien gar nicht, unklar oder unterschiedlich definiert, und es konnte keine Kontrolle für mögliche beeinflussende Faktoren (z. B. unterschiedliche Geburtsgewichte in den Entbindungsgruppen) durchgeführt werden. Neuere retrospektive Studien bestätigen diese Skepsis. Brown und Mitarbeiter (1994) fanden keine erhöhte perinatale Mortalität und Schiff und Mitarbeiter (1996) keine erhöhte neonatale Morbidität nach vaginaler Entbindung bei Beckenendlage. Besonders kritisch wurden das Fehlen randomisierter kontrollierter Studien (Cheng, 1993; Gifford et al., 1995; Hannah, 1994), der Mangel an guten Langzeitstudien zur Bewertung der Spätmorbidität und weitgehend fehlende Daten zur Abwägung des Risikos für die Mutter nach primärer vs. sekundärer Sectio bewertet (siehe jedoch Bingham und Lilford, 1987; Feldman und Frieman, 1985).
Zwei randomisierte Studien wurden bisher durchgeführt (Collea et al., 1980; Gimovsky et al., 1983). Die Ergebnisse sind jedoch wenig brauchbar, da die Gruppen zu klein waren (zu geringe statistische Teststärke), um die Fragen adäquat zu beantworten (Gifford et al., 1995; Hofmeyr, 1996).
Mindestens vier andere Versuche randomisierter Studien sind aufgrund nicht genügender Rekrutierung von Teilnehmern gescheitert (Penn et al., 1996; Keirse, 1989; Lumley et al., 1985). Die Geburtshelfer hatten vor allem Angst, in einer so schwierigen Phase für die Gebärende die klinische Unsicherheit in diesem Gebiet der Geburtshilfe gegenüber der betroffenen Frau preiszugeben (Penn et al., 1996, p. 688). Auch waren sie oft nicht bereit, ihre klinische Autonomie zum Zwecke einer Studie aufzugeben. Penn und Mitarbeiter (1996) sind pessimistisch, daß es jemals eine erfolgreiche randomisiert-kontrollierte Studie zum Thema Entbindungsplanung bei Beckenendlage geben wird.
Die Frage nach der besten Entbindungsplanung bei Reifgeborenen mit Poleinstellung Beckenendlage ist somit wissenschaftlich nicht zufriedenstellend beantwortet. Nach 40 Jahren der Diskussion stellt sich für den außenstehenden Beobachter die Frage, ob die vaginale Entbindung, selbst bei erhöhter Frühmorbidität, überhaupt irgendwelche Auswirkungen auf die Langzeitentwicklung der Kinder hat.

Langzeitentwicklung nach Beckenendlage

Reifgeborene

Klinische Fallberichte oder retrospektive Betrachtungen haben die Beckenendlage oder die vaginale Entbindung bei Beckenendlage als Ursachefaktoren für verschiedene zerebrale Schädigungen wie minimale zerebrale Dysfunktion (Fianu und Joelsson, 1979), Lernstörungen (Louhiala, 1995; Rosen, 1985) oder idiopathischen Wachstumshormonmangel (Bierich, 1994) beschrieben.

Zirka 20 veröffentlichte Studien beinhalten irgendwelche Langzeitergebnisse bei Beckenendlagenkindern (Cheng, 1993). Die meisten Studien sind retrospektiv, basieren auf unstandardisierten klinischen Berichten oder es sind unvollständige Nachuntersuchungen, d. h., nur ausgewählte Kinder mit Zeichen perinataler Morbidität wurden nachuntersucht (Bistoletti et al., 1981; Ohlsen, 1975). Wenige Untersuchungen benutzten standardisierte Testverfahren wie kognitive Tests (Huchcroft et al., 1981; Svenningsen et al., 1985) oder semistrukturierte neurologische oder motorische Untersuchungsverfahren (Manzke, 1978; Faber-Nijholt et al., 1983; Neligan, 1976). Nur die systematischeren Studien sind im folgenden überblickartig dargestellt. Hochuli und Mitarbeiter (1974) fanden mehr Frühmorbidität bei Neugeborenen nach vaginaler Beckenendlagenentbindung, allerdings keine erhöhte Rate von motorischen Störungen, Zerebralparesen und/oder Verhaltensauffälligkeiten mit 4 Jahren. Neligan (1976) fand keine Langzeiteffekte hinsichtlich der neurologischen Entwicklung nach Beckenendlagenentbindung bei Kindern im 6. Lebensjahr in ihrer prospektiven Studie. Faber-Nijholt und Mitarbeiter (1983) berichteten über eine retrospektive Studie zur neurologischen Entwicklung der Kinder nach Beckenendlagengeburt (> 1000 g; > 28 SSW), geboren zwischen 1969 und 1979; 12,1 % (Einlinge) und 16,8 % (Mehrlinge) hatten ein Geburtsgewicht < 2500 g; 19,9 % aller Beckenendlagenkinder wurden mit Kaiserschnitt entbunden: 11,7 % primäre Sectio, 8,2 % sekundäre Sectio. Wenn nur jene Kinder nach vaginaler Geburt aus Beckenendlage betrachtet wurden, die optimal zu Kontrollen parallelisiert waren (n = 72), dann ergab sich ein leichter Trend für häufigere neurologische Auffälligkeiten, der nicht statistisch signifikant war. Im Gegensatz dazu fand Manzke (1978), der die Entwicklung von 58 Beckenendlagenkindern (15 mit Kaiserschnitt) mit 58 Kontrollkindern bis zum Alter von 6 Jahren untersuchte, bei einem Alter von 3 Jahren geringe Nachteile der motorischen Entwicklung nach Beckenendlage. Mit 6 Jahren hatten die vaginal entbundenen Beckenendlagenkinder gegenüber den Kontrollen niedrigere Scores, während kein Unterschied gegenüber den Kontrollen für die mit Kaiserschnitt entbundenen gefunden wurde. Svenningsen und Mitarbeiter (1985) untersuchten 639 von 707 Überlebenden (in zwei Zeitperioden) nach Beckenendlagenentbindung im Alter von 2 und 4 Jahren mit einem Entwicklungs-Screening. Nach vaginaler Entbindung hatten mehr Kinder Entwicklungsprobleme, insbesondere Zerebralparesen. Allerdings war das erhöhte Risiko nicht statistisch abzusichern (Cheng, 1993). Die Mehrheit dieser Studien fand somit keine oder nicht signifikante Trends für nachteilige Auswirkungen von Beckenendlage oder vaginaler Entbindung auf die Langzeitentwicklung. Die Untersuchungen (z. B. Faber-Nijholt et al., 1983) beinhalteten teilweise sowohl Reif- als auch Frühgeborene. Sie analysierten nach Entbindungsart und nicht nach Behandlungsabsicht und unterschieden nicht zwischen primärer und sekundärer Schnittentbindung. Auch wurde nicht nach möglichen beeinflussenden Faktoren untersucht.

Zwei Langzeitstudien entschlüsselten die Daten nach Entbindungsabsicht. Huchcroft und Mitarbeiter (1981) verfolgten 403 von 740 Beckenendlagenneugeborene (54,5 %) im Alter von 2,5 bis 8,5 Jahren mit motorischen sowie standardisierten kognitiven und Verhaltenstests (281 vaginal Geborene, 106 mit Notsectio, 16 mit primärer Sectio). Vergleiche zwischen diesen Entbindungstypen wurden mit statistischer Adjustierung für Schwangerschafts- und soziale Risiken durchgeführt. Keinerlei signifikante Unterschiede zwischen vaginaler Entbindung und sekundärer Sectio hinsichtlich der Langzeitentwicklung wurden gefunden. Allerdings waren von 27 statistischen Vergleichen 10 Entwicklungsergebnisse signifikant schlechter für die primäre Sectio (insbesondere bei den kognitiven Tests). Danielian und Mitarbeiter (1996) untersuchten die Entwicklungsdaten von reifgeborenen Beckenendlagenkindern, entbunden zwischen 1981 und 1990 im Aberdeen Maternity Hospital, wobei nach Entbindungsabsicht unterschieden wurde. Die Rate elektiver Kaiserschnitte war 35,6 % und die vaginal intendierter Geburten 64,1 %. Für 1387 von 1645 Beckenendlagengeburten (84,3 %) lagen Nachuntersuchungsdaten über die ersten 4 Lebensjahre vor. Es wurden keinerlei Unterschiede hinsichtlich der Handicap-Rate (motorisch, Verhalten, Sprache, visuell, auditorisch, psychiatrisch) zwischen der Gruppe mit primärer Sectio (20,7 %) und der Gruppe mit geplanter vaginaler Entbindung (18,7 %) gefunden. Die Studie benutzte Aufzeichnungen von sog. Healthvisitors (Gemeindeschwestern). Die Zuverlässigkeit dieser klinischen Erhebungen ist schwierig zu beurteilen. Allerdings gibt es keinen Grund anzunehmen, daß sich die Qualität der Aufzeichnungen zwischen den Entbindungsgruppen unterschied und so das Ergebnis verfälschte.

Sehr früh Geborene

Erstaunlich wenige Studien finden sich hinsichtlich der Früh- und Spätmorbidität bei unterschiedlicher Entbindung bei Früh- oder sehr früh Geborenen. Dies ist möglicherweise darauf zurückzuführen, daß für diese Gruppe die Präferenz für eine abdominale Schnittentbindung sowohl bei Beckenend- als auch bei Schädellage wenig umstritten zu sein scheint (Bennebroek Gravenhorst et al., 1993; Greisen et al., 1983; Lamont et al., 1983; Steer, 1997). Main und Mitarbeiter (1983) faßten bis 1980 durchgeführte Studien zur Mortalität im Überblick zusammen und fanden, daß die Mortalität von sehr stark Untergewichtigen bei vaginaler Entbindung gegenüber Kaiserschnitt jeglicher Indikation signifikant erhöht war (58 % vs. 29 %). Allerdings fehlt in dieser Studie jegliche Kontrolle für Kofaktoren. Zwei neuere Studien mit großen Stichproben sehr früh Geborener, die die einzelnen Variablen untersuchten, fanden keinerlei Unterschiede in der perinatalen Mortalität zwischen den Entbindungsarten (vaginal vs. Sectio; Cibils et al., 1994; Jonas und Lumley, 1997). Die Forschergruppen aus den USA und Australien stellten fest, daß eine abdominale Schnittentbindung keinerlei Vorteile für untergewichtig Geborene bei Beckenendlage bedeutet und nur bei weiteren geburtshilflichen Risiken eventuell indiziert ist.

Effer und Mitarbeiter (1983) untersuchten sehr stark Untergewichtige mit 2–3 Jahren nach. Sie fanden keinerlei Unterschiede bei sehr untergewichtigen Beckenendlagenkindern hinsichtlich der Mortalität, frühen Morbidität oder Handicap-Rate. Die Untersucher folgerten, daß Frühgeburt und assoziierte Komplikationen einen so gravierenden Einfluß auf die langfristige Entwicklung haben, daß der Entbindungsmodus wenig relevant ist. Die nachuntersuchte Stichprobe war jedoch klein.

Bennebroek Gravenhorst und Mitarbeiter (1993) berichteten über die Auswirkungen von Schädel- vs. Beckenendlageeinstellungen und vaginaler vs. Kaiserschnittentbindung in einer prospektiven Studie von 899 Lebendgeborenen < 32 SSW oder < 1500 g Geburtsgewicht (214 [24%] waren Beckenendlagen). Die neonatale Sterblichkeit betrug 27 % für Neugeborene aus Beckenendlage gegenüber 18 % bei Schädellage. Selbst wenn für Tragzeit, Geburtsgewicht, mütterlichen Bluthochdruck und frühzeitigen Blasensprung korrigiert wurde: Neugeborene aus Beckenendlage hatten ein 1,6fach erhöhtes Mortalitätsrisiko. Sowohl in der Gruppe der Schädellagen (22% vs. 12%) als auch der Beckenendlagen (45% vs. 13%) verstarben mehr Neugeborene nach vaginaler Entbindung gegenüber Sectio caesarea. Wurden allerdings die oben genannten Variablen im Hinblick auf die Mortalität untersucht, ergab sich eine interessante Interaktion: Beckenendlagenkinder hatten nach Sectio bessere Überlebenschancen, während Schädellagenkinder signifikant häufiger nach vaginaler Entbindung überlebten. Keinerlei Unterschiede zwischen der Poleinstellung unter der Geburt oder den Entbindungsarten wurden bei der Handicap-Rate mit 2 oder 5 Jahren gefunden.

Es ist erstaunlich, daß bei Frühgeborenen die Kaiserschnittgeburt generell befürwortet wird, obwohl die empirischen Daten kaum Vorteile der Sectio hinsichtlich Mortalität oder Langzeitentwicklung belegen (Steer, 1997). Auch sind kaum signifikant nachteilige Auswirkungen der Beckenendlage oder der gewählten Entbindungsart auf die Langzeitentwicklung bei Reifgeborenen berichtet worden trotz häufig beschriebener erhöhter früher Morbidität. Allerdings sind diese Ergebnisse aufgrund der dargestellten methodischen Limitierungen mit Vorsicht zu betrachten. Es fehlt an einer Langzeitstudie, die die Mortalität, die Früh- und Langzeitmorbidität vergleichend in verschiedenen Tragzeitgruppen nach Beckenendlage und Entbindungsintention in einer prospektiven Studie evaluiert.

Wir untersuchten im Rahmen einer prospektiven, multizentrischen Kohortenstudie die folgenden Fragen:
1. Ist die Beckenendlage ein Anzeichen fetaler Erkrankungen? Unterscheiden sich Feten in Beckenendlage von jenen in Schädellage hinsichtlich pränataler Komplikationen, frühfetaler Schäden, Geburtsgewicht, Tragzeit oder intrauterinem Wachstum?
2. Ist die Beckenendlage assoziiert mit erhöhter Mortalität, Früh- oder Spätmorbidität?
3. Hat die geplante Entbindungsart bei Beckenendlage (vaginale Entbindungsintention vs. primäre Sectio) Einfluß auf die Mortalität, Früh- oder Spätmorbidität?

Methoden

Überblick

Die hier behandelten Stichproben stammen aus der Bayerischen Entwicklungsstudie (BES), einer prospektiven Beobachtungsstudie in Südbayern (für eine ausführliche Darstellung s. die Angaben: Riegel et al., 1995; Wolke et al., 1995a; Wolke et al., 1995b; Wolke, 1997; Wolke, www 1996).
Südbayern wurde definiert als der Einzugsbereich von 16 Kinderkliniken in den Regierungsbezirken Oberbayern, Niederbayern, Schwaben und der südlichen Hälfte der Oberpfalz. Insgesamt wurden während des Erhebungszeitraumes 1985 bis 1986 in diesem Bereich ca. 70 600 Geburten in 153 geburtshilflichen Abteilungen registriert. Die Zielpopulation der BES war die Vollerhebung aller Kinder, die in den ersten 10 Tagen stationär in eine der 16 Kinderkliniken vom 1. 2. 1985 bis zum 31. 3. 1986 aufgenommen wurden. (7 505 Kinder **[Indexkinder]** erfüllten dieses Kriterium, d.h. 10,6% aller Geburten; 916 nicht verlegte Kinder wurden als **Kontrollkinder** rekrutiert, d.h. ca. 1,5% aller Nichtverlegten.) Es wurde eine *normative Stichprobe* (n = 432) gebildet, die nach Geschlecht der Kinder, Bildung der Mutter, Stadt-Land-Verteilung, Tragzeit und früher Hospitalisierung vollkommen repräsentativ für Bayern war (s. Wolke, 1997; Wolke, www 1996). Diese normative Stichprobe wurde eingesetzt, um Kohortenspezifische Normen für Wachstum, kognitive und Verhaltenstests zu gewinnen.

Unsere Untersuchungen zeigten (Wolke et al., 1995b; Wolke, www 1996, Wolke et al., 1994), daß bei der Verwendung von veralteten Normen aus Testmanuals oder veralteten Wachstumskurven eventuelle Defizite häufig aufgrund des nicht berücksichtigten säkulären Trends unterschätzt werden. Alle Entwicklungsmaße wurden anhand dieser Kohorten-spezifischen normativen Stichprobe standardisiert.

Stichproben

Die Gesamtstichprobe der *Indexkinder* wurde aufgrund der in der Literatur beschriebenen unterschiedlichen Gründe für Häufigkeiten von Beckenendlage bei unterschiedlichen Tragzeiten in drei Tragzeitgruppen unterteilt: sehr früh Geborene (SF: < 32 SSW), Frühgeborene (F: 32–36 SSW) und Reifgeborene (R: > 36 SSW).

Reifgeborene (R): Von den 4746 Reifgeborenen hatten 645 (13,6%) keinen Perinatalbogen mit Schwangerschaftsinformation und weitere 48 (1%) fehlende Information zur Poleinstellung bei Geburt. Von den 4053 (85,4%; *Zielgruppe der Analysen für Mortalität*) mit allen relevanten Schwangerschafts- und Geburtsdaten verstarben 74 (1,8%) noch während des Aufenthalts in der Kinderklinik und 45 (1,2%) bis zum 5. Lebensjahr. Da diese Kinder zu unterschiedlichen Zeiten verstarben, war für diese keine sinnvolle Analyse der Frühmorbidität (z. B. Dauer der Intensivbehandlung) möglich. Für die *Frühmorbiditätsanalysen* standen daher 3934 Kinder zur Verfügung. Kein Einverständnis für Nachuntersuchungen nach Entlassung gaben 264 Eltern (6,5%). Von den 3670 überlebenden potentiellen Nachuntersuchungskindern (100%) konnten 2606 kontinuierlich bis 4,8 Jahre nachuntersucht werden (Follow-up-Rate 71%).

Frühgeborene (F): Von den 2199 Frühgeborenen hatten 253 (11,5%) keinen Perinatalbogen mit Schwangerschaftsinformation und weitere 18 (0,8%) fehlende Information zur Poleinstellung bei Geburt. Von den 1928 (87,7%; *Zielgruppe der Analysen für Mortalität*) mit allen relevanten Schwangerschafts- und Geburtsdaten verstarben 39 (2%) noch während des Aufenthalts in der Kinderklinik und 15 (0,8%) bis zum 5. Lebensjahr. Für die *Frühmorbiditätsanalysen* standen daher 1874 Kinder zur Verfügung. Kein Einverständnis für Nachuntersuchungen nach Entlassung gaben 74 Eltern (3,9%). Von den 1800 (100%) überlebenden potentiellen Nachuntersuchungskindern konnten 1348 kontinuierlich bis 4,8 Jahre nachuntersucht werden (Follow-up-Rate 74,9%).

Sehr früh Geborene (SF): Von den 560 sehr früh Geborenen hatten 73 (13%) keinen Perinatalbogen mit Schwangerschaftsinformation und weitere 9 (1,6%) fehlende Information zur Poleinstellung bei Geburt. Von den 478 (85,4%; *Zielgruppe der Analysen für Mortalität*) mit allen relevanten Schwangerschafts- und Geburtsdaten, verstarben 129 (27%) noch während des Aufenthalts in der Kinderklinik und 3 bis zum Alter von 4,8 Jahren. Für die *Frühmorbiditätsanalysen* standen daher 346 Kinder zur Verfügung. Kein Einverständnis für Nachuntersuchungen nach Entlassung gaben 3 Eltern (0,9%). Von den 343 (100%) überlebenden potentiellen Nachuntersuchungskindern konnten 272 kontinuierlich bis 4,8 Jahre nachuntersucht werden (Follow-up-Rate 79,3%).

Vorgehen

Die Basisvariablen

Schwangerschafts- und Geburtsrisiken. Folgende Risiko-Indices wurden aus den Items der Perinatalbögen der Geburtskliniken erstellt (s. Riegel et al., 1995):

– *Anzahl der Risiken vor der Schwangerschaft* (8 Variable: Alter < 20 Jahre, Fertilitätsbehandlung, 2 oder mehr vorherige Aborte, vorausgegangene Frühgeburt, vorausgegangene Totgeburt, vorherige Sectio, chronische Erkrankung wie z. B. Diabetes, keine oder mehr als 2 vorherige Geburten),
– *Risiken während der Schwangerschaft* (14 Variable: EPH-Gestose, Anämie, Harnwegsinfekt, Blutungen, fetale Retardierung im Ultraschall, vorzeitige Wehen, Mehrlingsschwangerschaft, Nikotinabhängigkeit, Alkohol-/Drogenabhängigkeit, Schwangerschaftsvorsorge nach 13. Woche, unregelmäßige Vorsorge, Infektion während der Schwangerschaft, schwere Erkrankung, Poly-/Hydramnion),
– *Risiken während der Geburt* reduziert um die Lageanomalie Beckenendlage (12 Variable: Amnioninfektionssyndrom, Gefährdung sub partu, grünes Fruchtwasser, Nabelschnurkomplikationen, protrahierte Geburt, Eröffnungswehen < 3 bis > 12 Stunden, Preßwehen < 10 bis > 60 Minuten, Wehenmittel/Opiate, keine Spontangeburt, Placenta praevia, Wachstumsretardierung < 10. Perzentile).

Die folgenden **Einzelvariablen** wurden zur Basisdokumention der Stichproben erhoben:
– Geburtsgewicht,
– Tragzeit (nach erwartetem Termin, Ultraschall, gemäß Dubowitz-und-Dubowitz-Untersuchung [Riegel et al., 1995; Dubowitz und Dubowitz, 1977]),
– Geschlecht des Kindes,
– Vorliegen früher fetaler Schäden (d.h. kongenitale, hereditäre Fehlbildungen, z. B. Trisomie 21, Transposition der großen Gefäße, Gaumenspalte, Doppelniere, Knickfuß etc.),
– Parität,
– Mehrlingsgeburt,
– Alter der Mutter,
– Familienstand,
– soziale Schicht (Riegel et al., 1995; Bauer, 1988; Wolke, 1997),
– Schulbildung der Mutter und
– Wohnort in der Stadt (> 50 000 Einwohner) oder auf dem Land (< 50 000 Einwohner).

Beckenendlage und Entbindungsintention. Beckenendlage vs. Nicht-Beckenendlage wurde aus den standardisierten Perinatalbögen extrahiert. Als *vaginal intendiert* wurden jene Geburten definiert, die nach Wehenanfang zu einer vaginalen Entbindung führten oder mit einer sekundären Sectio abschlossen. Als *Sectio-intendiert* wurden jene definiert, deren Geburt durch primäre Sectio (ohne Wehen) durchgeführt wurde.

Die Zielgrößen

Mortalität wurde dokumentiert als neonatale Mortalität (0–28 Tage) und Gesamtmortalität (neonatale Mortalität plus Spätmortalität: 29 Tage bis 4,8 Jahre, d. h. Ende der Nachuntersuchungsphase).
Frühmorbidität: Drei Gesamt-Indices wurden zur Erfassung der Frühmorbidität gebildet:
1. *Risiken (Komplikationen) während der Neonatalzeit* wurden täglich in den Kinderkliniken durch speziell angestelltes Personal aufgezeichnet (21 Variable: Maskenbeatmung, APGAR 1 Min. < 9 und 5 Min. < 10, Pufferung/Volumensubstitution, NApH < 7,3, „outborn" (= Transport zur Kinderklinik), Temperatur < 36 Grad Celsius, Beatmung, Apnoen/Bradykardien, andere Ventilationsstörungen, Hypoglykämie, Herzinsuffienz/Schock, Hyperbilirubinämie, schwere Anämie, Sepsis, Operation, Gewicht bleibt < 10. Perzentile, Medikamente > 1 Tag, Sondierung, Krämpfe, intraventrikuläre Hämorrhagie [IVH III/IV], Polyglobulie).
2. Die *Intensität der Behandlung,* d. h. der

neonatale Verlauf, wurde in Anlehnung an Casaer und Eggermont (1985) täglich bei den Neugeborenen in einem Übersichtsblatt aufgezeichnet: Die erforderliche Versorgungsebene (Pflege: von normal bis intensiv; Atemhilfe: Raumluft bis intermittierende O_2-Druckbeatmung; Ernährung: von oral bis parenteral) sowie drei neurologische Status-Variable (Qualität der Bewegungen, Muskeltonus, Erregbarkeit des ZNS) waren jeweils mit einem Score von 0 bis 3 zu bewerten. Die Score-Summe (optimal: 0, maximal 18 Punkte) wurde dabei in einer auf den Tag komprimierten optischen Darstellung festgehalten. Der durchschnittliche Summen-Score in den ersten 10 Tagen bildete den Ziel-Index.

3. Die *Dauer der Intensivbehandlung* ist die Anzahl der Tage, bis das Neugeborene einen stabilen Zustand erreichte (d. h. länger als zwei Tage unter 3 Punkte im Intensitätsindex).

Spätmorbidität: Alle Kinder (s. Stichprobenbeschreibung) wurden mit 5 und mit 20 Monaten (korrigiert für Frühgeburtlichkeit) und mit 4,8 Jahren durch geschultes Personal (Pädiater) nachuntersucht (Riegel et al., 1995). Die intellektuelle Entwicklung mit 5 und 20 Monaten wurde mittels der *Griffiths-Entwicklungs-Skalen* (deutsche Fassung nach Brandt, 1983), einer funktionellen Entwicklungsdiagnostik, die die Bestimmung eines standardisierten Gesamt-Entwicklungsquotienten (EQ) erlaubt, erfaßt. Allgemeine oder Handlungs-Intelligenz wurde mit den „Columbia Mental Maturity"-Skalen (CMM, s. Burgermeister et al., 1954; Dittmann, 1972; Eggert, 1972) erhoben. Die Aufgaben des CMM zielen darauf ab, Denkfähigkeit, logisch folgerndes Denken und Abstraktionsvermögen zu erfassen. Der „*aktive Wortschatztest*" (AWST, s. Kiese und Kozielski, 1979) gilt der Erfassung des Wortschatzes der Kinder. Der Test besteht aus 82 Abbildungen, deren dargestellte Begriffe (z. B. Haus) durch das Kind benannt werden sollen. Der Test kann als Prüfung der verbalen oder sprachgebundenen Intelligenz verstanden werden. Der *logopädische Sprachverständnis-Test* (LSVT, s. Wettstein, 1983) arbeitet mit 8 hölzernen Spielobjekten. Im Teil A (hier verwendet) spricht der Untersucher insgesamt 17 Sätze vor, deren Handlungen (mit steigender Komplexität) das Kind mit den vorgegebenen Objekten nachspielen soll. Richtige Nachspielleistungen werden als ein Punkt bewertet. Der „*Developmental Test of Visual-Motor-Integration*" (VMI, revidierte Fassung s. Beery, 1982) erfaßt die Integration der visuellen Wahrnehmungen und des motorischen Verhaltens. Der Test besteht aus Karten mit geometrischen Mustern mit aufsteigendem Schwierigkeitsgrad (Komplexität räumlicher Orientierung), die das Kind mit Bleistift nachzeichnen muß. Nach standardisierten Kriterien wird jede Nachzeichnung als richtig oder falsch bewertet.

Die Griffiths-Skalen, der CMM, AWST, LSVT-A und der VMI wurden alle anhand der normativen Stichprobe neu standardisiert mit einem **Mittelwert** (M) von 100 und einer **Standardabweichung** (SD) von 15. Für kategoriale (klinisch relevante) Analysen wurden leichte Auffälligkeiten als ein Score < –1 bis –2 SD (Scores: 70–84) und schwere Auffälligkeiten als Scores < –2 SD (Scores < 70) nach der Normstichprobenverteilung eingeteilt.

Alle Kinder hatten neurologisch-motorische Untersuchungen mit 5 und 20 Monaten sowie 4,8 Jahren durch Entwicklungsneurologen (s. Riegel et al., 1995, S. 12–15). Da gerade leichte Zerebralparesen erst in der mittleren Kindheit sicher beurteilbar sind (Palfrey et al., 1987), beschränken wir uns auf die Ergebnisse der standardisierten neurologischen Untersuchung mit 4,8 Jahren. Die Schwere der Zerebralparese wurde in Anlehnung an Hagberg und Mitarbeiter (1989) in vier Schweregrade gegliedert und für die Analysen nach leicht (Schweregrad 1: deutliche Auffälligkeiten im temporären Bereich mit und ohne Beteiligung der Handmotorik, kaum merkbare funktionelle Beeinflussung) und mittel/schwer (Schweregrad 2–4: deutliche Beeinträchtigung des Gehens, auch der Handmotorik, bis keinerlei aktive Fortbewegung) unterteilt.

Die Untersucher in der Neonatalperiode und bei den Nachuntersuchungen waren blind gegenüber der Geburtslage des Fetus und der Entbindungsart des Kindes.

Statistischer Bericht. Alle Unterschiedshypothesen wurden zweiseitig getestet. Die Alpha-Grenzen für die Akzeptanz statistisch signifikanter Unterschiede wurden per Konvention folgendermaßen gesetzt: $p < .05$ (signifikant), $p < .01$ (hoch signifikant) und $p < .001$ (sehr signifikant). Da die Ablehnung der Nullhypothese (keine Unterschiede) stark von der Stichprobengröße abhängig ist und diese zwischen den Tragzeitgruppen variiert, wurden Unterschiede oder Beziehungen auch nach klinisch relevanten Gesichtspunkten unter Zuhilfenahme von Indikatoren wie Effektstärke oder Varianzaufklärung diskutiert.

Ergebnisse

Häufigkeit der Beckenendlagen und Entbindungsintentionen

Ein hoch signifikanter Unterschied in der Rate von Beckenendlagen wurde zwischen den Tragzeitgruppen gefunden (Tab. 10–1). Die Poleinstellung Beckenendlage fand sich bei 6% der Reifgeborenen, bei 13% der Frühgeborenen und bei 26% der sehr früh Geborenen ($p < .001$). Wichtige Unterschiede ergaben sich hinsichtlich Entbindungsintention und Entbindungsmodus bei Beckenendlage (BEL) vs. andere (nBEL).

Reifgeborene: Mehr primäre Sectiones

Tab. 10-1 Poleinstellung und Entbindungsmodus der Aufnahmen in südbayerischen Kinderkliniken 1985/1986.

	sehr früh Geborene		Frühgeborene		Reifgeborene	
• Tragzeit (SSW)	< 32		32–36		> 36	
• keine Beckenendlage (nBEL) davon (100%):	355	(74%)	1678	(83%)	3805	(94%)
– vaginale Intention						
vaginal	192	(54%)	1078	(64%)	2966	(78%)
sekundäre Sectio	24	(7%)	140	(8%)	420	(11%)
– Sectio-Intention						
primäre Sectio	139	(39%)	460	(27%)	419	(11%)
• Beckenendlage (BEL) davon (100%):	123	(26%)	250	(13%)	248	(6%)
– vaginale Intention						
vaginal	52	(42%)	72	(29%)	62	(25%)
sekundäre Sectio	16	(13%)	38	(15%)	27	(11%)
– Sectio-Intention						
primäre Sectio	55	(45%)	140	(56%)	159	(64%)
Gesamt (n = 6459)	478		1928		4053	

wurden bei BEL-Reifgeborenen durchgeführt (64%) als bei den nBEL (11%; p < .01; s. Tab. 10–1). Von den 36% der vaginal intendierten Geburten in der BEL-Gruppe wurden 25% vaginal entbunden und 11% mit sekundärer Sectio abgeschlossen. Von den nBEL-Reifgeborenen mit vaginaler Entbindungsintention (89%) wurden 78% der Entbindungen vaginal und 11% mit sekundärer Sectio durchgeführt. Insgesamt ergaben sich keinerlei Unterschiede hinsichtlich der sekundären Sectio-Rate (11% bei BEL und nBEL). Allerdings endeten relativ mehr vaginal intendierte Entbindungen bei BEL (27 von 89, d.h. 30,3%) mit sekundärer Sectio als bei den nBEL-Feten (420 von 3386, d.h. 12,4%; p < .001).

Frühgeborene: Die primäre Sectio-Rate bei BEL war 56% vs. 27% bei nBEL (p < .001). Zudem war die sekundäre Sectio-Rate bei BEL (15%) erhöht gegenüber nBEL-Poleinstellungen (8%; p < .01; s. Tab. 10–1). Von den 44% der vaginal intendierten Entbindungen wurden 29% vaginal durchgeführt und 15% mit sekundärer Sectio abgeschlossen. Von den 72% nBEL-Frühgeborenen mit vaginaler Entbindungsintention wurden 64% vaginal und 8% durch sekundäre Sectio entbunden (s. Tab. 10–1). Relativ mehr vaginal intendierte Entbindungen bei BEL (38 von 110, d.h. 28,9%) endeten mit sekundärem Kaiserschnitt als bei den nBEL-Feten (140 von 1218, d.h. 11,5%; p < .001).

Sehr früh Geborene: Die primäre Sectio-Rate bei BEL (45%) unterschied sich kaum gegenüber nBEL-Präsentation (39%, nicht signifikant [ns]; s. Tab. 10–1). Die sekundäre Sectio-Rate war allerdings bei BEL (13%) im Vergleich zu nBEL (7%; p < .05) erhöht. Dies ist darauf zurückzuführen, daß von den BEL-Feten, die vaginal intendiert entbunden werden sollten, 23,5% (16 von 68) tatsächlich mit sekundärer Sectio entbunden wurden im Vergleich zu 11,1% (24 von 216) in der nBEL-Gruppe (p < .05).

Insgesamt zeigte sich, daß mit höherer Tragzeit die primäre Sectio-Rate bei Beckenendlageneinstellung stieg. Genau gegensätzlich (s. Tab. 10–1) verlief der Trend für die nBEL-Kinder, d.h. je niedriger die Tragzeit, desto häufiger wurden die Feten mit primärer Sectio entbunden. In allen Tragzeitgruppen endeten vaginal intendierte Entbindungen bei BEL signifikant häufiger mit sekundärer Sectio als bei nBEL-Feten.

Beckenendlage: Ein Anzeichen fetaler Erkrankung?

Wir untersuchten (pro Tragzeitgruppe), ob sich Feten in Beckenendlage gegenüber jenen in Schädellage hinsichtlich Geburtsgewicht, Tragzeit, Mangelgeburt, Mehrlingsstatus, Anzahl pränataler Risiken, Geschlecht und schweren frühfetalen Schäden unterscheiden. Weiterhin wurde ermittelt, ob sich die Mütter hinsichtlich Risiken vor der Schwangerschaft, Alter (über 35 Jahre) zum Zeitpunkt der Schwangerschaft, Parität, Schulbildung, sozio-ökonomischem Status (SÖS) und Familienstand unterscheiden.

Sehr früh Geborene: Keinerlei Unterschiede wurden hinsichtlich Geburtsgewicht, Tragzeit, Anzahl der Risiken während der Schwangerschaft, Mangelgeburtsrate, Geschlecht, Familienstand der Mütter, Mutteralter, SÖS, Schulbildung der Mutter oder Vorliegen schwerer frühfetaler Schäden (BEL: 5,7%; nBEL: 3,7%) gefunden. Allerdings fand sich die Poleinstellung Beckenendlage häufiger bei Mehrlingen (BEL: 31,7%; nBEL: 20,8%; p < .05) und seltener bei Multiparae (BEL: 11,4%; nBEL: 22,0%; p < .05).

Frühgeborene: BEL-Feten wogen im Durchschnitt bei der Geburt weniger (BEL: 2070 ± 450 g, nBEL: 2229 ± 454 g; p < .001), hatten eine etwas kürzere Tragzeit (BEL: 34,4 ± 1,3 SSW, nBEL: 34,6 ± 1,3 SSW; p < .001), mehr Komplikationen während der Schwangerschaft (BEL: 2,2 ± 1,3, nBEL:

2,0 ± 1,2; p < .01), waren häufiger Mehrlinge (BEL: 34,8%, nBEL: 19,2%; p < .001) und hatten häufiger schwere frühfetale Schäden (BEL: 6,8%, nBEL: 3,1%; p < .01). Keinerlei Unterschiede wurden hinsichtlich Geschlecht, Mangelgeburtsrate und der mütterlichen und sozialen Faktoren gefunden.

Reifgeborene: BEL-Feten waren im Durchschnitt leichter bei der Geburt (BEL: 2792 ± 619 g, nBEL: 3183 ± 613 g; p < .001), kürzer ausgetragen (BEL: 38,5 ± 1,3 SSW, nBEL: 39,3 ± 1,3 SSW; p < .001), erlebten mehr Komplikationen während der Schwangerschaft (BEL: 1,3 ± 1,1, nBEL: 1,0 ± 1,1; p < .001), waren häufiger Mehrlinge (BEL: 16,5%, nBEL: 3,8%; p < .001), häufiger Mangelgeburten (< 10. Perzentile, BEL: 42,3%, nBEL: 25,3%; p < .001) und hatten insbesondere häufiger schwere frühfetale Schäden (BEL: 12,9%, nBEL: 6,4%; p < .001). Keine Unterschiede wurden in den sozialen Variablen gefunden.

Zusammenfassend ergaben sich bei den Reifgeborenen und den Frühgeborenen Hinweise darauf, daß die Feten in Beckenendlage sich von jenen in Schädellage unterscheiden. Insbesondere die erhöhte Rate von frühfetalen Schäden und von Mehrlingsschwangerschaften hatte wahrscheinlich Auswirkungen auf intrauterines Wachstum, Zeitpunkt der Geburt (Tragzeit) und Schwangerschaftskomplikationen.

Es wurden kaum Hinweise auf erhöhte fetale Erkrankungen von Feten in Beckenendlage bei den sehr früh Geborenen gefunden. Die Poleinstellung Beckenendlage ist bei sehr früh Geborenen häufig und ein transienter Zustand, der sich wahrscheinlich bei längerer Tragzeit spontan verändert hätte.

Mortalität

BEL versus nBEL. In Tabelle 10-2 sind die Neonatal- und Spätmortalität für die Poleinstellungen „keine Beckenendlage" und „Beckenendlage" sowie die Entbindungsintention dargestellt. Weiterhin sind die Tragzeitgruppen aufgeschlüsselt. Die Gesamtmortalität (nicht aufgeführt) berechnet sich aus neonataler Mortalität plus Nachverstorbene bis 4,8 Jahre.

Keinerlei Unterschiede in der neonatalen Mortalität wurden in den drei Tragzeitgruppen hinsichtlich Einstellung in Schädellage („keine Beckenendlage") vs. „Beckenendlage" gefunden. Betrachten wir allerdings

Tab. 10-2 Mortalität aufgeschlüsselt nach Entbindungsintention bei Poleinstellung in Beckenendlage (neonatale Mortalität: die ersten 28 Tage; nachverstorben: verstorben zwischen 28 Tagen und 4,8 Jahren)

• Tragzeit (SSW)	< 32 (n = 478)		32–36 (n = 1928)	
	neonatal	nachverstorben	neonatal	nachverstorben
• keine Beckenendlage davon (100%):	79/355 (22,3%)	13/355 (3,7%)	25/1678 (1,5%)	18/1678 (1,1%)
– vaginale Intention	59/216 (27,3%)	9/216 (4,2%)	15/1218 (1,2%)	10/1218 (0,8%)
– primäre Sectio	20/139 (14,4%)	4/139 (2,9%)	10/460 (2,2%)	8/460 (1,7%)
• Beckenendlage davon (100%):	32/123 (26,0%)	8/123 (6,5%)	8/250 (3,2%)	3/250 (1,2%)
– vaginale Intention	20/68 (29,4%)	6/68 (8,8%)	5/110 (4,5%)	1/110 (0,9%)
– primäre Sectio	12/55 (21,8%)	2/55 (3,6%)	3/140 (2,1%)	2/140 (1,4%)

bei den **Reifgeborenen** die Nachverstorbenen (BEL: 8 von 248, d.h. 3,2%; nBEL: 57 von 3805, d.h. 1,5%), so war das relative Risiko (RR) 2,2 (95%-Konfidenzintervall: 1,0–4,7) für BEL gegenüber nBEL signifikant (p < .05) erhöht. Bei der Gesamtmortalität (BEL: 14 von 248, d.h. 5,6%; nBEL: 105 von 3805, d.h. 2,8%) war das RR 2,0 (95%-Intervall: 1,2–3,5; p < .01) hoch signifikant. Das heißt, BEL-Reifgeborene verstarben signifikant häufiger als nBEL-Kinder. Ähnliche, allerdings schwächere und nicht signifikante Tendenzen fanden sich bei den Früh- und sehr früh Geborenen.

Die Mortalitätsunterschiede mögen auf andere Faktoren als die Beckenendlage bei den Reifgeborenen zurückgehen. Geburtsgewicht, Tragzeit, Mangelgeburtsrate, Mehrlingsrate, Schwangerschaftsrisiken und schwere frühfetale Schäden unterschieden BEL vs. nBEL (s. vorheriger Abschnitt). Mit Hilfe logistischer Regressionsanalyse wurde getestet, ob die Beckenendlage nach Kontrolle dieser beeinflussenden Faktoren noch mit einem erhöhten Risiko hinsichtlich der Gesamtmortalität assoziiert ist. Es zeigte sich, daß bei **Reifgeborenen** vor allem frühfetale Schäden (.44; p < .001), Geburtsgewicht (-10; p < .001) und Schwangerschaftsrisiken (-.04; p < .05) Mortalität vorhersagten. Nach Adjustierung für diese drei Faktoren war die Beckenendlage nicht einmal tendenziell (0.0; p > .4) mit der Gesamtmortalität assoziiert. Reifgeborene Beckenendlagenkinder verstarben häufiger bis 4,8 Jahre, weil sie häufiger frühfetale Schäden und ein leichteres Geburtsgewicht hatten sowie mehr Schwangerschaftskomplikationen aufwiesen.

Intention der Entbindung. Tabelle 10-2 zeigt weiterhin die Neonatal- und Spätmortalität bezogen auf die Intention der Entbindung. Nur geringe bis keinerlei Unterschiede wurden in der Mortalität zwischen vaginaler Entbindungsintention und primärer Sectio bei Beckenendlagenentbindungen in allen Tragzeitgruppen gefunden. Es zeigte sich zwar eine Tendenz, daß die vaginale Entbindungsintention mit einer leicht erhöhten neonatalen Mortalität in allen Tragzeitgruppen assoziiert war, allerdings waren die Unterschiede nicht statistisch signifikant. Insbesondere bei den sehr früh Geborenen hatte die Intention, Feten in Beckenendlage vaginal zu entbinden, keinerlei Einfluß auf die Mortalitätsrate. Bei Schädellageneinstellung der sehr früh Geborenen zeigte sich, daß vaginale Entbindung mit einer erhöhten neonatalen (relatives Risiko [RR] = 1,9; 95%-Intervall: 1,2–3,0; p < .001) und Gesamtsterblichkeit (RR = 1,8; 95%-Intervall: 1,2–2,8; p < .01) einherging. In Kontrast dazu war die Intention, vaginal bei Schädellage zu entbinden, mit einem erniedrigten Gesamtmortalitätsrisiko bei Frühgeborenen assoziiert (RR = 0,5; 95%-Intervall: 0,3–1,0; p < .05). Wir möchten diese Unterschiede an dieser Stelle, da es um Beckenendlagenentbindungen geht, nicht weiter auf sich gegenseitig beeinflussende Faktoren analysieren oder interpretieren.

Zusammenfassend zeigte sich, daß die Intention, bei Beckenendlage vaginal zu ent-

und Schädellage	
> 36 (n = 4053)	
neonatal	nachverstorben
48/3805 (1,3%)	57/3805 (1,5%)
44/3386 (1,3%)	50/3386 (1,5%)
4/419 (1,0%)	7/419 (1,7%)
6/248 (2,4%)	8/248 (3,2%)
3/89 (3,4%)	2/89 (2,2%)
3/159 (1,9%)	6/159 (3,8%)

binden, auch wenn die Geburt z. T. mit einer sekundären Sectio abschloß, in den drei Tragzeitgruppen zu keiner erhöhten Mortalität führte. Nicht statistisch abzusichernde Trends weisen eventuell auf einen leichten Vorteil der primären Sectio hin.

Frühmorbidität

Zielgrößen für die Erfassung der Frühmorbidität waren die Anzahl der neonatalen Komplikationen, der Index der Behandlungsintensität und die Dauer intensiver Behandlung. Die Analysen der Basisvariablen hatten ergeben, daß in den unterschiedlichen Tragzeitgruppen Geburtsgewicht, Tragzeit und die Anzahl frühfetaler Schäden mit Beckenendlage und Entbindungsintention assoziiert waren. Zur Bestimmung der unabhängigen Effekte von Beckenendlage und Entbindungsintention wurden multivariate Varianzanalysen (MANOVA's) gerechnet. Geburtsgewicht, Tragzeit und schwere frühfetale Schäden (FFS) wurden als Kovariaten (statistische Kontrolle für diese beeinflussenden Faktoren) eingegeben, und die drei Zielgrößen waren die abhängigen Variablen.

BEL vs. nBEL. In Abbildung 10-1 sind die adjustierten Mittelwerte für die drei Zielgrößen (Dauer intensiver Behandlung, Behandlungsintensität, Anzahl neonataler Komplikationen) für die drei Tragzeitgruppen dargestellt. Keinerlei signifikante Unterschiede in der Frühmorbidität bei BEL vs. nBEL von Reif (R), Früh- (F) und sehr früh Geborenen (SF) wurden nach Kontrolle für Geburtsgewicht, Tragzeit und frühfetale Schäden gefunden. Geburtsgewicht (SF: multivariate Effektstärke [MES] = .18; $p < .001$; F: MES = .13; $p < .001$), Tragzeit (SF: MES = .12; $p < .001$; F: MES = .06; $p < .001$) und frühfetale Schäden (SF: MES = .02; $p < .05$; F: MES = .01; $p < .001$) erklärten bei den sehr früh und Frühgeborenen signifikante Anteile der Varianz in den drei Zielgrößen der Frühmorbidität. Die multivariaten Effektstärken der Beckenendlage waren .01 (ns) bei den sehr früh Geborenen und .00 (ns) bei den Frühgeborenen. Geburtsgewicht (MES = .03; $p < .001$) und frühfetale Schäden (MES = .03; $p < .001$) sowie Tragzeit (MES = .01; $p < .001$) bestimmten alle signifikant die Frühmorbidität bei den Reif-

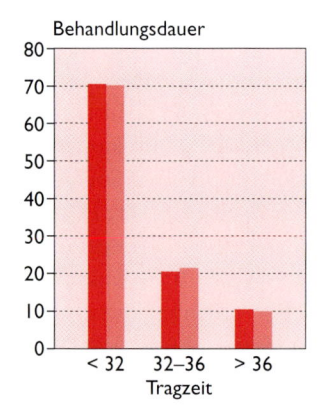

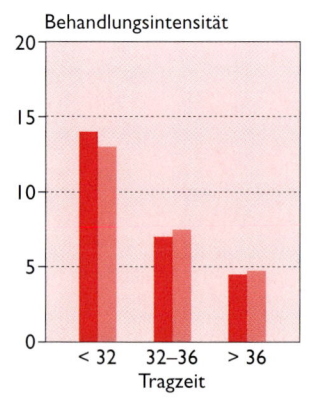

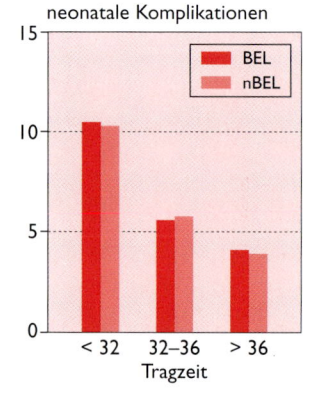

Abb. 10-1 Vergleich Beckenendlage (BEL) vs. Schädellage (nBEL). Adjustierte Mittelwerte für die drei Zielgrößen Behandlungsdauer, Behandlungsintensität und neonatale Komplikationen in den drei Tragzeitgruppen (< 32 SSW: n = 340; 32–36 SSW: n = 1866; > 36 SSW: n = 3913).

geborenen. Reifgeborene aus Beckenendlage unterschieden sich in keiner Weise hinsichtlich der Frühmorbidität von jenen, die in Schädellage geboren wurden (MES = .00; ns).

Entbindungsintention. Nach Kontrolle der beeinflussenden Faktoren wie Geburtsgewicht, Tragzeit und frühfetale Schäden (FFS) unterschieden sich überlebende sehr früh geborene und frühgeborene Beckenendlagenkinder, die nach vaginaler Entbindungsintention entbunden wurden, nicht von jenen, die mit primärer Sectio entbunden wurden (Abb. 10-2). Bei den sehr früh Geborenen waren Tragzeit (MES = .27; $p < .001$) und Geburtsgewicht (MES = .12; $p < .05$) stark mit Frühmorbidität assoziiert. Frühfetale Schäden (MES = .06; nicht signifikant [ns]) und Entbindungsintention (MES = .07; ns) waren weitere, jedoch nicht signifikante Prädikatoren von Frühmorbidität. Bei den frühgeborenen Beckenendlagenkindern bestimmten vor allem das Geburtsgewicht (MES = .15; $p < .001$) und die Tragzeit (MES = .05; $p < .01$) die Frühmorbidität. Die Entbindungsintention zeigte keinerlei Einfluß auf die Frühmorbidität in der Tragzeitgruppe 32–36 SSW (MES = .00; ns).

Die primäre Sectio-Geburt führte zu etwas geringerer Frühmorbidität bei reifen Beckenendlagenneugeborenen (MES = .05; $p < .05$). Univariate Varianzanalysen zeigten, daß dieser multivariate Effekt auf Unterschiede in der Anzahl neonataler Komplikationen zurückging (adjustierte Mittelwerte BEL: 4,4; nBEL: 3,7; Eta2 = .03; $p < .05$). Behandlungsintensität oder -dauer unterschieden sich bei den Reifgeborenen nicht nach vaginal intendierter vs. primärer Sectio-Entbindung. Die Einflüsse von Geburtsgewicht (MES = .10; $p < .001$) und frühfetalen Schäden (MES = .07; $p < .001$) waren deutlich höher als die Auswirkungen von intendiertem Entbindungsmodus in der Gruppe der Reifgeborenen mit Beckenendlage.

Zusammenfassend zeigte sich, daß die Beckenendlage nicht mit erhöhter Frühmorbidität assoziiert war. Die Intention, vaginal zu entbinden, führte zu keiner höheren Frühmorbidität bei Frühgeborenen und nur

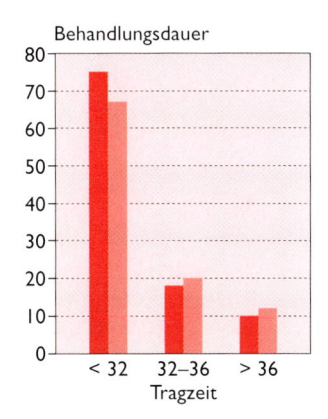

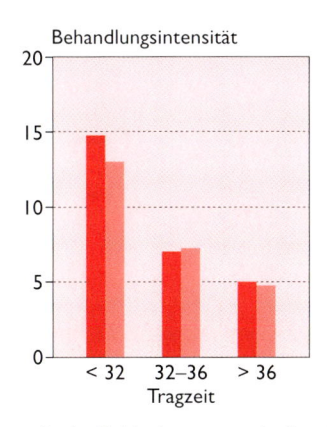

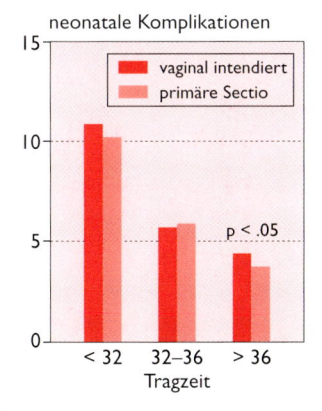

Abb. 10-2 Entbindungsintention: vaginale Enbindung vs. primäre Sectio. Adjustierte Mittelwerte für die drei Zielgrößen in den drei Tragzeitgruppen (< 32 SSW: n = 82; 32–36 SSW: n = 238; > 36 SSW: n = 230).

zu leicht erhöhten neonatalen Komplikationen bei Reifgeborenen und tendenziell zu etwas intensiverer Behandlung bei sehr früh geborenen Neugeborenen.

Spätmorbidität

Die Spätmorbidität ist von besonderem Interesse, da minimale Schädigungen des ZNS oft erst im Kindergartenalter in standardisierten Testverfahren erkannt werden. Die für Geburtsgewicht, Tragzeit, sozio-ökonomischen Status und schweren frühfetalen Schaden adjustierten Mittelwerte (MANOVA's) in den Entwicklungstests werden jeweils zuerst dargestellt.

Danach werden die kategorialen Analysen zu den Raten der Kinder mit leichten (< –1 bis –2 SD) oder schweren (< –2 SD) Entwicklungsverzögerungen oder IQ-Defiziten sowie leichten bis schweren Zerebralparesen dargestellt.

BEL vs. nBEL. Wie aus Tabelle 10-3 zu ersehen ist, hatte die Beckenendlage keinerlei nachteilige Auswirkungen auf die Langzeitentwicklung bei den Kindern mit einer Tragzeit < 32 SSW und 32–36 SSW. Nur bei den reifgeborenen Überlebenden hatten Beckenendlagenkinder mit 5 Monaten etwas geringere Entwicklungsquotienten, selbst nach Adjustierung für Geburtsgewicht, Tragzeit, sozioökonomischem Status (SÖS) und schweren frühfetalen Schädigungen (FFS; 93,5 vs. 97,7; $p < .05$). Allerdings zeigte sich mit 20 Monaten und bei allen weiteren Nachuntersuchungen keine Langzeitauswirkung der Beckenendlageneinstellung unter der Geburt auf die kognitive und visuellmotorische Entwicklung bei den Reifgeborenen.

In Tabelle 10-4 sind die Raten leichter und schwerer Entwicklungsverzögerungen pro Tragzeitgruppe dargestellt. Es handelt sich hier um die einfachen Häufigkeiten ohne Adjustierung für mögliche beeinflussende Faktoren. Keinerlei Unterschiede in den Raten leichter oder schwerer Entwicklungsverzögerungen nach BEL- oder nBEL-Poleinstellung unter der Geburt wurden bei den sehr früh Geborenen und Frühgeborenen über den Zeitraum der ersten 5 Lebensjahre gefunden. Ebenso unterschied sich die Rate der Kinder mit leichten und mittleren bis schweren Zerebralparesen nicht zwischen BEL- und nBEL-Kindern mit 4,8 Jahren.

Tab. 10-3 Adjustierte Mittelwerte der Entwicklungstests; keine Beckenendlage (nBEL) vs. Beckenendlage (BEL); M = Lebensalter in Monaten.

	sehr früh Geborene[1]		Frühgeborene[1]		Reifgeborene[1]	
	nBEL	BEL	nBEL	BEL	nBEL	BEL
n	207	65	1168	180	2465	141
Griffiths 5 M	85,1	83,2	101,3	100,2	97,7*	93,5
Griffiths 20 M	66,2	64,7	91,6	92,0	90,0	87,5
CMM 56 M	81,4	82,9	94,6	95,9	96,4	95,2
AWST 56 M	81,7	79,4	92,7	92,6	94,0	91,3
LSVT-A 56 M	83,6	83,8	95,5	95,0	96,2	93,5
VMI 56 M	86,5	84,5	94,4	96,2	96,7	97,3

* $p < .05$

[1] Zahlenangaben (n) der Untersuchten variieren etwas, da einzelne Kinder zu manchen Meßzeitpunkten nicht testbar waren.

Reifgeborene BEL-Kinder unterschieden sich nicht in der Rate der Zerebralparesen, der Entwicklungsquotienten mit 5 und 20 Monaten, dem Handlungs-IQ (erfaßt mit dem CMM) oder hinsichtlich dem Vorliegen visuell-motorischer Defizite (s. Tab. 10–4). Allerdings hatten reifgeborene BEL-Kinder häufiger Entwicklungsverzögerungen im AWST (verbale Intelligenz; $p < .05$) und dem Sprachverständnis (LSVT; $p < .05$; s. Tabelle 10-4). Wir untersuchten, ob sich die überlebenden BEL- gegenüber den nBEL-Kindern in den pränatalen und sozialen Basisvariablen unterschieden und diese eventuell diese Unterschiede in den Sprachtests erklären könnten. Reifgeborene BEL-Kinder mit einer 4,8-Jahres-Untersuchung waren im Durchschnitt bei der Geburt leichter (BEL: 2798 ± 634 g; nBEL: 3192 ± 620 g; $p < .001$), hatten eine etwas niedrigere Tragzeit (BEL: 38,6 ± 1,4 SSW; nBEL: 39,3 ± 1,3 SSW; $p < .001$), waren häufiger Mehrlinge (BEL: 17,7%, nBEL: 4,4%; $p < .001$), häufiger Mangelgeburten (BEL: 42,6%; nBEL: 24,7%; $p < .001$) und hatten im Durchschnitt mehr Komplikationen während der Schwangerschaft (BEL: 1,3 ± 1,2; nBEL: 1,0 ± 1,1; $p < .01$).

Tab. 10-4 Leichte und schwere Entwicklungsdefizite; keine Beckenendlage (nBEL) vs. Beckenendlage (BEL); M = Lebensalter in Monaten.

	sehr früh Geborene[1]		Frühgeborene[1]		Reifgeborene[1]	
	nBEL	BEL	nBEL	BEL	nBEL	BEL
n	207	65	1168	180	2465	141
Griffiths 5 M						
leicht	27 (14%)	8 (13%)	115 (10%)	23 (13%)	289 (12%)	20 (17%)
schwer	43 (22%)	15 (24%)	65 (6%)	9 (5%)	114 (5%)	9 (7%)
Griffiths 20 M						
leicht	43 (22%)	10 (17%)	199 (18%)	38 (22%)	410 (18%)	31 (25%)
schwer	58 (30%)	19 (32%)	78 (7%)	14 (8%)	139 (6%)	9 (7%)
CMM 56 M						
leicht	38 (19%)	11 (17%)	196 (17%)	35 (20%)	300 (13%)	15 (11%)
schwer	51 (25%)	15 (23%)	73 (6%)	13 (7%)	159 (7%)	11 (8%)
AWST 56 M						
leicht	33 (17%)	13 (21%)	204 (18%)	39 (2%)	341 (14%)*	25 (19%)
schwer	63 (32%)	19 (31%)	112 (10%)	20 (11%)	250 (11%)	18 (14%)
LSVT-A 56 M						
leicht	44 (23%)	15 (25%)	161 (15%)	28 (17%)	339 (15%)*	18 (14%)
schwer	34 (18%)	12 (20%)	59 (5%)	6 (4%)	107 (5%)	12 (9%)
VMI 56 M						
leicht	52 (26%)	15 (24%)	228 (20%)	33 (19%)	337 (14%)	24 (18%)
schwer	34 (17%)	14 (22%)	59 (5%)	7 (4%)	116 (5%)	6 (4%)
CP 56 M						
leicht	7 (3%)	6 (9%)	7 (0,6%)	0 (0%)	7 (0,3%)	0 (0%)
mittel/schwer	28 (14%)	7 (11%)	19 (1,6%)	1 (0,6%)	15 (0,6%)	0 (0%)

* $p < .05$

[1] Zahlenangaben (n) der Untersuchten variieren etwas, da einzelne Kinder zu manchen Meßzeitpunkten nicht testbar waren.

Unter Anwendung logistischer Regressionsanalysen wurde geprüft, ob die Unterschiede in der Sprachentwicklung zwischen BEL- und nBEL-Kindern mit 4,8 Jahren weiterbestehen blieben, wenn für diese fünf Variablen kontrolliert würde. Beckenendlage per se hatte keinen Einfluß mehr auf schwere Auffälligkeiten im „aktiven Wortschatztest", dem AWST, ($R = .00$; ns) und nur einen schwachen, nicht signifikanten Einfluß auf schwere Sprachverständisprobleme (LSVT-A; $R = .04$; $p > .06$). Geringeres Geburtsgewicht ($R = -.11$; $p < .001$) und häufigere Komplikationen während der Schwangerschaft ($R = .05$, $p < .01$) waren signifikante, wenn auch insgesamt schwache Prädiktoren für schwere Entwicklungsverzögerung im AWST. Das Geburtsgewicht war der einzige signifikante Prädiktor aus den fünf beeinflussenden Faktoren, die eine schwere Sprachverzögerung (LSVT-A) mit 4,8 Jahren bei Reifgeborenen vorhersagten ($R = .08$; $p < .01$).

Entbindungsintention. Die Kinder der Gruppe mit vaginaler Entbindungsintention hatten etwas niedrigere Mittelwerte in einigen Entwicklungstests als die Kinder, die mit primärer Sectio entbunden worden waren (Tab. 10-5). Dies zeigte sich bei den sehr früh Geborenen und Frühgeborenen. Allerdings waren diese Unterschiede klein und statistisch nicht signifikant nach Adjustierung für Geburtsgewicht, Tragzeit, SÖS und FFS.

Klinisch relevant ist, ob die Entbindungsintention Auswirkungen auf die Rate von schweren Entwicklungsdefiziten und Zerebralparesen (CP) hat. Keinerlei Unterschiede in der Rate der leichten bis schweren CP wurden gefunden. Weiterhin unterschieden sich sehr früh und reifgeborene BEL-Kinder, die mit vaginaler Entbindungsintention entbunden wurden, nicht hinsichtlich der Raten leichter oder schwerer Entwicklungsdefizite gegenüber nBEL-Kindern innerhalb der ersten 5 Lebensjahre (Tab. 10-6). Sehr früh Geborene, die mit primärer Sectio entbunden wurden, hatten etwas seltener schwere Entwicklungsdefizite, allerdings war keiner dieser Unterschiede statistisch signifikant. Frühgeborene mit vaginaler Entbindungsintention unterschieden sich auch nicht hinsichtlich der frühen Entwicklung (Griffiths 5 Monate, Griffiths 20 Monate), Sprachverständnisproblemen (LSVT-A), visuell-motorischer Entwicklung (VMI) oder CP-Rate von jenen, die mit primärer Sectio entbunden worden waren (s. Tab. 10-6). Allerdings hatten BEL-Frühgeborene, die mit primärer Sectio entbunden wurden, seltener leichte und schwere Handlungs-IQ-Defizite (CMM vaginal intendiert: leicht 25,7%, schwer 13,5%; CMM primäre Sectio: leicht 15,8%, schwer 3,0%; $p < .01$, s. Tab. 10-6) und tendenziell seltener Sprach-IQ-Defizite (AWST vaginal intendiert: leicht 31,0%, schwer 16,9%; AWST primäre Sectio: leicht 17,0%, schwer 8,0%; $p < .10$; s. Tab. 10–6). Vergleiche der pränatalen und sozialen Basisvariablen zeigten, daß BEL-Frühgeborene in der vaginal intendierten Gruppe häufiger Mehrlinge waren (55,3% gegenüber 21,3% in der primären Sectio-Gruppe; $p < .001$) und zudem häufiger aus der niedrigen Sozialschicht stammten (vaginal intendiert: 47,4%; primäre Sectio: 26,9%; $p < .01$). In logistischen Regressionsanalysen wurde für diese möglichen beeinflussenden Variablen kontrolliert. Selbst nach Kontrolle für diese beiden Variablen zeigte sich, daß frühgeborene BEL-Kinder nach vaginal intendierter Geburt ein signifikant erhöhtes Risiko für Handlungs-IQ-Defizite ($R = -.20$; $p < .05$) hatten. Im Gegensatz dazu zeigte sich, daß die häufigeren Sprach-IQ-Defizite (AWST) bei vaginal intendiert entbundenen Frühgeborenen allein durch die niedrigere Sozialschicht der Kinder ($R = -.20$; $p < .01$) und nicht durch die Entbindungsintention ($R = .00$; ns) erklärt wurden.

Tab. 10-5 Adjustierte Mittelwerte der Entwicklungstests;
vaginale Entbindungsintention vs. primäre Sectio bei Beckenendlage.

		sehr früh Geborene		Frühgeborene		Reifgeborene	
		vaginale Intention	primäre Sectio	vaginale Intention	primäre Sectio	vaginale Intention	primäre Sectio
n		32	33	76	104	50	91
Griffiths	5M	80,6	85,1	96,7	100,6	92,7	90,9
Griffiths	20M	60,4	69,4	88,3	92,7	89,4	83,3
CMM	56M	83,5	82,5	94,2	95,7	96,7	92,9
AWST	56M	79,3	80,5	88,4	94,4	88,8	91,6
LSVT-A	56M	84,7	83,8	92,3	96,2	93,1	92,8
VNI	56M	83,3	86,0	97,5	94,3	96,3	96,4

Tab. 10-6 Leichte und schwere Entwicklungsdefizite;
vaginale Entbindungsintention vs. primäre Sectio bei Beckenendlage; M = Lebensalter in Monaten.

	sehr früh Geborene[1]		Frühgeborene		Reifgeborene	
	vaginale Intention	primäre Sectio	vaginale Intention	primäre Sectio	vaginale Intention	primäre Sectio
n	32	33	76	104	50	91
Griffiths 5M						
leicht	4 (14%)	4 (12%)	12 (16%)	11 (11%)	10 (23%)	10 (12%)
schwer	9 (31%)	6 (18%)	2 (3%)	7 (7%)	3 (7%)	6 (7%)
Griffiths 20M						
leicht	8 (29%)	2 (7%)	25 (34%)	13 (13%)	17 (41%)	14 (17%)
schwer	11 (39%)	8 (26%)	4 (6%)	10 (10%)	1 (2%)	8 (9%)
CMM 56M						
leicht	8 (26%)	3 (9%)	19 (26%)**	16 (16%)	9 (18%)	6 (7%)
schwer	5 (16%)	10 (30%)	10 (14%)	3 (3%)	2 (4%)	9 (10%)
AWST 56M						
leicht	8 (29%)	5 (15%)	22 (31%)	17 (17%)	11 (23%)	14 (17%)
schwer	10 (36%)	9 (27%)	12 (17%)	8 (8%)	8 (17%)	10 (12%)
LSVT-A 56M						
leicht	6 (22%)	9 (28%)	14 (21%)	14 (15%)	6 (14%)	12 (14%)
schwer	6 (22%)	6 (19%)	4 (6%)	2 (2%)	4 (9%)	8 (9%)
VMI 56M						
leicht	8 (27%)	7 (21%)	12 (16%)	21 (21%)	10 (21%)	14 (16%)
schwer	7 (23%)	7 (21%)	3 (4%)	4 (4%)	2 (4%)	4 (5%)
CP 56M						
leicht	3 (9%)	3 (9%)	0 (0%)	0 (0%)	0 (0%)	0 (0%)
mittel/schwer	3 (9%)	4 (12%)	0 (0%)	0 (0%)	0 (0%)	0 (0%)

[1] Zahlenangaben (n) in den Gruppen variieren aufgrund fehlender Werte sehr gering, wenn einzelne Kinder nicht testbar waren.

** $p < .01$

Diskussion

Diese prospektive Beobachtungsstudie berichtete über Mortalität, Morbidität und Langzeitentwicklung von BEL- vs. nBEL-Kindern sowie über die kurz- und langfristigen Folgen unterschiedlicher Entbindungsplanung bei Beckenendlage. Die wichtigsten Ergebnisse unserer Studie sind:

1. Die Beckenendlage ist ein Anzeichen für fetale Probleme wie schwere frühfetale Schäden, Wachstumsretardierung oder vermehrte Schwangerschaftskomplikationen bei einer signifikanten Minorität von Reif- und Frühgeborenen, jedoch nicht bei sehr früh Geborenen. Die weitaus meisten Beckenendlagenkinder haben jedoch keine Vorschädigungen.
2. Die Poleinstellung Beckenendlage war nicht mit erhöhter Mortalität, Frühmorbidität oder späteren Entwicklungsproblemen assoziiert, wenn für beeinflussende Variable wie frühfetale Schäden, Geburtsgewicht und Tragzeit kontrolliert wurde. Nur bei Reifgeborenen zeigte sich ein Trend für etwas häufigere neonatale Komplikationen nach Entbindung aus Beckenendlage, allerdings ohne nachteilige Folgen für die weitere Entwicklung.
3. Die Entscheidung, bei Feten in Beckenendlage Wehen zuzulassen oder mit primärer Sectio zu entbinden, hatte keine Auswirkungen auf Mortalität, neonatale Morbidität oder Langzeitentwicklung der Kinder. Dies fand sich in allen Tragzeitgruppen. Beckenendlagenkinder, die mit primärer Sectio entbunden wurden, hatten keine signifikant bessere Prognose.

Mortalität und Frühmorbidität

Unsere Ergebnisse zu Mortalität und Morbidität nach unterschiedlicher Entbindungsintention bei Reifgeborenen stimmen nicht mit den Befunden von Studien aus den 70er und 80er Jahren überein (s. Cheng, 1993; s. Gifford et al., 1995). Die Metaanalysen dieser älteren Studien wiesen auf erhöhte Mortalität und Morbidität bei reifgeborenen Beckenendlagenkindern hin, die nach Wehen vaginal oder mit sekundärer Sectio gegenüber primärer Sectio geboren wurden. Diese retrospektiven Studien mehrerer Jahrgänge einzelner Kliniken hatten statistisch nicht auf beeinflussende Faktoren kontrolliert.

Unsere Studie ermöglichte diese Kontrolle für die Betrachtung der Effekte von Beckenendlage und Entbindungsabsicht. Unsere Ergebnisse stimmen mit denen aus ähnlich gut kontrollierten neueren Studien überein. Auch Brown und Mitarbeiter (1994) fanden keine Unterschiede in der Mortalität und Schiff und Mitarbeiter (1996) keine hinsichtlich der neonatalen Morbidität bei unterschiedlichen Entbindungsarten für die Beckenendlage.

Ebenso fand unsere Studie keine erhöhte Mortalität oder Morbidität bei Früh- oder sehr früh Geborenen mit Beckenendlage, die mit vaginaler Entbindungsabsicht zur Welt kamen. Diese Ergebnisse sind im Einklang mit zwei kürzlich veröffentlichten Studien (Cibils et al., 1994; Jonas und Lumley, 1997). Wie schon von Effer und Mitarbeitern (1983) beobachtet, zeigte sich, daß die Effekte von Geburtsgewicht und Tragzeit zur Vorhersage von Mortalität und Morbidität um ein Vielfaches bedeutender waren als die Poleinstellung Beckenendlage oder der Entbindungsmodus. Im Gegensatz zu diesen Ergebnissen stehen die Befunde von Bennebroek Gravenhorst und Mitarbeitern (1993), die eine um den Faktor 1,6 erhöhte Mortalität bei Beckenendlagenkindern fanden. Auch berichteten diese Autoren über Vorteile der Sectio-Entbindung bei Beckenendlage, aber nicht bei Schädellagen. Wir können nur spekulieren, daß diese Unterschiede in den Ergebnissen durch den Analyseansatz (primäre und sekundäre Sectio vs. vaginale Geburt) und möglicherweise unvollständige Kontrolle von beeinflussenden Faktoren in der niederländischen Studie erklärbar sind.

Entwicklung im Vorschulalter

Keinerlei Unterschiede in der frühen sensorisch-motorischen Entwicklung (Griffiths-Test) oder kognitiven, Sprach- oder visuellmotorischen Entwicklung der Kinder mit 4,8 Jahren nach Geburt aus Beckenendlage (BEL) vs. Schädellage (nBEL) oder Entbindungsabsicht bei BEL wurden gefunden. Weiterhin stellte sich keinerlei Tendenz für häufigere Zerebralparesen nach Entbindungsabsicht heraus. Insbesondere bei den Mittelwertsvergleichen ergaben sich neben den fehlenden statistischen auch keine klinisch signifikanten Unterschiede. Die Punktunterschiede waren selten größer als 3 bis 4 Punkte.

Nur ein Unterschied blieb selbst nach Kontrolle für beeinflussende Faktoren erhalten: Frühgeborene mit vaginal intendierter BEL-Entbindung hatten häufiger schwere Defizite im Handlungs-IQ (s. Tab. 10-6). Da dieses Ergebnis bei den vielen statistischen Tests hinsichtlich der Outcome-Variablen für sich alleine steht und sich in keiner der anderen beiden Tragzeitgruppen zeigte, ist die Annahme eines zufälligen Unterschieds die sparsamste Erklärung. Unsere Befunde sind im vollen Einklang mit den Nachuntersuchungen von Faber-Nijholt und Mitarbeitern (1983), Neligan (1976), Hochuli und Mitarbeitern (1974) und Danielian und Mitarbeitern (1996). Auch bei den sehr früh Geborenen hatte weder die Lage des Fetus noch die Entbindungsabsicht einen Einfluß auf die Langzeitentwicklung, wie auch von anderen berichtet wurden (Bennebroek Gravenhorst et al., 1993; Effer et al., 1983).

Kritische Betrachtung

Die strengste und aufschlußreichste Prüfung der Auswirkung unterschiedlicher Behandlung ist eine randomisierte kontrollierte Studie. Obwohl z. Z. eine neue solche Studie in der Anlaufphase ist (Term Breech Trial Study Protocol, 1997), ist es fraglich, ob diese Studie erfolgreich sein wird (Penn et al., 1996). Falls diese randomisierte Studie trotz aller Hindernisse verwirklicht werden kann, sind die Ergebnisse erst in einigen Jahren zu erwarten. Die zweitbeste Alternative ist eine geographische oder multizentrische Beobachtungsstudie, die genügend Vorläufervariable zur statistischen Kontrolle erhebt und deren Nachuntersuchungen standardisiert und reliabel durchgeführt werden.

Unsere Studie fällt in diese zweite Kategorie und ist zahlenmäßig eine der größten Nachuntersuchungsstudien in neuerer Zeit. Während manche Studien verschiedene Tragzeitgruppen undifferenziert betrachteten (z. B. Faber-Nijholt et al., 1983), konnten wir Reif-, Früh- und sehr früh Geborene erstmals systematisch miteinander vergleichen. Obwohl unsere Studie alle Kriterien einer guten längsschnittlichen Beobachtungsstudie erfüllt (s. Wolke, 1997), so ist eine kritische Reflektion dennoch angebracht. Wir untersuchten nur jene Kinder, die in den ersten 10 Lebenstagen in eine Kinderklinik überwiesen wurden (10,6% aller Geburten in Südbayern). Beckenendlagenkinder wurden in unserem Design mit anderen Reifgeborenen verglichen, die aufgrund zumeist leichter Komplikationen der Beobachtung oder Behandlung durch den Kinderarzt bedurften (Riegel et al., 1995). Unterschiede in Mortalität und Frühmorbidität sind möglicherweise durch diese Selektion reduziert worden. Ähnliches, jedoch in geringerem Maße, trifft auch für die Frühgeborenen zu, die jedoch in der Mehrzahl in beiden Gruppen (BEL vs. nBEL) in die Kinderklinik kamen. Allerdings ist der Befund, daß sich weder die Prävalenzen der Beckenendlagenkinder (6% Reifgeborene, 17% Frühgeborene) noch die Entbindungsarten von denen in der Gesamtpopulation (Kommission für Perinatologie und Neonatologie, 1996) signifikant unterscheiden, beruhigend. Zudem konnten wir, falls notwendig, für pränatale und soziodemographische Faktoren statistisch kontrollieren. Die Langzeitergebnisse sind sehr ähnlich denen nicht ausgelesener geographischer Studien (Danielian et al., 1996). Im Gegensatz zu den Reif- und Frühgeborenen wissen wir, daß die Gruppe der sehr früh Geborenen eine Vollerfassung der Kohorte ist. Eine Spezialauswertung der Perinatalerhebung 1985 erbrachte, daß unsere Studie mehr als 99 % aller sehr früh Geborenen in den Geburtskliniken erfaßte (Riegel et al., 1995).

Eine weitere Frage ist, ob unsere Stichproben groß genug waren, um Unterschiede mit genügender statistischer Teststärke zu erfassen. Unsere Zahlen waren ausreichend, um Unterschiede mit genügender Teststärke in den intervallskalierten Zielgrößen wie der Frühmorbidität oder den Entwicklungsmaßen zu erfassen. Um allerdings statistisch signifikante Unterschiede bei Ereignissen mit geringer Basisrate wie Mortalität mit genügender Sicherheit zu bestimmen, sind Tausende von Beckenendlagengeburten mit unterschiedlichen Entbindungsarten notwendig. Unsere und fast alle in der Literatur berichteten Stichproben sind zu klein, um Unterschiede in den Mortalitätsraten definitiv zu bestimmen. Es ist auch nicht absehbar, daß Mortalität jemals in einer randomisierten Studie zur Entbindungsart bei Beckenendlage befriedigend evaluiert werden kann. Zukünftige Metaanalysen, die z. B. unsere differenziert aufgeführten Mortalitätsdaten (s. Tab. 10-2) und die anderer Studien einschließen, oder gepoolte Spezialauswertungen der Perinatalerhebungen der Bundesländer sind für die Feststellung der Mortalitätsraten bei unterschiedlichen Entbindungsarten gute Alternativen.

Schlußfolgerungen

Unsere Studie ist nicht vollkommen, sondern ein weiterer Mosaikstein zur Beantwortung der Frage, welche Vor- oder Nachteile die primäre Sectio gegenüber vaginaler Entbindungsplanung bei Beckenendlage hat. Wir konnten keine statistisch oder klinisch gravierenden Unterschiede der Entbindungsabsicht auf die Langzeitentwicklung bei sehr früh Geborenen, Früh- und Reifgeborenen nach Beckenendlage nachweisen. Unsere Ergebnisse sind kongruent mit denen neuerer Metaanalysen (Steer, 1997) oder Beobachtungsstudien (Brown et al., 1994; Bennebroek Gravenhorst et al., 1993; Danielian et al., 1996; Jonas und Lumley, 1997). Wir schließen uns daher der Schlußfolgerung dieser Autoren an, daß die Daten nicht ausreichend sind, um die weitverbreitete Praxis der Anwendung von primärer Sectio bei Beckenendlage bei früh- oder reifgeborenen Babys zu rechtfertigen.

Literatur

Ärztekammer Niedersachsen: NPExtra: Niedersächsische und Bremer Perinatalerhebung, S. 194. Hannover, Zentrum für Qualitätsmanagement im Gesundheitswesen, Einrichtung der Ärztekammer Niedersachsen, Berliner Allee 20, 30175 Hannover; 1996.

Bauer, A.: Ein Verfahren zur Messung des für das Bildungsverhalten relevanten Status (BRSS). Deutsches Institut für Internationale Pädagogische Forschung, Frankfurt 1988.

Beery, K. E.: Revised Administration, Scoring, and Teaching Manual for the Developmental Test of Visual-motor Integration. Modern Curriculum Press, Toronto 1982.

Bennebroek Gravenhorst, J., S. Veen, S. P. Verloove-Vanhorick, R. A. Verweij, M. H. Ens-Dokkum: Breech delivery in very preterm and very low birthweight infants in the Netherlands. Br J Obstet Gynaecol 100 (1993) 411–415.

Bierich, J. R.: Ätiopathogenese des idiopathischen Wachstumshormonmangels. Monatsschr Kinderheilkd 142 (1994) 215–222.

Bingham, P., R. J. Lilford: Management of the selected term breech presentation: assessment of the risks of selected vaginal delivery versus cesarean section for all cases. Obstet Gynecol 69 (6) (1987) 965–978.

Bistoletti, P., H. Nisell, C. Palme, H. Lagercrantz: Term breech delivery: early and late complications. Acta Obstet Gynecol Scand 60 (1981) 165–171.

Brandt, I.: Griffiths Entwicklungsskalen (GES zur Beurteilung der Entwicklung in den ersten beiden Lebensjahren). Beltz, Weinheim 1983.

Braun, F. H. T., K. L. Jones, D. W. Smith: Breech presentation as an indicator of fetal abnormality. J Pediatr 86 (1975) 419–421.

Brown, L., T. Karrison, L. A. Cibils: Mode of delivery and perinatal results in breech presentation. Am J Obstet Gynecol 171 (1994) 28–34.

Burgermeister, B. B., L. H. Blum, I. Lorge: The Columbia Mental Maturity Scale – Manual. Yonkers-on-Hudson, New York 1954.

Casaer, P., E. Eggermont: Neonatal clinical neurological assessment. In: Harel, S., N. J. Nicholas (eds.): The At-Risk Infant: Psycho-Socio-Medical Aspects. Brookes, Baltimore 1985.

Chan, A., K. A. McCaul, P. J. Cundy, E. A. Haan, R. Byron-Scott: Perinatal risk factors for developmental dysplasia of the hip. Arch Dis Child 76 (1997) F 94–F 100.

Cheng, M. M. H.: Breech delivery at term: a critical review of the literature. Obstet Gynecol 82 (4) (1993) 605–618.

Cibils, L. A., T. Karrison, L. Brown: Factors influencing neonatal outcomes in the very-low-birthweight fetus (<1500 grams) with a breech presentation. Am J Obstet Gynecol 171 (1994) 35–42.

Collea, J. V., C. Chein, E. J. Quilligan: The randomized management of term frank breech presentation: a study of 208 cases. Am J Obstet Gynecol 1980 (137) 235–244.

Danielian, P. J., J. Wang, M. H. Hall: Long term outcome by method of delivery of fetuses in breech presentation at term: population-based follow-up. Br Med J 312 (1996) 1451–1453.

Dittmann, W.: Zur Retestreliabilität von drei ausgewählten Tests der TBGB. In: Eggert, D. (ed.): Zur Diagnose der Minderbegabung, S. 111–122. Beltz, Weinheim 1972.

Dubowitz, L. M. S., V. Dubowitz: Gestational Age of the Newborn. Addison-Wesley, London 1977.

Effer, S. B., S. Saigal, C. Rand et al.: Effect of delivery method on outcomes in the very low birth weight breech infant: is the improved survival related to cesarean section or other perinatal care maneuvers? Am J Obstet Gynecol 145 (2) (1983) 123–128.

Eggert, D.: Die Columbia Mental Maturity Scale als Individualtest für normalentwickelte Kinder im Alter von 3–10 Jahren. In: Eggert, D. (Hrsg.): Zur Diagnose der Minderbegabung, S. 185–201. Beltz, Weinheim.

Faber-Nijholt, R., H. J. Huisjes, B. C. L. Touwen, V. J. Fidler: Neurological follow-up of 281 children born in breech presentation: a controlled study. Br Med J 286 (1983) 9–12.

Feldman, G. B., J. A. Frieman: Prophylatic cesarean section at term? N Engl J Med 312 (1985) 1264.

Fianu, S., I. Joelsson: Minimal brain dysfunction in children born in breech presentation. Acta Obstet Gynecol Scand 58 (1979) 295–299.

Gifford, D. S., S. C. Morton, M. Fiske, K. Kahn: A meta-analysis of infant outcomes after breech delivery. Obstet Gynocol 85 (6) (1995) 1047–1054.

Gimovsky, M. L., R. I. Wallace, B. Schifrin et al.: Randomized management of the nonfrank breech presentation at term: a preliminary report. Am J Obstet Gynecol 146 (1983) 34–40.

Green, J. E., F. McLean, L. P. Smith: Has an increased caesarean section rate for term breech delivery reduced the rate of birth asphyxia, trauma and death? Am J Obstet Gynecol 142 (1982) 643–648.

Greisen, G., J. C. Jacobsen, H. Ulrichsen et al.: Method of delivery of low birthweight infants. A retrospective analysis. J Perinat Med 11 (1983) 162–168.

Hagberg, B., G. Hagberg, I. Olow, L. v. Wendt: The changing panorama of cerebral palsy in Sweden. Acta Paediatr Scand 78 (1989) 283–290.

Hannah, WJaWP: The Canadian consensus on breech management at term. SOGC Policy Statement. J SOGC 16 (4) (1994) 1839–1858.

Hennekens, C., J. E. Buring: Methodologic considerations in the design and conduct of randomized trials. The U.S. physicians' health study. Contr Clin Trials 10 (1989) 142–150.

Hochuli, E., E. Dubler, E. Bornhauser, E. Schoop: Die kindliche Entwicklung nach vaginaler und abdominaler Entbindung bei Beckenendlagen. Geburtshilfe Frauenheilkd 121 (1974) 259–266.

Hofmeyr, G. J.: Breech presentation and abnormal lie in late pregnancy. In: Chalmers, I., M. Enkin, M. J. N. C Keirse (eds.): Effective Care in Pregnancy and Childbirth, Vol. 1, pp. 653–664. Oxford University Press, Oxford 1989.

Hofmeyr, G. J.: Planned elective Caesarean section for term breech presentation. In: Neilson, J. P., C. A. Crowther, E. D. Hodnett, G. J. Hofmeyr, M. J. N. C. Keirse (eds.): Pregnancy and Childbirth Module of the Cochrane Database of Systematic Reviews (CD-version). Cochrane Library, Oxford 1996.

Huchcroft, S. A., M. P. Wearing, C. W. Buck: Late results of cesarean and vaginal delivery in cases of breech presentation. CMA J 125 (1981) 726–733.

Hughey, M. J.: Fetal position during pregnancy. Am J Obstet Gynecol 153 (1985) 885–886.

Hytten, F. E.: Breech presentation: is it a bad omen? Br J Obstet Gynaecol 89 (1982) 879–880.

Jonas, H. A., J. M. Lumley: The effect of mode of delivery on neonatal mortality in very low birthweight infants born in Victoria, Australia: Caesarean section is associated with increased survival in breech-presenting, but not vertex-presenting infants. Paediatr Perinat Epidemiol 11 (1997) 181–199.

Keirse, M. J. N. C.: Preterm delivery. In: Chalmers, I., M. Enkin, M. J. Keirse (eds.): Effective Care in Pregnancy and Childbirth, pp. 1270–1292. Oxford University Press, Oxford 1989.

Kiese, C., P. M. Kozielski: Aktiver Wortschatztest für

drei- bis sechsjährige Kinder. AWST 3–6. Beltz, Weinheim 1979.

Kommission für Perinatologie und Neonatologie. BPE-Jahresbericht, S. 119. Bayerische Landesärztekammer und Kassenärztliche Vereinigung Bayerns, München 1996.

Kubli, F., W. Boos, H. Rüttgers: Caesarean section in the management of singleton breech presentation. In: Rooth, G., L. E. Bratteby (eds.): Perinatal Medicine, Proceedings of the 5th European Congress of Perinatal Medicine, p. 69. Almqvist & Wiksell, Uppsala 1976.

Lamont, R. F., P. D. M. Dunlop, P. Crowley, P. Elder: Spontaneous preterm labour and delivery at under 34 weeks gestation. Br Med J 86 (1983) 454–457.

Landesärztekammer Sachsen: Sächsische Perinatal- und Neonatalerhebung 1995, S. 136. Arbeitsgruppe Perinatologie und Neonatologie, Projektgeschäftsstelle Perinatologie/Neonatologie/Chirurgie bei der Sächsischen Landesärztekammer, Dresden 1996.

Louhiala, P.: Risk indicators of mental retardation: changes between 1967 and 1981. Dev Med Child Neurol 37 (1995) 631–636.

Lumley, J., A. Lester, P. Renou, C. Wood: A failed RCT to determine the best mode of delivery for the very low birthweight infant. Contr Clin Trials 6 (1985) 120–127.

Main, D. M., K. Elliott, M. M. Maurer: Cesarean section versus vaginal delivery for the breech fetus weighing less than 1,500 grams. Am J Obstet Gynecol 146 (5) (1983) 580–584.

Manzke, H.: Morbidity among infants born in breech presentation. J Perinat Med 6 (1978) 127–140.

Neligan, G. A.: The quality of the survivors of breech delivery in a geographically defined population. In: Rooth, G., L. E. Bratteby (eds.): Perinatal Medicine, Proceedings of the 5th European Congress of Perinatal Medicine, p. 61. Almqvist & Wiksell, Stockholm 1976.

Notzon, F. C., P. J. Placek, S. Taftel: Comparisons of national cesarean section rates. N Engl J Med 316 (1987) 386–389.

Ohlsen, H.: Outcome of term breech delivery in primigravidae. A feto-pelvic breech index. Acta Obstet Gynecol Scand 54 (1975) 141–151.

Palfrey, J. S., J. D. Singer, D. K. Walker, J. A. Butler: Early identification of children's special needs: a study in five metropolitan communities. J Pediatr 111 (1987) 651–659.

Penn, Z. J., P. J. Steer, A. Grant: A multicentre randomized controlled trial comparing selective caesarean section for the delivery of the preterm breech infant. Br J Obstet Gynaecol 103 (1996) 684–689.

Riegel, K., B. Ohrt, D. Wolke, K. Österlund: Die Entwicklung gefährdet geborener Kinder bis zum fünften Lebensjahr. Enke, Stuttgart 1995.

Rosen, M.: Factors during labor and delivery that influence brain disorders. Prenatal and perinatal factors associated with brain disorders. In: Freeman, J. M. (ed.): US Department of Health and Human Welfare (Section 8). NIH Publication, 1985: No. 85–1149, p. 237–261.

Sackett, L., W. S. Richardson, W. Rosenberg, R. B. Haynes: Evidence-Based Medicine. Churchill Livingstone, London 1997.

Schiff, E., S. A. Friedman, S. Mashiach, O. Hart, G. Barkai, B. M. Bibai: Maternal and neonatal outcome of 846 term singleton breech deliveries: Seven-year experience at a single center. Am J Obstet Gynecol 175 (1996) 18–23.

Sorenson, T., E. Hasch, A. P. Lange: Fetal presentation during pregnancy. Lancet II (1979) 477.

Steer, P. J.: Delivery of the very-low-birth-weight infant. In: Cockburn, F. (ed.): Advances in Perinatal Medicine, pp. 63–65. Parthenon Publishing Group, Carnforth 1997.

Svenningsen, N. W., M. Westgren, I. Ingemarsson: Modern strategy for the term breech delivery – a study with a 4-year follow-up of the infants. J Perinat Med 13 (1985) 117–126.

Term Breech Trial Study Protocol by the Maternal, Infant and Reproductive Health Research Unit. The Centre for Research in Women's Health, Toronto 1997. 790 Bay Street, Suite 751, Toronto, Ontario, Canada M5G 1N8.

Thorpe-Beeston, J. G., P. J. Banfield, N. J. S. Saunders: Outcome of breech delivery at term. Br Med J 305 (1992) 746–747.

Wettstein, P.: LSVT: Logopädischer Sprachverständnis-Test. Heilpädagogisches Seminar, Zürich 1983.

Wolke, D., R. Meyer, B. Ohrt, K. Riegel: The incidence of sleeping problems in preterm and fullterm infants discharged from neonatal special care units: an epidemiological longitudinal study. J Child Psychol Psychiatry 36 (2) (1995a) 203–223.

Wolke, D., B. Söhne, B. Ohrt, K. Riegel : Follow-up of preterm children: important to document dropouts. Lancet 345 (1995b) (8947) 447.

Wolke, D.: Entwicklung sehr früh Geborener bis zum 7. Lebensjahr. In: Horstmann, T., C. Leyendecker (Hrsg.): Frühförderung und Frühbehandlung – wissenschaftliche Grundlagen, praxisorientierte Ansätze und Perspektiven interdisziplinärer Zusammenarbeit, S. 271–288. Winter, Heidelberg 1997.

Wolke, D.: The Bavarian Longitudinal Study: Phase I and Phase II. Hatfield (GB): World-wide web:, 1996:http://phoenix.herts.ac.uk/psydocs/DW-research-unit/Bavarian.html.

Wolke, D. S. B.: Wenn der Schein trügt: Zur kritischen Interpretation von Entwicklungsstudien. Teil 1: Studienplan, Stichprobenbeschreibung, Probandenverluste und Kontrollgruppen. Monatsschr Kinderheilkd 145 (1997) 444–456.

Wright, R. C.: Reduction of perinatal mortality and morbidity in breech delivery through routine use of cesarean section. Obstet Gynecol 14 (1959) 758–763.

Danksagung: Die Studie wurde unterstützt durch Projektmittel des Bundesministeriums für Bildung und Forschung (BMBF, vormals BMFT; Programmbereiche PKE 24 und JUG 14; Förderkennzeichen: 0706564 und 01EP9504/3). Besonderer Dank gilt den Kinderkliniken in Südbayern und den Kindern und Eltern, die an der Studie teilgenommen haben.

11

Juristische Aspekte der Beckenendlagengeburt

R.-W. Bock

Forensisches Risiko des Geburtshelfers	211
Medizinrechtliche Problemstellungen	214
Rechtliche und sachliche Systematisierung	214
Rechtsgrundlagen	214
Fehlerquellen im Behandlungsablauf	215
Behandlungsstandard im Zusammenhang mit der Beckenendlagengeburt	215
Rechtlicher Sorgfaltsmaßstab	215
Grundsatz der Methodenfreiheit	217
Praktische Konsequenzen	218
Sachverständige Begutachtung	219
Aufklärung der Patientin	222
Problemstellung	222
Rechtliche und sachliche Systematisierung	223
Praktische Konsequenzen im Zusammenhang mit einer Beckenendlage und Einzelfragen	225
Dokumentation	229
Resümee	230
Literatur	231

Forensisches Risiko des Geburtshelfers

In den letzten 20 Jahren hat das forensische Risiko für den Arzt im Zusammenhang mit seiner Berufsausübung erheblich zugenommen.[1] Dabei wäre übertrieben, von „amerikanischen Verhältnissen" zu sprechen. Doch sollen nach Schätzungen in Deutschland pro Jahr etwa 10000 neue Zivilverfahren anhängig gemacht und etwa 2500 bis 3000 neue staatsanwaltschaftliche Ermittlungsverfahren eingeleitet werden. Darüber hinaus

---

[1] A. Laufs, Delikt und Gefährdung, in: A. Laufs u.a. (Hrsg.), Die Entwicklung der Arzthaftung, Berlin–Heidelberg–New York 1997, S. 1.

darf die steigende Zahl von Verfahren vor Gutachterkommissionen und Schlichtungsstellen nicht vernachlässigt werden.[2] Sachverständige berichten von einem „lawinenartigen Anstieg" der Aufträge für Kunstfehlergutachten.[3] Der Verweis auf und die Sorge um forensische Auseinandersetzungen finden in der Praxis also eine reale Stütze. Dabei stellen Haftpflichtversicherer hinsichtlich des möglichen Umfangs zivilrechtlichen Schadensersatzes, insbesondere im Bereich der Geburtshilfe, warnend fest, daß heute bei Schwerstschädigungen oder Zerebralschäden die übliche Versicherungssumme von DM 2 Mio. regelmäßig erreicht bzw. überschritten werde.[4] Ständiges Augenmerk des Gynäkologen und Geburtshelfers muß also auch einem adäquaten Haftpflichtversicherungsschutz gelten. Dazu besteht in gleicher Weise berufsordnungsrechtliche Verpflichtung (§ 21 MBO-Ä 1997).

Es könnte eingewandt werden, angesichts der Vielzahl tagtäglicher Behandlungsabläufe und konkreter Behandlungsmaßnahmen stelle sich das forensische Risiko rein zahlenmäßig letztlich gleichwohl überschaubar dar. Doch ließe dies verkennen, welche Belastung schon die bloße Konfrontation mit dem Vorwurf eines Kunstfehlers seitens des Patienten bzw. seiner Angehörigen, die meist zeitaufwendige Abwicklung von Zivil- sowie Strafverfahren und gar eine etwaige Verurteilung für den betroffenen Arzt im Einzelfall darzustellen vermögen. Auch der Aspekt der Medienwirksamkeit sog. Kunstfehlerprozesse darf nicht außer acht bleiben. Dergestalt finden gerade „Geburtsschäden" vielfach spektakuläre Verbreitung mit allen Konsequenzen für die Beteiligten. Selbst im Falle eines positiven Ausgangs der rechtlichen Überprüfung bzw. Auseinandersetzung, etwa bei der Einstellung eines Ermittlungsverfahrens durch die Staatsanwaltschaft bzw. strafgerichtlichem „Freispruch" oder zivilgerichtlicher Klageabweisung, findet der Satz „semper aliquid haeret" vielfach praktische Bestätigung. Dies vermag vor allem den niedergelassenen Geburtshelfer in besonderer Weise zu treffen.

So ist insgesamt zu konstatieren, daß in der Ärzteschaft hinsichtlich des gegebenen forensischen Risikos in der Tat erhebliche Verunsicherung Platz gegriffen hat.

Dem Ganzen liegt eine Entwicklung zugrunde, die durch das Schlagwort von der „Verrechtlichung der Medizin" charakterisiert wird.[5] Juristische Vorgaben – Gesetze, Verordnungen, Richtlinien und insbesondere auch Maßgaben der Rechtsprechung – führen zu einer zunehmenden Verquickung von Medizin und Jurisprudenz. Gleichsam in Reaktion darauf hat sich zwischenzeitlich in vielfältigen Zusammenhängen eine „defensive Medizin" etabliert, was *Laufs* bereits 1986 erkannte und vorausschauend treffend beschrieb: „Die Verrechtlichung seiner Kunst läßt den Arzt neben den Risiken, die der Patient mitbringt und die diesem bei der Diagnose oder Therapie drohen, auch die eigenen forensischen Gefahren bedenken und als indizierende wie kontraindizierende Faktoren ins Kalkül ziehen. Aus der verrechtlichten droht eine defensive Medizin zu werden, die aus Scheu vor der Klage zu viel untersucht oder zu wenig an Eingriffen wagt."[6]

---

[2] Vgl. K. Ulsenheimer, Das wachsende forensische Risiko des Geburtshelfers, in: H. G. Hillemanns (Hrsg.), Geburtshilfe – Geburtsmedizin, Berlin–Heidelberg–New York 1995, S. 729.

[3] W. Eisenmenger, Unfallmedizinische Tagungen der Landesverbände der gewerblichen Berufsgenossenschaften, Heft 38, 1979, S. 61.

[4] H. Jung, Die Arzthaftung aus der Sicht des Haftpflichtversicherers, in: A. Laufs u. a. (Hrsg.), Die Entwicklung der Arzthaftung, a.a.O., S. 94.

[5] Vgl. W. Uhlenbruck, in: A. Laufs, W. Uhlenbruck (Hrsg.), Handbuch des Arztrechts, München 1992, § 39 Rdnr. 7.

[6] A. Laufs, Arzt und Recht im Wandel der Zeit, MedR 1986, 163 (164).

Beredtes Beispiel für dieses Phänomen liefert die Tatsache, daß die Frequenz abdominal-operativer Entbindungen in Deutschland seit Jahren und offenbar noch heute steigende Tendenz aufweist. Ein Grund dafür soll auch der zunehmende Anteil der primären Sectio caesarea bei Beckenendlagen sein.[7] Selbstverständlich ist nachvollziehbar, daß der Geburtshelfer dergestalt versucht, forensische Risiken zu umgehen bzw. zu minimieren. Gleichwohl bedarf es zumindest kritischer Hinterfragung, ob solches Behandlungsverhalten infolge „Scheu vor der Klage" und nur der eigenen Absicherung dienend letztlich Rechtfertigung finden kann und vor allem auch den Interessen der Schwangeren und des Neugeborenen Rechnung trägt. In diesem Zusammenhang sollten auch Kostenaspekte nicht vernachlässigt werden, denn die Anwendung defensiver Medizin mit einem an sich unnötigen Mehr an Untersuchungsmaßnahmen (Labor, Ultraschall etc.) und operativen Eingriffen führt notwendigerweise zu vermeidbarer Kostensteigerung. Der Gynäkologe und Geburtshelfer hat im Einzelfall auch unter diesen Aspekten eine sorgfältige Abwägung seines Behandlungsverhaltens vorzunehmen.

Tatsache ist, daß sich gerade Geburtshilfe als außerordentlich haftungsträchtig darstellt und häufig Gegenstand von Straf- und Zivilverfahren ist. Dies mag einerseits nahe liegen, da vielfach schnellste Entschlüsse gefaßt werden müssen, Erfolg und Mißerfolg meist unmittelbar und für jedermann sichtbar in Erscheinung treten und ein menschliches Versagen, ein Irrtum, ja nur ein Zögern schwerwiegende, oft irreparable Konsequenzen haben können[8], und überrascht doch andererseits auf den ersten Blick, wenn die eklatanten Fortschritte in der Geburtsmedizin betrachtet werden (genannt sei nur die Senkung der perinatalen Sterblichkeitsraten).

Zwei Faktoren dürfen in diesem Zusammenhang jedoch nicht vernachlässigt werden. Zum einen: „Fortschritt der Medizin" impliziert die Reduzierung oder gar Eliminierung „alter Risiken" (etwa perinatale Sterblichkeit von Mutter und Kind) und evoziert notwendigerweise „neue Risiken" (etwa eine potentielle Schädigung von Neugeborenen, die intrauteriner oder postpartaler Sterblichkeit gerade entzogen wurden). Das fordert die Behandlungskunst des Arztes in anderen oder neuen Zusammenhängen heraus, wobei sich andere oder neue diagnostische sowie therapeutische Grenzen zeigen. Zum anderen: „Fortschritt der Medizin" ruft immer neue und weitere Erwartungen in die Möglichkeiten der Medizin hervor, was vielfach sogar zu Anspruchsdenken der Patienten, hier: der Schwangeren, des Kindsvaters und von Angehörigen führen mag und jedenfalls die Schicksalshaftigkeit von Krankheitsverläufen vergessen läßt.

Mangelnder Erfolg von Behandlungsmaßnahmen erscheint vor diesem Hintergrund dann nicht als objektiv unvermeidbare Begrenzung medizinischer Möglichkeiten, sondern als Versagen der Ärzte. Damit ist ein Circulus vitiosus in Gang gesetzt, der neben zahlreichen anderen Faktoren die hohe und steigende Zahl forensischer Auseinandersetzungen im Kern erklären mag.

Allerdings scheint die Geburtshilfe auch mit einer Paradoxie belastet zu sein, indem auf Patientenseite einerseits der Anspruch auf perfektes Geburtsmanagement mit Erreichung – gleichsam garantierten – medizinischen Erfolges gestellt wird und andererseits der Wunsch nach möglichst „natürlicher Geburt" bzw. „sanfter Geburt" besteht (kurz und zugespitzt formuliert:

---

[7] Th. Fischer, M. Krause, A. Feige, Beckenendlage – Informations-, Angst- und Erwartungsmuster von niedergelassenen Frauenärzten und Schwangeren, Z. Geburtsh. Neonatol. 200 (1996), S. 61.

[8] Vgl. Wachsmuth, FS für Bockelmann, 1979, S. 473.

Perinatalzentrum vs. Hausgeburt). In diesem Spannungsfeld ist *letztlich* sowohl medizinisch als auch rechtlich in mancherlei Kontext die Problemstellung der Beckenendlagengeburt zu sehen (Vaginalentbindung vs. primäre Sectio caesarea)[9], wobei es wesentlich um die im Einzelfall gegebene Indikation zum Geburtsmodus unter Berücksichtigung von Behandlungsalternativen und die Verwirklichung des Selbstbestimmungsrechts der Schwangeren geht.

> Vor diesem Hintergrund ist im Zusammenhang mit der geburtshilflichen Situation einer Beckenendlage unter juristischen Aspekten in besonderer Weise den Problemstellungen „Behandlungsstandard", „Methodenfreiheit des Arztes", „Aufklärung der Patientin" und „Dokumentation" nachzugehen.

Medizinrechtliche Problemstellungen

Rechtliche und sachliche Systematisierung

Rechtsgrundlagen

Aufgrund tradierter Rechtsprechung – siehe dazu näher im Zusammenhang mit dem Erfordernis zur „Aufklärung der Patientin" im entsprechenden Abschnitt – ergeben sich wesentliche rechtliche Anforderungen an den Arzt aus dem Strafgesetzbuch. Dies betrifft die Tatbestände der fahrlässigen Körperverletzung (§ 229 StGB) und der fahrlässigen Tötung (§ 222 StGB). Demnach unterliegt strafrechtlicher Sanktion, wenn (vereinfacht dargestellt) ein fehlerhaftes Verhalten im Zusammenhang mit der Behandlung eines Patienten kausal zu dessen Gesundheitsschädigung oder Tod führt. Gleiches vermag im Grundsatz zivilrechtliche Haftung aus (Behandlungs-)Vertrag und aus Delikt (§§ 823 ff. BGB) auszulösen.

Darüber hinaus finden sich Regeln zur Berufsausübung im Berufsordnungsrecht. Die aktuelle (Muster-)Berufsordnung für die deutschen Ärztinnen und Ärzte (MBO-Ä 1997) bestimmt hier wesentlich folgendes: „Der Arzt dient der Gesundheit des einzelnen Menschen ... Aufgabe des Arztes ist es, das Leben zu erhalten, die Gesundheit zu schützen und wiederherzustellen (sowie) Leiden zu lindern ..." (§ 1). Dabei hat der Arzt seinen Beruf „nach seinem Gewissen, den Geboten der ärztlichen Ethik und der Menschlichkeit" auszuüben (§ 2 Abs. 1 Satz 1). Als „Pflicht" gegenüber dem Patienten ist konstituiert, daß „jede medizinische Behandlung ... unter Wahrung der Menschenwürde und unter Achtung der Persönlichkeit, des Willens und der Rechte des Patienten, insbesondere des Selbstbestimmungsrechts, zu erfolgen hat" (§ 7 Abs. 1). Speziell für das Fachgebiet der Geburtshilfe und Gynäkologie gilt in besonderer Weise, daß der Arzt „grundsätzlich verpflichtet" ist, „das ungeborene Leben zu erhalten" (§ 14 Abs. 1).

Ungeachtet sonstiger normativer Anforderungen ergeben sich nicht zuletzt rechtliche Maßnahmen aus einschlägigen „Richtlinien", die „im Ergebnis den Charakter von Kunstregeln und Sorgfaltsstandards" haben, welche auch „von der Rechtsprechung als für den Arzt verbindlich angesehen werden".[10]

Im Zusammenhang mit zivilrechtlicher Haftung und strafrechtlicher Verantwortlichkeit des Geburtshelfers sind grundlegend also zwei Rechtsmaterien zu unterscheiden: zum

---

[9] Vgl. dazu eingehend E. J. Hickl, Geburtshilfe aus forensischer Sicht am Beispiel der Beckenendlage, Gynäkologe 27 (1994), 184.

[10] W. Weißauer, Aktuelle rechtliche Fragen in der Transfusionsmedizin, Anästhesiologie und Intensivmedizin 01/92, S. 15; im Zusammenhang mit hier einschlägigen Richtlinien vgl. auch E. J. Hickl, Geburtshilfe aus forensischer Sicht am Beispiel der Beckenendlage, Gynäkologe 27 (1994), 187.

einen das **Zivilrecht** und zum anderen das **Strafrecht**.
In einem Zivilverfahren geht es um die Wiedergutmachung etwa entstandenen Schadens bzw. den Ausgleich für „erlittene Schmerzen" und beeinträchtigte Lebensqualität durch Geldzahlung. Höchstpersönlich trifft den Verurteilten jedoch eine Strafsanktion nach Durchführung eines Strafverfahrens. Dagegen gibt es keinen Versicherungsschutz. Der verurteilte Arzt muß nicht nur die verhängte Strafe und die aus einer Verurteilung resultierenden – etwa auch berufsordnungs- und arbeitsrechtlichen – Konsequenzen selbst tragen. Auch die oftmals immensen physischen und psychischen Belastungen, die mit der bloßen Anhängigkeit und Durchführung eines Strafverfahrens verbunden sind, dürfen nicht zu gering veranschlagt werden.
Wegen im Detail unterschiedlicher Voraussetzungen und divergierender Beweislastregeln vermögen sich zivilrechtliche Haftung und strafrechtliche Verantwortlichkeit weder auszuschließen noch wechselseitig zu präjudizieren. Durchaus möglich ist also, daß im Rahmen eines Zivilprozesses Verurteilung zur Leistung von Schadensersatz und Schmerzensgeld, im Strafverfahren jedoch Freispruch erfolgt. Umgekehrt ist ein strafgerichtlicher Schuldspruch trotz Klageabweisung im Zivilverfahren denkbar.

Fehlerquellen im Behandlungsablauf
Das eingangs beschriebene forensische Risiko des Arztes vermag sich wesentlich in drei Sachverhaltenszusammenhängen zu realisieren, nämlich hinsichtlich **Behandlungsfehlern** und **Organisationsmängeln,** welche sich im Kern als Verstoß gegen die einzuhaltende Sorgfalt darstellen, sowie bezüglich **Aufklärungspflichtverletzungen,** welche im Ergebnis – mangels darauf beruhend wirksamer Einwilligung der Patientin – als verbotene Eigenmacht bei der Behandlungsdurchführung zu charakterisieren sind. Vielfach resultieren konkrete Behandlungsfehler und auch Aufklärungspflichtverletzungen gerade aus zugrundeliegenden Organisationsmängeln. Diese können beispielsweise aus mangelnder Kooperation und Kommunikation zwischen den beteiligten Ärzten des gleichen oder verschiedener Fachgebiete resultieren. Es darf generell nicht vernachlässigt werden, daß auch der Aufklärungsablauf adäquater Organisation bedarf.

Schließlich sind **Dokumentationsmängel** zu berücksichtigen, die allerdings keine eigene Anspruchsgrundlage für Schadensersatz- sowie Schmerzensgeldansprüche darstellen[11] und erst recht keinen Strafgrund bilden. Nach Maßgabe höchstrichterlicher Judikatur vermögen Dokumentationsversäumnisse in Zivilprozessen jedoch zur Beweiserleichterung zugunsten des Patienten, die sich bis hin zur Beweislastumkehr zu Lasten des Arztes auswirken kann, zu führen.

Behandlungsstandard im Zusammenhang mit der Beckenendlagengeburt

Rechtlicher Sorgfaltsmaßstab
Grundlegend ist zu berücksichtigen, daß „gerade wegen der Eigengesetzlichkeit und weitgehenden Undurchschaubarkeit des lebenden Organismus ... ein Fehlschlag oder Zwischenfall (im Rahmen von Behandlungsmaßnahmen) nicht allgemein ein Fehlverhalten oder Verschulden des Arztes indizieren (kann)", wie die höchstrichterliche Rechtsprechung anerkennt.[12] Grundvoraussetzung sowohl zivilrechtlicher Haftung als auch strafrechtlicher Verantwortlichkeit des Arztes ist daher jedenfalls eine Verletzung der objektiven Sorgfaltspflicht.
Darunter versteht man (hier) konkret einen Verstoß gegen denjenigen Behandlungsstan-

---

[11] BGH NJW 1988, 2949.

[12] BGH NJW 1977, 1102 (1103).

dard, den – aus Ex-ante-Sicht – ein besonnener und gewissenhafter Gynäkologe und Geburtshelfer der Patientin in der konkret zu beurteilenden geburtshilflichen Situation geboten hätte. Dieser „Standard" ist abstrakt-generell als der jeweilige Stand der medizinischen Wissenschaft, konkret als das zum Behandlungszeitpunkt in der ärztlichen Praxis bewährte, nach naturwissenschaftlicher Erkenntnis gesicherte, allgemein anerkannte und für notwendig erachtete Verhalten umschrieben.[13] Dabei ist im Ergebnis „Facharztstandard" zu gewährleisten[14], d. h., daß der Arzt die konkret anzuwendende Behandlung „theoretisch wie praktisch so beherrscht, wie das von einem Facharzt (des betroffenen Fachgebiets) erwartet werden muß".[15]

Daraus folgt auch, daß der Standard keine rein statische Größe darstellt, sondern eine dynamische Komponente enthält, welche von der Entwicklung und dem jeweiligen Fortschritt allgemein in der Medizin und insbesondere etwa auf dem Fachgebiet der Gynäkologie und Geburtshilfe abhängt, also neue Erkenntnisse und Erfahrungen in sich aufnimmt und dadurch den Standard ändert.

So ist im vorliegenden Zusammenhang beispielsweise zu berücksichtigen, daß offenbar „der generelle Vorteil von primären Kaiserschnittentbindungen für alle Erstgebärenden mit einem in Beckenendlage liegenden Kind zunehmend in Frage gestellt" wird, weshalb „unter bestimmten Bedingungen wieder vermehrt vaginale Geburtsversuche angeboten" werden.[16] Darüber hinaus sollen sich Geburtshelfer wohl „nicht mehr auf die Kublische Empfehlung nach 100%iger Sectio-Geburt bei BEL berufen (können), wenn andererseits bekannt ist, daß bei entsprechender Selektion der BEL-Schwangeren ohne Inkaufnahme eines gesteigerten kindlichen Mortalitäts- oder Morbiditätsrisikos ebenso vaginal entbunden werden kann".[17] Bezüglich der geburtshilflichen Situation einer Beckenendlage unterliegt die Bestimmung des im Einzelfall zu indizierenden Geburtsmodus aktuell also ersichtlich zumindest der Diskussion, was konkret die o. a. dynamische Komponente hinsichtlich der Standardfindung betrifft.[18]

Aus Sicht des Juristen ist in diesem Kontext darauf hinzuweisen, daß es ausschließlich der „medizinischen Wissenschaft" und dabei insbesondere den betroffenen Fachgebieten der Perinatalmedizin obliegt, zu diskutieren und eventuell auch zu bestimmen, ob überhaupt und ggf. unter welchen Voraussetzungen bei Vorliegen einer Beckenendlage alternative Entbindungsmodi in Betracht kommen oder ob a priori lediglich eine konkrete Behandlungsweise als lege artis und damit der Erfüllung der gebotenen Sorgfaltspflicht entsprechend zu erachten ist. Denn das, was als „Regel der ärztlichen Kunst" bzw. „Standard" zu bezeichnen ist, bleibt „grundsätzlich der medizininternen Auseinandersetzung überlassen, die rechtliche Intervention der Bestimmung äußerster, ‚eindeutiger' Grenzen ‚(un-)vertretbarer' Methodenwahl vorbehalten".[19]

---

[13] Vgl. dazu auch A. Künschner, Wirtschaftlicher Behandlungsverzicht und Patientenauswahl; Baden-Baden 1993, S. 211.

[14] Vgl. u. a. BGH NJW 1987, 1479; 1992, 1560.

[15] E. Steffen, Der sogenannte Facharztstatus aus der Sicht der Rechtsprechung des BGH, MedR 1995, 360.

[16] F. M. Perl, W. Friederichs-Vieten, F.-K. Klöck, Der Geburtsverlauf und die neonatale Morbidität bei Erstgebärenden mit Beckenendlage, Z. Geburtsh. Neonatol. 200 (1996), S. 56.

[17] A. Feige u. a., Frauenheilkunde, München–Wien–Baltimore 1997, S. 325 f.

[18] Vgl. dazu auch: F. Jaisle, Schnittentbindung in den Akten der Justiz, Stuttgart–Jena–New York 1995, S. 309 ff.

[19] R. Damm, Medizintechnik und Arzthaftungsrecht, NJW 1989, 737 (738 f.).

Jenseits des zu beachtenden Standards im Hinblick auf eine konkrete Indikationsstellung orientiert sich die objektiv einzuhaltende Sorgfalt auch an den technischen, diagnostischen und therapeutischen Möglichkeiten, die (hier) dem Gynäkologen und Geburtshelfer zur Verfügung stehen, sowie an der konkreten Situation, in der die Behandlung der Schwangeren erfolgt. So unterliegt die Beherrschung einer Notfallsituation, z. B. bei überraschend vorzeitigem Eintreten von Geburtswehen, selbstverständlich anderen Regeln als die planbare und prospektiv geplante Schwangerschaftsbetreuung und Entbindungsbehandlung. Andererseits vermag einen Arzt z. B. der Hinweis auf geringere fachliche Qualifikation bzw. nicht zur Verfügung stehende diagnostische Geräte nicht zu entlasten. In solchen Fällen muß die Patientin *rechtzeitig* an einen Spezialisten verwiesen bzw. ihre Verlegung in ein Krankenhaus mit erforderlicher Ausstattung (z. B. ein Perinatalzentrum) vorgenommen werden. Dies nicht zu erkennen, wäre sorgfaltspflichtwidrig.

Anders als im Zivilrecht, wo ausschließlich der zuvor ausgeführte objektive Sorgfaltsmaßstab gilt, ist im Strafrecht zusätzlich eine subjektive Betrachtung anzustellen. Ein strafrechtlicher Schuldvorwurf kann nur dann erhoben werden, wenn der Arzt nach seinen persönlichen Fähigkeiten und individuellen Kenntnissen auch imstande war, die von ihm objektiv verlangte Sorgfalt aufzubringen. Daraus darf aber nicht gefolgert werden, daß bei nur unterdurchschnittlicher Qualifikation straflos bleibt, wer unter Außerachtlassung der gebotenen Sorgfalt den Tod oder die Körperverletzung eines Menschen verursacht. Auch der, dem etwa mangels eigener persönlicher Fähigkeiten und Sachkunde ein Behandlungsfehler unterläuft, kann objektiv pflichtwidrig und subjektiv schuldhaft im Sinne einer **Übernahmefahrlässigkeit** handeln. Vor der

Überschätzung der eigenen Fähigkeiten und der zur Verfügung stehenden Möglichkeiten kann daher nur gewarnt werden. Dies gilt hier v. a. unter Berücksichtigung der Tatsache, daß vaginale Geburtsversuche bei Beckenendlage allenfalls „unter bestimmten Bedingungen" in Betracht kommen können (s. o.), die jedenfalls zu gewährleisten sind.

Grundsatz der Methodenfreiheit
Gibt es im Rahmen des zu beachtenden Standards mehrere medizinisch anerkannte Vorgehensweisen oder haben sich noch keine Standardbehandlungsverfahren nach Inhalt und Umfang durchgesetzt, gilt der Grundsatz der Methodenfreiheit, wonach die „Wahl der Behandlungsmethode primär Sache des Arztes" ist.[20] Dieser Grundsatz enthebt den Arzt einer strengen Bindung an bestimmte vorgegebene diagnostische wie therapeutische Methoden oder Verfahren, wobei Sorgfaltspflichten selbstverständlich zu beachten sind.[21]

Dabei gehört es zur Sorgfaltspflicht des Arztes, unter mehreren medizinisch anerkannten Vorgehensweisen diejenige zu wählen, die das geringste Risiko für den Patienten mit sich bringt, was hier eine Abschätzung sowohl hinsichtlich der Mutter als auch des Fetus bzw. Kindes impliziert. Methodenfreiheit gilt nur hinsichtlich grundsätzlich gleich wirksamer Methoden, bei denen insgesamt von einem ähnlichen Risikoniveau auszugehen ist. Sie ist abzulehnen bei deutlichem Risikogefälle. Hier gehört es zur Behandlungspflicht des Arztes, dem Patienten die risikoärmere Behandlung zu vermitteln.[22]

Der Arzt verstößt somit gegen seine Sorgfaltspflichten, wenn er sich für die gefahrträchtigere Verfahrensweise entscheidet, ob-

---

[20] BGH NJW 1982, 2121 (2122).
[21] A. Laufs, in: A. Laufs, W. Uhlenbruck (Hrsg.), Handbuch des Arztrechts, a. a. O., § 3 Rdnr. 13.
[22] OLG Düsseldorf, AHRS Nr. 2620, 32.

wohl unter Abwägung aller Umstände, insbesondere der konkreten Erfolgsaussichten, der spezifischen Risiken sowie der besonderen Vor- und Nachteile der jeweiligen Maßnahmen ein weniger riskantes Vorgehen das Behandlungsziel in gleicher Weise, wenn nicht besser, erfüllt hätte.

In Ansehung der o. a. „Diskussion" zum Geburtsmanagement bei Feststellung einer Beckenendlage stehen offenbar alternativ einerseits die Indikation zur primären Sectio caesarea und andererseits das Anstreben eines spontanen Geburtsverlaufs – eventuell mit der Indikation zur „äußeren Wendung" und dem Erfordernis zur sekundären Sectio caesarea – in Rede.[23]

Wenn und solange (im Fortgang der Schwangerschaft bis zum Einsetzen der Geburt) diese Behandlungsalternativen unter Risikogesichtspunkten „gleichgewichtig" nebeneinander stehen, ist hinsichtlich der Auswahl Methodenfreiheit eingeräumt. Anderenfalls ist nur lege artis und damit sorgfaltspflichtgerecht, einzig die konkret indizierte Vorgehensweise, etwa die Durchführung einer primären Sectio caesarea, anzuwenden. Dann ist gerade keine Methodenfreiheit eröffnet.

Von der vorstehend ausgeführten Problemstellung ist der Fall zu unterscheiden, daß einem Geburtshelfer etwa mangels dazu erforderlicher Erfahrung und praktischer Übung oder mangels unabdingbarer infrastruktureller Ausstattung seiner Klinik in sachlicher und personeller Hinsicht a priori abgeschnitten ist, bei Vorliegen einer Beckenendlage eine Spontanentwicklung anzustreben. Dies enthebt ihn allerdings nicht der Verpflichtung, über diesen Entbindungsmodus gegebenenfalls als „ernsthafte Alternative" aufzuklären, damit sich die Patientin mit dem Wunsch nach (möglichst) „natürlicher Geburt" in die Behandlung einer anderen Klinik mit entsprechender Ausstattung zur Wahrnehmung zumindest der Chance zur Vaginalentbindung begeben kann (s. dazu näher im Zusammenhang mit der erforderlichen „Aufklärung der Patientin" im entsprechenden Abschnitt).

Praktische Konsequenzen

Insoweit kann und muß zur detaillierten Darlegung ohne weiteres auf die fachmedizinischen Ausführungen in diesem Band verwiesen werden. Aus juristischer Sicht sind zusammenfassend und dabei gleichwohl beispielhaft folgende Aspekte aufzugreifen:

- Grundlegend ist stets eine kontinuierliche Bewertung des Schwangerschafts- und schließlich Geburtsverlaufs vorzunehmen. Dies impliziert bereits das zeitgerechte Erkennen des Vorliegens einer Beckenendlage als Risikofaktor, worauf entsprechend die weitere Behandlungsführung abzustellen ist, und betrifft die nachfolgende Schwangerschaftsbetreuung, die Indikationsstellung zum Entbindungsmodus und die absehbar erforderliche postpartale Behandlung von Mutter und Kind.

  Mit Feststellung einer Beckenendlage hat die Aufklärung der Patientin unter diesem Aspekt einzusetzen, damit gerade unter Berücksichtigung ihres Selbstbestimmungsrechts die weitere Betreuung und Behandlung bis zur Entbindung festgelegt werden kann (s. dazu eingehend den Abschnitt „Aufklärung der Patientin").

- Kommt bei Feststellung einer Beckenendlage das Anstreben einer vaginalen Entbindung als ernsthafte Alternative lege artis in Betracht, darf der Arzt seine Behandlungsführung (nach entsprechender Aufklärung der Schwangeren) selbstverständlich nur dann darauf anlegen, wenn er persönlich dafür in erforderlichem

---

[23] A. Feige u. a., Frauenheilkunde, München–Wien–Baltimore 1997, S. 326 f.

Maße qualifiziert und die dafür notwendige infrastrukturelle Ausstattung in der Entbindungsklinik vorhanden ist. Dies betrifft insbesondere die permanente Anwesenheit eines in der Durchführung vaginaler Beckenendlagengeburten geübten geburtshilflichen Teams, kontinuierliche anästhesiologische und neonatologische Präsenz, die Einhaltung einer E-E-Zeit (Entscheidung/Entbindung) von weniger als 20 Minuten sowie die Möglichkeit zu kontinuierlicher CTG-Registrierung sub partu, zur Mikroblutuntersuchung sub partu und/oder zur Oxykardiotokographie sub partu sowie zur Sonographie sub partu.[24]

- Nach der Entscheidung, eine Vaginalentbindung anzustreben, ist eine insoweit adäquate weitere Schwangerschaftsbetreuung vorzunehmen. Eventuell mag eine „äußere Wendung" indiziert sein, wobei im Zusammenhang mit deren Indikationsstellung und Durchführung wiederum die Regeln der ärztlichen Kunst zu beachten sind.[25]
- Eventuell ergibt sich im weiteren Verlauf aufgrund aktueller Risikoabwägung doch noch das Erfordernis, die Indikation zur primären Sectio caesarea zu stellen. Dies setzt gerade eine laufend adäquate Erhebung des Schwangerschaftsverlaufs voraus.
- Bei Geburtsbeendigung muß konkret sichergestellt sein, daß die vaginale Entwicklung aus Beckenendlage lege artis durchgeführt werden kann, wobei unter Bewertung des Geburtsverlaufs eventuell die Indikation zur Durchführung einer sekundären Sectio caesarea zu stellen ist, was wiederum die Gewährleistung deren zeitgerechter Vornahme impliziert.
- Schließlich muß möglich sein und von vornherein dafür Sorge getragen werden, daß sowohl Mutter als auch Kind unmittelbar postpartal einer adäquaten Versorung bzw. Weiterbehandlung (nötigenfalls unter Einschluß des neonatologischen Fachgebiets) zugeführt werden können, was insbesondere auch für den Fall des Eintretens intrapartaler Komplikationen Bedeutung hat.

Zusammenfassend gilt also, daß der Geburtshelfer bei Feststellung einer Beckenendlageneinstellung ein darauf konkret abgestimmtes weiteres Schwangerschafts- und Geburtsmanagement betreiben muß. Dies impliziert bei Entscheidung zur vaginalen Entbindung in besonderer Weise das Bedenken und das Berücksichtigen etwaiger Komplikationen, um bei deren Eintreten von vornherein gerüstet zu sein, lege artis agieren bzw. reagieren zu können. Andernfalls vermag sich bei Schadensverursachung aus juristischer Sicht ohne weiteres die Frage nach einem Übernahmeverschulden zu stellen.

Sachverständige Begutachtung

Im Zusammenhang mit den vorangehenden Ausführungen ist hier auch auf den Aspekt der Begutachtung durch medizinische Sachverständige im Rahmen forensischer Auseinandersetzungen einzugehen.[26] Dabei ist von Bedeutung, daß Sachverständige in aller Regel in sog. Kunstfehlerprozesse, sei es zivilrechtlicher oder strafrechtlicher Art, involviert sind.

Als „Gehilfe des Gerichts" obliegt dem Sachverständigen, die für die rechtliche Würdigung und Entscheidung wesentlichen (fach-)medizinischen Gesichtspunkte zu ver-

---

[24] So: A. Feige u.a., Frauenheilkunde, München–Wien–Baltimore 1997, S. 329.

[25] Vgl. dazu A. Feige u.a., Frauenheilkunde, München–Wien–Baltimore 1997, S. 326 f.

[26] Vgl. dazu auch R.-W. Bock, Der Anästhesiezwischenfall und seine Begutachtung aus der Sicht des Strafverteidigers, Anästhesiologie und Intensivmedizin 6 (38), 1997, 304.

mitteln. Dies betrifft beispielsweise den Nachvollzug des zu beurteilenden Sachverhalts, etwa den Schwangerschafts- und Geburtsverlauf, oder die Darlegung dessen, was als Behandlung lege artis zu erachten ist. Was als Standard zu bezeichnen ist, ob eingeräumte Methodenfreiheit sachgerecht ausgeübt wurde oder ob gar ein grober Behandlungsfehler unterlaufen ist, stellen im Ergebnis zwar vom Gericht zu beurteilende Rechtsfragen dar, doch unterliegt deren Beantwortung zumindest de facto entscheidend dem Votum des eingeschalteten Sachverständigen. Denn nur dieser ist aufgrund seiner wissenschaftlichen Qualifikation und praktischen Erfahrung in der Lage, beispielsweise den Inhalt des Standards zu beschreiben und dadurch den Gerichtspersonen eine Beurteilungsgrundlage zu schaffen. Daraus folgt allerdings auch, daß dem Sachverständigen außerordentlich hohe Verantwortung zukommt. Denn der Richter bleibt zwar verpflichtet, eine Begutachtung selbständig und kritisch auf ihre Überzeugungskraft zu prüfen, doch läuft dies praktisch auf eine bloße Plausibilitätskontrolle hinaus. „Die Folge ist, daß der Richter die Verantwortung für Entscheidungen trägt, die in Wirklichkeit ein anderer, nämlich der Sachverständige, produziert hat".[27] Damit vermag dem Sachverständigen im Prozeß sogar „Übermacht" zuzukommen, was ihm besondere Sorgfalt im Zusammenhang mit der Gutachtenerstattung auferlegt.

Grundsätzlich muß Geltung beanspruchen, daß ein Gutachten „auf detaillierter Kenntnis des Gegenstandes, exakten Untersuchungsergebnissen (und) umfassendem Wissen von den derzeitig anerkannten wissenschaftlichen Fakten beruht".[28] Als „Gehilfe des Gerichts" muß der Sachverständige an dessen Objektivität teilhaben, aber auch von sich aus teilnehmen. So soll einem Gutachter auch fernliegen, die Rolle eines „medizinischen Staatsanwalts"[29] übernehmen zu wollen:

- Dies setzt voraus, daß der Sachverständige die forensischen Zusammenhänge und seine eigene Stellung im Verfahren kennt.
- Er darf mit seiner Begutachtung kein selbstgesetztes Ziel verfolgen, welches über die Funktion als „Gehilfe des Gerichts" hinausgeht. Beispielsweise dürfen und können auf dem Wege der Begutachtung keine strukturellen Verbesserungen im Gesundheitswesen allgemein und insbesondere im Bereich der Geburtshilfe erstrebt werden.
- Der Sachverständige hat sich bei der Beantwortung von Fragen auf die aus seinem Fachgebiet erwachsende Kompetenz zu beschränken.
- Ein etwa „standardgemäßes Verhalten" für die konkret zu beurteilende Situation ist in Ex-ante-Sicht darzustellen. Insoweit muß auch ein eventuell gegebener „Schulenstreit" ausgeführt werden. So darf der Sachverständige nicht seine persönliche Meinung oder die Verhältnisse an seiner Klinik zum allein gültigen Maßstab für die Beurteilung erheben. Dies könnte hier konkret beispielsweise die Frage nach der Indikation von einerseits primärer Sectio caesarea und andererseits vaginaler Entbindung bei Vorliegen einer Beckenendlage betreffen.
- Der Sachverständige muß bereit sein, ein eigenes früheres Urteil bei gegebener Veranlassung zu revidieren. Dies mag „Größe" erfordern, ist jedoch unabdingbare Voraussetzung für strikte Objektivität.[30]

---

[27] K. Dippel, Die Stellung des Sachverständigen im Strafprozeß, Heidelberg 1986, 205.

[28] H. H. Marx, Die Begutachtung als ärztliche Aufgabe, in: H. H. Marx (Hrsg.), Medizinische Begutachtung, Stuttgart–New York 1981, S. 1.

---

[29] Janssen, Kriminalistik, 1970, 436.

Im Zusammenhang mit der geburtshilflichen Situation einer Beckenendlage können insbesondere folgende Sachverhaltsaspekte sachverständiger Beurteilung unterliegen:
- Die Durchführung der Schwangerschaftsbetreuung,
- die Zeitgerechtheit der Diagnose Beckenendlage,
- darauf beruhend die zutreffende weitere Behandlungsführung,
- die Indikationsstellung zum Entbindungsmodus,
- die Durchführung der Entbindung (sei es vaginal oder operativ),
- die adäquate Reaktion auf eintretende Komplikationen und
- die postpartale Betreuung von Mutter und Kind (ggf. auch im Zusammenwirken verschiedener Fachgebiete).

Ist auf der Grundlage der Darlegungen des Sachverständigen hinsichtlich der genannten Behandlungsphasen eine Sorgfaltspflichtverletzung zu konstatieren, ist, wie ausgeführt, eine wesentliche Voraussetzung für zivilrechtliche Haftung und strafrechtliche Verantwortlichkeit erfüllt.

Weitergehend soll jedoch auch darauf verwiesen werden, daß der bloße Verstoß gegen die Regeln der ärztlichen Kunst für sich alleine weder zur zivilrechtlichen Haftung noch zur strafrechtlichen Verantwortlichkeit des Arztes führt. Diese setzen vielmehr voraus, daß die Pflichtverletzung für den „eingetretenen Erfolg", also eine Körperschädigung oder gar den Tod von Mutter bzw. Kind ursächlich gewesen sein muß. In diesem Zusammenhang ist adäquate sachverständige Würdigung in besonderer Weise herausgefordert, wie sich nicht zuletzt bezüglich der Problemstellung „Geburtsasphyxie und kindlicher Hirnschaden"[31] gezeigt hat und immer wieder deutlich wird. Dabei wird im Zivilrecht nach der sog. Adäquanztheorie ein Schaden schon dann als ursächlich angesehen, wenn der Behandlungsfehler nach dem gewöhnlichen Verlauf der Dinge geeignet war, die Schädigung bzw. den Tod herbeizuführen. Im Strafrecht erfolgt die Kausalitätsprüfung dagegen nach einem strengeren Maßstab. Wegen des strafprozessualen Grundsatzes „in dubio pro reo" ist die Ursächlichkeit einer pflichtwidrigen Handlung oder Unterlassung dann zu bejahen, wenn festgestellt werden kann, daß bei sorgfaltspflichtgerechtem Verhalten des Geburtshelfers der Tod oder die Körperverletzung „mit an Sicherheit grenzender Wahrscheinlichkeit" vermieden worden wäre. Unter diesem Aspekt ist ursächlich ein Verhalten immer schon, aber auch nur dann, wenn keine – aus konkreten Sachverhaltsumständen begründeten – „vernünftigen Zweifel" daran bestehen, daß der Patient ohne den Behandlungsfehler des Arztes nicht geschädigt bzw. am Leben geblieben wäre. Nach der Judikatur des BGH wird die Ursächlichkeit eines Behandlungsfehlers in Fällen fahrlässiger Tötung allerdings auch dann bejaht, wenn der Tod des Patienten bei pflichtgemäßem Verhalten des Arztes „um Stunden" später eingetreten wäre, die Pflichtverletzung also lebensverkürzend gewirkt hat.[32]

In diesem Zusammenhang haben jüngere medizinische Untersuchungen zu prä-, intra- und postnatalen Hirnschädigungen[33]

---

[30] Vgl. weitergehend auch K. Ulsenheimer, Stellung und Funktion des anästhesiologischen Sachverständigen im Kunstfehlerprozeß, Anästhesiol. Intensivmed. Notfallmed. Schmerzther. 30 (1995), S. 55.

[31] Vgl. dazu die Publikation gleichen Titels von H. Schneider, F. K. Beller (Hrsg.), Bern 1995.

[32] Vgl. dazu sehr eingehend mit Rechtsprechungsnachweisen: K. Ulsenheimer, Der Arzt im Strafrecht, 1998, Rdn. 202 ff.

[33] F. J. Schulte, Prä- vs. intra- vs. postnatale Hirnschädigung auch unter forensischen Gesichtspunkten, Frauenarzt 32 (4/1991), S. 391.

eklatante juristische Bedeutung erlangt, da auf ihrer Grundlage früher offenbar selbstverständliche sachverständige Feststellungen zur Annahme eines Kausalzusammenhangs zwischen peripartalen Behandlungsfehlern und kindlichen Hirnschäden nicht mehr aufrechterhalten werden können.[34] Denn offenbar „(geht) nur ein kleiner Anteil der Fälle mit kindlichen Hirnschäden ursächlich auf intrapartale Ereignisse (zurück)"[35].

Im Zusammenhang mit medizinischer Begutachtung ist auch der anwaltliche Vertreter des betroffenen Arztes in besonderer Weise herausgefordert. Offensichtliche oder auch verdeckte „Fehlerquellen" müssen aufgespürt und vorgehalten werden, damit ein den Mandanten belastendes Votum effektiv erschüttert bzw. gar zu Fall gebracht werden kann. Dabei sind auch kontroverse Auseinandersetzungen mit dem Sachverständigen unvermeidbar, was jedoch allseits nicht zu persönlicher Aversion führen darf. Vor allem muß der Sachverständige akzeptieren, daß der anwaltliche Vertreter, insbesondere als Strafverteidiger, bei der Ausführung von Kritik ausschließlich – und pflichtgemäß – die Interessen seines Mandanten wahrnimmt. Dies impliziert andererseits, daß der anwaltliche Vertreter seine Kritik bei aller Nachdrücklichkeit mit der gebotenen Sachlichkeit vorzutragen hat. Mithin ist allseits adäquates „Rollenverständnis" gefordert.

Aufklärung der Patientin

Problemstellung

Dem Aufklärungsaspekt kommt schon allgemein wesentliche Bedeutung zu. So ist zu berücksichtigen, daß zivilrechtliche Haftung und strafrechtliche Verantwortlichkeit auch aus dem Vorwurf unterlassener oder unvollständiger Aufklärung resultieren können. Anders als beim Behandlungsfehler trifft insoweit im Zivilprozeß den Gynäkologen und Geburtshelfer auch die Beweislast, eine adäquate Aufklärung der Patientin vorgenommen zu haben. Zivilrechtlich ist zu kontrastieren, daß „die Mehrzahl der Haftpflichtprozesse gegen Ärzte nicht mehr auf der ‚Schiene' des Behandlungsfehlers läuft, sondern ... über das Problem fehlender oder unzureichender Aufklärung ‚abgespult' wird".[36] Erschwerend kommt hinzu, daß die – nicht zuletzt darauf beruhend – inzwischen ergangene Aufklärungsjudikatur nur als „ausgeufert" bezeichnet werden kann. So hat *Weißauer* sehr zutreffend formuliert, selbst der „in diesem Metier spezialisierte Jurist (vermöge) kaum auch nur mit einiger Sicherheit" zu sagen, „welche Anforderungen die Gerichte ex post" – anders gesagt: post festum – „an die Aufklärung über die Risiken und Risikofolgen stellen werden".[37] Im Effekt hat die höchstrichterliche Rechtsprechung zur Aufklärung des Patienten zwischenzeitlich zu einer enormen Haftungsausweitung geführt, weshalb jeder Arzt angesichts des daraus resultierenden forensischen Risikos insoweit zu besonderer Sorgfalt aufgefordert ist.

Gerade im Zusammenhang mit der geburtshilflichen Situation einer Beckenendlage würde es jedoch zu kurz gegriffen sein, be-

---

[34] H. Schneider, Intrapartale Asphyxie und ihre Bedeutung für die Entstehung kindlicher Hirnschäden – Konsequenzen für die fetale Überwachung während der Geburt, in: H. Schneider, F. K. Beller (Hrsg.), Geburtsasphyxie und kindlicher Hirnschaden, Bern 1995, S. 12.
Vgl. auch den sog. „Beller-Brief", abgedruckt in H. Schneider, F. K. Beller (Hrsg.), Geburtsasphyxie und kindlicher Hirnschaden, Bern 1995, S. 78.

[35] E. Müller-Heubach, Intrapartale Asphyxie und deren Folgen für die geistige Entwicklung, in: H. Schneider, F. K. Beller, Geburtsasphyxie und kindlicher Hirnschaden, Bern 1995, S. 37 f.

[36] G. H. Schlund, Grundsätze ärztlicher Aufklärungsverpflichtung, dargestellt am Beispiel wiederherstellender Operationsverfahren, Frauenarzt 34 (1993), 422.

[37] W. Weißauer, Informationen des BDC 1991, 11.

züglich erforderlicher Aufklärung nur rein rechtliche Aspekte betrachten zu wollen. Auch darf nicht angehen, die Verpflichtung zu adäquater Aufklärung lediglich als ein „den Freiraum ärztlichen Ermessens"[38] einengendes Erfordernis zu erachten. Denn unbeschadet aller praktischen „Lästigkeit" sollte schon allgemein im Rahmen von Geburtshilfe die erforderliche Aufklärung der Patientin als originäre ärztliche Aufgabe, der mit hohem ärztlichem Ethos nachzugehen ist, verstanden werden. Dies gilt in besonderer Weise im Zusammenhang mit der Feststellung einer Beckenendlage. Denn damit ist eine Risikokonstellation gegeben, die den Geburtshelfer in objektiven und subjektiven Bezügen vor eine besondere Herausforderung stellt. Wie ausgeführt, steht medizinisch in Rede, daß grundlegend eine gewissenhafte Indikationsstellung zum Geburtsmodus und bei etwaiger Präferenz der vaginalen Entbindung eine besonders gestaltete Schwangerschaftsbetreuung sowie schließlich ein anspruchsvolles Geburtsmanagement zu gewährleisten sind. Damit korrespondiert der selbstverständliche Wunsch nach optimalem Entbindungserfolg für Mutter und Kind sowohl auf Arzt- als auch auf Patientenseite. Letztere ist darüber hinaus von einer Vorstellung im Spannungsfeld zwischen einerseits perfektem Geburtsmanagement und andererseits dem Wunsch nach möglichst natürlichem Geburtserlebnis bestimmt. Jenseits rechtlicher Erfordernisse bildet die Aufklärung hier also die „Schnittstelle", um im Verhältnis von Arzt und Patientin wechselseitig Einklang und darauf beruhend Akzeptanz hinsichtlich des konkret zu verfolgenden Entbindungskonzepts unter Berücksichtigung des medizinisch objektiv „Machbaren" und des subjektiv „Gewünschten" herzustellen. Dies adäquat zu bewerkstelligen, könnte sogar das allem zugrundeliegende Kernproblem im Zusammenhang mit der geburtshilflichen Situation einer Beckenendlage darstellen.

Rechtliche und sachliche Systematisierung

Es ist „nicht der Willkür des einzelnen Arztes überlassen, das zu tun, was er für richtig hält".[39] Denn letztliche „Legitimation" zur Durchführung von Behandlungsmaßnahmen erhält jedweder ärztliche Eingriff erst durch das „Einverständnis des aufgeklärten Kranken".[40] Dem liegt wesentlich zugrunde, daß angesichts der bereits angesprochenen Rechtsprechung (s. Abschnitt „Rechtsgrundlagen" und „Fehlerquellen im Behandlungsablauf"), beruhend auf einer Entscheidung des Reichsgerichts aus dem Jahre 1894[41], jeder ärztliche Eingriff selbst bei gegebener Indikation und Durchführung lege artis den Tatbestand der Körperverletzung erfüllt und grundsätzlich auch als rechtswidrig zu erachten ist. Zur Vermeidung der Rechtswidrigkeit des Eingriffs bedarf es eines Rechtfertigungsgrundes, der in diesem Fall in der Einwilligung der Patientin in die Vornahme des Eingriffs gegeben ist. Dabei ist die Einwilligung der Patientin nur wirksam, wenn diese die für ihre Entscheidung bedeutsamen Umstände kennt, mithin weiß, „in was" sie einwilligt. Diesem Erfordernis muß eine adäquate Aufklärung Rechnung tragen. Weitergehend ist allerdings das aus Art. 2 Abs. 1 in Verbindung mit Art. 1 Abs. 1 GG resultierende allgemeine Persönlichkeitsrecht eines jeden, hier in der Ausgestaltung des „Selbstbestimmungsrechts des Patienten", zu beachten, dessen Verwirklichung im Rahmen von Aufklärungsmaßnahmen zu gewährleisten ist.

---

[38] H. Franzki, Defensives Denken in der Medizin. Irrweg oder Notwendigkeit? 1991, S. 20.

[39] K. Koch, Qualitätssicherung in der Onkologie, Deutsches Ärzteblatt 93, Heft 1/2, 1996, C 16 (C 17) mit Verweis auf Herfarth.

[40] A. Laufs, Arztrecht, München 1993, Rdn. 42.

[41] RGSt 25, 375.

> Somit bleibt grundlegend festzustellen, daß die Aufklärung der Patientin durch den Geburtshelfer und darauf beruhend ihre Einwilligung in die Behandlung unabdingbare rechtliche Erfordernisse darstellen.

Hier wesentlich ist die sog. Risikoaufklärung, welche das Selbstbestimmungsrecht der Patientin gewährleisten und auch ihre rechtswirksame Einwilligung in Behandlungsmaßnahmen herbeiführen soll, sowie die sog. therapeutische Aufklärung, welche auch als „Sicherungsaufklärung" bezeichnet wird. Letztere soll den therapeutischen Erfolg, etwa durch Hinweise zum Verhalten der Patientin während des Schwangerschaftsverlaufs, sichern und ist im eigentlichen Teil der „Patientenbehandlung", weshalb die Beurteilung von Mängeln insoweit den Grundsätzen des „Behandlungsfehlers" folgt. Im vorliegenden Zusammenhang entscheidend ist also der Problembereich der Risikoaufklärung, dessen Bewältigung in der medizinischen Praxis die größte Schwierigkeit bereitet und mithin zwangsläufig auch den Schwerpunkt judikativer Würdigung darstellt. Umfang und Inhalt der Risikoaufklärung stellen die praktisch entscheidende und zugleich umstrittenste Frage dar. Dies wird unmittelbar nachvollziehbar, wenn man berücksichtigt, daß die Rechtsprechung einerseits keine Verpflichtung des Arztes konstatiert, „den Kranken auf alle nachteiligen Folgen aufmerksam zu machen, die möglicherweise mit einer Operation entstehen können"[42], im Grundsatz vielmehr fordert, der Patient müsse lediglich „im großen und ganzen" informiert werden. Andererseits wird dann in einer Fülle von Einzelfallentscheidungen doch festgestellt, über ein ganz bestimmtes Risiko habe in der konkreten Siutation gewiß aufgeklärt werden müssen. Damit liegt das volle Risiko, nicht genügend aufgeklärt zu haben, mit allen zivil- und strafrechtlichen Konsequenzen beim Arzt. Allgemein stellen wesentliche Maßgaben zur Bestimmung von Inhalt und Umfang der Risikoaufklärung die mit dem Eingriff verbundene Gefahrenhäufigkeit, die Dringlichkeit des Eingriffs und auch die Persönlichkeit bzw. das Verhalten des Patienten dar. Modifizierend ist darauf zu verweisen, daß in Ansehung jüngerer Rechtsprechung des BGH für die ärztliche Hinweispflicht diese nicht mehr entscheidend auf eine bestimmte statistische Komplikationsdichte und eine bestimmte Risikofrequenz abzustellen ist. Maßgeblich ist vielmehr, „ob das in Frage stehende Risiko dem Eingriff spezifisch anhaftet und bei seiner Verwirklichung die Lebensführung des Patienten besonders belastet".[43] Das heißt zum einen, daß der Patient „über schwerwiegende Risiken grundsätzlich auch dann aufzuklären (ist), wenn sie sich nur selten verwirklichen".[44] Zum anderen muß allerdings auch über ein noch so seltenes Risiko aufgeklärt werden, wenn es eingriffsspezifisch, d.h. typischerweise mit der durchgeführten ärztlichen Maßnahme verbunden ist.

Im Zusammenhang des Vorliegens einer Beckenendlage hat sich die Aufklärung der Patientin konkret auf den ärztlichen Befund, das insoweit mögliche bzw. notwendige therapeutische Vorgehen, dabei etwa gegebene Behandlungsalternativen (primäre Sectio caesarea vs. vaginale Entbindung), insoweit jeweils gegebene Vor- und Nachteile, Risiken, sichere oder mögliche Folgen und auch die Gefahr des Fehlschlags zu erstrecken. Diese Gegebenheiten sind hinsichtlich Mutter und Kind sowie differenziert bezogen auf Prä-, Intra- und Postpartalphase darzulegen. Demgemäß muß die Patientin in die Lage versetzt werden, unter objektiver Beratung

---

[42] RGZ 78, 432 (433).
[43] BGH NJW 1994, 793.
[44] BGH NJW 1994, 793.

durch den Gynäkologen und Geburtshelfer in Wahrnehmung des gegebenen Selbstbestimmungsrechts selbst entscheiden zu können, was an Chancen zu ergreifen sie willens und an Risiken hinzunehmen sie bereit ist.

Praktische Konsequenzen im Zusammenhang mit einer Beckenendlage und Einzelfragen

Eine vaginale Entbindung stellt an sich keinen „Eingriff" im oben beschriebenen Sinne dar, sondern ist ein „natürlicher Vorgang", der durch Hebamme und Geburtshelfer nur fachlich versiert begleitet wird. Dergestalt stellt sich die Frage nach Aufklärung und darauf beruhender Einwilligung der Patientin „im Normalfall der Spontangeburt" nicht. Die Feststellung einer Beckenendlage impliziert jedoch die Gegebenheit einer „Risikogeburt", so daß schon dieser Befund als solcher aufklärungsbedürftig ist. Weitergehend resultiert aus dieser Befundfeststellung, daß nachfolgend ein besonderes therapeutisches Vorgehen geboten ist. Dies betrifft grundsätzlich die Indikation zur primären Sectio caesarea und zum Anstreben einer vaginalen Entbindung (ggf. nach vorheriger äußerer Wendung"). Dabei kann sich hinsichtlich letzterem das Erfordernis ergeben, im weiteren Schwangerschaftsverlauf doch noch die Indikation zur primären Sectio caesarea zu stellen oder sub partu auf eine sekundäre Sectio caesarea „umzusteigen". Hinsichtlich jeder Indikation bzw. Indikationskonstellation vermögen sich in zu differenzierender Weise Mortalitäts- und Morbiditätsrisiken für Mutter und Kind zu ergeben, über welche mithin schon alleine unter diesem Aspekt aufzuklären ist. Bezüglich des „Eingriffs Sectio caesarea" leuchtet dies ohne weiteres ein und entspricht genereller Übung. Entsprechendes gilt im vorliegenden Fall allerdings auch für die etwa alternativ gegebene Möglichkeit zur vaginalen Entbindung, da sie sich bei Vorliegen einer Beckenendlage eben nicht mehr als bloß „natürlicher Vorgang" darstellt, sondern mit beachtlichem Risiko einhergeht. Dies gilt um so mehr, als alternativ eben die Durchführung einer Sectio caesarea zur Verfügung steht, welche allerdings ihrerseits mit aufklärungsbedürftigen Risiken behaftet ist.

Die vorstehenden Ausführungen führen – davon allerdings zu differenzieren – zu folgendem Aspekt: Schon von jeher ist in der Judikatur anerkannt, daß der Patient über Behandlungsalternativen aufzuklären ist, obwohl – wie bereits ausgeführt – die Wahl der Behandlungsmethode „primär Sache des Arztes" ist. Stehen nach Feststellung der Beckenendlage eine Sectio-Entbindung und eine Vaginalentbindung als Alternativen ernsthaft in Rede, ist darüber und über die somit für die Patientin gegebene „Wahlmöglichkeit" objektiv aufzuklären. Dabei muß es letztlich auch der Entscheidung der Patientin anheimgestellt werden, zur Wahrnehmung der Chance einer vaginalen Entbindung bei Beckenendlage eine andere Klinik aufzusuchen, wenn dem ursprünglich behandelnden Gynäkologen und Geburtshelfer bzw. seiner Klinik unter Berücksichtigung der insoweit gegebenen Erfordernisse zum Geburtsmanagement eine Anwendung dieses Geburtsmodus nicht möglich ist (mangelnde Erfahrung und Übung, fehlende personelle und sachliche Ausstattung etc.). Unter der Prämisse, daß bei Vorliegen einer Beckenendlage grundsätzlich und jedenfalls im Einzelfall die Durchführung einer Vaginalentwicklung „standardgemäß" angestrebt werden darf, kann in diesem Zusammenhang nicht angehen, unter entsprechender „Instrumentierung" der Risikoaufklärung samt darauf beruhender Einwilligung der Patientin, den „Qualitätsstandard für die konkrete Behandlung herabzusetzen"[45].

---

[45] E. Steffen, Einfluß verminderter Ressourcen und von Finanzierungsgrenzen aus dem Gesundheitsstrukturgesetz auf die Arzthaftung, MedR 1995, 190 (191).

Die erforderliche Aufklärung über gegebene Behandlungsalternativen bedarf im vorliegenden Zusammenhang auch unter anderem Aspekt weitergehender Betrachtung. Jenseitig „gesicherter Indikationsstellung" aufgrund entsprechender Kriterien unterliegt für Grenzbereiche bzw. Einzelfälle wohl der Diskussion, ob und unter welche Voraussetzungen die Durchführung einerseits operativer und andererseits vaginaler Entbindung gleichgewichtige Alternativen darstellen. Dabei ist nicht erforderlich, daß eine entsprechende „wissenschaftliche Diskussion über bestimmte Risiken einer Behandlung bereits abgeschlossen ist und zu allgemein akzeptierten Ergebnissen geführt hat", um eine dahingehende Aufklärungsverpflichtung mit Unterrichtung über potentiell gegebene Behandlungsalternativen auszulösen. Vielmehr genügt bereits, „daß ernsthafte Stimmen in der medizinischen Wissenschaft auf bestimmte mit einer Behandlung verbundene Gefahren hinweisen", wenn diese als „gewichtige Warnungen angesehen werden müssen" und nicht „als unbeachtliche Außenseitermeinung abgetan werden können".[46]

> Daraus folgt, daß bei Vorliegen einer Beckenendlage schon allein unter diesem Geschichtspunkt und angesichts der statthabenden wissenschaftlichen Auseinandersetzung auf die zur Debatte stehenden Entbindungsalternativen hingewiesen werden muß.

Adressat der Aufklärung ist die schwangere Patientin. Denn die Behandlung greift in deren körperliche Integrität ein, wodurch ihr Selbstbestimmungsrecht (Art. 2 Abs. 1 GG), das Recht auf körperliche Unversehrtheit (Art. 2 Abs. 2 GG) und das Recht auf Menschenwürde (Art. 1 Abs. 1 GG) tangiert sind. Insofern vermag sich jedoch die Frage zu stellen, ob Rechte des Ungeborenen bzw. prospektiv Neugeborenen insbesondere das Selbstbestimmungsrecht der Patientin beeinflussen können oder gar deren an sich freie Entscheidung zur weiteren Behandlung im Rahmen gegebener Behandlungsalternativen einschränken müssen. Richtig ist jedenfalls, daß der Aufklärungsinhalt auch Komplikationen und Gefahren für „das Leben und die Gesundheit des noch ungeborenen Kindes" enthalten muß, „damit die Patientin für sich und für die Leibesfrucht eine freie Entscheidung treffen kann".[47] Mithin muß die Patientin in die Lage versetzt werden, ihre Entscheidung zur weiteren Behandlungsführung auch in Ansehung des Kindswohles zu treffen. Dabei ist nach deutschem Recht jedoch keine Verpflichtung nachvollziehbar, die Mutter müsse etwa eigene Interessen hintanstellen, um dergestalt den Interessen des Kindes besser bzw. auch nur mit größerer Chance Rechnung tragen zu können. Eindeutig ist dies für den Fall, daß die Vornahme einer Sectio caesarea indiziert ist. Die Disposition zur Einwilligung insoweit unterliegt ohne weiteres dem Selbstbestimmungsrecht der Patientin. „Bei der Wahl zwischen vaginaler Entbindung ... und Schnittentbindung handelt es sich nämlich für die davon betroffene Frau um eine grundlegende Entscheidung, bei der sie entweder ihrem eigenen Leben oder dem Leben und der Gesundheit ihres Kindes Priorität einräumt. Das Recht jeder Frau, selbst darüber bestimmen zu dürfen, muß möglichst umfassend gewährleistet werden."[48]

Im Ergebnis gilt nichts anderes, wenn sich die Patientin – bei insoweit ernsthaft gegebener Alternative – vorbehaltlich des konkreten Geburtsverlaufs für die Durchführung einer vaginalen Entbindung entscheiden will, obgleich insoweit größere Risiken für das Kind bestehen. Denn umgekehrt

---

[46] BGH MedR 1996, 271.

[47] OLG Düsseldorf NJW 1986, 2373.

[48] BGH VersR 1993, 703 (704).

darf ohne entsprechende Einwilligung eben auch keine primäre Sectio caesarea durchgeführt werden. In der Praxis dürfte sogar eher relevant sein, daß die Patientin bei Vorliegen einer Beckenendlage von vornherein auf die Durchführung einer primären Sectio caesarea eingestellt ist, obwohl ein vaginaler Entbindungsmodus in gleicher Weise in Betracht kommt. Bei dieser Konstellation muß dem Wunsch der Patientin – selbtverständlich nach adäquater Aufklärung – Rechnung getragen werden, da sie sich eben für eine von zwei möglichen Behandlungsalternativen entscheidet. Denkbar – jedenfalls im Zusammenhang sonstiger geburtshilflicher Situation – mag der Fall sein, daß die Durchführung einer Sectio caesarea objektiv nicht indiziert oder gar kontraindiziert ist, weshalb ausschließlich eine vaginale Entbindung anzustreben ist, und die Patientin gleichwohl eine Sectio-Entbindung wünscht. Eine kontraindizierte Behandlung darf nicht vorgenommen werden. Ist die Sectio caesarea aus Sicht des behandelnden Gynäkologen und Geburtshelfers nicht indiziert, liegt zunächst nahe, die Patientin an eine andere Klinik zu verweisen, in der eine entsprechende Indikation möglicherweise gesehen wird. Vorsorglich sollte der ausdrückliche Wunsch der Patientin zur Sectio-Durchführung genauestens dokumentiert werden, was insbesondere auch die Fertigung einer dahingehenden schriftlichen Einwilligung bedingt. Jedenfalls bedarf es in sämtlichen Sachverhaltskonstellationen einer adäquaten Aufklärung der Patientin, damit diese sich für eine auch aus Sicht des behandelnden Arztes vernünftige und angemessene Behandlung entscheiden kann.

In echter Notsituation mit dem Erfordernis zur unverzüglichen Durchführung von Behandlungsmaßnahmen gilt anderes. Wie ausgeführt, steht die Dringlichkeit des Eingriffs im umgekehrten Verhältnis zum Umfang der Aufklärung. Je dringlicher die ärztliche Maßnahme, desto geringere Anforderungen sind an die Erfüllung der Aufklärungspflicht zu stellen, wobei – und dies liegt auf der Hand – in Notfällen sogar jede Aufklärung entfallen kann. Unter diesem Aspekt wird im Hinblick auf das Erfordernis zu zeitgerechter Aufklärung (s. dazu nachfolgend) allerdings nicht entbehrlich, die Patientin bereits bei der grundlegenden Bestimmung der weiteren Behandlungsführung nach Feststellung einer Beckenendlage auf die eventuelle Notwendigkeit des „Umstiegs" auf eine (sekundäre) operative Entbindung beim vorgängig angestrebten Versuch vaginaler Geburt zu informieren. Dies ergibt sich schon daraus, daß es sich insoweit um ein typisches Risiko vaginaler Beckenendlagenentbindung handelt, über welches bereits im Zusammenhang mit der Darlegung etwa gegebener Behandlungsalternativen aufzuklären ist.

Allgemein ist es in der Geburtshilfe problematisch, den richtigen Zeitpunkt zur Vornahme der Aufklärung im Zusammenhang mit „eingreifenden Maßnahmen" zu treffen. Einerseits wendet sich der BGH gegen die „gelegentlich erhobene Forderung, eine werdende Mutter bereits im Rahmen der teilweise schon üblich gewordenen Kreißsaalbesichtigung längere Zeit vor der akuten Entbindungssituation über alle Komplikationen und Eingriffe im Zusammenhang mit einer Geburt – auch über den Kaiserschnitt – aufzuklären".[49] Andererseits vermag den Geburtshelfer nicht jedenfalls zu entlasten, wenn eine vorgängige Risikoaufklärung unterblieben ist und „die Entscheidung zwischen vaginaler Entbindung und Kaiserschnittentbindung erst zu einem Zeitpunkt aktuell wurde, als die Mutter ... infolge der erheblichen psychischen und physischen Belastungen durch den Geburtsvorgang, der starken Schmerzen und der

---

[49] BGH VersR 1993, 703 (704).

Einwirkung der verabreichten Schmerzmittel nicht mehr in der Lage war, eine eigenverantwortliche relevante Entscheidung zu treffen".[50]

Die Rechtsprechung fordert vielmehr die Vornahme der Aufklärung zu einem Zeitpunkt, „zu dem die Patientin sich noch in einem Zustand befindet, in dem diese Problematik mit ihr besprochen werden kann, wenn deutliche Anzeichen dafür bestehen, daß sich der Geburtsvorgang in Richtung auf eine solche Entscheidungssituation entwickeln kann, in der die Schnittentbindung notwendig oder zumindest zu einer echten Alternative zur vaginalen Entbindung wird. Das ist etwa dann der Fall, wenn es sich bei einer Risikogeburt konkret abzeichnet, daß sich die Risiken in Richtung auf die Notwendigkeit oder die relative Indikation einer Schnittentbindung entwickeln können".[51]

Damit entsteht für den behandelnden Arzt jedoch ersichtlich ein „Aufklärungsdilemma", den „richtigen Zeitpunkt" zur Aufklärung zu treffen. Denn einerseits mag über längeren Zeitraum eine vorzeitige Aufklärung hinsichtlich eingreifender Behandlung mangels „deutlicher Anzeichen" noch nicht geboten sein. Andererseits besteht das Risiko, daß die Patientin alsbald nach Auftreten „deutlicher Anzeichen" einer adäquaten Aufklärung nicht mehr zugänglich ist, wobei dann möglicherweise die „transitorische Phase zwischen dem Hervortreten der Alternative und dem Verlust der Aufklärungsfähigkeit im Kreißsaal, wenn diese Zeitspanne sich denn überhaupt eröffnet"[52], möglicherweise verpaßt wird. Vor diesem Hintergrund kann nur der Rat gegeben werden, erforderliche Risikoaufklärung so früh wie möglich vorzunehmen, um sich nicht dem Vorwurf verbotener Eigenmacht,

also der Durchführung eines Eingriffs ohne rechtswirksame Einwilligung der Patientin, auszusetzen. Dies stellt letztlich die Anwendung „defensiver Medizin" dar, welche es an sich – wie einleitend ausgeführt – zu vermeiden gilt. Gerade im vorliegenden Zusammenhang scheint die Rechtsprechung dem Geburtshelfer jedoch keine andere Wahl zu lassen.

Die vorstehend beschriebene Situation vermag sich im Zusammenhang mit der Gegebenheit einer Beckenendlage konkret einzustellen, wenn sich bei primärem Anstreben einer vaginalen Entbindung intrapartal das Erfordernis zum „Umstieg" auf die operative Schnittentbindung ergibt. Daher muß gelten, daß über die Möglichkeit des Eintretens dieser geburtshilflichen Situation bereits frühzeitig, d.h. im Zusammenhang mit der Aufklärung über Entbindungsalternativen nach Feststellung einer Beckenendlage, aufgeklärt wird. Dies ist, wie ausgeführt, ohnehin erforderlich, da die Patientin von Anfang an in die Lage versetzt werden muß, bei ihrer Entscheidung zum Anstreben einer vaginalen Entbindung insoweit denkbare Komplikationen zu veranschlagen. Unter diesem Aspekt vermögen sich „Zeitprobleme" im Zusammenhang mit einer Beckenendlagengeburt an sich von vornherein nicht zu stellen.

Aufklärung der Patientin ist ärztliche Aufgabe. Mithin kann es nicht in Betracht kommen, eine Delegation an nichtärztliches Personal vornehmen zu wollen. Hilfreich kann sein, bei der Aufklärung Informationsblätter (s. dazu das Beispiel aus der Praxis im Anhang) und sog. Aufklärungsbögen zu verwenden. Dabei muß jedoch klar sein, daß „die Aufklärung" das „Aufklärungsgespräch" darstellt. Schriftliche Aufklärungsunterlagen vermögen eine Vor- und Grundinformation zu bieten und dienen vor allem auch Beweiszwecken. Entscheidend und eigentlich rechtlich verbindlich ist jedoch

---

[50] BGH VersR 1993, 703, (704).

[51] BGH VersR 1993, 703 (704f.).

[52] A. Laufs, H.-D. Hiersche, Anm. zu BGH, VersR 1993, 703 in: NJW 1993, 2375.

das „vertrauensvolle Gespräch zwischen Arzt und Patient", das „möglichst von jedem bürokratischen Formalismus ... freibleiben" sollte.[53]

Vor dem Hintergrund der vorangehenden Ausführungen kann nur wiederholt werden, daß der adäquaten Aufklärung der Patientin sorgfältigste Beachtung geschenkt werden muß.

Dokumentation

Wie bereits angedeutet, stellt eine lückenhafte oder gar unterlassene Dokumentation keine eigene Anspruchsgrundlage für Schadensersatz- sowie Schmerzensgeldforderungen dar[54] und bildet erst recht keinen Strafgrund. Der Dokumentationsmangel als solcher begründet also – im Gegensatz zum Behandlungs-, Aufklärungs- oder Organisationsfehler – keine Haftung. Nach Maßgabe höchstrichterlicher Judikatur besteht die Rechtsfolge eines Dokumentationsversäumnisses jedoch in einer Beweiserleichterung zugunsten des Patienten, die sich bis hin zur Beweislastumkehr zu Lasten des Arztes auswirken kann.[55] Jenseits dieses rechtspraktischen Aspekts ist der Arzt auch berufsordnungsrechtlich verpflichtet, „über die in Ausübung seines Berufes gemachten Feststellungen und getroffenen Maßnahmen die erforderlichen Aufzeichnungen zu machen" (§ 10 MBO-Ä 1997). Schließlich sollte allerdings auch nicht vernachlässigt werden, daß eine ordnungsgemäße Dokumentation „nicht nur der Absicherung vor juristischen Nachteilen" dient, sondern auch, und zwar erst recht in der Klinik „Kommunikation und Qualitätssicherung in der Medizin" bedeutet.[56]

Eine umfassende und nachvollziehbare Dokumentation der statthabenden Behandlung dient mithin der Therapiesicherung, Beweissicherung und Rechenschaftslegung, weshalb alle wesentlichen Aspekte im Zusammenhang mit Anamnese, Diagnose und Therapie festzuhalten sind.[57] Ganz wesentlich ist darüber hinaus, sowohl den Inhalt des Aufklärungsgesprächs in seinen wesentlichen Bestandteilen als auch die Einwilligung der Patientin zu dokumentieren. Dabei vermag dann die Verwendung von vorformulierten Aufklärungsbögen unterstützend dienen. Wichtig ist auch, die Verweigerung von Behandlungsmaßnahmen seitens der Patientin festzuhalten. Insoweit sollte sogar eine unterschriftliche Bestätigung durch die Patientin eingefordert werden.

Schließlich darf nicht vernachlässigt werden, daß der Patient „gegenüber Arzt und Krankenhaus grundsätzlich auch außerhalb eines Rechtsstreits Anspruch auf Einsicht in die ihn betreffenden Krankenunterlagen, soweit sie Aufzeichnungen über objektive physische Befunden und Berichte über Behandlungsmaßnahmen (Medikation, Operation etc.) betreffen"[58], hat. Dergestalt soll auch die geburtshilfliche Patientin bzw. das Neugeborene, vermittels seiner Sorgeberechtigten, in die Lage versetzt werden, die stattgehabte Behandlung nachzuvollziehen, um überprüfen zu können, ob etwa auf der Grundlage von Behandlungsfehlern oder Aufklärungsmängeln ein Schadensersatzanspruch besteht. Im Regelfall wird das Einsichtsrecht in die Krankenunterlagen realisiert, indem der Patientin entsprechende Fotokopien unter Bestätigung der Vollständigkeit und Richtigkeit zur Verfügung gestellt werden.

---

[53] BGH NJW 1985, 1399.
[54] BGH NJW 1988, 2949.
[55] BGH NJW 1983, 332.
[56] F. Mehrhoff, Aktuelles zum Recht der Patientendokumentation, NJW 1990, 1524 (1525).
[57] Vgl. dazu W. Uhlenbruck, in: A. Laufs, W. Uhlenbruck (Hrsg.), Handbuch des Arztrechts, München 1992, § 59 Rdn. 5 ff.
[58] BGH NJW 1983, 328.

> Gerade im Zusammenhang mit der Feststellung einer Beckenendlage und der daraus resultierenden Behandlungsführung nach adäquater Aufklärung der Patientin sollte angesichts des in besonderer Weise zu gewährleistenden Schwangerschafts- und Geburtsmanagements auf eine umfassende Dokumentation nachhaltiger Wert gelegt werden.

Resümee

Im Zusammenhang mit der geburtshilflichen Problemstellung einer Beckenendlage spiegelt sich eine Reihe juristischer Aspekte des Arzthaftungs- und Strafrechts. Die insoweit dargelegten Grundsätze und rechtlichen Anforderungen lassen sich ohne weiteres auf eine Vielzahl tagtäglicher Behandlungssituationen des Geburtshelfers übertragen. Dies sollte über die speziell abgehandelte Themenstellung hinaus Beachtung finden.

Dabei ist zu konstatieren, daß der Geburtshelfer bezüglich der therapeutischen Beherrschung einer Beckenendlage besonderer fachmedizinischer Herausforderung unterliegt, was die Diagnosestellung, die Indikationsstellung zum Entbindungsmodus unter Berücksichtigung etwa gegebener Behandlungsalternativen (primäre Sectio vs. vaginale Entbindung), die im weiteren kontinuierliche Bewertung des Schwangerschaftsverlaufs mit eventuell zu ändernder Indikationsstellung zum Geburtsmodus, die Durchführung der Entbindung mit deren laufender Bewertung (ggf. Erfordernis zum „Umstieg" von vaginaler auf operative Entbindung) und in allen Zusammenhängen die adäquate Aufklärung der Patientin anbelangt. Die Bewältigung dieser Herausforderung setzt, beginnend mit der Feststellung einer Beckenendlage, die Konzeption und Umsetzung einer „Entbindungsstrategie"[59] voraus, welche bis schließlich zur Entwicklung des Kindes permanenter und nachgerade regelkreisartiger Kontrolle bedarf. Dies ist zu gewährleisten, und darauf hat die Patientin Anspruch. Dabei kommt dem Arzthaftungsrecht – und im Effekt auch dem Arztstrafrecht – die Funktion zu, „zu kontrollieren, daß der Patient die von ihm zu beanspruchende medizinische Qualität auch erhalten hat".[60]

Insoweit stellt keinerlei Besonderheit dar, daß ärztliche Berufsausübung juristischer Kontrolle im Sinne einer Überprüfung unter zivilrechtlichen und strafrechtlichen Voraussetzungen unterliegt. Auffallend, bedenklich und ungut ist jedoch der Circulus vitiosus, der in diesem Zusammenhang – sozusagen auf Metaebene – in Gang gesetzt wurde. Insoweit seien nochmals die Schlagworte „Erwartungshaltung des Patienten", „Verrechtlichung der Medizin", „Forensisches Risiko" und „Defensive Medizin" genannt. Diese Aspekte zeigen sich schlaglichtartig im Zusammenhang mit der geburtshilflichen Bewältigung von Beckenendlageneinstellungen, wenn richtig ist, daß solche zu einem „hohen Anteil an *vermeidbaren* Sectiones"[61] führen. Auch diesem Phänomen könnte zugrunde liegen, daß der Geburtshelfer „nicht mehr unbefangen (prüft), was für den Patienten aus medizinischer Sicht am besten ist", und „bestrebt" bleibt, „sich vor den etwaigen juristischen Folgen seiner Behandlung zu schützen". Solches Behandlungsverhalten ist einerseits „verständlich" und andererseits doch „bedenklich", worauf

---

[59] Th. Fischer, M. Krause, A. Feige, Beckenendlage – Informations-, Angst- und Erwartungsmuster von niedergelassenen Frauenärzten und Schwangeren, Z. Geburtsh. Neonatol. 200 (1996), 61.

[60] E. Steffen, Einfluß verminderter Ressourcen und von Finanzierungsgrenzen aus dem Gesundheitssturkturgesetz auf die Arzthaftung, MedR 1995, 190.

[61] Th. Fischer, M. Krause, A. Feige, Beckenendlage – Informations-, Angst- und Erwartungsmuster von niedergelassenen Frauenärzten und Schwangeren, Z. Geburtsh. Neonatol. 200 (1996), 61 (64).

Hickl[62] zu Recht hinweist, weshalb Ziel sein sollte, den beschriebenen Circulus vitiosus zu durchbrechen. Konkret muß stets Geltung beanspruchen, daß jedem Patienten nach adäquater Aufklärung zur Verwirklichung seines Selbstbestimmungsrechts auf der Grundlage entsprechender Einwilligung eine Behandlung im Rahmen der medizinischen Möglichkeiten nach aktuellem Standard zuteil wird.

Selbstverständlich muß der Arzt forensische Risiken berücksichtigen, doch kann dies nicht leitende Maxime bei der Behandlungsführung sein. Im Ergebnis geht es darum, den rechtlichen und – dem zugrundeliegend – den medizinischen Anforderungen zu genügen. Vor ungerechtfertigten Klagen auf Schadensersatz und Strafanzeigen gibt es ohnehin keinen Schutz. In gleicher Weise ist allerdings auch die Patientenseite gefordert. Deren Initiative entspringt die Fülle von Rechtsprechung, welche sich bildlich als „Kaskade von Urteilen" darstellt. Dabei stehen übertriebene Erwartungshaltung, gar Anspruchsdenken, und – wohl gerade wegen des „Fortschritts der Medizin" – vor allem das Schwinden des Bewußtseins für die Schicksalshaftigkeit von Krankheitsverläufen in Rede. Auch dem gilt es entgegenzutreten.

So sind im Zusammenhang mit der Gestaltung von Behandlungsabläufen und deren theoretischem Nachvollzug insgesamt offenbar „Disproportionen" feststellbar, welche gesellschaftlich bedingte Gegebenheiten spiegeln und idealiter der Auflösung bedürfen. Dies mag am ehesten durch das – wechselseitig erforderliche – Bemühen gelingen, zwischen behandelndem Arzt und Patient ein gesundes Vertrauensverhältnis zu schaffen.

---

[62] E. J. Hickl, Geburtshilfe aus forensischer Sicht am Beispiel der Beckenendlage, Gynäkologe 27 (1994), 184 (185).

Literatur

Bock, R.-W.: Der Anästhesiezwischenfall und seine Begutachtung aus der Sicht des Strafverteidigers. Anaesth Intensivemed 6 (38) (1997) 304.

Damm, R.: Medizintechnik und Arzthaftungsrecht. NJW-Schriftenreihe, S. 737, 738 ff. Beck, München 1989.

Dippel, K.: Die Stellung des Sachverständigen im Strafprozeß, S. 205. Decker, R. v./HVS, Heidelberg 1986.

Eisenmenger, W.: Unfallmedizinische Tagungen der Landesverbände der gewerblichen Berufsgenossenschaften. Reihe der Bg., Heft 38 (1979) 61.

Feige, A., A. Rempen, W. Würfel, H. Caffier, J. Jawny: Frauenheilkunde, S. 325, 326, 329. Urban & Schwarzenberg, München–Wien–Baltimore 1997.

Fischer, Th., M. Krause, A. Feige: Beckenendlage – Informations-, Angst- und Erwartungsmuster von niedergelassenen Frauenärzten und Schwangeren. Z Geburtshilfe Neonatol 200 (1996) 61, 64.

Franzki, H.: Defensives Denken in der Medizin. Irrweg oder Notwendigkeit? S. 20, 1991.

Hickl, E. J.: Geburtshilfe aus forensischer Sicht am Beispiel der Beckenendlage. Gynäkologe 27 (1994) 184, 185, 187.

Jaisle, F.: Schnittentbindung in den Akten der Justiz, S. 309 ff. Fischer, Stuttgart–Jena–New York 1995.

Janssen: Kriminalistik, S. 436, 1970.

Jung, H.: Die Arzthaftung aus der Sicht des Haftpflichtversicherers. In: Laufs, A., et al. (Hrsg.): Die Entwicklung der Arzthaftung, S. 94. Springer, Berlin–Heidelberg–New York 1997.

Koch, K.: Qualitätssicherung in der Onkologie. Dtsch Ärztebl 93 (1996) C 16 (C 17).

Künschner, A.: Wirtschaftlicher Behandlungsverzicht und Patientenauswahl, S. 211. Nomos, Baden-Baden 1993.

Laufs, A.: Arzt und Recht im Wandel der Zeit. MedR Schriftenreihe Medizinrecht (1986) 163 (164).

Laufs, A., W. Uhlenbruck (Hrsg.): Handbuch des Arztrechts. Beck, München 1992.

Laufs, A.: Arztrecht, NJW-Schriftenreihe, Rdn. 42. Beck, München 1993.

Laufs, A.: Delikt und Gefährdung. In: Laufs, A., et al. (Hrsg.): Die Entwicklung der Arzthaftung, Springer, Berlin–Heidelberg–New York 1997.

Marx, H. H.: Die Begutachtung als ärztliche Aufgabe. In: Marx, H. H. (Hrsg.): Medizinische Begutachtung, S. 1. Thieme, Stuttgart–New York 1981.

Mehrhoff, F.: Aktuelles zum Recht der Patientendokumentation. NJW-Schriftenreihe (1990) 1524, 1525.

Müller-Heubach, E.: Intrapartale Asphyxie und deren Folgen für die geistige Entwicklung. In: Schneider, H., F. K. Beller (Hrsg.): Geburtsasphyxie und kindlicher Hirnschaden – eine Bestandsaufnahme, S. 37. Fortbildungsreihe des Berufsverbandes der Frauenärzte e.V., Nr. 2. Medical-Jurisprudenz-Congress-Management SA, Bern 1995.

Perl, F. M., W. Friederichs-Vieten, F.-K. Klöck: Der Geburtsverlauf und die neonatale Morbidität bei

Erstgebärenden mit Beckenendlage. Z Geburtshilfe Neonatol 200 (1996) 56.

Schlund, G. H.: Grundsätze ärztlicher Aufklärungsverpflichtung, dargestellt am Beispiel wiederherstellender Operationsverfahren. Frauenarzt 34 (1993) 422.

Schneider, H., F. K. Beller (Hrsg.): Geburtsasphyxie und kindlicher Hirnschaden – eine Bestandsaufnahme, S. 78. Fortbildungsreihe des Berufsverbandes der Frauenärzte e. V., Nr. 2. Medical-Jurisprudenz-Congress-Management SA, Bern 1995.

Schneider, H.: Intrapartale Asphyxie und ihre Bedeutung für die Entstehung kindlicher Hirnschäden – Konsequenzen für die fetale Überwachung während der Geburt. In: Schneider, H., F. K. Beller (Hrsg.): Geburtsasphyxie und kindlicher Hirnschaden – eine Bestandsaufnahme, S. 12. Fortbildungsreihe des Berufsverbandes der Frauenärzte e.V., Nr. 2. Medical-Jurisprudenz-Congress-Management SA, Bern 1995.

Schulte, F. J.: Prä- vs. intra- vs. postnatale Hirnschädigung auch unter forensischen Gesichtspunkten. Frauenarzt 32 (1991) 391.

Steffen, E.: Der sogenannte Facharztstatus aus der Sicht der Rechtsprechung des BGH. MedR Schriftenreihe Medizinrecht (1995) 360.

Steffen, E.: Einfluß verminderter Ressourcen und von Finanzierungsgrenzen aus dem Gesundheitsstrukturgesetz auf die Arzthaftung. MedR Schriftenreihe Medizinrecht (1995) 190, 191.

Ulsenheimer, K.: Der Arzt im Strafrecht, 2. Aufl., S. 202 ff. C. F. Müller, Heidelberg 1998. *Oder:* Arztstrafrecht, Rdn. 202 ff. Hüthig/HVS, Heidelberg 1988.

Ulsenheimer, K.: Das wachsende forensische Risiko des Geburtshelfers. In: Hillemanns, H. G. (Hrsg.): Geburtshilfe – Geburtsmedizin, S. 729. Springer, Berlin–Heidelberg–New York 1995.

Ulsenheimer, K.: Stellung und Funktion des anästhesiologischen Sachverständigen im Kunstfehlerprozeß. Anaesth Intensivmed Notfallmed Schmerzther 30 (1995) 55.

Weißauer, W.: Aktuelle rechtliche Fragen in der Transfusionsmedizin. Anaesth Intensivmed 1 (1992) 15.

12
Ausblick

A. Feige und M. Krause

Wir konnten in den vorangehenden Kapiteln zeigen, daß ca. 60% aller Kinder nach äußerer Wendung aus Beckenendlage in Schädellage (Berlin-Neukölln), unter Zuhilfenahme unkonventioneller Methoden zur Wendung (Bensberg) oder durch Spontangeburt aus Beckenendlage (Graz/Nürnberg) gesund geboren werden können. Die Sectio-Frequenz bei diesem befundeten Risikokollektiv beträgt also etwa 40%, die Hälfte dessen, was man zum Beispiel in Bayern für die Geburt eines gesunden Kindes für erforderlich ansieht (87%). Als einen Grund für diese hohe Anzahl von abdominalen Schnittentbindungen haben wir die fehlende oder falsche Beratung durch die behandelnden Frauenärzte ausgemacht. Hier sind immer noch die Folgen der von Kubli (1975) verbreiteten Meinung an die damals in Weiterbildung befindlichen Ärzte zu spüren.

Eine weitere Ursache für die hohe Sectio-Frequenz liegt darin, daß in den letzten 20 Jahren nahezu alle großen deutschen Frauenkliniken das Thema Beckenendlagengeburtshilfe im Hinblick auf die kindliche Morbidität nicht wissenschaftlich analysiert haben.

Eine konsequente Beachtung der Mutterschaftsrichtlinien durch niedergelassene und klinisch tätige Frauenärzte hätte zur Risikoselektion und Konzentration der Risikoschwangeren an bestimmten, dazu geeigneten Kliniken führen müssen. In vielen Kliniken hat außerdem die Bereitschaft bisher gefehlt, langfristig interessierte Kollegen mit Risikogeburtsmedizin zu betrauen.

Mehrere Umstände lassen hoffen, daß in den kommenden Jahren eine Trendänderung in der Beckenendlagengeburtshilfe eintritt: Schwangere mißtrauen in zunehmendem Maße dem Rat des behandelnden Frauenarztes zur Sectio-Geburt. Die beratende Funktion der Hebamme in den sog. Geburtsvorbereitungskursen wird zunehmen. Im Ergebnis wird eine sachliche Information durch Frauenärzte und Hebammen stattfinden. Die geänderte Weiterbildungsordnung der Ärzte mit der Möglichkeit, die fakultative Weiterbildung in „spezieller Geburtshilfe und Perinatalmedizin" zu erlangen, wird interessierte Kollegen dazu bringen, sich der Geburtsmedizin langfristig zuzuwenden. Die fehlende Möglichkeit zur „Niederlassung" wird dazu führen, daß Frauenärzte eine Lebensaufgabe in den Kliniken finden wollen und auch müssen.

Es bleibt zu hoffen, daß Leitende Ärzte großer Frauenkliniken erkennen, daß es unmöglich ist, gleichzeitig höchst qualifiziert auf dem Gebiet der Pränatal- und Geburtsmedizin, der operativen Gynäkologie und Onkologie sowie dem Sektor Endokrinologie und Reproduktionsmedizin arbeiten zu können. Die Anzeichen mehren sich, daß in einigen Bundesländern durch vorausschauende Gesundheitspolitik damit begonnen wird, Kliniken der Maximalversorgung entsprechend zu strukturieren. Nicht nur die Beckenendlagen-Geburtshilfe wird in Deutschland von der Strukturierung, Regionalisierung und Konzentration der Risikoschwangeren an bestimmten Orten bei qualifizierten Spezialisten profitieren.

Alle mit Beckenendlagen-Geburtshilfe Betrauten sollten sich daran erinnern, daß Feten in aller Regel kein Interesse an einem bestimmten Geburtsort haben und daß Schwangere den tatsächlichen Risiken angepaßt entbunden werden möchten und müssen.

Das unkritische Festhalten an sog. Standards beinhaltet die Gefahr eines dogmenhaften Vorgehens. Um diesen Prozeß zu vermeiden, müssen Standards durch neu gewonnene Erkenntnisse und Erfahrungen neu formuliert und entsprechend angepaßt werden. Bezüglich dessen, was „Standard" heute bedeutet, gilt für klinisch tätige Geburtsmediziner, daß sie sich nicht mehr auf die Standardempfehlung der sog. BEL-Kommission von 1983 berufen können, wenn andererseits bekannt ist, daß nach entsprechender Risikoselektion ohne Inkaufnahme eines gesteigerten kindlichen Mortalitäts- oder Morbiditätsrisikos ebenso vaginal entbunden werden kann.

- Es hat sich gezeigt, daß radiologische oder MRI-Untersuchungen des knöchernen Beckens der Schwangeren für die Entscheidung zur Spontangeburt aus Beckenendlage entbehrlich sind.
- Des weiteren sind Steiß-Fußlagen sehr wohl dem vaginalen Entbindungsmodus zugänglich.
- Das vermutete absolute Kindsgewicht stellt kein Prognosekriterium im Hinblick auf eine möglicherweise schwierige Entwicklung des nachfolgenden Schädels dar.
- Nachuntersuchungen der 1985/86 aus Beckenendlage spontan Geborenen zeigen, daß die Spätmorbidität dieser Kinder nicht von der durch Sectio caesarea Geborenen verschieden ist.

Die Absicht der Herausgeber dieses Buches ist es, diesen Prozeß zu unterstützen. Wir möchten mit der vorliegenden Veröffentlichung allen Geburtshelfern ein Instrument in die Hand geben, um ihre Auffassung hinsichtlich des Beckenendlagenmanagements kritisch zu überprüfen. Wir hoffen, daß sich zukünftig die Auffassung einer möglichen vaginalen Entbindung bei Beckenendlage zunehmend durchsetzen wird und dadurch die Sectio-Frequenz in diesem Risikokollektiv auf ein vertretbares Maß reduziert wird.

Anhang

Die Entbindung aus Beckenendlage

Informationsblatt der Frauenklinik Nürnberg/Schwerpunkt Geburtshilfe

Sehr verehrte Patientin,
Ihr Kind hat sich im Mutterleib in einer Beckenendlage (Steißlage) eingestellt. Das hier vorliegende Informationsblatt soll Ihnen helfen, die Entbindung durch die Scheide (vaginal) bzw. durch Kaiserschnitt zu verstehen und zu akzeptieren.

Eine Einstellung des Ungeborenen in Bekkenendlage findet man zur Geburt in ca. 5% der Schwangerschaften.

In den letzten 20 Jahren gab es immer wieder Diskussionen darüber, welcher Weg für die Entbindung aus Beckenendlage eingeschlagen werden sollte. Dabei wird in Deutschland an vielen Kliniken bis heute der Kaiserschnitt vor Beginn der Wehentätigkeit (**primärer Kaiserschnitt**) bevorzugt, um damit den Geburtsstreß für das Kind so gering wie möglich zu halten. Das Erkrankungsrisiko für die Mutter (Embolien, Thrombosen, Infektionen, Wundheilungsstörungen, Verwachsungen mit Spätkomplikationen) ist bei einem Kaiserschnitt allerdings um das Fünffache höher, als bei einer normalen Entbindung durch die Scheide.

Aufgrund unserer guten Erfahrungen mit der Geburt durch die Scheide bei Beckenendlage, besteht aus unserer Sicht keine Notwendigkeit eines primären Kaiserschnitts. Diesen führen wir an unserer Klinik nur bei zusätzlich vorhandenen Schwangerschafts- oder Geburtsrisiken durch, also nicht auf Ihren Wunsch ohne medizinischen Grund.

Einige Kliniken versuchen bei einer Beckenendlage die **äußere Wendung** in Schädellage. Die Erfolgsrate beträgt ca. 50%. Wir haben keine Erfahrungen mit der äußeren Wendung und führen sie an unserer Klinik nicht durch.

In letzter Zeit wurden weltweit (England, Amerika, Deutschland) Studien über die kindliche Erkrankungsrate bei Beckenendlage **nach Entbindung durch die Scheide** sowie Entbindung durch Kaiserschnitt durchgeführt. In allen Untersuchungen wurde gefunden, daß das kindliche Erkrankungsrisiko und die spätere kindliche Entwicklung nicht von der Entbindungsart abhängig sind. Allerdings sollte die Entbindung durch die Scheide nur in einer Geburtsklinik durchgeführt werden, die zu jedem Zeitpunkt über geschultes Personal, Operationsmöglichkeiten, Narkosearzt sowie einen Kinderarzt verfügt.

In unserer Klinik bevorzugen wir bei Bekkenendlage die Entbindung auf natürlichem Weg durch die Scheide. In den Jahren 1988–1997 wurden in der Frauenklinik Nürnberg über 1500 Kinder aus Beckenendlage geboren. In einer Studie wurden 934 Geburten aus Steißlage mit einer Tragzeit ≥ 32 Schwangerschaftswochen sowie die Neugeborenen im Hinblick auf die kindliche Erkrankungsrate untersucht. Es konnten 65,7% aller Kinder durch die Scheide geboren werden. Dabei bestand keine Abhängigkeit von der Zahl der vorangegangenen Geburten bzw. dem Geburtsgewicht des Kindes. Es wurden keine Hinweise auf einen erhöhten Sauerstoffmangel unter der Geburt gefunden. Alle Kinder, die nach 37 Schwangerschaftswochen geboren wurden, konnten gemeinsam mit der Mutter gesund die Klinik verlassen. Bei Frühgeborenen muß mit einem Aufenthalt in der Kinderklinik wegen Unreife gerechnet werden. (Auch bei diesen Kindern fand sich kein erhöhtes Risiko im Zusammenhang mit der Entbindung durch die Scheide.)

Die normale Geburt aus Steißlage erfolgt unter kontinuierlicher Überwachung der Sauerstoffversorgung des Ungeborenen (Registrierung der Herzfrequenz bzw. wenn erforderlich Bestimmung des Sauerstoffgehaltes im kindlichen Blut).
Sollte es innerhalb des Geburtsverlaufes zu einem Geburtsstillstand bzw. zu einer kindlichen oder mütterlichen Gefährdung kommen, ist die Beendigung der Geburt durch einen Kaiserschnitt erforderlich (**sekundärer Kaiserschnitt**). Dieser kann je nach Situation in Periduralanästhesie (PDA), Spinalanästhesie bzw. Vollnarkose durchgeführt werden. Dazu informiert sie der Narkosearzt.

Besonderheiten der Entbindung durch die Scheide: Die Entbindung durch die Scheide bei Beckenendlage dauert in den überwiegenden Fällen länger als eine Schädellagenentbindung, da der Steiß weniger Druck auf den Muttermund ausübt und so den Geburtsweg langsamer dehnt als der kindliche Kopf. Zur Schmerzlindrung unter der Geburt gibt es die Möglichkeit der Periduralanästhesie.
Bei vorzeitigem Blasensprung sollten Sie umgehend liegend durch die Sanitäter in die Klinik gebracht werden. Es besteht die Gefahr des Nabelschnurvorfalls, wodurch es zum Sauerstoffmangel beim Feten kommen kann. Die Leitung der Geburt wird von einem erfahrenen Arzt übernommen und kann nur im Kreißbett durchgeführt werden. Ein Dammschnitt wird obligat durchgeführt. Auch bei Beckenendlage ist eine ambulante Entbindung möglich.

Selbstverständlich haben Sie jederzeit die Möglichkeit weitere Fragen zu stellen, die wir Ihnen gerne beantworten.

Mutterschaftsrichtlinien

Richtlinien

des Bundesausschusses der Ärzte und Krankenkassen
über die ärztliche Betreuung während der Schwangerschaft
und nach der Entbindung

in der Neufassung vom 10. Dezember 1985

zuletzt geändert am 23. Februar 1996
veröffentlicht im Bundesanzeiger vom 4. Mai 1996

Die vom Bundesausschuß der Ärzte und Krankenkassen gemäß § 92 Abs. 1 Satz 2 Nr. 4 des Fünften Buches Sozialgesetzbuch (SGB V) i. V. m. § 196 der Reichsversicherungsordnung (RVO)* bzw. § 23 des Gesetzes über die Krankenversicherung der Landwirte (KVLG '72) beschlossenen Richtlinien dienen der Sicherung einer nach den Regeln der ärztlichen Kunst und unter Berücksichtigung des allgemein anerkannten Standes der medizinischen Erkenntnisse ausreichenden, zweckmäßigen und wirtschaftlichen ärztlichen Betreuung der Versicherten während der Schwangerschaft und nach der Entbindung (§§ 2 Abs. 1, 12 Abs. 1, 28 Abs. 1, 70 Abs. 1 und 77 Abs. 2 SGB V).

---

* SGB V Q 92 Richtlinien der Bundesausschüsse
  (1) Die Bundesausschüsse beschließen die zur Sicherung der ärztlichen Versorgung erforderlichen Richtlinien über die Gewähr für eine ausreichende, zweckmäßige und wirtschaftliche Versorgung der Versicherten; dabei ist den besonderen Erfordernissen der Versorgung psychisch Kranker Rechnung zu tragen, vor allem bei den Leistungen zur Belastungserprobung und Arbeitstherapie. Sie sollen insbesondere Richtlinien beschließen über die

  1. ärztliche Behandlung,
  2. zahnärztliche Behandlung einschließlich der Versorgung mit Zahnersatz sowie kieferorthopädische Behandlung,

Allgemeines

1. Durch die ärztliche Betreuung während der Schwangerschaft und nach der Entbindung sollen mögliche Gefahren für Leben und Gesundheit von Mutter oder Kind abgewendet sowie Gesundheitsstörungen rechtzeitig erkannt und der Behandlung zugeführt werden.

   Vorrangiges Ziel der ärztlichen Schwangerschaftsvorsorge ist die frühzeitige Erkennung von Risikoschwangerschaften und Risikogeburten.

2. Zur notwendigen Aufklärung über den Wert dieser den Erkenntnissen der me-

---

  3. Maßnahmen zur Früherkennung von Krankheiten,
  4. ärztliche Betreuung bei Schwangerschaft und Mutterschaft,
  5. ...

RVO § 196
(1) Die Versicherte hat während der Schwangerschaft, bei und nach der Entbindung Anspruch auf ärztliche Betreuung einschließlich der Untersuchungen zur Feststellung der Schwangerschaft und zur Schwangerenvorsorge sowie auf Hebammenhilfe.
(2) Bei Schwangerschaftsbeschwerden und im Zusammenhang mit der Entbindung erhält die Versicherte Arznei-, Verband- und Heilmittel. § 31 Abs. 3 und § 32 Abs. 2 des Fünften Buches Sozialgesetzbuch gelten nicht.

dizinischen Wissenschaft entsprechenden ärztlichen Betreuung während der Schwangerschaft und nach der Entbindung sollen Ärzte, Krankenkassen und Hebammen zusammenwirken.

3. Die an der kassenärztlichen Versorgung teilnehmenden Ärzte treffen ihre Maßnahmen der ärztlichen Betreuung während der Schwangerschaft und nach der Entbindung nach pflichtgemäßem Ermessen innerhalb des durch Gesetz bestimmten Rahmens. Die Ärzte sollen diese Richtlinien beachten, um die Versicherten und ihren Angehörigen eine nach den Regeln der ärztlichen Kunst zweckmäßige und ausreichende ärztliche Betreuung während der Schwangerschaft und nach der Entbindung unter Vermeidung entbehrlicher Kosten zukommen zu lassen.

4. Die Maßnahmen nach diesen Richtlinien dürfen nur diejenigen Ärzte ausführen, welche die vorgesehenen Leistungen auf Grund ihrer Kenntnisse und Erfahrungen erbringen können, nach der ärztlichen Berufsordnung dazu berechtigt sind und über die erforderlichen Einrichtungen verfügen. Sofern ein Arzt Maßnahmen nach Abschnitt A 6 sowie Einzelmaßnahmen nach Abschnitt B, C und D nicht selbst ausführen kann, sollen diese von solchen Ärzten ausgeführt werden, die über die entsprechenden Kenntnisse und Einrichtungen verfügen.

5. Die an der kassenärztlichen Versorgung teilnehmenden Ärzte haben darauf hinzuwirken, daß für sie tätig werdende Vertreter diese Richtlinien kennen und beachten.

6. Es sollen nur Maßnahmen angewendet werden, deren diagnostischer und vorbeugender Wert ausreichend gesichert ist; eine Erprobung auf Kosten der Versichertengemeinschaft ist unzulässig.

7. Ärztliche Betreuung im Sinne der §§ 196 RVO und 23 KVLG sind solche Maßnahmen, welche der Überwachung des Gesundheitszustandes der Schwangeren bzw. Wöchnerinnen dienen, soweit sie nicht ärztliche Behandlung im Sinne des § 28 SGB V darstellen.

Im einzelnen gehören zu der Betreuung:

a) Untersuchungen und Beratungen während der Schwangerschaft* (s. Abschnitt A)
b) Frühzeitige Erkennung und besondere Überwachung von Risikoschwangerschaften – amnioskopische und kardiotokographische Untersuchungen, Ultraschalldiagnostik, Fruchtwasseruntersuchungen usw. (s. Abschnitt B)
c) Serologische Untersuchungen auf Infektionen
   – z. B. Lues, Röteln, Hepatitis B
   – bei begründetem Verdacht auf Toxoplasmose und andere Infektionen
   – zum Ausschluß einer HIV-Infektion; auf freiwilliger Basis nach vorheriger ärztlicher Beratung der Schwangeren sowie
   – blutgruppenserologische Untersuchungen während der Schwangerschaft (s. Abschnitt C)
d) Blutgruppenserologische Untersuchungen nach Geburt oder Fehlgeburt und Anti-D-Immunglobulin-Prophylaxe (s. Abschnitt D)
e) Untersuchungen und Beratungen der Wöchnerin (s. Abschnitt F)
f) Medikamentöse Maßnahmen und Verordnung von Verband- und Heilmitteln (s. Abschnitt G)
g) Aufzeichnungen und Bescheinigungen (s. Abschnitt H)

---

* Die Untersuchung zum Zwecke der Feststellung der Schwangerschaft ist Bestandteil der kurativen Versorgung.

A.
Untersuchungen und Beratungen sowie sonstige Maßnahmen während der Schwangerschaft

1. Die Schwangere soll in ausreichendem Maße ärztlich untersucht und beraten werden. Die Beratung soll sich auch auf die Risiken einer HIV-Infektion bzw. AIDS-Erkrankung erstrecken. Dabei soll der Arzt auch über die Infektionsmöglichkeiten und deren Häufung bei bestimmten Verhaltensweisen informieren.
In die ärztliche Beratung sind auch ernährungsmedizinische Empfehlungen als Maßnahme der Gesundheitsförderung einzubeziehen. Dabei ist insbesondere auf eine ausreichende Jodzufuhr hinzuweisen.*

2. Die erste Untersuchung nach Feststellung der Schwangerschaft sollte möglichst frühzeitig erfolgen. Sie umfaßt:
   a) die Familienanamnese,
      die Eigenanamnese,
      die Schwangerschaftsanamnese,
      die Arbeits- und Sozialanamnese,
   b) die Allgemeinuntersuchung,
      die gynäkologische Untersuchung (einschließlich eines Zervixabstriches zur Untersuchung auf Chlamydia trachomatis mittels eines zugelassenen Antigennachweises** oder eines Nukleinsäurennachweises ohne Amplifikation [sog. Gensonden-Test])
      und weitere diagnostische Maßnahmen:
      Blutdruckmessung,
      Feststellung des Körpergewichts,
      Untersuchung des Mittelstrahlurins auf Eiweiß, Zucker und Sediment, ggf. bakteriologische Untersuchungen (z. B. bei auffälliger Anamnese, Blutdruckerhöhung, Sedimentbefund), Hämoglobinbestimmung und – je nach dem Ergebnis dieser Bestimmung (bei weniger als 11,2 g pro 100 ml = 70% Hb) – Zählung der Erythrozyten.

3. Ergeben sich im Rahmen der Mutterschaftsvorsorge Anhaltspunkte für ein genetisch bedingtes Risiko, so ist der Arzt gehalten, die Schwangere über die Möglichkeiten einer humangenetischen Beratung und/oder humangenetischen Untersuchung aufzuklären.

4. Die nachfolgenden Untersuchungen sollen – unabhängig von der Behandlung von Beschwerden und Krankheitserscheinungen – im allgemeinen im Abstand von 4 Wochen stattfinden und umfassen:
   Gewichtskontrolle,
   Blutdruckmessung,
   Untersuchung des Mittelstrahlurins auf Eiweiß, Zucker und Sediment, ggf. bakteriologische Untersuchungen (z. B. bei auffälliger Anamnese, Blutdruckerhöhung, Sedimentbefund),
   Hämoglobinbestimmung – im Regelfall ab 6. Monat, falls bei Erstuntersuchung normal –; je nach dem Ergebnis dieser Bestimmung (bei weniger als 11,2 g je 100 ml = 70% Hb) Zählung der Erythrozyten,
   Kontrolle des Standes der Gebärmutter,
   Kontrolle der kindlichen Herzaktionen,
   Feststellung der Lage des Kindes.
   In den letzten zwei Schwangerschaftsmonaten sind im allgemeinen je zwei Untersuchungen angezeigt.

5. Im Verlauf der Schwangerschaft soll ein Ultraschall-Screening mittels B-Mode-Verfahren durchgeführt werden. Die Untersuchungen erfolgen
   – von Beginn der 9. bis zum Ende der 12. SSW
     (1. Screening)
   – von Beginn der 19. bis zum Ende der 22. SSW
     (2. Screening)

---

* Geändert durch Beschluß des Bundesausschusses der Ärzte und Krankenkassen vom 22.11.1994; veröffentlicht im Bundesanzeiger vom 11.1.1995; in Kraft ab 1.4.95

** Zulassung der Reagenzien durch das Bundesamt für Sera und Impfstoffe (Paul-Ehrlich-Institut)

- von Beginn der 29. bis zum Ende der 32. SSW

(3. Screening)

Dieses Ultraschall-Screening dient der Überwachung einer normal verlaufenden Schwangerschaft insbesondere mit dem Ziel
- der genauen Bestimmung des Gestationsalters
- der Kontrolle der somatischen Entwicklung des Feten
- der Suche nach auffälligen fetalen Merkmalen
- dem frühzeitigen Erkennen von Mehrlingsschwangerschaften.

Der Inhalt des Screening ist für die jeweiligen Untersuchungszeiträume in Anlage 1a festgelegt.

Ergeben sich aus dem Screening auffällige Befunde, die der Kontrolle durch Ultraschalluntersuchungen mit B-Mode- oder ggf. anderen sonographischen Verfahren bedürfen, sind diese Kontrolluntersuchungen auch außerhalb der vorgegebenen Untersuchungszeiträume Bestandteil des Screening. Dies gilt insbesondere für Untersuchungen bei den in Anlage 1b aufgeführten Indikationen.

6. Ergibt sich aus den Screening-Untersuchungen – gegebenenfalls einschließlich der Kontrolluntersuchungen – die Notwendigkeit zu einer weiterführenden sonographischen Diagnostik, auch mit anderen sonographischen Verfahren, sind diese Untersuchungen ebenfalls Bestandteil der Mutterschaftsvorsorge, aber nicht mehr des Screening. Dies gilt auch für alle weiterführenden sonographischen Untersuchungen, die notwendig werden, den Schwangerschaftsverlauf und die Entwicklung des Feten zu kontrollieren, um gegebenenfalls therapeutische Maßnahmen zu ergreifen oder die geburtshilflichen Konsequenzen ziehen zu können. Die Indikationen hierfür sind in den Anlagen 1c und 1d angeführt.

Die Anwendung doppler-sonographischer Untersuchungen zur weiterführenden Diagnostik ist ebenfalls Bestandteil der Mutterschaftsvorsorge. Diese Untersuchungen können nur nach Maßgabe der in Anlage 1d aufgeführten Indikationen durchgeführt werden.

Ergibt sich aus sonographischen Untersuchungen die Notwendigkeit zu weiterführender sonographischer Diagnostik durch einen anderen Arzt, sind die relevanten Bilddokumentationen, welche die Indikation zu dieser weiterführenden Diagnostik begründen, diesem Arzt vor der Untersuchung zur Verfügung zu stellen.*

7. Untersuchungen nach Nr. 4 können auch von einer Hebamme im Umfang ihrer beruflichen Befugnisse (Gewichtskontrolle, Blutdruckmessung, Urinuntersuchung auf Eiweiß und Zucker, Kontrolle des Standes der Gebärmutter, Feststellung der Lage, Stellung und Haltung des Kindes, Kontrolle der kindlichen Herztöne sowie allgemeine Beratung der Schwangeren) durchgeführt und im Mutterpaß dokumentiert werden, wenn der Arzt dies im Einzelfall angeordnet hat oder wenn der Arzt einen normalen Schwangerschaftsverlauf festgestellt hat und daher seinerseits keine Bedenken gegenüber weiteren Vorsorgeuntersuchungen durch die Hebamme bestehen. Die Delegierung der Untersuchungen an die Hebamme entbindet den Arzt nicht von der Verpflichtung zur Durchführung der von ihm vorzunehmenden Untersuchungen (Untersuchung des Urinsediments, ggf. bakteriologische Untersuchung, Hämoglobinbestimmung, Ultraschalluntersuchung sowie die Untersuchung bei Risikoschwangerschaft).

---

* geändert durch Beschluß des Bundesausschusses der Ärzte und Krankenkassen vom 22. 11. 1994; veröffentlicht im Bundesanzeiger vom 11. 1. 1995; in Kraft ab 1. 4. 95

8. Der betreuende Arzt soll die Schwangere in der von ihr gewählten Entbindungsklinik rechtzeitig vor der zu erwartenden Geburt vorstellen. Dabei soll die Planung der Geburtsleitung durch den betreuenden Arzt der Entbindungsklinik erfolgen. Dies schließt eine geburtshilfliche Untersuchung, eine Besprechung mit der Schwangeren sowie ggf. eine sonographische Untersuchung ein.

B.
Erkennung und besondere Überwachung der Risikoschwangerschaften und Risikogeburten

1. Risikoschwangerschaften sind Schwangerschaften, bei denen aufgrund der Vorgeschichte oder erhobener Befunde mit einem erhöhten Risiko für Leben und Gesundheit von Mutter oder Kind zu rechnen ist. Dazu zählen insbesondere:

   I. Nach Anamnese
   a) Schwere Allgemeinerkrankungen der Mutter (Niere, Leber, erhebliche Adipositas usw.)
   b) Zustand nach Sterilitätsbehandlung, wiederholten Aborten oder Frühgeburten
   c) Totgeborenes oder geschädigtes Kind
   d) Vorausgegangene Entbindungen von Kindern über 4000 g Gewicht, hypotrophen Kindern (small for date babies), Mehrlingen
   e) Zustand nach Uterusoperationen (z. B. Sectio, Myom, Fehlbildung)
   f) Komplikationen bei vorangegangenen Entbindungen (z. B. Placenta praevia, vorzeitige Lösung der Plazenta, Rißverletzungen, Atonie oder sonstige Nachgeburtsblutungen, Gerinnungsstörungen, Krämpfe, Thromboembolie)
   g) Erstgebärende unter 18 Jahren oder über 35 Jahre
   h) Mehrgebärende über 40 Jahre, Vielgebärende mit mehr als 4 Kindern (Gefahren: genetische Defekte, sog. Plazentainsuffizienz, geburtsmechanische Komplikationen).

   II. Nach Befund (jetzige Schwangerschaft)
   a) EPH-Gestose (d. h. Blutdruck 140/90 oder mehr, Eiweißausscheidung 1‰ bzw. 1 g/24 Std. oder mehr, Ödeme oder Gewichtszunahme von mehr als 500 g je Woche im letzten Trimenon); Pyelonephritis (Keimzahlen über 100 000 im Mittelstrahlurin)
   b) Anämie unter 10 g/100 ml (g%)
   c) Diabetes mellitus
   d) Uterine Blutung
   e) Blutgruppen-Inkompatibilität (Früherkennung und Prophylaxe des Morbus haemolyticus fetalis bzw. neonatorum)
   f) Diskrepanz zwischen Uterus- bzw. Kindsgröße und Schwangerschaftsdauer (z. B. fraglicher Geburtstermin, retardiertes Wachstum, Riesenkind, Gemini, Molenbildung, Hydramnion, Myom)
   g) Drohende Frühgeburt (vorzeitige Wehen, Zervixinsuffizienz)
   h) Mehrlinge; pathologische Kindslagen
   i) Überschreitung des Geburtstermins bzw. Unklarheit über den Termin.

2. Risikoschwangerschaften werden zu Risikogeburten. Weiter ist bei folgenden Befunden mit einem erhöhten Risiko unter der Geburt zu rechnen:
   a) Frühgeburt
   b) Placenta praevia, vorzeitige Plazentalösung
   c) Jede Art von Mißverhältnis Kind/Geburtswege.

3. Bei Risikoschwangerschaften können häufigere als vierwöchentliche Untersuchungen (bis zur 32. Woche) bzw. häufigere als zweiwöchentliche Untersuchungen (in

den letzten 8 Schwangerschaftswochen) angezeigt sein.
4. Bei Risikoschwangerschaften können neben den üblichen Untersuchungen noch folgende in Frage kommen:
   a) Ultraschalluntersuchungen (Sonographie)
   (Die Voraussetzungen für die Durchführung von zusätzlichen Ultraschalluntersuchungen bei Risikoschwangerschaften, die über das sonographische Screening hinausgehen, werden im Abschnitt A Nummer 6 abgehandelt und sind in den Anlagen 1 c und 1 d zu diesen Richtlinien spezifiziert.)*
   b) tokographische Untersuchungen vor der 28. Schwangerschaftswoche bei Verdacht auf vorzeitige Wehentätigkeit oder bei medikamentöser Wehenhemmung.
   c) Kardiotokographische Untersuchungen (CTG)
   (Kardiotokographische Untersuchungen können in der Schwangerenvorsorge nicht routinemäßig durchgeführt werden. Sie sind nur nach Maßgabe des Indikationskataloges nach Anlage 2 der Richtlinien angezeigt)
   d) Amnioskopien
   e) Fruchtwasseruntersuchungen nach Gewinnung des Fruchtwassers durch Amniozentese
   f) Transzervikale Gewinnung von Chorionzottengewebe oder transabdominale Gewinnung von Plazentagewebe*
   g) Hormonanalysen bei Verdacht auf Plazentainsuffizienz (z. B. Östrogenbestimmungen im Urin oder Plasma).
5. Von der Erkennung eines Risikomerkmals ab soll ein Arzt die Betreuung einer Schwangeren nur dann weiterführen, wenn er die Untersuchungen nach Nr. 4 a) bis d) erbringen oder veranlassen und die sich daraus ergebenden Maßnahmen durchführen kann. Anderenfalls soll er die Schwangere einem Arzt überweisen, der über solche Möglichkeiten verfügt.
6. Der betreuende Arzt soll die Schwangere bei der Wahl der Entbindungsklinik unter dem Gesichtspunkt beraten, daß die Klinik über die nötigen personellen und apparativen Möglichkeiten zur Betreuung von Risikogeburten und/oder Risikokindern verfügt.

C.
Serologische Untersuchungen und Maßnahmen während der Schwangerschaft

1. Bei jeder Schwangeren sollte in einem möglichst frühen Zeitpunkt aus einer Blutprobe
   a) der TPHA (Treponema-pallidum-Hämagglutinationstest) als Lues-Suchreaktion (LSR),
   b) der Röteln-Hämagglutinationshemmungstest (Röteln-HAH)
   c) gegebenenfalls ein HIV-Test,
   d) die Bestimmung der Blutgruppe und des Rh-Faktors D,
   e) ein Antikörper-Suchtest (AK),
   durchgeführt werden.
   Zu a): Ist die Lues-Suchreaktion positiv, so sollen aus derselben Blutprobe die üblichen serologischen Untersuchungen auf Lues durchgeführt werden.
   Bei der Lues-Suchreaktion ist lediglich die Durchführung und nicht das Ergebnis der Untersuchung im Mutterpaß zu dokumentieren.
   Zu b): Immunität und damit Schutz vor Röteln-Embryopathie für die bestehende Schwangerschaft ist anzunehmen, wenn spezifische Antikörper rechtzeitig vor Eintritt

---

* geändert durch Beschluß des Bundesausschusses der Ärzte und Krankenkassen vom 23. 2. 1996; veröffentlicht im Bundesanzeiger vom 4. 5. 1996; in Kraft ab. 5. 5. 1996

dieser Schwangerschaft nachgewiesen worden sind und der Befund ordnungsgemäß dokumentiert worden ist. Der Arzt ist gehalten, sich solche Befunde vorlegen zu lassen und sie in den Mutterpaß zu übertragen. Auch nach erfolgter Röteln-Schutzimpfung ist der Nachweis spezifischer Antikörper zu erbringen und entsprechend zu dokumentieren. Liegen Befunde aus der Vorschwangerschaftszeit vor, die auf Immunität schließen lassen (s. Abs. 2), so besteht Schutz vor einer Röteln-Embryopathie.

Liegen entsprechende Befunde nicht vor, so ist der Immunstatus der Schwangeren unverzüglich mittels des HAH-Tests zu bestimmen. Ein positiver Antikörpernachweis gilt ohne zusätzliche Untersuchung als erbracht, wenn der HAH-Titer mindestens 1:32 beträgt. Bei niedrigeren HAH-Titern ist die Spezifität des Antikörpernachweises durch eine andere geeignete Methode zu sichern, für welche die benötigten Reagenzien staatlich zugelassen* sind. Bestätigt diese Untersuchung die Spezifität des Ergebnisses, kann auch dann Immunität angenommen werden. Im serologischen Befund ist wörtlich auszudrücken, ob Immunität angenommen werden kann oder nicht.

Wird Immunität erstmals während der laufenden Schwangerschaft festgestellt, kann Schutz vor Röteln-Embryopathie nur dann angenommen werden, wenn sich aus der gezielt erhobenen Anamnese keine für die Schwangerschaft relevanten Anhaltspunkte für Röteln-Kontakt oder eine frische Röteln-Infektion ergeben. Der Arzt, der die Schwangere betreut, ist deshalb gehalten, die Anamnese sorgfältig zu erheben und zu dokumentieren sowie Auffälligkeiten dem Serologen mitzuteilen. Bei auffälliger Anamnese sind weitere serologische Untersuchungen erforderlich (Nachweis rötelnspezifischer IgM-Antikörper und/oder Kontrolle des Titerverlaufs). Die weiterführenden serologischen Untersuchungen sind nicht notwendig, wenn innerhalb 11 Tagen nach erwiesenem oder vermutetem Röteln-Kontakt spezifische Antikörper nachgewiesen werden.

Schwangere, bei denen ein Befund vorliegt, der nicht auf Immunität schließen läßt, sollen aufgefordert werden, sich unverzüglich zur ärztlichen Beratung zu begeben, falls sie innerhalb der ersten vier Schwangerschaftsmonate Röteln-Kontakte haben oder an rötelnverdächtigen Symptomen erkranken. Auch ohne derartige Verdachtsmomente soll bei diesen Schwangeren in der 16. bis 17. Schwangerschaftswoche eine erneute Antikörper-Untersuchung gemäß Abs. 2 durchgeführt werden.

Wird bei einer Schwangeren ohne Immunschutz oder mit ungeklärtem Immunstatus Röteln-Kontakt nachgewiesen oder vermutet, so sollte der Schwangeren zur Vermeidung einer Röteln-Embryopathie unverzüglich Röteln-Immunglobulin injiziert werden. Die Behandlung mit Röteln-Immunglobulin ist aber nur sinnvoll bis zu sieben Tagen nach der Exposition.

Eine aktive Röteln-Schutzimpfung soll während der Schwangerschaft nicht vorgenommen werden.

Zu c): Aus dem Blut der Schwangeren ist ein immunochemischer Antikörper-Test vorzunehmen, für welchen die benötigten Reagenzien staatlich zugelassen* sind. Ist diese Untersuchung positiv, so muß das Ergebnis mittels Immunoblot aus derselben Blutprobe gesichert werden. Alle notwendigen weiterführenden Untersuchungen sind Bestandteil der kurativen Versorgung.

---

* Zulassung der Reagenzien durch das Bundesamt für Sera und Impfstoffe (Paul-Ehrlich-Institut, Frankfurt)

Die AIDS-Beratung und die sich gegebenenfalls daran anschließende HIV-Untersuchung werden im Mutterpaß nicht dokumentiert.

Zu d): Ist bei rh-(D)-negativen Blutproben das Merkmal C und/oder E vorhanden (positive Reaktion mit dem als zweiten Anti-D-Serum mitzuführenden Testserum Anti-CDE) oder reagiert Anti-D schwach, so muß auf D^U untersucht werden.

Wird C und/oder E bzw. D^U nachgewiesen, so ist dieser Befund durch die Bestimmung der gesamten Rhesusformel zu sichern.

Die Bestimmung der Blutgruppe und des Rh-Faktors entfällt, wenn entsprechende Untersuchungsergebnisse bereits vorliegen und von einem Arzt bescheinigt wurden.

Zu e): Der Antikörpersuchtest wird mittels des indirekten Antiglobulintests gegen zwei Test-Blutmuster mit den Antigenen D, C, c, E, e, Kell, Fy und S durchgeführt. Bei Nachweis von Antikörpern sollen möglichst aus derselben Blutprobe deren Spezifität und Titerhöhe bestimmt werden.

Gegebenenfalls muß in solchen Fällen auch das Blut des Kindesvaters und die Bestimmung weiterer Blutgruppen-Antigene der Mutter in die Untersuchung einbezogen werden. Eine schriftliche Erläuterung der Befunde an den überweisenden Arzt kann sich dabei als notwendig erweisen.

Auch nicht zum Morbus haemolyticus neonatorum führende Antikörper (IgM und/oder Kälte-Antikörper) sind in den Mutterpaß einzutragen, da sie ggf. bei einer Bluttransfusion für die Schwangere wichtig sein können.

2. Ein weiterer Antikörpersuchtest ist bei allen Schwangeren (Rh-positiven und rh-negativen) in der 24. bis 27. Schwangerschaftswoche durchzuführen. Sind bei rh-negativen Schwangeren keine Anti-D-Antikörper nachweisbar, so soll in der 28. bis 30. Schwangerschaftswoche eine Standarddosis (um 300 µg) Anti-D-Immunglobulin injiziert werden, um möglichst bis zur Geburt eine Sensibilisierung der Schwangeren zu verhindern. Das Datum der präpartalen Anti-D-Prophylaxe ist im Mutterpaß zu vermerken.*

3. Bei allen Schwangeren ist nach der 32. Schwangerschaftswoche, möglichst nahe am Geburtstermin, das Blut auf HBsAG** zu untersuchen. Dabei ist eine immunochemische Untersuchungsmethode zu verwenden, die mindestens 5 ng/ml HBsAG nachzuweisen in der Lage ist. Ist das Ergebnis positiv, soll das Neugeborene unmittelbar post partum gegen Hepatitis B aktiv/passiv immunisiert werden.

Die Untersuchung auf HBsAG entfällt, wenn Immunität (z. B. nach Schutzimpfung) nachgewiesen ist.

D.
Blutgruppenserologische Untersuchung nach Geburt oder Fehlgeburt und Anti-D-Immunglobulin-Prophylaxe

1. Bei jedem Kind einer rh-negativen Mutter ist unmittelbar nach der Geburt der Rh-Faktor D unter Beachtung der Ergebnisse des direkten Coombs-Testes zu bestimmen. Ist dieser Rh-Faktor positiv (D^+) oder liegt D^U vor, so ist aus derselben Blutprobe auch die Blutgruppe des Kindes zu bestimmen. Bei Rh-positivem Kind ist bei der rh-negativen

---

* Geändert durch Beschluß des Bundesausschusses der Ärzte und Krankenkassen vom 9. 4. 1991, veröffentlicht im Bundesarbeitsblatt 6/1991 vom 31. 5. 1991; in Kraft ab 1. 6. 1991.

** HBsAG = Hepatitis B surface antigen

Mutter eine weitere Standarddosis Anti-D-Immunglobulin (um 300 µg) innerhalb von 72 Stunden post partum zu applizieren, selbst wenn nach der Geburt schwach reagierende Rh-Antikörper bei der Mutter gefunden worden sind und/oder der direkte Coombs-Test beim Kind schwach-positiv ist. Hierdurch soll ein schneller Abbau der insbesondere während der Geburt in den mütterlichen Kreislauf übergetretenen Rh-positiven Erythrozyten bewirkt werden, um die Bildung von Rh-Antikörpern bei der Mutter zu verhindern.

2. Rh-negativen Frauen mit Fehlgeburt bzw. Schwangerschaftsabbruch sollte so bald wie möglich, jedoch innerhalb 72 Stunden post abortum bzw. nach Schwangerschaftsabbruch, Anti-D-Immunglobulin injiziert werden. Entsprechende blutgruppenserologische Untersuchungen sind erforderlichenfalls durchzuführen.

E.
Voraussetzungen für die Durchführung serologischer Untersuchungen

Die serologischen Untersuchungen nach den Abschnitten C und D sollen nur von solchen Ärzten durchgeführt werden, die über die entsprechenden Kenntnisse und Einrichtungen verfügen. Dieselben Voraussetzungen gelten für Untersuchungen in Instituten.

F.
Untersuchungen und Beratungen der Wöchnerin

1. Eine Untersuchung soll innerhalb der ersten Woche nach der Entbindung vorgenommen werden. Dabei soll das Hämoglobin bestimmt werden.
2. Eine weitere Untersuchung soll etwa 6 Wochen, spätestens jedoch 8 Wochen nach der Entbindung durchgeführt werden. Die Untersuchung umfaßt:
Allgemeinuntersuchung (falls erforderlich einschließlich Hb-Bestimmung), Feststellung des gynäkologischen Befundes.
Blutdruckmessung,
Untersuchung des Mittelstrahlurins auf Eiweiß, Zucker und Sediment, ggf. bakteriologische Untersuchungen (z. B. bei auffälliger Anamnese, Blutdruckerhöhung, Sedimentbefund)
sowie Beratung der Mutter.

G.
Medikamentöse Maßnahmen und Verordnung von Verband- und Heilmitteln

Medikamentöse Maßnahmen und Verordnung von Verband- und Heilmitteln sind im Rahmen der Mutterschaftsvorsorge nur zulässig zur Behandlung von Beschwerden, die schwangerschaftsbedingt sind, aber noch keinen Krankheitswert haben. Bei Verordnungen wegen Schwangerschaftsbeschwerden und im Zusammenhang mit der Entbindung ist die Versicherte von der Entrichtung der Verordnungsblattgebühr befreit.

H.
Aufzeichnungen und Bescheinigungen

1. Nach Feststellung der Schwangerschaft stellt der Arzt der Schwangeren einen Mutterpaß (Anlage 3) aus, sofern sie nicht bereits einen Paß dieses Musters besitzt.
2. Nach diesem Mutterpaß richten sich auch die vom Arzt vorzunehmenden Eintragungen und Ergebnisse der Untersuchungen im Rahmen der ärztlichen Betreuung während der Schwangerschaft und nach der Entbindung. Darüber hinausgehende für die Schwangerschaft relevante Untersuchungsergebnisse sollen in den Mutterpaß eingetragen werden, soweit die Eintragung durch die Richtlinien nicht ausgeschlossen ist (Lues-Suchreaktion, AIDS-Beratung sowie HIV-Untersuchung).
3. Die Befunde der ärztlichen Betreuung und der blutgruppenserologischen Unter-

suchungen hält der Arzt für seine Patientenkartei fest und stellt sie bei evtl. Arztwechsel dem anderen Arzt auf dessen Anforderung zur Verfügung, sofern die Schwangere dem zustimmt.
4. Beim Anlegen eines weiteren Mutterpasses sind die Blutgruppenbefunde zu übertragen. Die Richtigkeit der Übertragung ist ärztlich zu bescheinigen.
5. Der Arbeitsausschuß Mutterschaftsrichtlinien des Bundesausschusses der Ärzte und Krankenkassen ist berechtigt, Änderungen am Mutterpaß vorzunehmen, deren Notwendigkeit sich aus der praktischen Anwendung ergibt, soweit dadurch der Mutterpaß nicht in seinem Aufbau und in seinem wesentlichen Inhalt verändert wird.

I.
Inkrafttreten

Die Richtlinien der geänderten Fassung treten am Tage nach der Bekanntmachung im Bundesanzeiger* in Kraft.
Köln, den 17. Juni 1992

Anlage 1 (a bis d)**
(zu Abschnitten A Nr. 5 und 6 und Abschnitt B Nr. 4 der Mutterschaftsrichtlinien).

Ultraschalluntersuchung in der Schwangerschaft (Sonographie)
Anlage 1 a
(zu Abschnitt A Nr. 5 der Mutterschaftsrichtlinien)
Ultraschall-Screening in der Schwangerschaft
Die nachfolgend aufgeführten Befunde sind mittels B-Mode-Verfahren im jeweiligen Zeitraum zu erheben. Dabei ist die jeweilige Bilddokumentation durchzuführen.

1. Untersuchung von Beginn der 9. bis zum Ende der 12. SSW
Intrauteriner Sitz: ja/nein
Embryo darstellbar: ja/nein
V. a. Mehrlingsschwangerschaft: ja/nein
Herzaktion: ja/nein
Biometrie I (ein Maß):
   Scheitel-Steiß-Länge (SSL) oder
   biparietaler Durchmesser (BPD)
Zeitgerechte Entwicklung: ja/nein/ kontrollbedürftig
Auffälligkeiten: ja/nein/kontrollbedürftig
Weiterführende Untersuchung veranlaßt: ja/nein

Bilddokumentation der Biometrie und ggf. kontrollbedürftige Befunde

2. Untersuchung von Beginn der 19. bis zum Ende der 22. SSW
Einlingsschwangerschaft: ja/nein
Lebenszeichen: ja/nein
Biometrie II (4 Maße):
– Biparietaler Durchmesser (BPD)
– Frontookzipitaler Durchmesser (FOD)
   oder: Kopfumfang (KU)
– Abdomen/Thorax-Querdurchmesser (ATD)
   oder: Abdomen/Thorax-a.p.-Durchmesser (APD)
   oder: Abdomen/Thorax-Umfang (AU)
– Femurlänge (FL)
   oder: Humeruslänge (HL)
Zeitgerechte Entwicklung ja/nein/ kontrollbedürftig
Hinweiszeichen für Entwicklungsstörungen hinsichtlich:
– Fruchtwassermenge ja/nein/ kontrollbedürftig
– körperlicher Entwicklung ja/nein/ kontrollbedürftig
– Körperumriß ja/nein/ kontrollbedürftig
– fetaler Strukturen ja/nein/ kontrollbedürftig

---
* Die Änderungen wurden im Bundesanzeiger vom 29. September 1994 veröffentlicht.
** geändert durch Beschluß des Bundesausschusses der Ärzte und Krankenkassen vom 22. 11. 94; veröffentlicht im Bundesanzeiger vom 11. 1. 95; in Kraft ab 1. 4. 95

- Herzaktionen ja/nein/ kontrollbedürftig
- Bewegungen ja/nein/ kontrollbedüftig

Plazentalokalisation normal/
und -struktur kontrollbedürftig
Weiterführende Unter- ja/nein
suchung veranlaßt:

Bilddokumentation je eines Kopf-, Rumpf- und Extremitätenmaßes sowie ggf. kontrollbedürftiger Befunde

3. Untersuchung von Beginn der 29. bis zum Ende der 32. SSW

Einlingsschwangerschaft: ja/nein
Lebenszeichen: ja/nein
Kindslage:
Biometrie III (4 Maße):
- Biparietaler Durchmesser (BPD)
- Frontookzipitaler Durchmesser (FOD) oder: Kopfumfang (KU)
- Abdomen (Thorax-Querdurchmesser (ATD)
  oder: Abdomen / Thorax-a.p.-Durchmesser (APD)
  oder: Abdomen/Thorax-Umfang (AU)
- Femurlänge (FL)
  oder: Humeruslänge (HL)

Zeitgerechte Entwicklung ja/nein/ kontrollbedürftig
Kontrolle der Hinweiszeichen für Entwicklungsstörungen gemäß dem 2. Screening
Plazentalokalisation und normal/
-struktur kontrollbedürftig
Weiterführende Unter-
suchung veranlaßt: ja/nein

Bilddokumentation je eines Kopf-, Rumpf- und Extremitätenmaßes sowie ggf. kontrollbedürftiger Befunde

Anlage 1 b
(zu Abschnitt A Nr. 5 und Abschnitt B Nr. 4 der Mutterschaftsrichtlinien)
Über die in Anlage 1 a genannten Screening-Untersuchungen hinaus können bei Vorliegen einer der nachfolgend angeführten Indikationen weitere sonographische Untersuchungen zur Überwachung der Schwangerschaft angezeigt sein, die als Kontrolluntersuchungen Bestandteil des Screening sind.

1. Sicherung des Schwangerschaftsalters bei
   - unklarer Regelanamnese,
   - Diskrepanz zwischen Uterusgröße und berechnetem Gestationsalter aufgrund des klinischen oder sonographischen Befundes
   - fehlenden Untersuchungsergebnissen aus dem Ultraschall-Screening bei Übernahme der Mutterschaftsvorsorge durch einen anderen Arzt
2. Kontrolle des fetalen Wachstums bei
   - Schwangeren mit einer Erkrankung, die zu Entwicklungsstörungen des Feten führen kann,
   - Verdacht auf Entwicklungsstörung des Feten aufgrund vorausgegangener Untersuchungen
3. Überwachung einer Mehrlingsschwangerschaft
4. Neu- oder Nachbeurteilung des Schwangerschaftsalters bei auffälligen Ergebnissen der in der Mutterschaftsvorsorge notwendigen serologischen Untersuchungen der Mutter
5. Diagnostik und Kontrolle des Plazentasitzes bei vermuteter oder nachgewiesener Placenta praevia
6. Erstmaliges Auftreten einer uterinen Blutung
7. Verdacht auf intrauterinen Fruchttod
8. Verdacht auf Lageanomalie ab Beginn der 36. SSW

Anlage 1 c*
(zu Abschnitt B Nr. 4 der Mutterschaftsrichtlinien)

---

* geändert durch Beschluß des Bundesausschusses der Ärzte und Krankenkassen vom 17.12.1996; veröffentlicht im Bundesanzeiger vom 6.3.1997; in Kraft ab 7.3.1997.

Über die in Anlage 1a und 1b genannten Untersuchungen hinaus können weitere Ultraschalluntersuchungen mittels B-Mode- oder auch mit anderen sonographischen Verfahren angezeigt sein, wenn sie der Abklärung und/oder Überwachung von pathologischen Befunden dienen und eine der nachfolgend aufgeführten Indikationen vorliegt.

Diese Untersuchungen gehören zwar zum Programm der Mutterschaftsvorsorge, sind aber nicht mehr Bestandteil des Screening.

I.**)
1. Rezidivierende oder persistierende uterine Blutung
2. Gestörte intrauterine Frühschwangerschaft
3. Frühschwangerschaft bei liegendem IUP, Uterus myomatosus, Adnextumor
4. Nachkontrolle intrauteriner Eingriffe
5. Zervixmessung mittels Ultraschall bei Zervixinsuffizienz oder Verdacht
6. Bestätigter vorzeitiger Blasensprung und/oder vorzeitige Wehentätigkeit
7. Kontrolle und ggf. Verlaufsbeobachtung nach Bestätigung einer bestehenden Anomalie oder Erkrankung des Feten
8. Verdacht auf vorzeitige Plazentalösung
9. Ultraschallkontrollen bei gestörtem Geburtsverlauf z.B. vor, während und nach äußerer Wendung bei Beckenend- oder -Querlage in Schädellage

II.**)
1. Durchführung intrauteriner Eingriffe wie Amniozentese, Chorionzottenbiopsie, Fetalblutgewinnung, Körperhöhlen- oder Gefäßpunktionen, Fruchtwasserersatz-Auffüllungen, Transfusionen, Anlegen von Shunts, Fetoskopie

** Für die Durchführung der unter I. angeführten Ultraschalluntersuchungen ist die Erfüllung der Anforderungen gemäß Abschnitt 11.1 der Ultraschall-Vereinbarung Voraussetzung, für die unter II. angeführten Ultraschalluntersuchungen sind die Anforderungen nach Abschnitt 11.2 der Ultraschall-Vereinbarung zu erfüllen.

2. Gezielte Ausschlußdiagnostik bei erhöhtem Risiko für Fehlbildungen oder Erkrankungen des Feten aufgrund von
   a) ultraschalldiagnostischen Hinweiszeichen
   b) laborchemischen Befunden
   c) genetisch bedingten oder familiär gehäuften Erkrankungen oder Fehlbildungen in der Familienanamnese
   d) teratogenen Noxen

   oder als Alternative zur invasiven pränatalen Diagnostik.

Anlage 1d
(zu Abschnitt B Nr. 4 der Mutterschaftsrichtlinien)

Dopplersonographische Untersuchungen
Die Anwendung der Doppler-Sonographie als Maßnahme der Mutterschaftsvorsorge ist nur bei einer oder mehreren der nachfolgend aufgeführten Indikationen und – mit Ausnahme der Fehlbildungsdiagnostik – nur in der zweiten Schwangerschaftshälfte zulässig.

1. Verdacht auf intrauterine Wachstumsretardierung
2. Schwangerschaftsinduzierte Hypertonie/Präeklampsie/Eklampsie
3. Zustand nach Mangelgeburt/intrauterinem Fruchttod
4. Zustand nach Präeklampsie/Eklampsie
5. Auffälligkeiten der fetalen Herzfrequenzregistrierung
6. Begründeter Verdacht auf Fehlbildung/fetale Erkrankung
7. Mehrlingsschwangerschaft bei diskordantem Wachstum
8. Abklärung bei Verdacht auf Herzfehler/Herzerkrankungen.

Anlage 2
zu den Mutterschaftsrichtlinien (Abschnitt B 4b)

Indikationen zur Kardiographie (CTG) während der Schwangerschaft
Die Kardiotokographie ist im Rahmen der Schwangerenvorsorge nur angezeigt, wenn

eine der nachfolgend aufgeführten Indikationen vorliegt:

A. Indikationen zur erstmaligen CTG
– in der 26. und 27. Schwangerschaftswoche
  – drohende Frühgeburt
– ab der 28. Schwangerschaftswoche*
  a) Auskultatorisch festgestellte Herztonalterationen
  b) Verdacht auf vorzeitige Wehentätigkeit

B. Indikationen zur CTG-Wiederholung
CTG-Alterationen
a) Anhaltende Tachykardie (>160/Minute)
b) Bradykardie (<100/Minute)
c) Dezeleration(en) (auch wiederholter Dip null)
d) Hypooszillation, Anoszillation
e) Unklarer Kardiotokogramm-Befund bei Verdacht auf vorzeitige Wehentätigkeit
f) Mehrlinge
g) Intrauteriner Fruchttod bei früherer Schwangerschaft
h) Verdacht auf Plazentainsuffizienz nach klinischem oder biochemischem Befund
i) Verdacht auf Übertragung
i) Uterine Blutung

Medikamentöse Wehenhemmung.

---

* Geändert durch Beschluß des Bundesausschusses der Ärzte und Krankenkassen vom 22. 6. 90, veröffentlicht im Bundesarbeitsblatt 9/90 vom 31. 8. 90; in Kraft ab 1. 9. 1990.

Zur Frage der erlaubten Zeit zwischen Indikationsstellung und Sectio (E-E-Zeit) bei einer Notlage

Stellungnahme der Deutschen Gesellschaft für Gynäkologie und Geburtshilfe

„Notlage" und „Sectio-Bereitschaft" sind unscharf definierte Begriffe. Bemühungen, klare Definitionen zu finden und insbesondere zwischen „relativer" und „absoluter" Sectio-Bereitschaft zu unterscheiden, müssen in Anbetracht der Vielzahl möglicher geburtshilflicher Gefahrensituationen scheitern.

Notlagen können in bezug auf die Mutter und auf das Kind auftreten. So kann beispielsweise im Einzelfall ein vaginaler Entbindungsversuch bei Zustand nach Sectio eine mütterliche Notlage befürchten und eine entsprechende Sectio-Bereitschaft herstellen lassen.

Gleiches gilt für zu befürchtende kindliche Notlagen, z. B. im Falle einer vaginalen Beckenendlagen- oder Mehrlingsgeburt, bei der eine „relative Sectio-Bereitschaft" sichergestellt sein sollte, oder im Falle einer sog. Trial-Geburt (vaginal-operativer Entbindungsversuch mit der Möglichkeit des Abbruchs und der konsekutiven Schnell-Sectio), bei der eine absolute Notwendigkeit zur sofortigen Sectio-Bereitschaft besteht („absolute Sectio-Bereitschaft").

Die aufgeführten Beispiele haben lediglich demonstrativen Charakter und erheben nicht den Anspruch auf eine vollständige Aufzählung aller „Notlagen" bzw. aller Indikationen zur Herstellung einer „relativen" oder einer „absoluten" Sectio-Bereitschaft.

Es muß dem erfahrenen Kliniker überlassen bleiben, im Einzelfall die Notlage seitens der Mutter oder des Kindes vorauszusehen oder festzustellen und die daraus folgende Qualität der „Sectio-Bereitschaft" zu definieren.

Bei einer relativen Sectio-Bereitschaft wird folgendes veranlaßt:
- Aufklärung der Patientin, Operationseinwilligung
- Vorbereitung der Patientin (Rasur, Blutentnahme, venöser Zugang, evtl. Periduralanästhesie)
- Benachrichtung des Operationssaals und der notwendigen Mannschaft (Assistenten, Pfleger, Schwestern, Anästhesist, evtl. Pädiater) über die Möglichkeit einer bevorstehenden eiligen Sectio.

Eine Präsenz der zur Operation benötigten Mannschaft im Kreißsaal bzw. im Operationssaal ist nicht erforderlich.

Bei absoluter Sectio-Bereitschaft ist zusätzlich zu veranlassen:
- die Mannschaft befindet sich operations- bzw. anästhesiebereit im Operationssaal bzw. Kreißsaal
- die Patientin ist operationsbereit gelagert, der Bauch ist desinfiziert und abgedeckt
- ein vaginaler Entbindungsversuch wird entweder im Operationssaal durchgeführt oder
- es kann die Patientin im Kreißbett operiert werden.

Ablauf des Notfalls:
Der Zeitablauf zwischen dem Auftreten einer fetalen Notlage und der Geburt des Kindes gliedert sich in folgende Abschnitte:

1. Beginn der fetalen Notlage
2. Auftreten von klinischen Symptomen (z. B. im CTG)
3. Erkennen der Symptome
4. Überprüfung der Symptome auf Bedeutung, Tendenz, Persistenz oder Progredienz, gegebenenfalls Benachrichtigung des Oberarztes
5. Entschluß zur Not-Sectio
6. Alarmierung der Mannschaften
7. Vorbereitung der Patientin
8. Bereitstellung des Instrumentariums und der Anästhesiegeräte
9. Transport der Patientin in den Operationssaal
10. Waschen und Umkleiden der Mannschaft
11. Desinfektion und Abdecken der Patientin
12. Beginn der Narkose
13. Beginn der Operation
14. Entwicklung des Kindes

Eine Reihe von Maßnahmen läuft parallel ab (7.–11.), einige weitere sind bei entsprechender Vorbereitung überflüssig (z. B. 9.) oder zeitlich zu reduzieren (z. B. 4., 10. und 11.), wenn mit einer Not-Sectio zu rechnen war (s. „absolute Sectio-Bereitschaft").

Zeitbedarf:

Der Zeitbedarf für die Not-Sectio ist definiert als das Intervall zwischen Indikationsstellung und Geburt des Kindes (Entschluß-Entwicklungs-Zeit = E-E-Zeit).
Die genannte E-E-Zeit umfaßt die Zeiträume 5.–14.

In einer unerwarteten und unvorhersehbar aufgetretenen Notsituation beträgt dieser Zeitraum minimal 10 Minuten, wobei vorausgesetzt werden muß, daß die räumlichen und organisatorischen Gegebenheiten optimal sind. Das schließt die sofortige Verfügbarkeit der gesamten Operationsmannschaft mit ein. Da davon nicht immer ausgegangen werden kann, wird daher in der Regel ein Zeitraum von 20 Minuten noch zu tolerieren sein müssen.

Diese Zahlen stützen sich auf Zeitmessungen während einer simulierten Notlage (Berg, 1991) sowie auf sorgfältige retrospektive Analysen von Roemer et al. (1992) im Rahmen einer Multicenterstudie an 172 Fällen von Not-Sectios in Nordrhein-Westfalen.

Der Zeitraum von 20 Minuten ist in einem gegebenen Notfall für das Kind häufig zu lang. Es ist daher zu prüfen, wie Verkürzungen zu erreichen sind.

Prüfung der Sectio-Bereitschaft in der Klinik

Es wird den Verantwortlichen dringend empfohlen, den Zeitbedarf in der eigenen Klinik für den Ablauf der Situationen 5.–14. (s. o.) mit Hilfe der Simulation optimaler sowie nicht optimaler Voraussetzungen zu messen. Resultieren E-E-Zeiten über 20 Minuten, müssen die organisatorischen Abläufe verbessert werden. Zur Verkürzung der E-E-Zeit werden daher die folgenden Möglichkeiten vorgeschlagen.

Maßnahmen zur Verkürzung der E-E-Zeit

1. Anordnung der relativen oder absoluten Sectio-Bereitschaft in vorausschaubar gefährlichen Situationen und Geburtsabläufen.
2. Information des Krankenhausträgers über räumliche und personelle Unzulänglichkeiten sowie über solche der Infra- und Organisationsstruktur.
3. Evtl. Herstellung einer Operationsbereitschaft in Notfällen im Kreißsaal.
4. Training der Kreißsaal- und Operationsmannschaft.
5. Zur Verkürzung der Zeitdauer zwischen Oberarztbenachrichtigung und Entschluß zur Sectio ist zu empfehlen, den Assistenzarzt oder die Hebamme zu ermächtigen, in Notfällen die notwendigen Vorbereitungen zur Not-Sectio zu treffen.

Bedarfsweise müßten diese Vorbereitungsmaßnahmen vom mittlerweile eingetroffenen Oberarzt widerrufen werden.

Quelle: Mitteilungen der Deutschen Gesellschaft für Gynäkologie und Geburtshilfe. Gynäkologie und Geburtshilfe 16 (1992) 90–92.

Sachregister

A

Abdomen, fetales, Biometrie 36
Abdomen-Sagittaldurchmesser 36, 47
Abdomen-Thorax-Querdurchmesser 36, 47
Abruptio placentae s. Plazentalösung, vorzeitige
Achondroplasie, Reifgeborene 166
ärztliche Maßnahmen, Schwangerenbetreuung 38–39
Ätiologie, Beckenendlage 7–12
Akupressur, Wendung, äußere 116
Akupunkt-Massage 68
Akupunktur 67–68
– Kontraindikationen 68
– Sicherheitskatalog 68
– Wendung, äußere 116
– Wendungsversuch, spontaner 67
Alexander-Technik 71
Alkoholentzugssyndrom, Frühgeborene 165
Alternativmethoden
– Beckenendlage 63–72
– Wendung, äußere 116
Amnioninfektion
– Blasensprung, vorzeitiger 169
– Sectio caesarea 158
Anämie 192
– Frühmorbidität 192
– Sectio caesarea 76
Anästhesie 32
Analatresie, Frühgeborene 166
Anpassungsstörungen, postnatale 42
Anurie, Frühgeburt 85
Apgar-Score/-Werte 88
– Asphyxie, perinatale 171
– Azidose, fetale 88
– Depression, postpartale 90
– Entbindung, vaginale 162
– Sectio caesarea 162
APM s. Akupunkt-Massage
Apnoe, Frühmorbidität 192
Appendizitis, perforierte, Frühgeborene 165
Armlösung
– Bickenbach-Methode 145
– Entbindung, vaginale 145–146
– Sectio caesarea 129

ASD s. Abdomen-Sagittaldurchmesser
Asphyxie 90–91
– Apgar-Score 171
– Behandlungsfehler 221
Asthenospermie, Beckenendlage 96
ATD s. Abdomen-Thorax-Querdurchmesser
Atemnotsyndrom 97
– Frühgeborene 166
– Sectio caesarea 98
Atemstörungen, Frühgeborene 85
Aufklärung
– Bögen für Patienten 228
– Pflichtverletzungen 215
Aufzugsphänomen, Beckenendlage 23
Austreibungsperiode
– Hypoxie 25–26
– Manualhilfe nach Bracht 144–145
– Volumenverminderung, intrauterine 27
– Zwillingsgeburt 147
Azidität, fetale 47
Azidose
– fetale, Apgar-Werte 88
– – Geburtsverlauf 161
– – Nabelschnurkompression 142
– – Reanimation, intrauterine 144
– – Sectio caesarea 161
– – Steiß-Fußlage 134
– – Steißlage, einfache 133
– kindliche 88
– – Frühgeburt 89
– – Hypoxie, fetale 88
– – NApH-Wert 88
– klinisch relevante 88–89
– metabolische, Hirnschädigung 89
– physiologische 144
– respiratorische 88

B

Babymeditation 70
Bachblütentherapie 71
base excess 171
– Entbindung, vaginale 164
– Sectio caesarea 164

Becken
– Beurteilung 2
– – Austastung 33
– – FIGO-Richtlinien 3
– – Diagnostik, bildgebende 33–36
Beckenende
– Tiefertreten 23
– vorangehendes, Umfang 14
Beckenendlage
– Ätiologie 7–12
– Aspekte, juristische 211
– Asthenospermie 96
– Aufzugsphänomen 23
– Beckenende, Tiefertreten 23
– – vorangehendes 14
– Beurteilung, sachverständige 220–222
– Definition 7, 13–14
– Diagnose, zeitgerechte 221
– Differenzierung 14
– einfache 14–15
– – Frequenz 14
– Entbindung, Informationsblatt 237–238
– – Modus 194–195
– – Trends 186
– – vaginale 135–141
– Entwicklungsdefizite 201–203
– Erkrankungen, fetale 3, 195–196
– Formen 14–21
– Frühgeburt 78, 82–84, 169, 194
– Frühmorbidität 198–200, 204–205
– Geburt 149
– – Einleitung 123–149
– – Kopf, nachfolgender 23–25
– – Schulter 23–24
– – per vias naturales 152–154
– – Vorbereitungskurse 58
– Geburtshilfe, Hebamme, erfahrene 32
– Geburtsrisiko 75–106
– – kindliches 82–86
– Gestationsalter 8, 82
– Häufigkeit 7–12
– Hüftbreite, Drehung, äußere 23
– Kreißsaal, Aufnahme 135
– Lageänderung 8
– Langzeitentwicklung, postpartale 187–190
– Mechanismus 22

Sachregister

Beckenendlage
- Mehrlingsgeburt 22
- Methoden, unkonventionelle 63–72
- Mortalität 196–198, 204–205
- Mutterschaftsrichtlinien 4
- Neonatalmorbidität/-mortalität 196, 198
- Oligozoospermie 96
- Perinatalbogen 192
- Perinatalmorbidität/-mortalität 186–187
- Prävalenz 186
- Preßwehen 23
- Regionalisierung 38
- Reifgeborene 194
- Rumpf, Schienung 24
- Rumpfdrehung 23
- Schnittentbindung, abdominale s. Beckenendlage, Sectio caesarea
- Schwangerenumfrage 52–59
- Sectio caesarea 127–135
- – primäre 194–195
- Sectio-Rate, Senkung 124–127
- Spätmorbidität 200–203
- Spätmortalität 196
- Sprachentwicklungsstörungen 202
- Teratospermie 96
- unreife, Geburtsverletzungen 92
- Untersuchung, vaginale 14
- Uterotomie, vertikale 92–93
- Wendung, äußere 107
- – spontane 115
- Wochenbettkomplikationen 75
- Zerebralparesen 200
- Zwillingsgeburt 87, 131–132, 135, 148

Beckenmessung 33–36
Begutachtung, sachverständige 219–222
Behandlungsfehler 215, 220–222
Behandlungspflicht 217
Berufsordnungsgesetz 214
Betamimetikatokolyse s. Tokolyse
Bewegungsaktivität, fetale 10–11
Bias, Sectio caesarea 78
Bickenbach-Methode, Armlösung 145
big baby
- Fehldiagnose 2
- Sectio caesarea 81–82, 129, 160

Biometrie, Abdomen, fetales 36
Blasensprung, vorzeitiger 32, 159–160, 172
- Amnioninfektion 169
- Sectio caesarea 130, 158
- Wendung, äußere 108

Blutungen 32
- intrakranielle, Wendung, äußere 118
- vaginale, Wendung, äußere 108, 117
Blutverluste, Sectio caesarea 40
Bonding-Arbeit 65
Borderline-Indices 34
BPD s. Kopfdurchmesser, biparietaler
Bracht-Manualhilfe 144–145
Bradykardie, Frühmorbidität 192

C

Circumferentia suboccipito-bregmatica 15, 20
CMV-Infektion, Reifgeborene 166
Columbia-Mental-Maturity-Skalen (CMM) 193
compound presentation, Wendung, äußere 117
Computertomogramm s. CT
Conjugata vera obstetrica 33
CT (Computertomogramm) 33
CTG (Kardiotokogramm)
- Entbindung, vaginale 138, 143
- pathologisches 4, 48
- – Wendung, äußere 108
- – Zwillingsgeburt 179
CT-Pelvimetrie 33–35

D

Dammriß 55
Deflektionshaltung, Schädel, fetaler 37
Depression, postpartale 90–91
- Zwillingsgeburt 91
Descensusperiode
- Manualhilfe nach Bracht, Geburtsleitung 144–145
- Zwillingsgeburt, vaginale 147
Developmental Test of Visual-Motor-Integration (VMI) 193
Diabetes mellitus 4, 11
- Polyhydramnion 9
- Sectio caesarea 2
Dichoriatis
- Sectio caesarea 132
- Zwillingsgeburt 132
Differenzierung, Beckenendlage 14
Diskordanz, Zwillingsgeburt 132
Dokumentation
- Mängel 215
- medizinrechtliche Problemstellungen 229–230
Dysmelie, Reifgeborene 166

Dystokie, Sectio caesarea 130
Dystrophie, Reifgeborene 166

E

Einlingsschwangerschaft 8–9
- Geburtsleitung 141–147
Elektrolytentgleisungen, Frühgeburt 85
Embolie, Sectio caesarea 40, 76
Endo(myo)metritis 76
Energiekreislauf 68
Entbindung, abdominale s. Sectio caesarea
Entbindung, vaginale 75–76, 135–141, 218
- Apgar-Werte 162
- Armlösungen 145–146
- Aufgaben des Anästhesisten 138
- – des Geburtshelfers 136–137
- – der Hebamme 137–138
- – des Neonatologen/Pädiaters 139
- – des OP-Teams 139–141
- base excess 164
- CTG-Registrierung, kontinuierliche 138, 143
- Empfehlungen 51
- fetal outcome 162
- Frühgeborene 189–190
- Frühmorbidität/-mortalität, neonatale 165
- Fußlage, unvollkommene/vollkommene 142
- Geburtsgewicht 159
- Geburtstermin, Überschreitung 170
- Geburtstrauma 165–166, 172
- Hypoxie 55
- Kardiotokographie 143
- Kopfentwicklung 145–146
- Letalitätsrisiko 75–76
- Mikroblutuntersuchung 143–144
- Mißbildungen 2
- Morbiditätsrisiko 75
- Nabelschnurkompression 142
- Nabelschnurvorfall/-vorliegen 141–142
- NApH-Wert 89, 162–163
- Neonatalmorbidität 154–169
- Patientenaufklärung 224, 226
- Periduralanästhesie 136
- Plazentalösung, vorzeitige 142–143
- Pro und Contra, Sicht der Schwangeren 55
- Pulsoxymetrie 143
- Reifgeborene 187–189
- Streßhormone 97
- Verlegungsdiagnosen 165–166

Sachregister

Entbindung, vaginale
- Vollnarkose 136
- Wehentätigkeit 136
- Zwillinge 147–149, 173–181
Entbindungsalternativen, Patientenaufklärung 225–229
Entbindungsklinik 38
Entbindungsmodus 42, 53, 218
- Beckenendlage 194–195
- Diskussion 45–51
- Fetometrie 35–37
- Frühmorbidität 199–200
- Fußlage 156
- Gestationsalter 157
- Indikationsstellung 221, 223
- Knie-Fußlage 156
- Knielage 156
- Multiparität 45
- Neonatalmorbidität 155
- Neonatalmortalität 197–198
- Öffentlichkeitsarbeit 58
- Parität 158
- Perinatalmortalität 168
- Planbarkeit 47
- Primiparae 45
- Risiken 79, 86–88
- Spätmorbidität 202
- Spätmortalität 197
- Steiß-Fußlage 156
- Steißlage, reine 155
- Stimmungslage der Schwangeren 56
- Zwillingsgeburt 179–180
Entwicklung, kindliche
- in Abhängigkeit vom Entbindungsmodus 185–208
- Defizite 201–203
- Frühgeburt 96
- Störungen 95–96
Entwicklungstests, Mittelwerte, adjustierte 200, 203
EPH-Gestose 192
Erbsche Plexuslähmung 46, 146
- Frühgeborene 166
- Geburtstrauma 94
Eröffnungsperiode
- Geburtsleitung 144
- Hypoxie 26
- Nabelschnurkompression 142
- Zwillingsgeburt 147
extended legs 36
- Geburt 24–25
Extraktion, Fußlage, unvollkommene 26

F

Facharztstandard 216
Fallotsche Tetralogie, Reifgeborene 166
FAS s. fetale akustische Stimulation

Fehlbildungen, fetale 10
- multiple, Frühgeborene 165
- Polyhydramnion 9
- Entbindung, vaginale 2
- Sectio caesarea 129
Feldenkrais-Therapeuten 71
Femurlänge 36, 47
fetal outcome
- Entbindung, vaginale 162
- Sectio caesarea 162
- Zwillingsgeburt 177–179
Fetalblutanalyse 48
fetale akustische Stimulation (FAS), Wendung, äußere 116
Fetometrie
- Entbindungsmodus 35–37
- Schwangerenüberwachung 35–37
- sonographische 36
Fetus, Bewegungsaktivität 10–11
FIGO-Richtlinien, Becken, Beurteilung 3
FL s. Femurlänge
FOD s. Kopfdurchmesser, fronto-okzipitaler
forensisches Risiko, Geburtshelfer 211–214
Frakturen 55
- Geburtstrauma 94
Fruchttod, intrauteriner 154
- Wendung, äußere 118
Fruchtwassermenge, vermehrte s. Polyhydramnion
Fruchtwasservolumen, Wendung, äußere 115
Frühgeborene/Frühgeburt 8
- Anurie 85
- Atemstörungen 85
- Azidose, kindliche 89
- Beckenendlage 78, 82–84, 169, 194
- Elektrolytentgleisungen 85
- Entbindung, vaginale 189–190
- Entwicklung, schonende 93
- Entwicklungsretardierung 96, 163
- Erkrankungen, geburtsunabhängige 165
- Fehlbildungen 165
- Geburtsgewicht 195
- Geburtstrauma 166
- Hirnblutungen 85
- Letalität 83–84
- Leukomalazie, peri-/paraventrikuläre 163
- Multiorganversagen 85
- NApH-Wert 96
- Perinatalbogen 191
- Perinatalmorbidität 189–190
- Perinatalmortalität 84, 86, 189–190
- Schädellage 197

Frühgeborene/Frühgeburt
- Sectio caesarea 87, 130, 189–190
- – primäre 195
- Spätmorbidität, neonatale 167
- Tentoriumrißblutungen 94
Frühmorbidität 43, 46, 166
- Analysen 191
- Beckenendlage 198–200, 204–205
- Entbindung, vaginale 154–169
- Entbindungsmodus 199–200
- Indices zur Erfassung 192
- Risiken 192
- Schädellage 171
Frühmortalität 165
Fuß, vorderer, hochgeschlagener, Steiß-Fußlage, unvollkommene 26
Fußlage 15–20
- Entbindungsmodus 156
- Frequenz 20
- Geburt, Besonderheiten 26
- Mehrlingsgeburt 22
- Sectio caesarea 2
- unvollkommene 15–20
- – Entbindung, vaginale 142
- – Extraktion 26
- – Sectio caesarea 134
- vollkommene 15–17
- – Entbindung, vaginale 142
- – Sectio caesarea 134
- Zwillingsgeburt 176

G

Gastroschisis, Sectio caesarea 129
Geburt
- extended legs 24–25
- natürliche 213
- protrahierte 34
- sanfte 213
- Steißlage, einfache 24–25
- Vorbereitungskurse 58
- Vorstellung, Schwangerenbetreuung 38
Geburtseinleitung, Beckenendlage 123–149
Geburtsfortschritt, fehlender, Sectio caesarea 129
Geburtsgewicht
- Entbindung, vaginale 159
- Frühgeborene 195
- Geburtsrisiko, kindliches 84
- niedriges 11
- Reifgeborene 196
Geburtshelfer
- Aufgaben 85
- bei vaginaler Entbindung 136–137
- forensisches Risiko 211–214

Geburtshilfe, defensive 80–81
Geburtskosten, Wendung, äußere 118
Geburtsleitung
– Austreibungsperiode, Manualhilfe nach Bracht 144–145
– defensive 48
– Descensusperiode, Manualhilfe nach Bracht 144–145
– Einlinge 141–147
– Eröffnungsperiode 144
– Fehler 146–147
– Komplikationen 146–147
– Mehrlingsgeburt 22
– Zwillingsgeburt 147–149
– – Fehler 148–149
– – Komplikationen 148–149
geburtsmechanische Kräfte, Überschätzung 78–79
Geburtsmechanismus, Beckenendlage 22–24
Geburtsmodus s. Entbindungsmodus
Geburtsrisiken 11, 79, 87–88, 159
– Beckenendlage 75–106
– kindliche 82–86
– mütterliche 75
– Perinatalbogen 191–194
Geburtsstillstand 34
– Sectio caesarea 161
– Steiß-Fußlage 133
– Steißlage, einfache 133
– Zwillingsgeburt 179
Geburtsterminüberschreitung, Entbindung, vaginale 170
Geburtstrauma 55, 94–95
– Beckenendlage, unreife 92
– Entbindung, vaginale 165–166, 172
– Frühgeborene 166
– Sectio caesarea 166–167, 172
Geburtsverlauf 218
– Azidose, fetale 161
– protrahierter 27
– Sectio caesarea 159
Geburtsverletzungen s. Geburtstrauma
Gesäßhämatom 166
Gestationsalter 8
– Beckenendlage 8, 82
– Entbindungsmodus 157
– niedriges 11
– Poleinstellungsanomalie 8
Glukokortikoide, Sectio caesarea 98
Gonadenschädigung, Skrotalhämatom 96
Grazer Beckenendlage-Analyse 89–91
Grazer Frühgeborenen-Analyse 83, 95–96

Griffiths-Entwicklungs-Skalen 193

H

Hämatome, multiple 95
Häufigkeit, Beckenendlage 7–12
Haftung, zivilrechtliche 214
Haltungsspannung, Rumpf, kindlicher 19, 22
Haptonomie 64–65
Harnwegsinfektionen, Sectio caesarea 76
head entrapment s. Zervixdystokie
Hebamme
– Aufgaben 44
– – Schwangerenbetreuung 38
– erfahrene, Beckenendlage-Geburtshilfe 32
HELLP-Syndrom, Sectio caesarea 158
Herzfrequenzmuster, fetale, pathologische 47
Herzinsuffizienz, Frühmorbidität 192
Herz-Kreislauf-Versagen, Sectio caesarea 77
Hirnblutungen 94
– Beckenendlage, unreife 92
– Depression, postpartale 90
– Frühgeburt 85
– intraventrikuläre 94
Hirnschädigung, kindliche 42
– Azidose, metabolische 89
– Behandlungsfehler 221
– hypoxisch-bedingte 46
HMD s. hyaline membrane disease
Höhenstand, Wendung, äußere 115
Homöopathie 71
Hüftbreite, Drehung, äußere 23
Humerusfrakturen
– Frühgeborene 166
– Geburtstrauma 94
hyaline membrane disease (HMD) 97
Hydramnion 82
Hydrocephalus internus 11
– Reifgeborene 166
– Sectio caesarea 129
Hyperbilirubinämie, Frühmorbidität 192
Hyperextension des Kopfes 2
– Sectio caesarea 129
Hyperglykämie, Krämpfe, tonisch-klonische 163
Hyperkaliämie, Hämatome, geburtsbedingte 95
Hypnose, Wendung, äußere 116

Hypoglykämie
– Frühmorbidität 190
– Reifgeborene 166
Hypospadia glandis, Reifgeborene 166
Hypoxie, fetale 47–48
– Austreibungsperiode 25–26
– Azidose 88
– Entbindung, vaginale 55
– Eröffnungsperiode 26
– intrapartale 58
Hysterektomie, Sectio caesarea 40

I

Ikterus, Hämatome, geburtsbedingte 95
Ileus, Sectio caesarea 77
Indische Brücke 66
– Wendung, äußere 116
Indische Kehre 66
– Rückenschräglage 66
Infektionsrisiko, erhöhtes, Sectio caesarea 55
Informations- und Aufklärungsgespräch
– Ergebnisse 45
– Geburtsrisiken 43
– Schwangerenberatung 39–42
– Umfrage unter den niedergelassenen Frauenärzten 42–51
Ingwerpaste, Wendung, äußere 116

K

Kardiotokogramm s. CTG
Kind, großes s. big baby
Kindsgewicht, Sectio caesarea 2
Kindspol, hochstehender 4
Klavikulafraktur, Geburtstrauma 95, 166
Knebelsches Zeichen 14
Knie-Ellenbogenlage 69
Knie-Fußlage, Entbindungsmodus 156
Knielage 15, 20–21, 26
– Entbindungsmodus 156
– Frequenz 21
– Nabelschnurkomplikationen 26
– unvollkommene 15, 20–21
– vollkommene 15, 20–21
Koagulopathien, Sectio caesarea 76, 127
körpertherapeutische Methoden 69–71
Körperwahrnehmungsarbeit, Schwangerenbetreuung 64

Sachregister

Konkordanz, Zwillingsgeburt 132
Kopf
– fetaler, Deflektionshaltung 37
– kindlicher, Steckenbleiben, Nabelschnurkompression 40
– nachfolgender, Geburt 23–25
– überstreckter, Wendung, äußere 108
Kopf-Becken-Mißverhältnis 33–35, 93
– Sectio caesarea 160
– Wendung, äußere 108
Kopfdurchmesser
– biparietaler 36, 47
– – Zwillinge 92
– fronto-okzipitaler 47
Kopfentwicklung
– Entbindung, vaginale 145–146
– Veit-Smellie-Handgriff 145
Kopfkonfiguration, hyperdolichozephale 36
Kopfumfang 36
Kortikoidproduktion, fetale, Induktion 98
Krämpfe, tonisch-klonische
– Hyperglykämie 163
– Hypoglykämie, Reifgeborene 166
KU s. Kopfumfang
Kunstfehlerprozesse 219

L

Labienhämatom 166
Lachgasanalgesie, Wendung, äußere 108, 110
Lageänderung, Beckenendlage 8
Lageanomalien, Zwillinge 131
Lagerung, Wendung, äußere 111
Large-for-date-Kinder, Geburtstrauma 94
Letalität(srisiko)
– Frühgeburt 83–84
– Sectio caesarea 76–77
Leukomalazie, peri-/paraventrikuläre
– Frühgeborene 165
– – wachstumsretardierte 163
Lichttherapie 69
– Kontraindikationen 69
– Vena-cava-Kompressionssyndrom 69
Linea terminalis 33
Lösungstherapie von Alice Scharschuch 71
Louis-Bar-Syndrom, Frühgeborene 166
L/S-Ratio, Wehentätigkeit, Dauer 97
Lungenblutung, Sectio caesarea 97

M

magnetic resonance imaging (MRI) 33
Manualhilfe nach Bracht 144–145
Marquardt-Reflexzonentherapie am Fuß 71
medizinrechtliche Problemstellungen 214–230
– Dokumentation 229–230
– Patientenaufklärung 222–229
Mehrlingsgeburt
– Beckenendlage 22
– Fußlage 22
– Geburtsleitung 22
– Querlage 22
– Schädellage 22
– Spontangeburt 22
Mehrlingsschwangerschaft 9
– Poleinstellungsanomalie 9
Meningitis, abakterielle, Frühgeborene 165
Meningomyelozele, Reifgeborene 166
Methoden, unkonventionelle s. Alternativmethoden
Methodenfreiheit, Grundsatz 217–218
Mikroblutuntersuchung, Entbindung, vaginale 143–144
minimal brain dysfunction 48
Mißbildungen/Mißbildungssyndrom
– Entbindung, vaginale 2
– multiples, Frühgeborene 165
Mißverhältnis, zephalo-pelvines s. Kopf-Becken-Mißverhältnis
Monochorioten
– Sectio caesarea 131–132
– Zwillingsgeburt 131–132
Morbidität, maternale 42
– Sectio caesarea 49–50, 76
Mortalität s. Müttersterblichkeit bzw. Neonatalmorbidität/-mortalität
motorische Störungen, Reifgeborene 188
Moxibustion 67–68
– Kontraindikationen 68
– Sicherheitskatalog 68
– Wendung, äußere 116
– Wendungsversuch, spontaner 67
MRI-Pelvimetrie 33–35
Müttersterblichkeit
– Beckenendlage 196–198, 204–205
– Sectio caesarea 49–50, 127
Multiorganversagen, Frühgeburt 85
Multiparität 9
– Entbindungsmodus 45

Musiktherapie 65–66
Muttermunderöffnung, zögernde, Sectio caesarea 130
Mutterschaftsrichtlinien 239–251
– Beckenendlage 4
– Schwangerenbetreuung 38
Myelomeningozele, Sectio caesarea 129
Myelozele, Frühgeborene 165
Myome 10, 82
– Zervix 10

N

Nabelarterien-pH-Wert 171
– Azidose, kindliche 88
– Depression, postpartale 90
– Entbindung, vaginale 89, 162–163
– Frühgeburt 96
– Sectio caesarea 89
– – primäre 163–164
– – sekundäre 163
Nabelschnuransatz, Tiefstand, relativer 26–28
Nabelschnurkomplikationen
– Knielage 26
– Wendung, äußere 108, 118
Nabelschnurkompression
– Azidose, fetale 142
– Entbindung, vaginale 142
– Kopf, kindlicher, Steckenbleiben 40
Nabelschnurvorfall 37, 55
– Entbindung, vaginale 141–142
NApH-Wert s. Nabelarterien-pH-Wert
Narkoserisiko, mütterliches, Sectio caesarea 53
Nasse-de-Lange-Syndrom, Reifgeborene 166
Neonatalmorbidität/-mortalität 192
– Beckenendlage 196–198, 204–205
– Entbindung, vaginale 154–169
– Entbindungsmodus 155, 197–198
– Kasuistiken 168
– Reifgeborene 196–197
– Schädellage 197–198
– Sectio caesarea 46
– Zwillingsgeburt 176
Nitroglycerin, Uterusrelaxation 93
Notsectio 252–254
– Indikationsstellung 252–254

Sachregister

O

Oberschenkelfraktur, Geburtstrauma 166
Ohrpflastertherapie, Wendung, äußere 116
Oligohydramnion 9–10, 172
– Poleinstellungsanomalie 10
– Wendung, äußere 108
Oligozoospermie, Beckenendlage 96
Omphalozele, Sectio caesarea 129
Operationsrisiko, allgemeines, Sectio caesarea 53
Organisationsmängel 215
Organverletzungen, intraoperative, Sectio caesarea 40

P

Parität 9
– Entbindungsmodus 158
– Wendung, äußere 115
Patientenaufklärung 218, 222–229
– Aufgabe, ärztliche 228
– Aufklärungsbögen 228
– Entbindung, vaginale 226
– Entbindungsalternativen 225–229
– Konsequenzen, praktische 225–229
– Problemstellung, medizinrechtliche 222–229
– Risikogeburt 228
– Sectio caesarea 128
– – primäre 227
– Selbstbestimmungsrecht 226
– Systematisierung, rechtliche und sachliche 223–225
– Verpflichtung 223
Patientin-Arzt-Verhältnis 39
Pelvimetrie 33–35
Periduralanästhesie 32, 56
– Entbindung, vaginale 136
– Primipara 40
– Wendung, äußere 110
Perinatalbogen
– Beckenendlage 192
– Einzelvariablen 192
– Frühgeborene 191
– Geburtsrisiken 191–194
– Reifgeborene 191
– Schwangerschaftsrisiken 191–194
Perinatalmorbidität/-mortalität 4
– Beckenendlage 186–187
– Entbindungsmodus 168
– Frühgeburt 84, 86, 189–190
– Reifgeborene 187–189
Peritonitis, Sectio caesarea 77

persistent fetal circulation (PFC) 97
Pink-Fallot, Frühgeborene 166
Placenta praevia 10
– Sectio caesarea 76
– Wendung, äußere 108, 111
Plazenta, tiefsitzende 10
Plazentainsuffizienz, Sectio caesarea 2
Plazentalösung, vorzeitige 27
– Entbindung, vaginale 142–143
– Wendung, äußere 115, 118
Plazentalokalisation
– Störungen 82
– Wendung, äußere 115
Plazentationsstörungen, Sectio caesarea 76
Plexuslähmung s. Erbsche Plexuslähmung
Pneumothorax
– Frühgeborene 165
– Sectio caesarea 97
Poleinstellung 14
Poleinstellungsanomalien 14
– Faktoren, begünstigende 9–11
– Gestationsalter 8
– Mehrlingsschwangerschaft 9
– Oligohydramnion 10
– Polyhydramnion 9
Polyglobulie, Reifgeborene 166
Polyhydramnion 9
Präeklampsie, Sectio caesarea 158
Pränatalinfektionen, Polyhydramnion 9
Präpartalbetreuung 31–60
– Zwillingsschwangerschaft 173–174
Preßwehen, Beckenendlage 23
Primiparae/-parität 9, 11
– Entbindungsmodus 45
– Periduralanästhesie 40
– Sectio caesarea 158
Pulmonalstenose, Reifgeborene 166
Pulsoxymetrie
– Entbindung, vaginale 143
– fetale 48

Q

Querlage
– Mehrlingsgeburt 22
– Wendung, äußere 107
– Zwillingsgeburt 148
Querstand, hoher 22

R

Rauchen 11
raumfordernde Prozesse 10

RDS s. respiratory distress syndrome
Reanimation, intrauterine, Azidose, fetale 144
Rechtsgrundlagen 214–215
Reflexzonentherapie am Fuß nach Hanne Marquardt 71
Reifgeborene
– Beckenendlage 194
– Entbindung, vaginale 187–189
– Erkrankungen, geburtsunabhängige 166
– Fehlbildungen 166
– Geburtsgewicht 196
– Langzeitentwicklung, postpartale 187–189
– motorische Störungen 188
– Neonatalmortalität 196–197
– Perinatalbogen 191
– Perinatalmorbidität 188–190
– Sectio caesarea 187–189
– – primäre 194–195
– zerebrale Dysfunktion 187
– Zerebralparese 188, 200
Relaparotomie, Sectio caesarea 40
respiratory distress syndrome (RDS) 97
Retardierung, fetale s. Wachstumsretardierung, fetale/intrauterine
Risikoaufklärung 224–228
Risikogeburt 225
– Patientenaufklärung 228
Risikogeburtshilfe 5
Rückdrehung, Wendung, äußere 116
Rückenschräglage
– Indische Kehre 66
– Vena-cava-Kompressionssyndrom 66
Rumpf, kindlicher, Haltungsspannung 19, 22
Rumpfdrehung, Beckenendlage 23

S

Schadensersatzanspruch
– Aufklärungsmängel 229
– Behandlungsfehler 229
Schädel s. Kopf
Schädel-Becken-Mißverhältnis s. Kopf-Becken-Mißverhältnis
Schädellage
– Frühgeborene 197
– Frühmorbidität 171
– Mehrlingsgeburt 22
– Neonatalmorbidität/-mortalität 196–197
– Wendung, äußere 107–120
– Zwillingsgeburt 148

Sachregister

Scharschuch-Lösungstherapie 71
Schnittentbindung, abdominale
  s. Sectio caesarea
Schnittverletzungen, Geburtstrauma 166
Schock, Frühmorbidität 192
Schräglage, Zwillingsgeburt 148
Schulterbreite, Beckenendlage 23
Schulterdrehung, Beckenendlage 23
Schulterdystokie 93
 – Geburtstrauma 94
Schultergeburt, Beckenendlage 23–24
Schultergeradstand, tiefer, Beckenendlage 23
Schwangerenauswahl, Wendung, äußere 108
Schwangerenberatung 37–42
 – Informations- und Aufklärungsgespräch 39–42
Schwangerenbetreuung 37–42, 218
 – ärztliche Maßnahmen 38–39
 – Geburt, Vorstellung 38
 – Hebamme, Aufgaben 38
 – Körperwahrnehmungsarbeit 64
 – Mutterschaftsrichtlinien 38
 – risikoadaptierte 44
Schwangerenüberwachung 31–60
 – Fetometrie 35–37
Schwangerenumfrage, Beckenendlage 52–59
Schwangerschaftsrisiken 159
 – Perinatalbogen 191–194
Schwangerschaftsverlauf 218
Sectio caesarea 127–135
 – Apgar-Werte 162
 – Armlösung 129
 – Atemnotsyndrom 98
 – Azidose, fetale 161
 – base excess 164
 – Beckenendlage 127–135
 – Bias 78
 – big baby 82, 160
 – Diabetes mellitus 2
 – Dichoriaten 132
 – dringliche 140
 – Einlinge 132–133
 – Empfehlungen 47
 – fetal outcome 162
 – Frequenz 42, 45, 57
 – Frühgeburt 87, 130, 189–190
 – Fußlage 2
 – – unvollkommene/vollkommene 134
 – nach Geburtsbeginn 132–135
 – Geburtsstillstand 161
 – Geburtstrauma 166–167, 172
 – Geburtsverlauf 159

Sectio caesarea
 – Glukokortikoide 98
 – Indikationen 1–6, 171
 – – generell strenge 50
 – – medizinische, absolute 129
 – – – relative 129–130
 – – nichtmedizinische 127
 – – strenge 78
 – – voreilige 81
 – Infektionsrisiko, erhöhtes 55
 – Instrumentenset 139
 – Kind, großes 81
 – Kindsgewicht 2
 – Klinikabteilungen, kleine 79–80
 – Koagulopathien 127
 – Komplikationen 161
 – Letalitätsrisiko 76–77
 – Monochoriaten 131–132
 – Morbidität, maternale 49–50
 – – Risiko 76
 – Müttersterblichkeit 49–50, 127
 – NApH-Wert 89
 – Narkoserisiko, mütterliches 53
 – Neonatalmortalität 46
 – notfallmäßige, Indikationsstellung 140
 – Notlage 252–254
 – Operationsrisiken 40, 53
 – Patientenaufklärung 128
 – Placenta praevia 76
 – Plazentainsuffizienz 2
 – Plazentationsstörungen 76
 – primäre 127–135
 – – Beckenendlage 194–195
 – – Frühgeborene 195
 – – Frühmorbidität/-mortalität, neonatale 167
 – – Indikationen 160, 218
 – – Nabelarterien-pH-Wert 163–164
 – – Patientenaufklärung 224, 227
 – – Reifgeborene 194–195
 – – Zwillingsgeburt 178
 – Primiparität 158
 – Raten, individuelle 79
 – Reifgeborene 187–189
 – Retardierung, fetale 130
 – Risiken, kindliche 96–98
 – – mütterliche 58, 77–82
 – sekundäre 132–135
 – – Austreibungsperiode 133
 – – Eröffnungsperiode 133
 – – Frühgeborene 165
 – – Frühmorbidität/-mortalität, neonatale 165
 – – Hauptindikationen 133
 – – Indikationen 161
 – – Nabelarterien-pH-Wert 163
 – – Zwillingsgeburt 178, 180–181

Sectio caesarea
 – Steißlage, einfache 175
 – Thromboembolien 127
 – Vergütung 5
 – Wehentätigkeit 128
 – Wendung, äußere 117
 – Wundheilungsstörungen 55
 – Zwillingsgeburt 131–132, 148, 175
Sectio-Rate, Senkung, Beckenendlage 124–127
Selbstbestimmungsrecht
 – Behandlungsalternativen 226
 – Patientenaufklärung 226
Sepsis, Frühmorbidität 192
Silver-Russel-Syndrom, Reifgeborene 166
Skrotalhämatom, Gonadenschädigung 96
Sonographie
 – Screeninguntersuchung 32
 – Wendung, äußere 111
Sorgfaltsmaßstab, rechtlicher 215
Sorgfaltspflicht 217–218
 – objektive 215–216
Spätmorbidität/-mortalität 46, 193
 – Beckenendlage 196, 200–203
 – Entbindungsintention 202
 – Entbindungsmodus 197
 – neonatale 43
 – – Entbindung, vaginale 154–169
Spina bifida, Frühgeborene 165
Spontangeburt 43, 53, 225
 – Mehrlingsgeburt 22
Sprachentwicklungsstörungen, Beckenendlage 202
Sprachverständnis-Test, logopädischer (LSVT) 193
Steiß-Fußlage 15, 20
 – Azidose, fetale 134
 – Entbindungsmodus 156
 – Frequenz 20
 – Geburt, Besonderheiten 26
 – Geburtsstillstand 133
 – unvollkommene 15, 20–21, 36, 142
 – – Fuß, vorderer, hochgeschlagener 26
 – vollkommene 15, 20, 36, 142
 – Zwillingsgeburt 175, 178
Steißlage, einfache/reine 14–15, 36
 – Azidose, fetale 133
 – Entbindungsmodus 155
 – Geburt 24–25
 – Geburtsstillstand 133
 – Sectio caesarea 175
 – Zwillingsgeburt 175
Steißteratom 93
 – Sectio caesarea 129

Strafgesetzbuch 214
Strafrecht 215
– und Zivilverfahren 215
Streßhormone, Entbindung, vaginale 97

T

Tachykardie, supraventrikuläre, Frühgeborene 165
Tachypnoe, transiente 97
Tentoriumrißblutungen, Frühgeburt 94
Teratospermie, Beckenendlage 96
Thromboembolie, Sectio caesarea 127
Thrombose, Sectio caesarea 76
Thrombozytopenie
– Reifgeborene 166
– Sectio caesarea 129
Tokolyse, Wendung, äußere 108, 110–111
Tomatis-Therapie 65–66
Transfusionssyndrom, feto-fetales bzw. -maternales
– Wendung, äußere 117
– Zwillingsgeburt 132, 178–179
Traumata s. Geburtstrauma
Trisomie 21, Frühgeborene 165

U

Übernahmefahrlässigkeit 217
Untersuchung, vaginale, Beckenendlage, einfache 14
Uterotomie, vertikale, Beckenendlage 92–93
Uterus
– bicornis 10
– – Wendung, äußere 108
– subseptus 10
– unicornis 10
Uterusanomalien/-fehlbildungen 10, 82
Uterusmyome s. Myome
Uterusrelaxation, Nitroglycerin 93
Uterustonus 82

V

Vakuumextraktion, Zwillingsgeburt 149
Veit-Smellie-Handgriff
– Kopfentwicklung 145
– umgekehrter 146
Vena-cava-Kompressionssyndrom
– Lichttherapie 69
– Rückenschräglage 66

Ventilationsstörungen, Frühmorbidität 192
Verantwortlichkeit, strafrechtliche 214
Verhaltenszustände, unvollständige, zentralnervös synchronisierte 10–11
Verlegungsrate, neonatale 165–166
– Zwillingsgeburt 178
Vollnarkose
– Entbindung, vaginale 136
– Wendung, äußere 110
Volumenverminderung, intrauterine 27
Vorhofextrasystolie, ektope, Frühgeborene 165
Vorschulalter, Entwicklung 205

W

Wachstumsretardierung, fetale/intrauterine 35, 172
– Reifgeborene 166
– Sectio caesarea 130, 158
– Spätmorbidität, neonatale 167
– Zwillingsgeburt 179
Wasser-Shiatsu 69–70
Wassertherapie 70
Wehentätigkeit 79
– Entbindung, vaginale 136
– L/S-Ratio, Trachealsekret 97
– Sectio caesarea 128
– vorzeitige 32
Wendung
– äußere 225
– – aktive 81
– – Alternativmethoden 116
– – Beckenendlage 107
– – Blutungen, intrakranielle 118
– – – vaginale 117
– – compound presentation 117
– – CTG-Alterationen 117
– – Durchführung 110–115
– – Faktoren, beeinflussende 115
– – Fetus, Präsentation 115
– – Fruchttod, intrauteriner, unklarer 118
– – Fruchtwasservolumen 115
– – Geburtskosten 118
– – Höhenstand 115
– – Indikation 218
– – Kontraindikationen 108, 111
– – Lachgasanalgesie 108, 110
– – Lagerung 111
– – Medikation 108–110
– – Nabelschnurkomplikationen 118
– – Nebeneffekte 117
– – Parität 115

Wendung, äußere
– – Periduralanästhesie 110
– – Plazentalösung, vorzeitige 115, 118
– – Plazentalokalisation 115
– – Querlage 107
– – Risiken 117–118
– – Rolle rückwärts 110, 112–113
– – – vorwärts 110, 113–114
– – Rückdrehung 116
– – Schädellage 107–120
– – Schwangerenauswahl 108
– – Sectio caesarea 117
– – Sonographie 111
– – Steiß, fixierter 115
– – Tokolyse 108, 110–111
– – Transfusion, feto-maternale 117
– – Übergewicht 115
– – Vollnarkose 110
– spontane, Akupunktur 67
– – Beckenendlage 115
– – Moxibustion 67
– – Zwillingsgeburt 81–82
wet lung 97
Wirbelsäulenbefunde, pathologische, Sectio caesarea 129
Wochenbettkomplikationen, Beckenendlage 75
Wortschatztest, aktiver (AWST) 193, 202
Wundheilungsstörungen, Sectio caesarea 40, 55, 76
Wundinfektionen, Sectio caesarea 40

Y

Yang-/Yin-Energie 68
Yoga 70–71

Z

Zangengeburt
– Geburtstrauma 94
– Zwillinge 149
Zavanelli-Manöver, Zwillingsverhakung 94
zephalo-pelvines Mißverhältnis s. Kopf-Becken-Mißverhältnis
zerebrale Dysfunktion, Reifgeborene 187
Zerebralparese 146, 193
– Beckenendlage 200
– Reifgeborene 188, 200
Zervix, unreife 4
Zervixdystokie 92–94
Zervixmyome s. Myome
Zilgrei-Methode 71
Zivilrecht 215

Zwillinge/Zwillingsgeburt
– Austreibungsperiode 147
– Beckenendlage 87, 131–132, 135, 148
– Depression, postpartale 91
– Descensusperiode 147
– Dichoriaten 132
– Diskordanz 132
– Entbindung, vaginale 147–149, 173–181
– Entbindungsmodus 179–180
– Eröffnungsperiode 147
– fetal outcome 177–179
– Fußlage 176
– Geburtsleitung 147–149
– – Fehler 148–149
– – Komplikationen 148–149

Zwillinge/Zwillingsgeburt
– Geburtsstillstand 179
– Konkordanz 132
– Kopfdurchmesser, biparietaler 92
– Lageanomalien 131
– Monochoriaten 131–132
– Neonatalmorbidität/-mortalität 176
– Plazentationsformen 131
– Querlage 148
– Schädellage 148
– Schräglage 148
– Sectio caesarea 131–132, 148, 175
– – primäre 178
– – sekundäre 178, 180–181

Zwillinge/Zwillingsgeburt
– Steiß-Fußlage 175, 178
– Steißlage, einfache 175
– Transfusionssyndrom, fetofetales 132, 178
– Vakuumextraktion 149
– Verhakung 93–94
– – Zavanelli-Manöver 94
– Verlegungsrate, neonatologische 178
– Wendung, spontane 81–82
– Zange, hohe 149
Zwillingsschwangerschaft
– dichorial-diamniale 174
– monochorial-diamniale 175
– Präpartalbetreuung 173–174